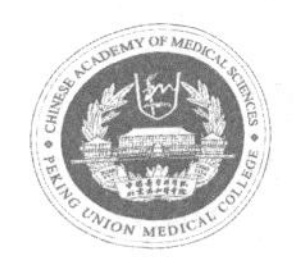
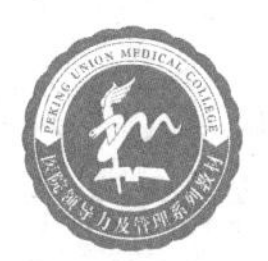

协和医学院系列规划教材
医院领导力及管理系列教材

流行病学与应用多元统计分析

（供卫生管理、医疗管理专业使用）

主　编　单广良
副主编　张永红　喻荣彬
编　者　（以姓氏笔画为序）
么鸿雁（中国疾病预防控制中心）
王　丽（北京协和医学院基础学院）
王艳红（北京协和医学院基础学院）
许　锬（苏州大学公共卫生学院）
何慧婧（北京协和医学院基础学院）
余红梅（山西医科大学公共卫生学院）
沈　冲（南京医科大学公共卫生学院）
张　钧（江苏省苏州市疾病预防控制中心）
张永红（苏州大学公共卫生学院）
张铁军（复旦大学公共卫生学院）
单广良（北京协和医学院基础学院）
徐　涛（北京协和医学院基础学院）
寇长贵（吉林大学公共卫生学院）
喻荣彬（南京医科大学公共卫生学院）

中国协和医科大学出版社
北　京

内容简介

本教材是“医院领导力及管理系列教材”之一，阐述了流行病学和卫生统计学的基本理论、研究设计原理和资料分析方法，介绍了常用的数据管理和统计分析软件。全书以应用案例为基础，注重传统与现代相结合，理论与实践相结合，数据管理和分析相结合，形成流行病学与卫生统计学相互交融的知识体系，以期达到知识的融会贯通和即学即用的目的。本教材主要供卫生管理、医疗管理专业教学使用，也可供临床及相关专业人员参考使用。

图书在版编目（CIP）数据

流行病学与应用多元统计分析 / 单广良主编. —北京：中国协和医科大学出版社，2022.7（2025.2 重印）.
（医院领导力及管理系列教材）
ISBN 978-7-5679-1931-0

Ⅰ.①流… Ⅱ.①单… Ⅲ.①流行病学—教材②卫生统计学—教材 Ⅳ.①R181②R195.1

中国版本图书馆CIP数据核字（2022）第112543号

医院领导力及管理系列教材
流行病学与应用多元统计分析

主　　编：单广良
责任编辑：李元君
封面设计：许晓晨
责任校对：张　麓
责任印制：黄艳霞

出版发行：中国协和医科大学出版社
（北京市东城区东单三条9号　邮编100730　电话010-65260431）
网　　址：www.pumcp.com
经　　销：新华书店总店北京发行所
印　　刷：三河市龙大印装有限公司

开　　本：787mm×1092mm　1/16
印　　张：31.75
字　　数：600千字
版　　次：2022年7月第1版
印　　次：2025年2月第2次印刷
定　　价：128.00元

ISBN 978-7-5679-1931-0

医院领导力及管理系列教材

建设指导委员会

Introduction

出版说明

随着我国医药卫生体制改革的深入，卫生事业对医院的要求在不断提高。医疗管理工作是医院建立正常医疗秩序、提高医疗服务质量的重要保证。医院的管理系统非常复杂，发展极其迅速，且面临不断深化的改革要求，这对医疗管理人才提出了更高的要求。目前，我国医院的管理干部，大部分为医务人员转型而来，虽具有精深的专业知识，但仍缺乏系统、全面的管理知识。随着公立医院整体进入转型发展期，我国亟须培养高素质的职业化卫生管理及医疗管理人才队伍。

教材作为承载知识的重要载体，对于培养高素质人才发挥着重要作用。党的十八大以来，党中央高度重视和关心教材建设。在我国高等教育体系中，教材建设是提高高校教学水平、丰富教学内容以及促进教学方法改革的基础性工作；是发展高等教育，培养综合型人才、创新型人才的基础。

为适应卫生管理及医疗管理的新要求，培养适应新时代卫生管理及医疗管理的相关人才，中国协和医科大学出版社深入贯彻《关于推动公立医院高质量发展的意见》《关于建立现代医院管理制度的指导意见》及《关于加强公立医院运营管理的指导意见》等文件精神，在中国医学科学院北京协和医学院的支持下，开创性地组织了本套医院领导力及管理系列教材的编写工作。编委会集结了二百余名业内知名专家、学者、教授及一线教学老师，在鲜可借鉴同专业方向教材编写经验的情况下，对医疗管理理论、方法、人才培养机制等进行探索研究，悉心编撰。

本套教材涵盖卫生管理、医疗管理专业课程共计17门，定位清晰、特色鲜明，具有如下特点：

一、建设成体系的卫生管理、医疗管理专业教材，引领学科发展步伐

本套教材作为成体系的卫生管理、医疗管理专业教材，充分研究论证相关专业方向人才素质要求、学科体系构成、课程体系设计和教材体系规划，代表了卫生管理、医疗管理学科的发展方向。

二、引入国际最新理念和方法，与时俱进

教材紧密结合卫生管理及医疗管理专业培养目标、高等医学教育教学改革的需要和卫生管理及医疗管理专业人才的需求，引入国际最新医院管理理念及方法，内容与时俱进、开拓创新。

三、融入经典管理案例，突出实践性教学

教材内容对接医疗管理职业标准和岗位要求，将国际最新案例融入其中，重视培养学生理论联系实际、实践操作和独立思考的能力。

四、纸数融合，使学习更便捷更轻松

教材采用纸数融合形式出版，即在纸质教材内容之上，配套数字化资源，通过图片、动画、视频、课件等多种媒体形式将内容进行呈现，以优化教学内容，丰富教学资源。读者可以直接扫描书中二维码，阅读与教材内容相关联的课程资源，从而丰富学习体验，使学习更加便捷。

希望本套教材的出版，能够推进高质量卫生管理及医疗管理专业人才的培养，促进我国卫生管理、医疗管理学科或领域的教材建设与教育发展，为引领我国医疗卫生机构管理走向科学化、规范化、标准化与现代化作出积极贡献。

Preface

前　言

流行病学是预防医学领域发展最快、最活跃、应用范围越来越广泛的学科之一。尤其在SARS和新冠肺炎疫情控制中，流行病学这门学科的用途被普遍认识，更加凸显了流行病学在公共卫生中的主导地位。简单地说，流行病学是一门研究疾病分布及其影响因素的学科，统计学是认识社会和自然现象数量特征的重要工具。流行病学和卫生统计学均是医学研究重要的方法学和应用性很强的基础学科。一项研究或实验的设计、实施和分析，需要流行病学和卫生统计学两方面的综合知识和技能。

虽然流行病学与卫生统计学在推理、科研设计和结果分析方面相互交叉、方法互补，但是国内外在教学、科研和应用上，一直习惯于将其分割为两个相对独立的专业方向。很多学生在本科期间已经学习过流行病学和卫生统计学课程，但即使学习了这两门课程很长时间的研究生也可能会明显地感觉到始终难以将二者有机地联系在一起，所学的知识点分散和独立，没有形成流行病与卫生统计学相互交融的知识体系。为了培养学生将两门专业课知识融会贯通的能力，本书整合了流行病学和卫生统计学的基本知识点、实用方法和数据分析技术，同时汇集了统计分析软件，旨在形成一本涵盖流行病学与卫生统计学基本理论、研究设计、统计方法和数据分析技术的通识教材和自学参考书。

目前国内外的流行病学和卫生统计学两本独立教材或参考书的版本丰富多样、各具特色和适用对象。针对上述现象，本书在组织编写时坚持博采众长，在内容梳理和编排过程中既不要与已有书籍雷同，又要避免成为两本书的简单拼接。既要涵盖两门学科的基本知识点和重点内容，又不能包罗万象。流行病学各章节内容编排以教与学为基础，以解决问题为导向，即与国际接轨引入现代流行病学理论和研究进展，也注重以国内实际应用场景出发，辅以应用案例讨论，具有较强的实用性。编写卫生统计学内容考虑易懂和实用的原则，避免烦琐的数学论证，以便医学相关专业读者领会和掌握。数据管理和统计分析软件部分的内容则以常用的统计方法和分析案例为主线，包括了医学领域常用的数据管理和统计分析软件，供具有基本的统计学基础的研究生学习和应用，也便于医学教学和科研工作者自学、提高和参考。为此，本书也可作为医学教学改革中，设立流行病学和卫生统计学并行课程和整合教材的一种探索和尝试。

全书体现学科融合特色，注重流行病学研究设计与统计分析相结合，经典与现代相结合，理论与实践相结合，教学与科研相结合，以期在学好基本理论和方法的同时，可以拓宽视野，达到即学即用的目的。

本书编委团队由来自高校、科研院所和疾病预防控制中心的学科带头人或学术骨干组成。他们积累了丰富的流行病学和卫生统计学教学和科研实践经验，具有专著出版或教材编写经历，成为教材之专业性和权威性的重要保证，也为本书增添了光彩。衷心感谢各位编者的辛勤付出，使本书得以在近一年的时间里完成了教材定位和出版。特别感谢北京大学公共卫生学院陈育德教授和复旦大学公共卫生学院姜庆五教授在完稿时给予的建议。北京协和医学院基础学院流行病与卫生统计学系韩伟老师对部分章节进行了认真核对，何慧婧、胡耀达老师协助书稿的整理，在此一并鸣谢。

教材编写和审阅的过程，实为一次透彻的学习和提高过程。由于编者水平有限，在编写和统稿过程中难免有粗疏或错误，恳请广大读者批评指正。读者的意见定将有利于本书的不断修正和完善，提高再版的水平和质量。愿本书不仅可以成为研究生学习的进阶教材，也是医学教学、科研和临床工作者案头的一站式参考书。

编　者

2022年5月

Contents

目 录

第一篇 概 论

第二篇　流行病学研究方法

第五篇　数据管理和质量控制

第一篇
概　　论

Part 1

第一章　流行病学研究设计与统计分析

学习目标

1. 掌握　流行病学研究设计和实施的基本思路和要点，以及与数据管理和统计分析的关系。

2. 熟悉　流行病学研究的数据类型与常用统计分析方法。

3. 了解　流行病学研究数据管理和分析的原则。

科学研究是通过实验或观察取得信息，并对信息进行处理、分析的过程，目的是为了发现、分析和解决问题。流行病学研究主要应用流行病学方法，研究疾病、健康和卫生事件的分布及其决定因素，提出合理的预防保健对策和健康服务措施，并评价这些对策和措施的效果。

流行病学研究的基本过程包括选题（立题）、设计、观察或实验、资料整理、数据统计分析及理性概括等，其中，数据管理与分析贯穿整个研究过程。科学合理地进行数据管理和统计分析，对流行病学研究结果的客观解读和应用价值至关重要。

第一节　流行病学研究设计与数据管理

研究设计是流行病学研究工作的起始步骤，也是最重要的环节。首先，提出研究设想，确定要回答或解决的问题，明确研究目的。其次，根据研究目的确定相应的分析指标，通过调查和实验，收集研究数据。

研究实施是保障研究设计的科学性和研究质量的重要环节。研究实施是在严格设计的基础上进行观察和实验，收集相关的数据资料，并对数据进行整理和统计分析，结合归纳、演绎和推理，最终验证所提出的假设或回答所要解决的问题。

数据管理和统计分析贯穿于流行病学研究设计和实施的整个过程中。在研究设计时即应该明确所要收集的数据类型、测量方法、统计分析方法和指标。实际上，流行病学研究实施过程也可以被认为是数据收集（data collection）、数据整理（data processing）、统计分析（statistical analysis）和结果解释（interpretation）的过程。

一、研究目的和研究对象的确定

（一）确定研究目的

各项流行病学研究的目的不同，但从统计学角度来说，一般解决下列两个问题：

1. 描述参数（parameter） 用以说明和推断总体水平。如通过抽样调查了解某地学龄儿童的身高和体重水平。

2. 研究变量间的关系 通过统计学联系推断因果关系，如探讨暴露和疾病之间的因果关系、评价某种预防措施或药物的防治效果等。

研究目的需要通过具体的指标来阐明。确定研究目的是选定研究指标的依据，而研究指标又是研究目的的具体体现。

（二）确定研究对象和观察单位

根据研究目的和指标，确定研究对象和观察单位（observation unit），即确定研究总体的同质范围。如评价某药物对高脂血症的治疗效果，研究总体则包含所有患高脂血症的个体，研究对象则应该是总体的一个代表性样本，观察单位则是样本中每一个患高脂血症的个体。

二、研究设计类型的选择

流行病学研究设计类型包括描述性研究（普查和抽样调查、生态学研究、个案调查和病例分析等）、分析性研究（病例对照研究、队列研究）和实验性研究（临床试验、现场试验和社区干预试验）等。设计类型的选择主要取决于研究目的和客观条件。如评价某药物的疗效，可采用临床试验研究设计；如探索某罕见病的危险因素，可采用病例对照研究设计；为了解某种暴露与疾病的关系或某病预后的影响因素，则可采用队列研究设计。

不同类型的研究，数据管理和统计分析方法和指标选择有所不同，应掌握每种具体方法的应用条件，科学合理地选用。

三、样本含量的估计

样本含量（sample size）估计是流行病学研究设计的一个重要内容。基础医学研究一般采用动物实验，研究条件易于标准化，样本含量相对容易确定。流行病学研究对象通常为人群样本，影响研究结果的因素多而复杂，研究变量变异较大，样本含量的估计更为重要。样本含量大小主要取决于研究单位的变异大小、两组或多组可能差异的大小、精确性（容许误差）的要求、第Ⅰ类错误（α）和第Ⅱ类错误（β）的设定。不同研究设计可用各自样本含量计算公式来估计，也可采用专门的软件来估算。样本含量的大小至少满足“统计学效率”。

四、研究指标和调查表的设计

（一）研究指标确定

研究指标的确定主要取决于研究目的和分析手段，原则上选择在研究现场可以客观、准确获得的指标，通常包括一般情况（如姓名、性别、出生日期、出生地、民族、文化程度、职业等）、行为生活方式（如饮食习惯、体力活动等）、既往史（如吸烟史、饮酒史、月经生育史、职业暴露史、个人疾病史、家族遗传史等）、体格检查（如体重、血压等）和实验室检验（如血常规、生化检验等）等指标，而基础研究项目相对较少、较明确。

（二）调查表设计

调查表是通过把拟收集的研究指标用恰当的措词构成一系列问题的“答卷”，又称“问卷”（questionnaire）。它是调查研究资料收集的最主要工具。如何设计调查表则取决于研究目的、方法和分析手段，关键在于保证所获得信息具有全面性、针对性、准确性和可靠性。

五、数据收集、管理与质量控制

（一）流行病学研究的质量控制

质量控制是决定研究结果科学性的关键。调查研究所获取的数据只有准确地反映客观现实，通过归纳、比较、推理所获的结果才具有科学性和可靠性，否则就会产生系统误差（systematic error），即偏倚（bias）。偏倚主要包括选择性偏倚（selection bias）、信息偏倚（information bias）和混杂偏倚（confounding bias）3类。只有通过严格的质量控制措施，才可以保证所获研究数据的准确性、可靠性和完整性。流行病学研究中的质量控制即是控制这3类偏倚对结果真实性的影响。

（二）数据收集

原始数据（raw data）的来源包括常规报表、实验数据和现场调查资料等。收集方式包括直接观察法（如体格检查和实验室检测分析等）和采访法（如调查、访问、信访、电话访问等）。数据收集是整个研究工作的中间环节，所收集数据的质量将直接影响研究结果的真实性与结论的正确性。收集原始数据时应制定和实施严格的质量控制措施，避免或减少信息偏倚。

（三）数据管理和质量控制

数据管理包括录入计算机前的核对、录入时的质量控制和录入后的核对、分组、编码等。

1. 录入前的核对 调查研究开始时，应采取措施保证原始数据的准确性。通常通过制订规范的质量控制系统来避免或减少调查研究中的信息偏倚。录入前的核对包括检查调查表中有无漏项、填写错误，并及时纠错等内容，录入前核对和纠错有利于数据录入。

2. 录入计算机，建立数据库 可以通过统计分析软件或数据库管理软件录入调查表信息，建立数据库（database）。常用的软件有EpiData、Excel等。录入软件的选择，取决于数据量的大小（包括记录数、变量数）和对录入效率的要求等。记录数和变量数较大时，建议采用EpiData软件录入数据。如果建立了其他类型的数据库，则须最终可以将数据格式转换为统计分析软件可以读取的数据格式，例如Excel格式。

3. 录入后处理 主要包括逻辑核对、编码、新变量的建立和变量转换等。

（1）逻辑核对（logic checking）：在数据库或统计分析软件中通过排序（sorting）等方法查看极大值或极小值，再重新核对某些极端值，以决定取舍或修正。

（2）建立新变量和数据编码（coding）：有时需要根据连续变量值对个体进行分类，如根据血压值判定是否为高血压患者，或根据既往有无糖尿病病史或口服糖耐量试验（OGTT）血糖值综合判定其是否为糖尿病患者或分型，此时需要建立新变量和重新编码。

建立新变量是将数据编码和转换的结果赋值于新变量。如新建立“DM”变量，“1”表示糖尿病患者，“0”表示非糖尿病患者；又如建立“BMI”变量表示体质指数（BMI），根据体重“weight”和身高“height”两个变量值，利用公式对“BMI”赋值。

（3）变量转换（transforming）：对于名义变量（如血型、性格类型等），因为各类别间并不呈等级关系，在进行多因素分析（如多元线性回归分析、logistic回归分析，Cox回归分析）时，不能使用原始数值，必须进行变量变换，将该变量转换成n-1（水平数-1）个哑变量（dummy variable），再将这些变量纳入多因素模型中。

第二节　流行病学研究的数据类型与常用统计分析方法

一、流行病学研究的数据类型

整理和统计分析资料时一般先区分数据的类型。流行病学研究数据大体上可分为3种类型：定量数据（quantitative data）、等级数据（ordinal data）和名义数据（nominal data）。

（一）定量数据

用定量的方法测量每个观察单位的某项（或几项）指标，所得的数据资料称为定量数据，又称计量资料（measurement data）。每个观察个体的某项指标记一个数值，如身高、血压、白细胞计数等。定量数据又可分为两类：一类是离散型（discrete data）或间断型数据（discontinuous data），它们往往是一种计数，如每名儿童口腔中的龋齿数、一个路段一年内的车祸次数、一个显微镜视野下的阳性细胞数等，这种计数只能是0和正整数，不会是负数，也没有小数点；另一类是连续型数据（continuous data），理论上在任何两个数值之间都还有无穷多个数据，如身高在165.5cm和165.6cm之间理论上存在着无穷多个数据。

（二）等级数据

将观察单位按某种属性的不同程度分组，所得的各组观察单位数为等级资料，又称有序分类数据（ordinal data）或半定量数据（semi-quantitative data）。这类数据一般无单位，但组与组之间有大小之分，或程度差别，而组内不分大小。例如临床疗效痊愈、显效、好转和无效。

（三）名义数据

各类数据之间没有顺序或等级关系。如白细胞分类的中性粒细胞、淋巴细胞、嗜酸性粒细胞、嗜碱性粒细胞等；男性和女性。

等级数据和名义数据又被称为定性数据（qualitative data）、属性资料（attribute

data）或计数资料（enumerative data 或 count data），资料中每一观察指标是以其性质为特点的，如血型、性格类型、发病与否、病情轻重等。对计数资料作整理，主要是清点各种属性的个数，有时还需要对属性本身作归类。有些等级数据或名义数据可以分成两类，如生或死、男或女、阳性或阴性、有效或无效、暴露或不暴露、发病或未发病等，属二分类数据（dichotomic data）。等级和名义数据也可以是多分类的。

选用哪种类型的数据，因研究目的和方法而不同。实际工作中，根据研究目的及合理的统计分析需要，可对这3类数据进行适当的转换或重新编码。

二、数据类型的转换

根据研究目的和统计分析的需要，定量数据和定性数据可以互相转化。例如，血压值为定量数据，但如果将一组20~40岁成年人的血压按诊断标准分“正常”与“异常”两组，再统计各组人数，则血压这一定量数据就转化成为定性数据了。又如年龄资料为定量数据，但可以按10岁为一年龄组，将人群年龄分为＜10、10~、20~、30~、40~、50~、60~、70~等8个年龄组，这样定量数据便转换为等级数据。又如诊断试验中，将某些阳性体征根据确诊病人的概率赋予分数，分数的多少代表确诊概率的大小，这样原来的定性数据就转化为定量数据。

在数据转换过程中，值得注意的是：①定量数据转换为定性数据一般比较简单，但从名义数据、等级数据转换为定量数据，则比较烦琐且损失数据信息。因此，在流行病学研究中收集数据或计算机储存数据时，应考虑收集定量数据，只有在数据处理时根据需要再转换为等级数据或定性数据。②对两组或多组研究对象的某项指标进行统计学检验时，数据从定量转换为定性或等级数据时，统计学的效率会下降。

定量数据转换为定性或等级数据时，常用的分组切点值（cut-point value）选择方法有：①以正常参考值或临床诊断标准作为分组依据。如空腹血糖值根据临床诊断标准：＜6.1mmol/L为“正常血糖=0”；≥6.1mmol/L及＜7.0mmol/L为“糖耐量低减（IGT）=1”；≥7.0mmol/L为“糖尿病=2”。②某些定量指标尚无公认的正常参考值，可根据均数或四分位数，将其分为两组或四组。③根据数据的分布特点和研究需要，自行确定，但要能对统计分析结果做出合理的解释。

三、流行病学研究常用的统计分析方法和指标

在流行病学研究中，首先应考虑研究目的和研究设计，再根据资料的类型和分布情况选择合适的统计分析方法进行数据分析。流行病学研究常用的统计分析软件有SAS、SPSS、STATA等。统计分析包括统计描述和统计推断。

（一）统计描述

1. 定量数据的描述　定量数据的描述指标包括均数（mean）、几何均数（geometric mean）、中位数（median）、百分位数（percentile）、标准差（standard deviation）、变异系数（coefficient of variation，*CV*）、极差（range）以及偏度系数（coefficient of skewness）、峰度系数（coefficient of kurtosis）和总体95 %置信区间（confidence interval，*CI*）。定量数据的统计描述方法见图1-1。

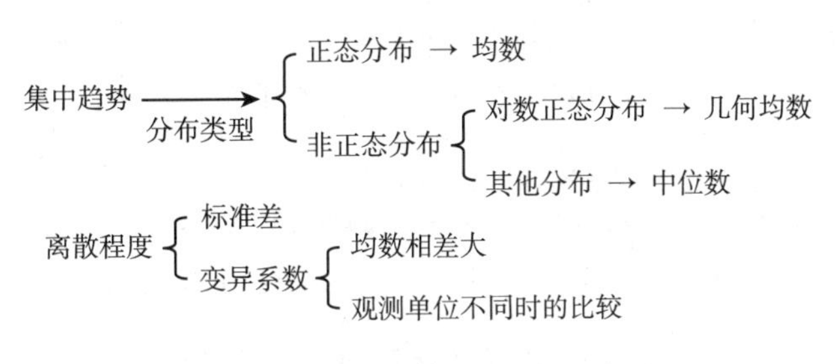

图1-1　定量数据统计描述方法

2. 定性数据的统计描述　定性数据可通过计算各种相对指标来描述，包括率（rate）、比值（ratio）或构成比（proportion）。如发病率、病死率、*N*年生存率、治愈率、缓解率、相对危险度（relative risk，*RR*）、比值比（odds ratio，*OR*）、标化死亡比（*SMR*）等。应用过程中，应注意率和比的区别。定性数据的统计描述方法见图1-2。

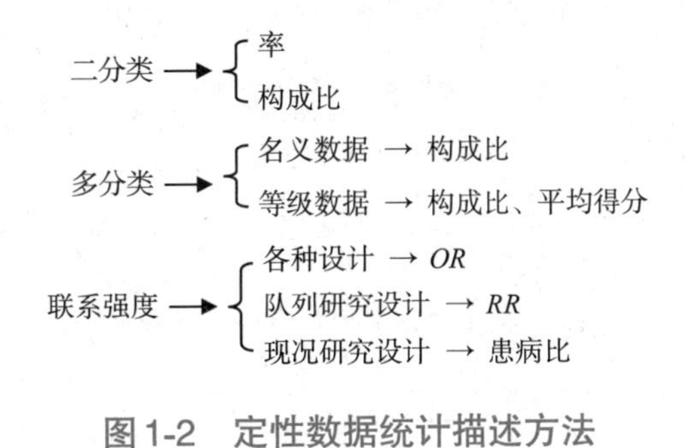

图1-2　定性数据统计描述方法

（二）统计推断

1. 假设检验　假设检验包括定量数据分布类型的假设检验－正态性检验；定量数据均数的假设检验－方差分析（analysis of variances，ANOVA），包括成组设计多个样本均数的比较、配伍组设计多个样本均数比较、多个样本均数的两两比较、多个实验组和一个对照组均数间的两两比较等；定量数据均数的假设检验－*t*检验；定性数据分布情况或位置的假设检验（χ^2检验）等。定量数据差别的假设检验方法见图1-3。

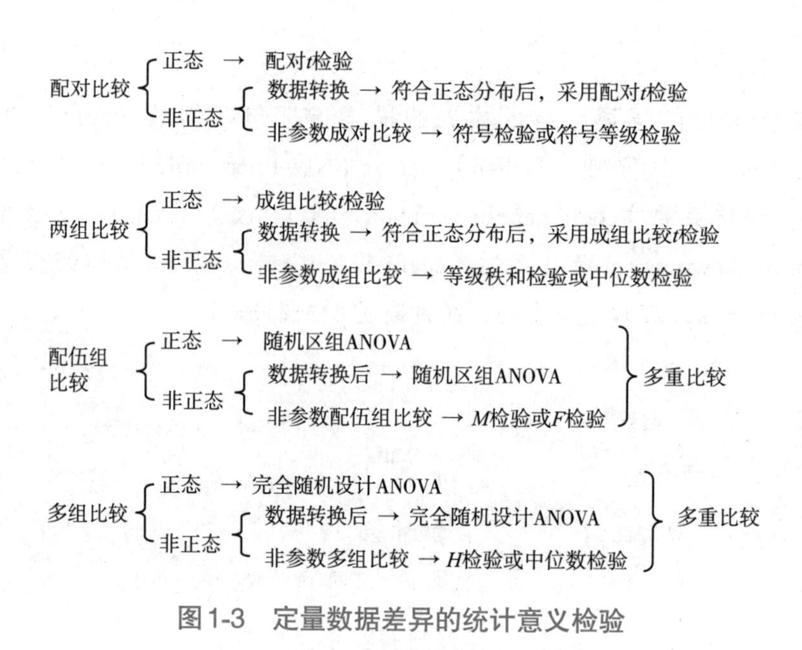

图1-3　定量数据差异的统计意义检验

2. 变量之间的关系分析　包括定量数据相关分析（以直线相关为例，用于双变量正态分布资料）、回归分析（包括直线回归、多元线性回归、logistic回归和Cox回归等分析）和定性数据（R×C表数据）的关系分析。见图1-4和图1-5。

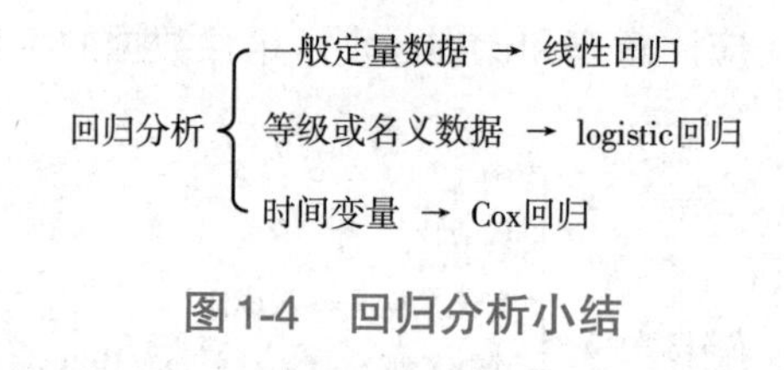

图1-4　回归分析小结

行—名义变量
列—名义变量 } → 一般联系—Pearson x^2检验（x_P^2）

行—名义变量
列—等级变量 } → 行平均得分差检验（x_D^2）

行—等级变量
列—等级变量 } → 相关分析（x_R^2）

图1-5　列联表数据分析小结

（三）统计分析方法汇总

按应变量和自变量性质归类，相应的统计分析方法见表1-1。

表 1-1　统计分析方法汇总表

应变量个数	自变量性质	应变量性质	采用的统计分析方法
1个	无自变量（1个总体）	连续且正态	单样本 t 检验
		有序或连续	单样本中位数检验
		二分类	二项检验
		分类	拟合优度检验
	1个自变量，2个水平（组间独立）	连续且正态	两独立样本 t 检验
		有序或连续	Wilcoxon-Mann Whitney 检验
		分类	χ^2 检验
			Fisher确切概率检验
	1个自变量，2个或以上水平（组间独立）	连续且正态	单因素 ANOVA
		有序或连续	H 检验（Kruskal Wallis法）
		分类	χ^2 检验
	1个自变量，2个水平（组间相关/配对或配伍）	连续且正态	配对 t 检验
		有序或连续	Wilcoxon符号秩和检验
		分类	McNemar χ^2 检验
	1个自变量，2个或以上水平（组间相关/配对或配伍）	连续且正态	单因素重复测量ANOVA
		有序或连续	Friedman检验
		分类	logistic 回归分析
	2个或以上自变量（组间独立）	连续且正态	ANOVA
		有序或连续	秩变换后ANOVA
		分类	logistic 回归分析
	1个连续性自变量	连续且正态	相关分析
			简单线性回归分析
		有序或连续	非参数相关/logistic 回归分析
		分类	单因素logistic 回归分析
	1个或多个连续性自变量和/或1个或多个分类自变量	连续且正态	多因素线性回归分析
			协方差分析
		分类	多因素logistic 回归分析
			判别分析
2个或以上	1个自变量，2个或以上水平	连续且正态	单因素ANOVA
2个或以上	2个或以上自变量	连续且正态	多变量多重线性回归分析
2组变量	0	连续且正态	典型相关分析
2个或以上	0	连续且正态	因子分析

第三节　流行病学研究数据管理和分析的原则

一、忠实于原始数据

忠实于原始数据是必须具备的科学精神。流行病学研究必须遵循客观事实，流行病学研究的本质即是通过观察或实验阐明疾病和健康状态的人群现象，或者通过实验动物模型模拟疾病和健康状态的发生、发展，经过科学的归纳、分析和逻辑推理得出普遍性的规律。只有客观地记录和整理原始数据，才能使所获结果接近真实情况，反映客观规律。通常，流行病学研究的结果和客观现实之间，总会存在或多或少的不一致，即误差（error），包括随机误差和系统误差。流行病学研究过程中，应尽量通过科学的设计和严格的质量控制措施，最大限度地控制系统误差。

二、重视数据的处理过程

数据处理是统计分析前数据管理中必不可少的步骤，应给予足够的重视。数据处理的目的：一是保证分析数据的准确性，控制信息偏倚，使得分析结果客观、可靠；二是使原始数据经过编码、转换、重新赋值后符合进一步统计分析的需要。

数据处理过程往往会花费研究者大量的时间，尤其在涉及较大规模的人群调查研究时。由于现今的统计分析软件大都具有较好的功能模块，一旦研究数据处理充分，统计分析过程就会大大简化。

三、选择合适的统计分析方法和指标

统计分析方法的选择主要取决于数据的类型，定量数据、定性数据的统计分析方法各不相同；同时，描述和统计分析方法的选择又取决于数据的分布类型，大多数统计分析方法要求符合正态分布或近似正态分布。

（一）数据转换

选择统计分析方法时，必须遵循科学和客观的原则，只能根据研究数据的类型和分布特点来做出选择，并要求最大限度地利用数据的“统计学信息”。不能满足正态分布条件时，可以通过适当的数据转换（如对数转换、平方根转换等）以达到要求。避免为了迎合自己的需要，而主观地选择统计分析方法和指标。

常用的数据转换类型及方法如表1-2：

表1-2　常用的数据转换类型及方法

数据分布	转换方法	举例
Poisson分布	平方根转换$x' = \sqrt{x}$	水中细菌数、单位时间放射性计数等
二项分布	反正弦函数转换 $x' = \arcsin\sqrt{p}$	非传染病患病率、白细胞百分数、淋巴细胞转换率等
标准差与均数呈正比关系	对数转换$x' = \log x$	发汞含量

（二）正态性检验

流行病学研究数据分析中常用的t检验和ANOVA是统计学家根据数据为正态分布且各组总体方差相同的条件下推导出来的，因而用以分析的数据应该是正态的而且样本方差间差别无统计意义（方差齐）。正态性检验及方差齐性检验的方法见表1-3。在SPSS软件中，可通过Nonparametric Tests过程中的One-Sample Kolmogorov-Smirnov Test进行正态性检验。

表1-3　常用正态性及方差齐性检验的方法

检验内容	检验方法
正态性	用直方图或正态概率纸进行观察
	用矩法、W法或D法进行统计检验
两组方差齐性	F检验
多组方差齐性	Bartlett检验

一般来说，t检验和ANOVA是比较稳健的。当上述前提条件有所违反时对结果影响不太大，因而在一般情况下还是可以用的，不必太多顾虑。只有在与这些前提条件要求违背比较严重时才会有重大影响。

（三）非参数统计法

当不能满足t检验或ANOVA分析的适用条件，对数据的总体分布不能确定或没有适当的转换方法时，可以用一种不依赖于某一特定的总体分布因而也与参数无关的方法，称为非参数统计法。非参数统计法往往也适用于等级数据。非参数统计法与参数法在无效假设是正确时，其效能相同。当无效假设不正确，但分布为正态时其效率稍差；当分布为非正态时，其效率优于参数法。

相应于t检验和ANOVA，有以下一些非参数统计方法（表1-4）：

表1-4　常用非参数统计方法

设计方法	参数统计方法	非参数统计方法
配对比较	配对t检验	符号检验*、符号秩和检验（Wilcoxon法）
两组比较	成组比较t检验	两样本等级秩和检验（Wilcoxon Mann and Whitney法）、中位数检验**
配伍组比较	随机区组ANOVA	M检验（Friedman法）
多组比较	完全随机设计ANOVA	H检验（Kruskal and Wallis法）

注：*和**为效率较差的方法。

非参数方法在配伍组设计或多组比较时也有多重比较的方法可用。具体参见相关统计学书籍。

（四）分析指标的选择

对不同的研究设计类型来说，应选择合适的分析指标。分析指标的选择主要取决于研究的目的、设计的类型和所获数据信息。流行病学研究常用分析指标包括各种率（如发病率、患病率、死亡率、病死率、治愈率、缓解率、有效率、保护率、N年生存率、累积发病率、发病密度等），比和构成比（如比值比、相对危险度、标化死亡比、灵敏度、特异度、阳性预测值、阴性预测值等），均数（如算术均数、几何均数），以及其他特定的指标（如遗传度、分离比、伤残调整寿命年、潜在减寿年数、正确诊断指数）等。

值得注意的是，由于大多数流行病学研究的对象只能是同质总体的一个样本，因而不仅要分析每个指标的点值估计（point estimation），而且要计算其95%的置信区间，以估计总体的95%可能范围，用样本估计总体，由“特殊”推导出“一般”情况。

四、科学合理地解释数据分析结果

一般来说，要从统计学、逻辑学和生物医学3个方面科学、合理地解释数据统计分析结果，正确认识统计学联系和因果联系的区别，并应用因果关系判定的标准进行推断。

（一）统计学解释

1. 了解不同研究设计的效率、优点和局限性　在验证病因假设时，实验研究和队列研究验证因果关系的能力较病例对照研究强；横断面研究由于同时调查某个时点上的暴露因素和疾病现况，无法确定暴露和疾病发生的时间先后顺序，验证病因假说的能力较弱；个案调查和病例分析由于未特设对照组，缺乏严谨的研究设计，一般仅能提供病因线索。

2. 理解样本和总体的关系　由于流行病学研究的对象不可能包含总体中的全部个体，多为总体的一个样本，通过样本资料来推断总体。实际上，从选择研究对象的角度来说，绝大部分流行病学研究都是“抽样调查”或“抽样研究”。抽样研究的目的是用样本指标推断总体。在解释结果时：①应从抽样的方法、随机化程度和样本含量两方面解释样本的代表性；②合理分析抽样误差和选择性偏倚对研究结果的影响；③样本指标只是点值估计，应推算抽样总体指标的95% CI，即进行区间估计（interval estimate），用样本资料推断总体可能的范围。

3. 正确认识*P*值大小和统计学显著性，合理解释统计分析结果　统计学检验通常是根据样本指标来计算统计量，再根据统计量大小确定拒绝或接受“无效假设（H_0）”概率（*P*值），如$U>1.96$，$P<0.05$，即按$\alpha=0.05$水准，拒绝H_0，接受“备选假设（H_1）”。如$P<0.05$，表明具有统计学显著性或具有统计学意义。但“0.05”只是一个人为规定的界值，表示出现第Ⅰ类错误（假阳性）的可能性。在报告统计分析结果时，应列出统计量和所对应*P*值的具体数值，便于他人判断统计学意义的大小，如$\chi^2=3.84$，$P=0.05$，而不是仅列出“$P>0.05$”或“$P<0.05$”。

（二）逻辑学解释

对统计学分析结果的解释要遵循科学的逻辑推理准则。流行病学研究中常用两种逻辑推理方法：假设演绎法（hypothesis-deduction method）和Mill准则（Mill’s cannon）。详细内容参见相关专业书籍。

1. 假设演绎法　假设演绎法的基本推理形式为：①演绎推理：在观察和分析基础上提出问题以后，通过推理和想象提出解释问题的假说H；根据假说H进行演绎推理，推理出证据E；②归纳推理：再通过观察或实验检验演绎推理中获得的证据E。如果证据E成立，则反推假说H成立。反之，则说明假说H是错误的。从逻辑学上说，反推是归纳的，因此，第二步称为归纳推理。

案例讨论

以乙型肝炎病毒与原发性肝癌的因果推断为例。基于假设演绎法，首先基于对临床患者的观察建立假设H：乙型肝炎病毒（HBV）持续感染导致原发性肝癌的发生风险增加。根据该假设H，可演绎出多个经验证据E，E1：肝癌患者HBV感染率高于非肝癌患者；E2：慢性乙型肝炎患者HBV载量与肝癌的发生风险呈现剂量反应关系；E3：慢性乙型肝炎患者长期抗病毒治疗可通过抑制HBV载量而降低肝癌的发生。在人群研究中，无论是观察性研究还是实验性研究，证明了上述3个证据成立，则假设H获得相应强度的归纳支持，并且证据越多，归纳支持该假说H的概率越大。

2. Mill准则　流行病学研究的核心问题是证实因果关系。Mill首先将因果推理的原则加以系统化，提出了科学实验四法，后人将同异并用法单列，成为科学实验五法，即：求同法（method of agreement）、求异法（method of difference）、同异并用法（joint method of agreement and difference）、共变法（method of concomitant variation）和剩余法（method of residues）。Mill准则是因果关系研究中最常用的推理方法。

（三）生物医学解释

根据现有的生物医学知识对所获结果进行客观评价，对于结果的解释是否与现有的理论知识相矛盾，是否符合疾病自然史和生物学原理，与现有生物医学领域的研究成果是否一致。可通过下述方式进行评价：①与国内外既往的研究结果比较；②与国内外同期的研究结果比较；③从相关学科中寻找支持和不支持该结论的证据。通过比较，结合假设演绎法、Mill准则和病因推断的标准进行综合评判，合理解释。当然，少数创新性的研究结果可能不是"言之有理"，因为这种"合理性"判断会受到现有科技水平、评价者知识背景和能力的限制，存在一定的局限性；但在绝大多数情况下，应该能从生物医学角度对研究结果作出合理解释。

（四）深刻理解统计学联系的本质

了解统计学联系的本质对正确解释数据分析结果至关重要。广义的统计学联系是指任意两个或两个以上变量之间的统计学关系显著。流行病学研究通常根据观测或实验所获得的数据，来判定变量之间是否存在统计学联系。如两组或多组的计量指标，经过t检验或方差分析，判定差异是否有显著性；或根据病例组和对照组暴露比例的差异是否具有显著性，来判定暴露和疾病之间是否存在统计学关联。

根据研究数据所确定的"显著"关系，只是"统计学"上的联系。统计学联系只是表面现象，据此能否确定变量间存在"真实的联系"或"因果联系"，还要看具体的研究设计和实施能否客观地"复制"或"模拟"真实的情况，并通过科学的归纳和逻辑推理来解释。

机遇、偏倚和真实的联系都有可能使研究结果呈现“统计学联系”，也即研究所得出的“统计学联系”，既可能是真实的联系（即因果联系），也可能由于研究中的机遇或/和偏倚所致。

机遇（chance）所引起的误差，称随机误差（random error）或抽样误差。抽样误差的大小一般可以估计。

偏倚为系统误差，是指在流行病学研究的设计、实施和统计分析过程中，由于方法的局限或/和错误，使研究结果系统地偏离真实情况。偏倚是一种错误，影响结果的真实性，应加以控制，力求避免对结果产生影响。偏倚的控制是流行病学研究质量控制的核心内容。

流行病学研究的核心是估计随机误差、控制偏倚，从而呈现出真实的状态或联系。因此，在报告研究结果时，对呈现“统计学联系”的结果，应结合研究的设计、实施、数据整理和统计分析等多个环节的质量控制情况，科学、客观地进行解释和评价。

本章小结

流行病学研究的基本过程包括选题（立题）、设计、观察或实验、资料整理、数据统计分析及理性概括等。其中，数据管理和统计分析贯穿于流行病学研究设计和实施的整个过程。

流行病学研究设计类型的选择主要取决于研究目的和客观条件。根据研究目的，确定研究对象和观察单位，选择合适的研究设计方法，合理估算样本量，明确研究指标，设计调查表，做好数据收集、管理和质量控制。

不同类型的流行病学研究，数据管理和统计分析方法和指标选择有所不同。应遵循数据管理和分析的基本原则，掌握每种具体方法的应用条件，科学合理地选用，并从统计学、逻辑学和生物医学3个方面科学合理地解释数据统计分析结果。

（喻荣彬）

第二章　人群健康和医疗服务测量指标

学习目标

1. 掌握　描述疾病分布频率常用指标的含义、计算及应用；正确区分发病率与患病率，正确区分死亡率与病死率。

2. 熟悉　疾病三间分布，并在此基础区分粗率、专率和标化率。

3. 了解　疾病流行强度的相关术语，了解研究疾病分布对从人群层面认识疾病自然史和疾病防治的意义。

第一节　概　　述

一、人群健康定义

世界卫生组织明确指出，“健康是一种在身体上、精神上的完满状态，以及良好的适应力，而不仅是没有疾病和衰弱的状态”。从这个概念我们可以看出，健康是一个综合性的概念，涵盖了身体、心理、精神以及社会适应等多个维度的完好状态。而人群健康是指受社会、经济、环境、物质环境、个体行为、个人能力和应对技能、遗传学以及卫生服务等影响，可以量化的人群健康状况（Dunn and Hayes，1999）。而Hummer and Hamilton（2019）则将人群健康定义为“描述特定地理区域内的健康模式和趋势；分析影响上述特定地理区域的健康模式和趋势的决定因素；最终实现将人群健康研究成果转化为改善这些特定人群健康的行动”。由此我们看出，人群健康强调的是在整个生命过程中，影响人群健康的全部决定因素，而不仅是与某特定疾病相关的危险因素或病因；同时，人群健康的最终目的是为了通过研究成果的转化，实现整个人群的健康，而不是只关注那些已经患病或者高危的个体。

人群健康包括两个关键词，一是“人群”（population）；二是“健康”（health）。其中人群是流行病学认识疾病健康问题的基本单位。根据研究目的及关注重点不同，其人群定义不同。人群有大有小，从全球人群到某个特定国家、某个国家的特定地区以及某个特殊的群体等。例如2021年新冠肺炎疫情暴发，我们可以关注新冠在全球的流行趋势，同时也会发现其在不同国家或地区人群中的发病以及变化趋势不同，甚至我们可以看到同一国家，不同年龄别及不同职业人群发生风险不同。通过对上述不同特征人群的新冠肺炎的发病率及病死率的差异比较，我们可以探讨影响新冠肺炎发生或死亡的危险因素，最终提出有效的干预措施。

流行病学研究中最常见的健康状态是疾病和死亡。疾病是机体在一定的条件下，受病因损害作用后，因自稳调节紊乱而发生的异常生命活动过程，对人体正常形态与功能的偏离。既然疾病是对人体正常形态与功能的偏离，因此，随着人们对人体各种生物参数的“正常”定义的不同，疾病的定义会发生改变。以高血压为例，依据血压对于心脑血管事件的影响，美国高血压诊治指南对于高血压的定义经历了“≥160/95mmHg（1977年）”“≥140/90mmHg（1997年）”和“≥130/80mmHg（2017年）”的多个变迁。提示当谈及任何一种疾病时，必须有明确的疾病定义。同时还可以看出，我们要确定“正常血压”或“偏离正常血压”必须依赖于人群的数据。因此，谈到健康，必然离不开人群。

随着社会经济的发展，人口老龄化、生活方式改变，气候变化以及环境污染、药物滥用、新发传染病以及其他突发事件的出现，势必会影响人群的健康。影响人群健康的因素可归纳为人口学特征（如年龄、性别、婚姻状态、种族或民族等）、自然环境（如空气、土壤和水的环境暴露不同）、社会环境，如社会经济状况（教育水平、职业、经济收入）、医疗服务水平政策干预、行为和生活方式（如吸烟、饮酒、药物滥用）等方面。

二、人群健康和医疗服务信息收集方式

根据关注的人群健康和医疗服务指标的不同以及资源的可获得性，我们可以通过多种方式收集健康相关信息，包括基于自报（包括询问被调查者和询问医生）、身体测量或实验室检查、医疗卫生工作记录（包括医院的门诊和住院病历、出院登记卡片等）。例如，我们可以通过问卷调查的方式收集被调查者的疾病史；通过身体测量的采集患者的身高、体重、腰围等从而可以实现对肥胖的诊断；或者通过测量血压并结合问卷调查（既往高血压诊断史和服药史）来实现对高血压的诊断；通过实验室检测，例如抽取空腹静脉血测量空腹血糖、糖化血红蛋白，同时结合自报糖尿病患病史和用药史实现对糖尿病相关健康信息的收集。

随着大数据时代的到来，基于医疗管理目的或基于既往研究目的的各种医疗或生

物医学公共数据库的井喷式涌现，包括但不限于监测数据（如传染性疾病监测数据、死因监测数据、肿瘤监测数据）、医保数据库（城镇职工基本医疗保险数据库、新农合基本健康医疗保险数据库）、医院为基础的数据库（如住院病案首页数据库、单一或多中心医疗结构的电子病历数据库）、整合数据库（如整合区域内多源医疗数据，包括医疗机构电子病历、医保及公共卫生数据的区域化医疗数据）等，为健康事件的收集提供了越来越多的资源。

无论是基于上述哪种方式收集健康相关信息，信息的准确性评估是第一评价要素。例如，以美国癌症预防研究Ⅱ为例，与肿瘤登记系统确证数据相比，不同肿瘤的自报准确性不同，乳腺癌最高，灵敏度为91%，直肠癌最低，灵敏度仅为16%。同时即使是肿瘤登记系统数据，也存在漏报和准确性问题。提示需要针对不同的公共卫生行政数据和临床诊疗数据的特点，选择合适的诊断确证方法，对疾病的诊断进行确证。

第二节　人群健康和医疗服务测量指标

2016年10月，中共中央国务院颁发《“健康中国2030”规划纲要》，明确提出基于2015年的我国人群健康水平指标，2020年及2030年期望达到的健康水平建设目标（见表2-1），由此可见，健康水平是可以测量的。同理，卫生服务水平也是可以测量的。2018年国家卫生健康委员会发布了一系列的有关医疗服务相关的卫生统计指标，如医疗卫生服务利用、医疗服务效率、医疗服务质量与安全、医疗费用等。针对健康事件、医疗服务以及描述健康事件和医疗服务的目的不同，可以采用不同的健康测量和医疗服务指标。

表2-1　“健康中国建设”中健康水平主要指标

健康水平	2015年	2020年	2030年
人均预期寿命（岁）	76.34	77.3	79.0
婴儿死亡率（‰）	8.1	7.5	5.0
5岁以下儿童死亡率（‰）	10.7	9.5	6.0
孕产妇死亡率（1/10万）	20.1	18.0	12.0
城乡居民达到《国民体质测定标准》合格以上的人数比例（%）	89.6	90.6	92.2
居民健康素养水平（%）	10.0	20.0	30.0
经常参加体育锻炼人数（亿人）	3.6	4.35	5.3

（摘自《“健康中国2030”规划纲要》）

一、人群健康测量指标参数

测量人群健康的指标参数有很多，总结起来可将其归为4大类，即绝对数（count）、率（rate）、比（ratio）和构成比（proportion）。

（一）绝对数

最简单的测量疾病发生频率的方法为描述某个事件发生的绝对人数。例如，表2-1中描述的2015年我国经常参加体育锻炼人数为3.6亿人，预期2030年达到5.3亿人，即为绝对人数。又如，截至2021年10月5日15：52，我国新冠确诊人数为2633人，较2021年10月4日增长4例，累积确诊人数为124850人，累积死亡人数5693人，累积治愈116524人（https：//voice.baidu.com/act/newpneumonia/newpneumonia，2021年10月5日15：52下载）。医疗服务利用中的一系列指标，如总诊疗人次数、门急诊人次数、预约诊疗人次数等也均属于"绝对数"。绝对数真实地反映了特定人群中某种疾病的绝对人数，提示我们需要分配的医疗资源。

同时，相同的绝对数针对不同的疾病其代表的意义不同。例如，2020年12月12日，湖北省武汉市第1例新冠肺炎患者入院；同一天，武汉某医科大学某女生宿舍发生甲肝患者1例。这两个"1"均为绝对数，但其意义完全不同。第1例新冠肺炎病例，意味着一个新的传染性疾病的出现；但对于后一个案例中的甲肝病例"1"例而言，我们需要明确是在多大的人群中产生了这"1"例患者。同样，如果想要比较相同疾病对不同人群的影响时，仅报告绝对数是不够的，还需要明确在多少的人中产生了这些绝对数。例如，截至2021年5月1日，东南亚地区和东地中海地区报告新冠累计确诊病例数分别为2300万人和886万人，但考虑到两个地区的人口数的差异，每10万人口中上述两地区新冠发病率分别为1141/10万和1221/10万，后者显著高于前者（https：//apps.who.int/iris/bitstream/handle/10665/342703/9789240027053-eng.pdf，2021年10月5日下载）。

（二）率

率是测量疾病发生和死亡频率的最基本的指标。它与绝对数不同之处在于它同时考虑了绝对数发生所来源的目标人群，以及发生所经历的时间区间，其定义为"在某个特定的时间内所有可能发生某事件的人群中实际发生某事件（如疾病或死亡）的频率"，如发病率、死亡率等（详见本节中描述疾病发生和死亡的健康测量指标部分）。因此，"率"包含了3个主要元素：疾病发生频率、单位人口数以及疾病发生的时间区间，其意义与"速率"类似。

$$率=\frac{观察时间内某人群中发病或死亡人数}{同时期内暴露人口数}\times K \tag{2-1}$$

率的分子可以来自二手数据或基于某种研究设计获得的一手数据，而分母可来自常规的人口统计数据如人口普查数据，或根据特定的研究设计纳入的人群估计获得。例如我们在描述2020年北京市常住人口肝癌的发病率时，分子为2020年1月1日至2020年12月31日北京市所有区县的常住人口中新发肝癌病例数，而分母为2020年1月1日至2020年12月31日北京市平均常住人口数。分母为分子所来自的目标人群，同时限定了时间为2020年1月1日至2020年12月31日。

（三）构成比

构成比反映了某一事物内部各构成部分所占的比重，也可表达为百分比。年龄构成是最常见的构成比数据，如基于我国2020年人口普查数据的常住人口年龄构成，可以描述常住人口中不同年龄段人口所占比例；其中2020年我国65岁及以上人口为1.91亿人，占总人口数（14.12亿）的13.5%，提示我国是一个严重老龄化（65岁及以上人口占比＞7%）的国家。人口老龄化会导致人口疾病谱和死亡谱发生变化，从而最终会影响包括医疗费用、医院、病床、医务人员等在内的卫生资源的配置。

医疗服务利用中也有一系列本质为“构成比”的指标，如出院病人疾病构成，其定义为“报告期内某类疾病出院人次数/同期出院人次数×100%”；再如，血液检测不合格率（某年某地区血液筛查不合格数占所有被查血液标本百分比）等。根据率和构成比的定义，我们可以看出，二者的相同之处在于分母均包括分子；但是我们仍然需要区分其不同之处。以国家卫健委发布的《病案管理质量控制指标（2021年版）》为例，一系列从包括病历书写时效性指标（如入选记录24小时完成率）、重大检查记录符合率（如病历检查记录符合率）以及病历归档质量指标（如出院患者病历2日归档率）本质均为构成比，而不是真的“率”（rate），因为其分母中只包含了可能出现分子结局的人数，但没有包括观察结局人数所花费的时间。因此，上述所谓的“率”本质只是一个构成比。

（四）比

比是任意两个数值的比值，这两个数值可以是相互联系或同质的，如前面谈到的率和比；但分子和分母也可以不同质，例如出生人口性别比，其定义为每出生100个女婴对应出生的男婴数；分子和分母可以是绝对数，也可以是两个率（如后面的《队列研究》章节中描述暴露因素与疾病关联的相对危险度指标，其定义为暴露组和非暴露组的发病率之比）或比例（如后续的《病例对照研究》章节中描述暴露与疾病关联的效应指标比值比，其定义为病例组的暴露比值与对照组的暴露比值之比）；同时，比是可以有量纲的（如发病密度），也可以是无量纲的（如累积发病率）。

即使是不同质的两个数值之比，如出生性别比，仍然会对人群健康和政府决策有重要提示。全球各国家出生性别比的范围基本在102~107波动，提示每出生100个女婴，会同时出生102~107个男婴。根据联合国儿童基金会中国发展指标图集（2018）提示，我国1982—2017年出生人口性别比由1982年的108.5逐渐增加至2006年的118.6，之后逐渐下降，2017年下降为111.9，提示了选择生育的结果。出生性别比的偏离势必会造成婚姻年龄段两性人口的比例失调，危害社会经济健康稳定发展。

要注意的是有时候中文谈到的“率”本质是一个比。例如本章节后续内容中介绍的婴儿死亡率，其定义为某年平均每千名活产儿中不满一周岁（婴儿）的死亡数，分母并不完全包括分子，因此，其本质是一个“比”而不是“率”。

二、描述疾病发生水平的测量指标

常用的描述疾病发生水平的指标包括发病率（incidence rate）和患病率（prevalence rate）。

（一）描述疾病新发风险的指标

1. 发病率　是指在某一时期内可能发生所研究疾病的人群中该病新发病例所占的比例。

$$\text{某病发病率}=\frac{\text{观察时间内某人群中所研究疾病的新发病例数}}{\text{同时期内该人群中可能发生某病的平均人口数}}\times K \qquad (2\text{-}2)$$

其中：K为%、‰或‱等。

发病率计算需要确定的3个元素包括：

（1）分母：同期内可能发生该病的人数，即具有发病风险的人。基于不同的计算发病率的方式不同，“具有发病风险的人”的估算方式不同。如果我们是基于队列研究来估计发病率（详见第五章），则同期内可能发生该病的人为进入队列之初没有发生所研究的结局，同时排除那些未来永远不可能患该病的人。例如假设我们想要研究急性乙型肝炎的发病率，则已经感染过乙型肝炎病毒或已接种过乙肝疫苗并获得免疫力（假设疫苗保护率为100%且持久）的人需要被排除在分母之外；又如在宫颈癌的发病率计算中，那些已经切除子宫的女性也不应该计入分母内。但是，如果我们是基于疾病监测系统来估计疾病的发病率，例如如果我们基于某市肿瘤监测系统来估计该市居民的癌症发病率，假设该系统覆盖当地所有居民则估计该市某年癌症发病率时，分母为该地区当年的平均人口数，可以为年初人口与年终人口之和除以2，或以当年年中（7月1日零时）的人口数表示。

（2）分子：新发病例数，即新发病例为新发生某种疾病的人。在实际的研究中，通常将第一次诊断时的病例，如肿瘤、糖尿病等，定义为新发病例，将初次诊断的时间作为发病时间。对于某些疾病，如腹泻、流感等若在观察期间内一个人可多次发病时，应分别计为新发病例数。

（3）疾病发生的时间区间：与所研究疾病的病种及研究问题有关。发病率与确定疾病发生的时间区间密切相关，对于相同人群相同疾病，6个月的平均发病水平可能与6年的平均发病水平完全不同。

如果基于队列研究估计发病率，则发病率又可以包括发病密度（incidence density）和累积发病率（cumulative incidence rate）。前者反映的是某期间某人群所研究疾病的平均发病水平，后者反映的是该人群某期间所研究疾病的累积发病水平。计算方法详见第五章。

发病率的用途：通过比较不同特征人群的发病率的差异进行病因推断（详见第五章）以及通过观察发病率的动态变化来反映病因因素或者某种干预措施的效果。

2. 罹患率（attack rate） 用于描述某一局限范围内，短时间内某病的发病情况，如食物中毒和传染病等的暴发流行情况时，我们通过会用罹患率来描述疾病发生的风险。其计算方法与发病率相同，定义为：观察期内新发病例数/同期暴露人口数。

3. 二代发病率（secondary attack rate） 在传染病最短潜伏期和最长潜伏期之间，易感接触者中发病人数占所有易感接触者总数的百分比。常用于反映传染病传染力强弱。可用于评价传染病流行因素，包括不同因素对传染病传播的影响；也可用于评价卫生防疫措施的效果，如免疫接种、隔离、消毒等措施的评价。

需要注意的是，在计算续发率时，需要将原发病例从分子及分母中去除。

$$\text{续发率}=\frac{\text{潜伏期内易感接触者中发病人数}}{\text{易感接触者人数}}\times K \qquad (2\text{-}3)$$

4. 基本再生数（basic reproduction number，R0） 一个病例进入易感人群中，理想条件下可感染的二代病例数。通常会受到被感染者的平均潜伏期、易感人群与病例每次接触后被感染的概率以及接触率的影响。但其存在问题是，不同研究结果变异大，例如，基于麻疹的基本再生数的系统综述分析显示，其取值范围为3.7~203.3。

（二）患病率

患病率是指某地区某特定时间内，特定人群中某病新旧病例所占比例。

$$\text{某病患病率}=\frac{\text{某时期某地区某人群中所研究疾病的新旧病例数}}{\text{该地区同期平均人口数}}\times K \qquad (2\text{-}4)$$

其中：K为%、‰或‱等。

根据观察时间的不同患病率分为时点患病率（point prevalence rate）、期间患病率（period prevalence rate）和终生患病率（lifetime prevalence rate）。例如，假设2021年10月

9日在某社区进行健康筛查，结果发现2000人中共有200人为高血压患者，则该该社区该时点的高血压患病率为200/2000=10%，提示该调查时点有10%的被筛查人群患有高血压，但我们不确定之前这些人是否有高血压。因此患病率并不能反映该人群高血压的发生风险，只能体现目前的流行现状。

如果在上述人群中同时询问“截至目前为止是否有医生诊断你患有某种癌症”，2人报告为“是”，则该人群的“癌症终生患病率”为2/2000=1‰。

如果在健康筛查中同时询问“过去的两周中因消化系统疾病住院”，有5人报告为“是”，该人群“消化系统疾病两周住院率”为5/2000=2.5‰，为“期间患病率”。期间患病率可以认为是时点患病率与发病率的结合。假设设定的期间时长为“一年”，则年患病率为该年年初所研究疾病的时点患病率+该年中所研究疾病的发病率，由此可见，患病率的大小与发病率与病程密切相关。某病患病率的增加可能与发病率增加有关，也有可能是因为治疗手段的改善导致生存期的延长，但是患者并没有完全康复。而患病率的下降除了可能与发病率下降有关外，也可能由于快速康复或快速死亡导致的病程缩短所致。如果某种疾病的病程显著缩短，那么即使发病率增加了，其患病率仍然有可能减少。

患病率反映的是病程较长的慢性病的流行情况及其对人群所带来的疾病负担，我们可以根据患病率直接计算出某时点（时期）患有某病的绝对人数，其结果可为医疗设施规划、医疗费用投入等提供科学依据。

当用于描述传染病或寄生虫病的感染情况、流行态势和分析防治工作的效果时，最常用感染率（infection rate）来替代患病率指标，但二者性质及意义完全相同。其定义为：某个时间内受检人群中某病现有感染者所占的比例。

$$感染率=\frac{受检者中阳性人数}{受检人数}\times K \tag{2-5}$$

同时，我们也可以用院内感染率（Hospital infection rate）来评价医疗质量和安全，其定义为“年内某地区某类疾病发生院内感染人次数占该类疾病出院人次数的百分比”。

三、描述健康危害程度和防治效果的测量指标

常用的指标包括死亡率、病死率、生存率等。

（一）死亡率（death rate）

1. 粗死亡率（crude death rate） 粗死亡率又称全因死亡率（all-cause mortality）或总死亡率（total mortality rate），表示在一定期间内，在某人群中因各种原因死亡者所占频率。其分子为死亡人数，分母为可能发生死亡事件的总人口数，通常用该地区

同期平均人口数代替，通常以千分率表示。

$$死亡率=\frac{同时期某人群死亡人数}{某时期某人群平均人口数}\times 1000‰ \quad (2\text{-}6)$$

例如，基于全国疾病监测系统的2018年中国人群全因死亡率计算中，分母为2018年全国疾病监测系统覆盖人口数272254849人，分子为全死因死亡人数1822530人，则粗死亡率为：1822530/272254849×1000‰ =6.69‰。

死亡率作为测量人群死亡危险最常用的指标，可用于比较一个地区不同时期人群的健康状况和卫生保健水平，同时也可为该地区卫生保健工作的需求和规划提供科学依据。但要注意的是，死亡率容易受到人口年龄、性别构成的影响，通常老年人和一岁以内婴儿的死亡率较高，男性死亡率高于女性死亡率。例如，基于全国疾病监测系统的死亡数据显示（表2-2），2018年的全因死亡率（6.69‰）显著高于2009年的全因死亡率（5.83‰），那是否提示我国在过去的10年中卫生保健水平下降了呢？我们可以进一步分析分年龄别、性别的死亡专率，结果发现，相同年龄别人群2018年的死亡率均低于2009年。因此，之所以出现2018年粗死亡率高于2009年的原因可能与人口老龄化密切相关。因此，排除了漏报率的不同，在比较不同时期、不同国家或地区的死亡率时，首先要确定比较的时期或人群的年龄和性别构成是否一致，如果不一致则需要选定一个标准人群进行年龄标化，采用年龄标化死亡率进行比较，或者直接比较不同性别、年龄别死亡率。

表2-2　2009年和2018年基于全国疾病监测系统的部分年龄别死亡率及总死亡率分布

（单位：1/10万）

年龄（岁）	2009年			2018年		
	合计	男性	女性	合计	男性	女性
合计	583.24	675.13	487.47	669.4	762.39	576.13
0~	606.28	676.27	530.84	275.28	299.75	246.18
1~	63.78	72.00	54.82	33.25	36.04	29.89
5~	31.04	40.20	20.87	16.14	18.59	13.40
10~	27.89	35.29	19.38	21.98	26.87	16.20
15~	39.43	52.61	24.93	26.17	33.88	17.57
20~	56.99	78.15	34.58	23.29	32.92	13.46
25~	67.57	91.21	42.94	48.35	68.76	27.88
30~	92.40	130.37	53.71	78.61	111.01	45.42
35~	126.28	176.40	74.76	83.85	119.78	46.76

续　表

年龄（岁）	2009年			2018年		
	合计	男性	女性	合计	男性	女性
40~	189.75	262.37	114.76	122.54	175.07	68.79
45~	293.65	400.85	181.91	213.40	300.65	125.75
50~	405.23	542.77	261.87	516.37	697.94	325.02
55~	651.49	853.59	444.64	473.85	659.12	285.97
60~	1119.83	1461.47	771.32	1051.89	1414.24	678.15
65~	1729.36	2191.79	1267.80	1667.30	2176.76	1157.03
70~	3062.05	3843.01	2328.21	2423.87	3029.72	1831.04
75~	5211.17	6526.65	4086.17	3632.20	4462.09	2887.65
80~	9335.23	11668.95	7643.61	7035.65	8261.67	6045.94
85~	28062.25	32342.58	25742.77	17502.48	19503.77	16246.72

引自：王宇.全国疾病监测系统死因监测数据集（2009）.北京：军事医学出版社，2012；中国疾病预防控制中心慢性非传染性疾病预防控制中心，国家卫生健康委员统计信息中心.全国疾病监测系统死因监测数据集（2018）.北京：中国科学技术出版社，2019.

对于某些病死率高同时生存期短的疾病，死亡率和发病率非常接近，其死亡率可用于代表该病的发病率。如胰腺癌发病率很低，仅为（5~10）/10万，其发病率和死亡率之比为1∶0.9，大多数患者在一年内死亡，因此，我们可以用胰腺癌的死亡率来替代其发病率。

2. 年龄或性别死亡专率（age-，sex-specific death rate） 有时，我们感兴趣的不是整个人群，而是某些特定人群，如某年龄段、不同性别、不同地域的死亡专率，通过比较不同亚组人群的死亡专率差别，为病因探讨提供依据。如表2-2中我们可以看出，不同年龄、性别人群死亡率差别显著，因此要想更好地描述死亡所致负担，分性别和年龄别死亡率是一个更好的指标。需要注意的是，当计算某特定人群的死亡专率时，如年龄别死亡专率，分子和分母必须限定为同一年龄段的人。

3. 死因别死亡率（cause-specific death rate） 死因别死亡率，指因某种原因所致的死亡率，常以十万分率表示。其计算公式为：

$$\text{死因别死亡率}=\frac{\text{同时期某人群因某病死亡人数}}{\text{某时期某人群平均人口数}}\times 10\text{万}/10\text{万} \quad (2\text{-}7)$$

例如，基于全国疾病监测系统的2018年我国慢性病死亡率计算中，分母为2018年全国疾病监测系统人口数272254849人，同期因结核病死亡的人数为5958人，则2018年结核病死亡率为5958/272254849×10万/10万=2.19/10万。

死因别死亡率计算看似简单，但由于死亡不是一个单一事件，而是一个连续发生的过程，因此死因的判断是一个非常复杂的过程，通常包括直接死因（immediate cause）、中间死因（intermediate causes）、根本死因（underlying cause）和其他死亡链条中的情况。在估计“死因别”死亡率中的死因应该为“根本死因”，通常根据死亡医学证明书获得。以北京市居民死亡医学证明书为例（图2-1），我们可以看到“致死的主要疾病诊断”包括Ⅰ（a）直接导致死亡的疾病或情况，Ⅰ（b）引起（Ⅰa）的疾病或情况，（Ⅰc）引起（Ⅰb）的疾病或情况；以及Ⅱ其他疾病诊断（促进死亡，但与导致死亡无关的其他重要情况）。那么我们如何判定死因呢？假设有一个75岁的男性患者，直接导致死亡的原因是心脏破裂（直接死因Ⅰa），但引起心脏破裂的原因（中间死因Ⅰb）为急性心梗，引起急性心肌梗死的原因为慢性缺血性心脏病（根本死因Ⅰc）；同时这个患者还伴发糖尿病和慢性阻塞性肺病（即Ⅱ其他疾病诊断），根据推断，则该患者的根本死因为慢性缺血性心脏病。

北京市居民死亡医学证明书

省　　市　　区（县）　　街道（乡）派出所　　编号：　　北京市卫生局制

<table>
<tr><td>死者
姓名</td><td>性
别：1、男 2、女</td><td>民
族</td><td>主要职业
及工种</td><td>身分证
编号</td><td></td><td>常住户
口住址</td><td></td></tr>
<tr><td colspan="3">婚姻　1. 未　2. 已　3. 丧　4. 离 5. 不
状况　　婚　　婚　　偶　　离　　详</td><td colspan="4">文化　1. 文盲或　2. 小　3. 中　4. 大　9. 不
程度　　半文盲　　学　　学　　学　　详</td><td>生前工
作单位</td></tr>
<tr><td>出生
日期　年 月 日</td><td>死亡
日期　年 月 日</td><td>实足
年龄</td><td colspan="5">死亡　1. 医院　2. 急诊　3. 家中或赴　4. 外地及　9. 不
地点　　　　　　室　　医院途中　　其他　　详</td></tr>
<tr><td>可以联系的
家属姓名</td><td colspan="2"></td><td>住址或
工作单位</td><td colspan="4"></td></tr>
<tr><td colspan="6">致死的主要疾病诊断（请填写具体的病名，勿填症状体征）
Ⅰ　(a) 直接导致死亡的疾病或情况：
(b) 引起　(a)　的疾病或情况：
(c) 引起　(b)　的疾病或情况：
Ⅱ 其他疾病诊断（促进死亡，但与
导致死亡无关的其他重要情况）</td><td colspan="2">发病到死亡的大概时间间隔</td></tr>
<tr><td colspan="8">死者生前上述疾病　1. 省级（市）　2. 地区级（市）　3. 县级（区）　4. 卫生　5. 乡村　6. 未就诊　9. 其他及
的最高诊断单位　　医院　　医院　　医院　　院　　医生　　　　不详</td></tr>
<tr><td colspan="8">死者生前上述疾病
的最高诊断依据：　1. 尸检　2. 病理　3. 手术　4. 临床+理化　5. 临床　6. 死后推断　9. 不祥</td></tr>
<tr><td colspan="8">住院号　　医师签名　　单位盖章　　填表日期：　　年　　月　　日</td></tr>
</table>

（以下由统计人员填写）根 本 死 亡 原 因：________ ICD编码：________ 统计分类号：________

损伤中毒的外部原因：________ E编码：________ 统计分类号：________

图2-1　死亡医学证明书

但现实中，死因资料面临着包括死因判别的准确性、死因资料登记不完整性以及从临床诊断到死因编码的准确性一系列挑战，最终会影响死因别死亡率的估计。以

2018年中国死因监测数据为例，我们可以看到，三级医院、二级医院、乡镇卫生院/社会卫生服务机构、村卫生室、其他医疗机构和未就诊者的比例分别为41.97%、41.64%、8.08%、2.57%、0.60%和5.15%；而最高诊断依据构成中临床、死后推断及不详者分别占21.11%、8.67%和0.69%，提示了诊断准确性可能存在的问题，而上述问题最终会影响到死因别死亡率的真实性。

4. 其他常用死亡统计指标　上面谈到的各种死亡率分子均包含在分母中，但另外有一类常用的死亡统计指标如婴儿死亡率、新生儿死亡率、5岁以下儿童死亡率、孕产妇死亡率，其分母均为“某年活产数”，分子则分别对应为：①婴儿死亡率，同年内不满1岁婴儿死亡数；②新生儿死亡率，同年内不满28天的新生儿死亡数；③5岁以下儿童死亡率，同年5岁以下儿童死亡数；④孕产妇死亡率，同年孕产妇死亡数，分母并不完全包含分子。其中婴儿死亡率、5岁以下儿童死亡率及孕产妇死亡率均是我国2030年“健康中国建设”中的健康水平指标（表2-1）。

婴儿对外环境的抵抗力差，常因肺炎、营养不良、传染病和先天缺陷等疾病死亡，是反映一个国家或地区婴儿保健的重要指标。婴儿死亡率不受年龄的影响，可以直接比较。“2030年健康中国建设”中的健康水平指标明确提出，我国的目标是婴儿死亡率从2015年的8.1‰下降到2030年的5.0‰（表2-1）。

由于在婴儿时期，出生后28天内的新生儿死亡所占比重更高，因此衍生出新生儿死亡率的概念，降低新生儿死亡率是降低婴儿死亡率的关键。但是解读新生儿死亡率数据时需要考虑由于新生儿死亡资料收集时可能存在的漏报问题。

许多发展中国家，由于婴儿死亡率资料的准确性问题，5岁以下儿童死亡率被作为另一个反映婴幼儿死亡水平的指标，并被国际组织推荐作为综合反映儿童健康水平和变化的指标，也是我国“健康中国2030建设”中提出的另一个重要目标，计划从2015年的10.7‰下降到2030年的6.0‰（表2-2）。

孕产妇死亡率是指某年中由于怀孕和分娩及并发症造成的孕产妇死亡人数与同年出生活产数之比，以十万分率表示。其中，孕产妇死亡包括直接产科原因和间接产科原因，即妊娠之前已存在的疾病、因妊娠使得疾病恶化引起的死亡。孕产妇死亡率不仅可以评价妇女保健工作，同时也间接反映了一个国家的卫生文化水平。我国2015年孕产妇死亡率为20.1/10万，期望2030年下降到12.0/10万。

（二）病死率（case-fatality rate）

病死率是指在特定时间内诊断为某病的人群中因该病而死亡的人所占的比例。在病死率的计算中，分母为确诊为该病的人数，分子死于该病的人。

$$病死率=\frac{诊断为该病的人中因该病死亡的人数}{诊断为某病的人数}\times K \qquad (2\text{-}8)$$

例如，2003年SARS流行期间，北京地区共报告病例数2434人，其中死亡数147人，则北京地区SARS的病死率为147/2434=6.0%。

大家需要注意的是，病死率关于时间的描述相对比较模糊，通常用于病程短的急性疾病。但在实际的应用过程中，尤其是正在流行的传染病，病死率的计算并不容易。以《新英格兰杂志》2014年发表的关于埃博拉在西非3个国家的病死率比较可以看出，截至2014年9月14日（当时正处于埃博拉流行时期，同时没有有效的治疗埃博拉的药物），当以截至2014年9月14日所有诊断为埃博拉的患者为分母时，几内亚、利比亚及塞拉利昂3个国家的病死率有显著性差异，分别为57.5%、34.7%和31.6%；但当以所有已经有明确结局的患者为分母时，3个国家的病死率分别为70.7%、72.3%和69.0%，基本可比。其原因之一是因为当以目前所有诊断（包括正在疾病进程中的患者）为分母时，3个国家的患者可能处于疾病自然史的不同进程的患者构成不同，同时处于不同疾病进程的患者其死亡风险也不同，从而导致了病死率不同。

病死率是反映疾病严重程度的指标，同时也可用于测量某种新的治疗方法的效果。如随着治疗水平的提高，病死率应该下降。例如，对于一个新发传染病，可能会观察到病死率随着流行时间的推移而下降，其原因可能与治疗水平的提高有关。

如果病死率与死亡率的区别在于病死率的分母为在特定时间内诊断为该病的人，而死亡率指的是在该时间内某地区的一般人群，后者包括在此期间发病和未发病（但有可能发病）的人。如果某病的发病和病程处于稳定状态，则其病死率可用死亡率和发病率计算得到，即病死率 = 某病死亡专率 / 某病的发病率 × 100%。例如，某地区10万人口中有10人被诊断为某新发传染病，其中9人死亡，8人死于该传染病，1人死于车祸。则该地区该新发传染病发病率为10/10万，该新发传染病死亡专率为8/10万，病死率为8/10 = 80%，病死率等于该病的死亡专率（8/10万）除以该病的发病率（10/10万）。

这里要注意的一点是，评价“医疗服务质量与安全”的指标中有两个病死率相关的指标，急诊病死率和住院病死率。但上述两个指标的分母并不是“诊断为某病的人”而是“急诊人次数”及“出院人数”。其中“急诊病死率”为“年内某地区医疗卫生机构急诊死亡人数占急诊人次数的比例”；“住院病死率”为“年内医疗卫生机构住院死亡人数占出院人数的比例”。

（三）生存率

生存率是指接受某种治疗的患者或某病患者，经若干年随访后，尚存活的患者人数所占的比例。根据定义可以看出，随着时间的推移，生存率一定呈现下降的趋势。因此，生存率必须有时间的概念，例如1年、3年或5年生存率。这里要注意的是，生存是一个广义的概念，可以对应死亡，也可以对应其他结局，如研究的结局是复发时，没有复发即为生存。

$$n\text{年生存率}=\frac{\text{随访}n\text{年尚未发生结局的病例数}}{\text{开始随访的病例数}}\times K \quad (2\text{-}9)$$

生存率反映的是疾病对生命的危害程度，也可评价某种治疗的疗效和预后，常在慢性病如肿瘤和心血管病等研究中应用。n年生存率=1–n年的累积发病率。

四、其他衡量健康水平的测量指标

传统的衡量健康水平的指标大多关注前面谈到的发病率、患病率、死亡率等，基本只考虑了人口的生存数量，而忽略了生存质量。随着流行病学模式的转变，全球几乎所有人口的平均寿命都在逐步上升，且有些发达国家人口老龄化现象严重，寿命延长，带病期也同时延长，且健康状况出现显著恶化。而改善人群健康状况，不只意味着单纯地延迟死亡或增加预期寿命，同时也需要关注带病状态对健康的影响以及身体功能的完好程度。因此，必须认真重新考虑如何衡量人口的健康水平，主要包括潜在减寿年数（potential years of life lost，PYLL）、伤残调整寿命年（disability adjusted life year，DALY）、健康调整期望寿命年（health-adjusted life expectancy，HALE）等。

（一）潜在减寿年数

潜在减寿年数是在考虑死亡数量的基础上，以期望寿命为基准，进一步衡量死亡造成的寿命损失，强调了早亡对健康的影响。该指标的计算公式为：某病某年龄组人群死亡者的期望寿命与实际死亡年龄之差的总和，即死亡所造成的寿命损失。该指标不仅考虑到死亡水平的高低，同时考虑到死亡时的年龄对于预期寿命的影响。其原理是：平均死亡年龄大时，对期望寿命影响较小；反之，平均死亡年龄小时，对期望寿命的影响较大，因此，用潜在减寿年数来评价疾病对人群健康影响的程度时，可消除死亡者年龄构成的不同对预期寿命损失的影响。同时可以使用该指标来计算不同疾病或不同年龄组死亡者总的减寿年数，衡量某种死因对于人群的危害程度，确定重点疾病，明确重点卫生问题。

（二）伤残调整寿命年

伤残调整寿命年（DALY）是指从发病到死亡所损失的全部健康寿命年，包括因早死所致的寿命损失年（YLL）和疾病所致伤残引起的健康寿命损失年（YLD）两部分。DALY是生命数量和生命质量以时间为单位的综合度量。定量计算某个地区每种疾病对健康寿命所造成的损失，可以科学的指明该地区危害健康严重的疾病和主要卫生问题，这种方法可以科学的对发病、残疾和死亡进行综合分析。目前DALY已经广泛的应用于疾病负担的研究中，尤其是比较不同人口学特征、不同地区、不同时期的疾病负担的变化，确定危害健康的主要病种、重点人群和重点地区，为确定防治重点和研究重点提供依据。

（三）健康调整期望寿命

健康调整期望寿命是指在当前的死亡率和患病率背景下，经过伤残权重调整后，处在特定年龄的个体预期能在完全健康状态下的生存年数。《“健康中国2030”规划纲要》提出“人民健康水平持续提升”的目标，其具体指标为2030年人均预期寿命达到79.0岁，同时，也特别提出人均健康预期寿命要显著提高。

第三节　人群健康指标的三间分布

一、疾病的三间分布

在本章第一节中我们探讨了人群健康受到包括人口学特征、自然环境、社会环境、医疗卫生服务，行为和生活方式等诸多因素的影响，而上述因素会随着时间和空间的变化而变化，因此，我们有必要对健康分布开展不同特征人群、不同时间、不同空间的描述，也就是我们通常所说的疾病的“三间分布”，即某病在人间（群）、时间和空间（不同地域）的分布。无论是描述性还是分析性流行病学研究，首先我们都需要了解疾病的分布形式，它们是形成病因假说的基础。

（一）人群间分布

大多数疾病表现为在不同特征人群中疾病频率分布不同，如不同人口学特征、不同行为和生活方式人群疾病发生率或死亡率不同，从而有助于我们确定高危人群，为探讨病因提供人群证据。下面仅对年龄、性别、职业、种族或民族、社会经济状态主要进行阐述。

1. 年龄　年龄是影响人体健康的最重要的因素之一，大多数疾病都表现为不同年龄段发病或死亡水平不同。大多数慢性病如癌症的发病率均随年龄增长而增加。以胰腺癌为例，45岁以前很少发病，之后随着年龄增加发病率显著增高。而一些传染病与以往相比则表现出年龄分布发生改变。以慢性乙型肝炎病毒感染为例，在1992年我国推行新生儿乙肝疫苗接种之前，不同年龄别人群乙肝表面抗原（hepatitis B surface antigen，HBsAg）阳性率无显著性差异（图2-2），尤其是婴儿及5岁以下儿童与成人的HBsAg阳性率无显著差异；结合"母婴传播是乙肝的传播方式之一"，以及成人和新生儿感染乙肝病毒后的结局差异（成人感染后5%~10%会发生慢性化，而新生儿感染后90%~95%为慢性化），提示如果要控制乙型肝炎病毒的感染，在当年有限的资源下，应该首先进行新生儿乙肝疫苗接种。进一步分析发现，在新生儿乙肝疫苗接种15年后（即2006年），我们可以看到1~15岁人群HBsAg阳性率较1992年显著下降（图2-2），且表现为年龄越小HBsAg阳性率越低。上述2006年不同年龄别人群HBsAg阳性率的差别可以解释为乙肝疫苗接种的效果。因此，了解疾病的年龄分布不仅有助于为病因研究提供线索，而且有助于定义高危人群，为制定有针对性的预防措施提供依据。

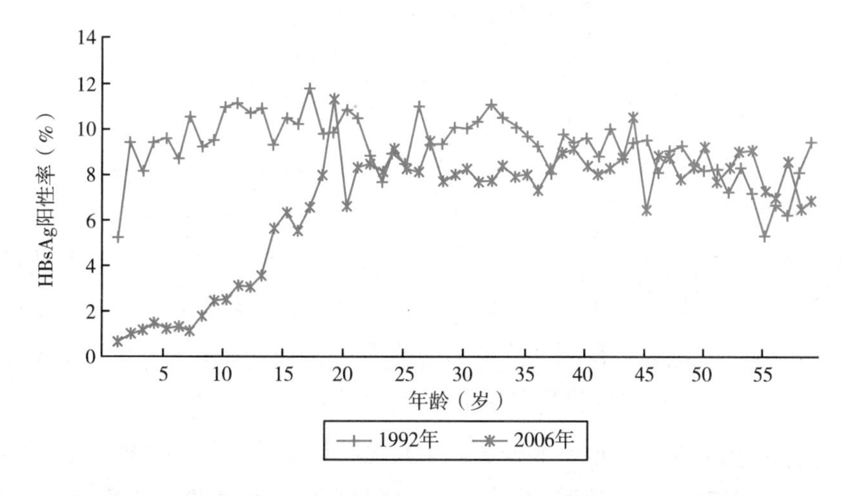

图2-2　1992年和2006年我国1~59岁人群HBsAg阳性率分布

［引自：卫生部疾病预防控制局，中国疾病预防控制中心编著：全国人群乙型病毒性肝炎血清流行病学调查报告（2006）.北京：人民卫生出版社.］

2. 性别　相当多疾病的发病率或死亡率也表现为性别差异。同一疾病表现出的性别差异的原因比较复杂，可能与男女性致病因素接触的机会不同所致，或与男女性解剖生理、内分泌以及激素水平不同有关。例如，相同年龄别男性死亡率高于女性（表2-2），而出生100个女婴对应出生的男婴数为102~107，提示了生物界的一种平衡。而某些疾病如心血管疾病、非酒精性脂肪性肝病等除了表现为男性高于女性外，同时还表现为不同年龄别人群性别差异不同。以心血管疾病为例，男女性发病率差异主要表现在60岁以前的人群，60岁以后男性与女性发生心血管事件的发病率差异逐渐降低，直至70岁二者持平；由此提出了“铁心假说”，即与绝经前女性相比，男性和绝经后女性的心血管疾病的发病风险更高，原因可能是男性和绝经后女性人群体内的含铁量更高。而该假说的实质是指正常心脏中储存的铁是一种慢性毒物，引起心律失常和弥漫性心肌纤维化。心血管疾病可能是由于血管病变与潜在的铁诱导的心肌损伤协同作用产生。

3. 职业 许多传染病及非传染病的发生与职业有关，如石棉工人中间皮瘤和肺癌的发生率高于一般人群；皮毛加工人员和畜牧工作人员易患炭疽和布氏杆菌病；野鼠型出血热多见于农民及野外工作者。疾病的职业分布不同可能与不同职业人群暴露于某些特定的致病因素的机会不同有关，同时也可能与从事不同职业的人群所处的不同社会经济地位和卫生水平，以及不同职业者劳动强度和精神紧张程度不同等有关。

4. 民族和种族 疾病在不同种族和民族中发生的种类和频率不同的原因有很多，如遗传因素、自然地理、气候条件、风俗和生活习惯等。我国是一个多民族国家，某些疾病在不同民族的分布不同。例如，我国四川西南部凉山彝族农民的高血压患病率低于其他民族，可能与低盐、低胆固醇、重体力劳动有关；而我国广西壮族人群的HBsAg阳性率显著高于汉族人群，则部分可解释为遗传背景。

5. 社会经济状态 不同社会经济状态人群，如教育水平、医保类型、是否为流动人口等，也会表现为疾病分布的差异。以流动人口为例，流动人口对疾病分布的影响主要表现在：①流动人口可导致疫区和非疫区人群之间的相互流动，从而导致传染病的发生；②流动人口是传染病暴发流行的高危人群，如流动人口由于卫生条件差，饮用水不合标准等可导致一些食源性传染病的传播；③流动人口给儿童计划免疫的落实也增加了困难，使计划免疫适龄儿童预防接种出现免疫空白。

除以上因素外，疾病分布还常表现为与其他特征有关。如某些疾病表现为家庭聚集性，可能与共享遗传和/或环境因素所致。又如研究显示离婚者全死因死亡率最高，丧偶及独身者次之，已婚者最低，其原因可能与离婚和丧偶等负性生活事件对个体精神和心理等造成的影响有关。

（二）时间分布

疾病的分布还可表现为随时间的变化而变化。例如表2-2中，我们可以看出在过去的10年中，我国相同年龄别人群总死亡率均呈现下降趋势，尤其是1岁以下的婴儿死亡率，提示了我国卫生服务水平的改善。而图2-2中展示的2006年与1992年我国1~59岁人群HBsAg阳性率的变化，尤其是15岁以下人群HBsAg阳性率的显著下降，则提示了我国新生儿乙肝疫苗接种的效果；进一步的比较发现，与1992年相比，2006年18岁以上各年龄段人群HBsAg阳性率无显著性差异，提示了开展成人乙肝疫苗接种的重要性。

（三）地区分布

1. 疾病在国家间及国家内不同地区的分布　很多疾病常表现为在不同国家或地区其分布不同。以肝癌为例，其年龄标化发病率和患病率在不同国家均表现出显著差异。同时，即使在相同国家，例如我国不同地区肝癌的发病率也表现为显著差异。其原因除了与不同国家肝癌诊断水平的高低有关外，还反映了肝癌的危险因素，如乙肝和丙肝病毒感染、非酒精性脂肪性肝病、糖尿病、肥胖、吸烟、饮酒、黄曲霉素污染的食物等肝癌相关危险因素在不同国家或地区的分布不同。

2. 疾病的城乡分布　一些疾病的分布表现出城乡差别。如经呼吸道传染的疾病（如水痘、流感等）在城市中的发病率高于农村，其原因可能与城市人口多，居住密度大，人们的交往频繁等有关。而农村的肠道传染病和寄生虫病的发病率、感染率高于城市，则可能与农村的卫生条件较差有关。

3. 地方性　某些疾病表现为明显的地方性，其特点是：①该病在某特定地区居住的所有人群中的发病率均高于其他地区的具有相同特征的人群，并可随年龄增加而上升。②在其他地区居住的具有相同特征的人群中，该病的发病率均很低，甚至不发病。③外来的健康人群到达当地一段时间后发病，其发病率和当地居民相似。④迁出该地区的居民，该病发病率下降，患者症状减轻或呈自愈趋向。⑤当地对该病易感的动物可能发生类似疾病。

上述疾病或人群健康的三间分布的描述与分析进一步提示了在描述疾病发生、健康危害程度和防治效果时描述“专率”的重要性。

（四）疾病的地区、时间和人群分布的综合描述

很多情况下，我们可以综合疾病的三间分布来提示病因或预防效果。例如在比较1990—2015年全球肝癌的流行趋势时，我们可以综合人群特征（不同经济发展水平）和时间两种因素来比较不同经济发展水平国家肝癌发病率的变化从而来提示病因。结果显示，除了高社会人口指数（即发达国家外），其他各国（包括中低、中高、低及中社会人口指数国家）1990—2015年间肝癌的年龄标化发病率均呈现逐年下降趋势，其原因可能与高社会人口指数国家肥胖、糖尿病以及非酒精性脂肪性肝病等代谢性疾病的暴露率逐年上升所致。而如我国，肝癌的年龄标化发病率逐年下降的原因可能与我国乙肝病毒感染的控制有关。

移民流行病学是另一种综合时间、空间和人群研究疾病分布，从而探索疾病病因的一种方法。例如在四川凉山彝族人群高血压影响因素研究中，通过对彝族农民（居住在四川凉山农村5年及以上）、彝族移民（在凉山生活5年及以上，移居至凉山附近

的城镇并生活5年及以上）、汉族居民（凉山附近城镇的汉族居民，并在当地生活不少于5年）的高血压患病率的比较，用以探讨影响高血压发生的遗传和环境因素。

二、描述人群健康流行强度的相关指标及意义

我们除了关注疾病的不同人群、不同时间及不同地区的分布外，同时还需要关注疾病的流行强度。疾病流行强度是指在某地区和某时间范围内，某病在某人群中发病数量的变化，以及各病例间的联系。常用散发、暴发、流行和大流行描述。

（一）散发（sporadic）

散发是指某病在某地区的发病水平与历年的一般水平相近，各病例之间没有明显联系，散在发生。如图2-3所示，除2018年外，2001—2021年各年间某病的发病率处于相同水平，均有散发疾病。

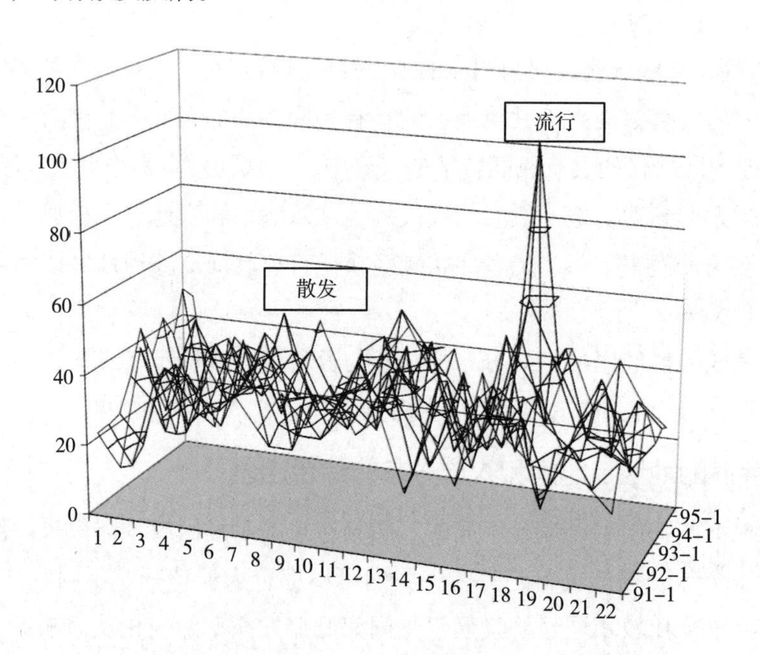

图2-3 某地某疾病2001—2022年发病率分布

（二）暴发（outbreak）

暴发是指在某一局部地区或集体单位中，短时间内同时出现很多临床症状相同的患者，且大多患者具有相同的传染源或传播途径。如某单位因食堂食物污染而导致的单位就餐人员的食物中毒等。例如某医院因为院内感染导致的短期内多个丙肝病例的发生。

（三）流行（epidemic）

流行是指某病在某地区的发病水平显著高于往年。例如图2-3中，2018年当地某病的发病率显著高于往年，提示当年该病出现了流行。

（四）大流行（pandemic）

而当疾病迅速蔓延到一个省、一个国家、一个洲或者全世界时，则成为大流行（pandemic）。如SARS被称为21世纪出现的第一个大流行的传染病，而目前正在全球流行的新冠肺炎，也可以称为大流行。

本章小结

描述健康事件在不同人群、不同地域以及不同时间的分布是探讨疾病或不良健康的病因、确定防控重点以及评价预防干预效果的基础。

健康事件在人群中的分布可以通过绝对数、构成比、率或比4种方式以数量来表达。

描述疾病发生（如发病率、患病率等）、死亡（如死亡率、病死率等）以及疾病负担的指标不同，对医院或卫生管理的意义也不同。

需要正确使用和解读粗率、专率和标化率。

（王　丽）

第二篇

流行病学研究方法

Part 2

第三章　现况研究和生态学研究

学习目标

1. 掌握　现况研究和生态学研究的概念、特点和优缺点。
2. 熟悉　现况调查和生态学研究常见偏倚和主要应用。
3. 了解　现况调查的设计和实施步骤、数据收集方法和结果分析。

现况研究类似于特定时点的人群“快照”，揭示疾病或其他与健康相关因素的人群分布特征。

生态学研究不是指关注自然界或人类生态学的研究，而是指以群组作为基本观察单位而开展的研究。

描述性研究（descriptive study）又称描述性流行病学（descriptive epidemiology），是流行病学研究方法中最基本的类型，主要是利用常规监测记录或通过专门调查获得的数据资料（包括实验室检查结果）描述人群中疾病或健康状况及暴露因素的分布情况，提出病因假设为进一步研究提供线索。常见类型包括：现况研究、生态学研究、病例报告、病例系列研究、个案研究等。本章节主要围绕现况研究和生态学研究予以阐述。

第一节　现况研究

一、现况研究的定义

现况研究是通过对特定时点（或期间）和特定范围内人群中的疾病或健康状况和有关因素的分布状况的资料收集和描述，从而为进一步的研究提供病因线索。由于现况研究收集的是某特定时间断面的资料，故又称为横断面研究（cross-sectional study）。现况研究中使用的频率指标是特定时间内调查群体的患病率，故又称患病率研究（prevalence study）。在应用层面上，现况研究不仅可以用来描述疾病或健康状况的分布，还可以用于探讨多个暴露因素与多种疾病之间的关系。

二、现况研究的主要特点

（一）研究设计阶段不设立对照组

现况研究在研究开始的时候，根据研究目的确定研究对象，然后收集每个研究对象在某个特定时点上的相关信息，包括基本人口学特征、暴露和疾病状态等，此时并不需要对研究对象按照暴露或疾病分组。在资料处理与分析阶段，现况研究可以根据暴露或是否患有特定疾病将研究对象予以分组，进而探讨暴露与疾病之间的关系。

（二）现况研究的特定时间

现况研究中特定时点（或时期）并不强调必须是某年某月的某一个特定时间，研究中每一个研究对象数据采集的具体时间点可能不会完全相同。例如在一项老年人群糖尿病的现况调查中，所有研究对象在一个相对比较短的时间内，完成了调查问卷和空腹血糖的检测，但并不是指每个调查对象空腹血糖采集的具体时间相同。但值得注意的是，如果现况研究数据采集的时间跨度过长，人群中暴露和疾病特征可能会发生变化（尤其当调查的疾病是急性病），进而会对研究结果产生影响或难以解释。

（三）确定因果联系时受到限制

现况研究是在研究时点上同时收集研究对象的暴露和疾病信息，此时暴露和疾病状态在个体上是同时存在，不能确定二者出现的时间顺序，因此现况研究在进行暴露与疾病关系探讨的时候，只能反映二者是否存在关联，原则上不能进行因果推论。此外，现况调查中发现的患病人群，往往都是病程较长或者预后较好的患者，研究中发现与疾病相关的因素可能不一定是导致疾病发病风险升高的因素（危险因素），而是影响患者预后的因素（预后因素）。例如，在慢性阻塞性肺病的人群患病率调查中，男性患者吸烟率偏低，这可能是由于吸烟人群慢性阻塞性肺病的病程相对较短，或者研究对象由于患有慢性阻塞性肺病而戒烟所导致。然而，当暴露因素为固有不会改变的因素（如性别、血型等）时，由于这些暴露因素的存在早于疾病发生，排除和控制其他可能存在偏倚的情况下确定暴露与疾病的关联后，则可进行因果推断。

（四）用现有的暴露（特征）来替代或估计过去情况需要符合一定前提条件

现况研究中使用调查时点的暴露状态或特征来替代或估计其过去的暴露状况，但需要符合一定的前提条件：①当前的暴露状态和过去具有较好的相关性，或被证明相对稳定变化不大，例如通过测定头发中的汞含量来估计过去暴露于汞污染水平；②已知研究因素暴露水平的变化趋势或规律，可据此趋势或规律来估计过去的暴露水平；③回忆过去的暴露或暴露水平极不可靠，而现在的暴露资料可以用来估计过去的暴露情况。

三、现况调查的类型

现况研究根据涉及研究对象的范围不同分为普查和抽样调查。

（一）普查（census）

普查是指在特定时点或时期内、特定范围内的全部个体（总体）作为研究对象的调查。普查的优点包括：①调查对象为全部目标人群，不存在抽样误差；②可以同时调查多种疾病或健康状况的分布情况；③能发现目标人群中的全部病例，在实现“三早”预防（早期发现、早期诊断和早期治疗）的同时，全面地描述疾病的分布与特征，为病因研究提供线索。普查的缺点包括：①不适用于患病率低且目前无简便易行诊断手段的疾病；②工作量大，不易细致，难免会漏查；③调查工作人员涉及面广，掌握调查技术和检查方法的熟练程度不一，对调查项目的理解往往难以统一和标准化，难以有效保证调查的质量；④消耗的人力、物力和财力资源较大。

（二）抽样调查（sampling survey）

抽样调查是指通过随机抽样的方法，对特定时点或时期、特定范围内人群的一个代表性样本进行调查，用样本人群信息来推论总体人群，用样本的统计量来估计总体参数范围。与普查相比，抽样调查不仅节省时间、人力和物力资源，而且调查范围小，调查工作易于细致，易于进行调查质控。但是，抽样调查的设计、实施和资料分析均比普查复杂；同时资料的重复或遗漏不易被发现；对于变异过大的研究对象或因素、需要普查普治的疾病，以及患病率偏低的疾病，也不适合用抽样调查。抽样调查是目前普遍采用的现况研究方法。

四、现况调查的主要应用

（一）描述疾病或健康状况的分布特征

现况调查可提供疾病或健康状况在特定的时间、地区和人群中的分布特征（即患病率）和不同特征人群分布的比较。这些信息不仅可用来评价人群的健康水平，也可用来确定某个地区或人群的重点公共卫生问题，为合理分配卫生资源、制定合理的卫生政策提供科学依据。例如针对老年人群开展的健康调查，了解老年人的主要健康问题（常见慢性病的患病率和共病患病率等），这些可以为医疗资源合理配置，满足老年人卫生服务和照护需求提供依据。

（二）提供疾病病因研究的线索

现况调查中，通过对不同特征（或暴露因素）人群之间的疾病患病率的比较，寻找其与相关因素（暴露）之间的联系，从而提出病因假设，为进一步分析性研究提供研究线索。

（三）确定高危人群

确定高危人群是疾病预防中的重要举措之一，是早发现、早诊断和早治疗的首要步骤。现况研究可以识别高危人群，进而通过对其进行有针对性的预防干预，降低发病风险或推迟发病。例如已有研究证据表明儿童和青少年期肥胖会增加成年期肥胖、心脑血管疾病和糖尿病等慢性病过早发生的风险，针对学龄期中小学学生开展的现况研究，可以将目标人群中高危人群（超重或肥胖）识别出来，才能更有针对性地对其开展健康饮食和体育活动等干预。

（四）评价防制措施的效果

疾病监测或预防接种的实施过程中，通过在不同阶段的横断面调查中的患病率的比较，评价防制措施的效果。例如我国1990年、2000年和2010年开展的全国肺结核横断面调查，人群涂阳肺结核患病率从170/10万下降到59/10万，20年间下降了65%，表明我国实施以强化治疗为核心的结核病控制策略对人群结核病防治效果显著。

五、现况研究的设计与实施

现况研究中抽样调查是最常用的方法，为了将研究结果推论总体，需要强调样本人群的代表性。随机抽取足够的样本，尽可能避免选择偏倚，是保证研究对象代表性的重要前提。

（一）确定研究目的

现况研究的研究设计首先要明确研究中期望解决的问题。通常一项现况研究（尤其是规模较大的现况调查）可以包含多种研究目的。例如每五年开展一次的全国卫生服务调查，主要是通过了解居民卫生服务需要、需求和利用以及对医疗服务满意度等信息，客观反映卫生改革和发展成就及问题，预测卫生服务需要、需求和利用的变化趋势，为制定卫生事业发展规划、评价医改实施效果提供依据。

（二）明确研究的类型

根据现况研究的目的，在充分考虑现有的可利用的人力、物力和财力资源的情况下，最终确定采用普查还是抽样调查的方法，以便在有限资源下取得预期的研究结果。

（三）确定研究对象

现况研究中确定适合的研究对象，是研究顺利开展的关键环节。研究设计中围绕研究目的确定的人群总体是目标人群。在目标人群中，结合实际研究的可行性，进一步对研究对象的分布特征、地域范围和时间点等有明确的规定，从而形成研究人群。例如，拟通过现况调查的方法了解某医院门诊婴幼儿中缺铁性贫血的患病率情况，则将一年内该医院儿科门诊就诊的6~36月龄的全部婴幼儿作为研究人群。

抽样调查中研究人群实际上是样本来源的总体，所有研究人群的清单即为抽样框。例如，拟了解我国乙型病毒肝炎人群流行现状的研究中，围绕该研究目的，所有中国人群构成了研究的目标人群，但考虑到现场调查的可行性，实际选定的是全国疾病监测点中1~59岁常住居民作为研究人群，在此基础上进行抽样，进而形成调查的样本人群。

（四）常用的抽样方法

现况研究中常采用抽样的方法，通过调查一定数量的样本人群信息，从而推论总体，如果样本人群在“重要特征”方面与样本来源的总体（即研究人群）相近，则认为样本具有较好的代表性，它决定了现况研究结论的可靠性和外推的科学性，而抽样方法则是影响样本代表性的一个重要因素。

抽样方法分为非概率抽样和概率抽样。非概率抽样是指研究者根据主观意愿或方便程度来抽取样本，不遵循随机化原则，包括方便抽样、定额抽样、滚雪球抽样等，常用于目标人群不易找到的特殊研究中（如吸毒人群中HIV感染现状）。概率抽样是指总体中每个抽样单元都有一个已知的、非零的被抽中概率。不同的抽样单元被抽中的概率可以相同，也可以不同。概率抽样可以估计抽样误差，可以利用个体或抽样单元的抽样概率对样本数据进行加权调整，进而对总体参数进行估计。常用概率抽样方法包括单纯随机抽样、系统抽样、分层抽样、整群抽样和多阶段抽样。

1. 单纯随机抽样（simple random sampling） 又称简单随机抽样，是将研究对象逐一编号，然后采用抽签或其他随机的方法（如随机数字）抽取个体，从而组成最终的样本。这种方法适合于小样本调查，总体中每个个体被抽中的概率相同。在人群研究中单纯随机抽样往往由于总体人群的数量较大，编号和抽样烦琐，同时被抽中的个体可能比较分散而导致研究在实施的过程中，收集数据的难度较大，而较少直接应用，但是它是其他各种抽样方法的基础。

2. **系统抽样（systematic sampling）** 又称机械抽样，指先将抽样框内的抽样单元排序，然后每隔若干单元（即抽样间隔）抽取一个单元的抽样方法。抽样间隔是指抽样比，即为总体单元数（N）与样本数（n）的比值（N/n）。例如，拟在某小学1500名学生中随机抽取100名作为调查样本，则抽样间隔为15（1500/100），采用系统抽样时，先将1500名学生按照某一个特征排序编号，然后在1~15号中随机抽出1个作为起始号，以后每隔15号抽取1个，若从6开始抽取，则抽取编号为6、21、36、51，依次类推。系统抽样的优点在于样本在总体中分布均匀，代表性较好。但如果总体内抽样单元的分布具有周期性，而抽样间隔与周期或其倍数吻合时，容易产生有偏样本，影响样本的代表性。

3. **分层抽样（stratified sampling）** 指根据某种特征（年龄、性别等）将总体分为若干次级总体（层），然后从每一层内进行单纯随机抽样，进而组成样本。仍以某小学1500名学生中随机抽取100名作为调查样本为例，若采用分层抽样的方法，可以根据学生的年龄和性别分层，然后在每层中抽样。分层的优势在于将内部变异较大的总体，分成内部变异较小的若干层，从而使得层间变异大，而层内变异小，从而提高总体参数估计的精确度；同时保证了总体中，每层内都有个体被抽中，可以估计层内的情况。分层抽样中若各层内的抽样比例相同，称为按比例分配分层抽样；若按特定要求或针对每层的特点，在不同层抽取不同比例的样本，则称为最优分配分层抽样。

4. **整群抽样（cluster sampling）** 指将总体划分为成若干群组作为抽样单元，抽取若干群组，被抽中的群组内所有的个体均为作为样本。假设某个学校五年级共有10个班级，每个班级约有50名学生，拟从这些五年级学生中抽取100名学生参加问卷调查。抽样时，若以班级作为抽样单元，从10个班级中随机抽取2个班，将这两个班级的所有学生（约100人）作为样本，这种抽样方法就是整群抽样。整群抽样时群组间的变异越小，每个群内的变异越大，此时样本的代表性可能越好。这种抽样方法的优势在于易于组织实施，节省人力和物力资源。但是由于整群抽样的抽样误差较大，通常采用单纯随机抽样估算的样本量基础上需要增加1/2的样本量。

5. **多阶段抽样（multistage sampling）** 指将抽样过程分多个阶段进行，每个阶段可以单独或综合使用上述方法。多阶段抽样通常在大型流行病学调查中使用。例如，在全国第三次死因调查中，将全国按照地理位置划分为东部、中部和西部地区三层，每层中再划分为城市和农村两类地区，城市地区按照非农村人口比例排序，分为高、中、低三层，农村地区按照人均国民生产总值排序，分为高、中、低三层。按照比例分配原则确定城市和农村各层抽样的样本数随机抽取。多阶段抽样的优势在于每个阶段可以采用不同的抽样方法，充分利用各个抽样方法的优势，节省人力和物力。但缺点是抽样之前需要充分掌握各级抽样单位的人口资料和特征。我国很多大规模现况研究都是采用这种抽样方法。

（五）确定样本含量

当抽样调查的目的是了解人群中疾病或健康状况的分布特征时，需要有充足的样本量保证测量精度。抽样调查中样本量受以下几个方面因素的影响：①预期患病率越接近50%，样本量越小；②容许误差反映调查结果的精度，容许误差越大，所需样本量越小，调查结果的精度越低；③显著性水平越小，样本量越大，通常取0.05或0.01。

当抽样调查的主要分析指标是计数资料（例如糖尿病的患病率），则可以根据单样本率的样本量估计公式进行样本大小的估计，公式如下：

$$n=\frac{Z^2_{\left(1-\frac{\alpha}{2}\right)}\times pq}{d^2} \tag{3-1}$$

其中：n为样本量；p为预期患病率；$q=1-p$；d为容许误差；α为显著性水平。

当抽样调查的主要分析指标是计量资料（如血糖水平的分布），则可以根据单样本均数的样本量估计公式，进行样本大小的估计，公式如下：

$$n=Z_{\alpha}^2 s^2/d^2 \tag{3-2}$$

其中：n为样本量；α为显著性水平，双侧常取0.05，s为总体标准差估计值；d为容许误差，由调查者根据实际情况规定。当$\alpha=0.05$时，$Z=1.96\approx 2$，则上式可改写为$n=4s^2/d^2$。

值得注意的是：①上述样本量估计公式只适合单纯随机抽样，实际研究如果采用整群抽样的方法，还需要再扩大样本量；②实际研究中，由于可能存在拒绝参加或无应答等情况，可以考虑再扩大一些样本量，以免估计有误差造成样本量不足；③当人群中患病率非常低（$n\times p\leqslant 5$）时则需要采用Poisson分布的方法估计样本量；④若抽样调查中的主要分析指标有多个，可选择样本量最大的作为研究最终确定的样本量。

例如，某地拟开展一项成年人乙型病毒性肝炎的血清流行病学调查，既往文献报道中成年人群中乙型肝炎病毒感染率（p）为9%~14%。若规定容许误差为0.15p，显著性水平为0.05，由于预期感染率越小，估计样本量越大，因此采用预期感染率9%估计的样本量为：

$$n=\frac{1.96^2\times 0.09\times(1-0.09)}{(0.15\times 0.09)^2}\approx 1727（人）$$

考虑到调查过程中可能会有失访，按照失访率10%估算，调查样本量为1727×（1+10%）≈1900人。

（六）资料收集

现况研究中需要收集调查对象的健康状态，以及健康状态相关因素或暴露因素的信息，因此，研究设计中要明确暴露的定义和疾病的诊断标准。此外，研究中为了充分阐述健康状况的分布状况和相关因素的作用，也需要收集一定社会、环境因素等其他资料。研究中可以采用问卷调查（包括面访、信访、电话访问，或者自填式问卷调查）、体格检查和实验室检查等方法收集资料。为保证研究资料的同质性，整个研究过程中收集资料的方法需要一致，不能随意变更。调查中每个条目都要做出明确的规定，都应有明确、统一的定义和测量尺度，尽量以定量或分级资料的形式呈现，避免因研究执行者或调查对象个人不同的理解造成误差。为保证资料收集的标准和规范，需在调查开始前对所有调查员进行统一培训。同时，调查过程中需要注意研究对象的无应答率，它是数据收集质量的重要因素，无应答率越高，实际完成调查的有效样本量越低，这可能会影响研究对象的代表性。一般认为调查的无应答率如果超过30%，样本的代表性较差，影响研究结果的外推。

（七）数据整理与分析

现况调查中获得的数据，首先需要复核原始数据的完整性和准确性，在可能的情况下，及时对错误数据予以纠正和填补缺漏项，剔除不符合纳入标准的数据以及重复调查数据等。同时，按照既定的标准将研究对象根据疾病或健康状况予以分类。

1．基本分布的统计描述和统计学检验 分析时，首先需要了解数据的分布类型和基本的分布特征。对于计量资料，符合正态分布或近似正态分布的数据，通常采用均数和标准差等指标进行数据分布特征的描述；不符合正态分布的数据，往往采用中位数和四分位数间距进行数据分布特征的描述；采用参数检验（如t检验或方差分析等）或非参数检验（如秩和检验）的方法，进行不同特征人群分布特征的比较。对于计数资料，通常采用频数指标（如患病率、感染率等）进行数据描述，采用χ^2检验等进行不同特征人群间分布特征的比较。此外，有时为了便于不同地区或不同时期患病率指标的比较，常采用直接或间接标化法计算标化率。

2．总体人群患病率的估计 值得注意的是，抽样调查中根据样本人群计算的患病率仅是总体人群患病率的点估计值，受到抽样误差大小的影响，因此总体人群患病率的估计需要结合置信区间，置信区间反映了总体率估计的变动范围。由于不同抽样方法，抽样误差的大小不同（例如整群抽样的抽样误差较大，而分层抽样的抽样误差较小），样本人群中不同个体的抽样概率可能也不同，因此总体率的估计，有时需要结合抽样概率对样本患病率进行加权，才能得到相对精准的总体率的估计值和置信区间。

3. 探讨暴露与疾病关系　当利用现况研究，探讨某个暴露因素与疾病或健康状况关系时，可以将实际调查人群根据暴露因素和疾病状况的分组情况，整理成如下四格表的形式（表3-1）。

表3-1　现况研究中暴露与疾病关系的四格表

组别	患病	未患病	合计
暴露	a	b	a+b
未暴露	c	d	c+d
合计	a+c	b+d	n

关联分析时，可采用两种不同的分析思路：

（1）以暴露为分组依据，进行暴露组和非暴露组患病率的比较，即患病率比（prevalence rate ratio，PRR），公式见下：

$$\text{患病率比(PRR)}=\frac{\text{暴露组患病率}}{\text{非暴露组患病率}}=\frac{\frac{a}{(a+b)}}{\frac{c}{c+d}} \tag{3-3}$$

PRR类似于队列研究中的“相对危险度”指标，设定非暴露组患病率为参照组，如果PRR=1，提示暴露组和非暴露组患病率相近，暴露因素与疾病患病率间可能不存在关联；若PRR远离1（PRR＞1，或PRR＜1），提示暴露因素和疾病患病率间可能存在关联，偏离1越远，则关联可能越强。

（2）以是否患病作为分组依据，进行患病人群和未患病人群暴露因素的暴露比值的比较，即患病比值比（prevalence odds ratio，POR），公式如下：

$$\text{患病比值比}=\frac{\text{患病组的暴露比值}}{\text{非患病组的暴露比值}}=\frac{\frac{a}{c}}{\frac{b}{d}} \tag{3-4}$$

POR类似于病例对照研究中的“比值比”指标，设定非患病组的暴露比值为参照组，如果POR=1，提示暴露与疾病患病率可能不存在关联，远离1（POR＞1，或POR＜1）则二者可能存在关联，偏离1越远，关联强度可能越强。

当患病率较低时，PRR估计值和POR估计值接近；但当患病率高于10%时，二者估计值差别较大，POR会比PRR值更加远离1。

4. 数据分析的举例　某研究者采用了横断面调查的方法探讨了某医院门诊婴幼儿

缺铁性贫血患病现状和分析危险因素。研究中选取2014年12月1日至2015年3月1日期间到该医院儿科就诊的96名6~36月龄婴幼儿为研究对象，进行血常规检测，以及一般情况、家庭信息等资料的收集。研究中采用临床儿科缺铁性贫血的诊断标准对每一名研究对象进行判断。

研究中96名婴幼儿，根据缺血性贫血的临床诊断标准，有25例婴幼儿被诊断患有缺血性贫血，患病率为26%，95%置信区间为17.3%~34.8%。

研究中进一步探讨了家庭月收入水平与婴幼儿缺铁性贫血的关系，家庭月收入水平划分为＜6000元和≥6000元组，则数据整理如表3-2。

表3-2　家庭月收入水平与缺铁性贫血关系的四格表

家庭月收入水平	贫血	无贫血	合计
＜6000元	13（a）	12（b）	25
≥6000元	12（c）	59（d）	71
合计	25	71	96

采用χ^2检验的方法，比较暴露因素（家庭月收入水平）与疾病状态（婴幼儿缺铁性贫血）是否存在统计学关联，χ^2检验公式：

$$\chi^2=\frac{(ad-bc)^2 n}{(a+b)(c+d)(a+c)(b+d)}$$
$$=\frac{(13\times59-12\times12)^2\times96}{25\times71\times25\times71}\approx11.83$$

此时，根据自由度为1，$\chi^2=11.83$，$P=0.006$，按照0.05的检验水准，$P<0.05$，提示家庭月收入与婴幼儿缺铁性贫血间存在统计学关联。进一步采用PRR和POR计算二者间关联强度。

$$POR=\frac{\frac{a}{c}}{\frac{b}{d}}=\frac{13\times59}{12\times12}=5.33\text{，}95\%CI\text{：}2.05\sim13.82$$

$$PRR=\frac{\frac{a}{a+b}}{\frac{c}{c+d}}=\frac{13\times71}{12\times25}=3.08\text{，}95\%CI\text{：}1.13\sim6.12$$

研究结果提示，家庭月收入水平可能与婴幼儿缺铁性贫血密切相关，月收入水平较低的家庭婴幼儿患缺铁性贫血的风险可能越高。

六、现况研究的偏倚及其控制

偏倚是指从研究设计、实施到数据处理和分析的各个环节中产生的系统误差，以及结果解释和推论中的片面性使得研究结果与真实情况之间出现的倾向性差异，从而导致暴露与疾病之间联系的错误描述。

（一）常见的偏倚

现况研究中的偏倚主要包括以下几种类型：

1. 无应答偏倚　由于调查对象不愿意合作或因其他原因不能完成调查，从而降低了应答率。当应答率低于70%时，可能导致样本人群缺乏代表性，使得调查的结果难以外推到总体人群。

2. 抽样偏倚　研究者在抽样过程中没有使用或者严格遵守随机抽样的方法，或任意变换抽样方法，或主观选择研究对象，以及现况研究在实施的过程中，随意找人替代未找到的或者无应答的调查对象，这些都可能导致所选择样本不能代表总体而产生偏倚。

3. 幸存者偏倚　现况研究中发现的患者通常是病程较长的现患病例，从现患病例中获得的“暴露”信息可能不是与疾病发生相关的因素，而是因患病或者因病治疗而发生与既往不同改变，而这种改变促使患者的病程延长，故与预后（或生存）密切相关。例如高血压患者既往习惯于高盐饮食，但患有高血压之后，由于要控制血压，因而逐渐有意识地减少盐的摄入量，这可能导致现况研究中高血压患者人群盐的摄入量与非高血压人群相接近，甚至有可能低于正常人群。

4. 测量偏倚　现况调查在数据采集的过程中，可能由于测量工具或测量方法不正确、试剂不统一、实验操作不规范或粗心等原因造成测量结果偏离真实值而产生系统误差。

5. 回忆偏倚　现况研究常采用问卷调查的方法让调查对象回忆既往患病情况、个人生活或行为习惯、某些暴露因素的暴露情况等。由于种种原因可能导致调查对象无法准确回忆或回答既往的情况，或者患者人群和健康人群对既往暴露或患病信息遗忘程度不同，导致采集的信息不准确从而引起系统误差。

6. 调查员偏倚　现况研究在实施的过程中，如果调查员有意识地向具备某些特征的调查对象（如患者人群）深入了解某些特征，而对其他不具备这些特征的调查对象（如非患者人群）敷衍地收集数据，这也将导致信息收集的不准确从而使研究结果产生偏倚。

（二）偏倚的控制

现况研究应针对偏倚产生的原因采取相应的质量控制措施，从而尽可能避免或减少偏倚，使得研究结果尽可能接近真实情况。现况调查中偏倚的控制可通过以下几方面：①严格遵照抽样方法，确保在抽样过程中随机化原则的切实实施，使得样本具有良好的代表性；②研究实施的过程中及时分析对于无应答产生的原因，尽可能提升调查对象的应答率；③正确选择测量工具和测量方法，并严格遵照操作规范，尽可能选择易于量化的客观评价指标；④统一培训调查员，保证数据收集方法和标准的一致性；⑤开展预调查，及时发现问题，并在正式调查时调整改进；调查结束后对资料进行复查和复核，及时发现和纠正问题；⑥数据处理和分析的时候，采用适宜的分析指标和正确的统计分析方法，分析时注意辨析和控制可能混杂因素的影响。

七、现况研究的优点和局限性

（一）优点

现况研究中常采用抽样调查的方法，从研究人群中随机抽取一个样本，如果样本代表性好，则研究结果具有良好的外推性，用样本估计总体的可信度较高。现况研究可以同时研究多个疾病，观察多种因素，为病因探讨提供进一步研究的线索。此外，现况研究在资料收集完成之后，可以根据患病与否或者是否暴露将调查对象分组比较，比较组是来自同一群体自然形成的同期对照，使得结果具有可比性。

（二）局限性

现况研究是在同一个研究时点收集调查对象的患病和暴露信息，因和果之间难以明确时间先后关系，因此，建立因果关联假设时受限。此外，现况研究可能难以识别处于潜伏期或临床前期的患者，数据分析时这些人可能被归类为“非患者组”，从而使得研究结果出现偏差。

案例讨论

国家卫生服务调查始于1993年，每五年开展一次。2018年9月开展了全国第六次卫生服务调查，旨在了解城乡居民健康状况、卫生服务需求和卫生资源利用水平特征、医疗保障制度的覆盖人群和保证水平、群众就医费用、经济负担和就医感受等，为推动实施健康中国战略、深化医药卫生体制改革提供数据支持。

本次调查采用多阶段分层整群随机抽样的方法。样本覆盖全国31个省（自治区、直辖市）的156个县（市、区），涉及752个乡镇（街道）、1561个行政村（居委会）。基本的抽样单元是户，在每个样本村（居委会）中随机抽取60户，全国共抽取94076户。调查采用入户面对面调查的方式，调查对象为被抽中住户的实际成员，最终实际调查256304人。调查员按照平板电脑（PAD）上电子调查表项目，对调查户所有成员逐一进行询问，离线填报电子调查表，调查指导员对每一户调查数据审核后，将数据在线上报。调查内容包括：人口与社会经济学特征、城乡居民卫生服务需要、卫生服务需要和利用情况、医疗保障情况，以及妇女、儿童、老年人重点人群卫生健康服务利用情况等。

本次调查中60岁及以上老年人群健康状况、卫生服务需求和利用的主要调查结果：全国共有69342位老年人参与调查，慢性病的患病率约为59.1%，有23.8%老年人患有两种或以上慢性病；老年人群过去两周就诊率为40%，调查前1年内的住院率为24.9%，以基层医疗机构就诊为主；贫困老年人群慢性病患病率、多病共患情况和年住院率均高于非贫困老年人群。结论：老年人群患慢病的比例高，需提升老年人慢性病管理能力；老年人卫生服务的需求和利用水平高，需提高基层医务人员服务能力，满足老年人卫生服务需求；需要政策帮扶等，降低贫困老年人口医疗费用负担，减少因病致贫情况发生。

第二节　生态学研究

一、生态学研究的定义

生态学研究（ecological study）是以群体或组为观察和分析单位，描述不同人群中某因素的暴露情况与疾病的频率，从而分析暴露与疾病关系的一种描述性流行病学研究方法。以一项探讨咖啡与胃癌关系的研究为例，研究者在国际经济合作和发展组织的统计数据库中收集了26个国家中每个国家2018年人均咖啡消耗总量数据，同时利用国际癌症研究中心发布的全球癌症统计数据库，检索和收集这些国家2018年胃癌发病率数据，以每个国家人均咖啡消耗量作为横坐标，以胃癌的年龄别标化发病率作为纵坐标，探讨咖啡与胃癌的关系（图3-1）。与前述现况研究不同，该项研究中没有采集国家中每个个体是否患胃癌，以及是否饮用咖啡或者咖啡的摄入量等信息，而是以每个国家（即群体）作为观察和分析的基本单位，基于群体水平探讨暴露（咖啡消耗量）

与疾病发生（胃癌发病率）的关系，因此，属于生态学研究。

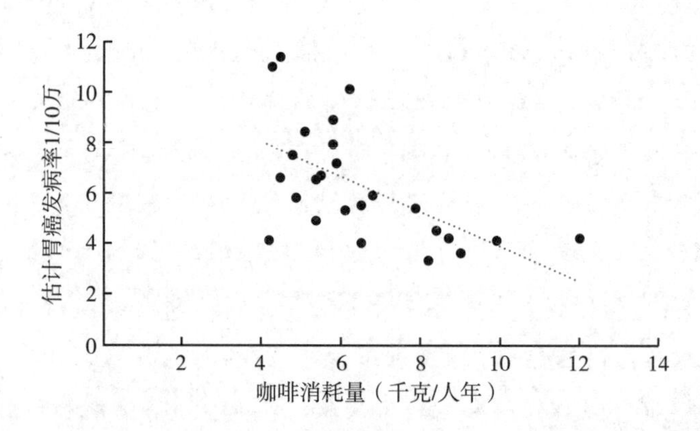

图3-1　2018年26个国家咖啡消耗量和胃癌年龄标化发病率（生态比较研究）

（数据来源：Nutrients 2020，12，3028；doi：10.3390/nu12103028.）

二、生态学研究的特点

生态学研究观察和分析的单位是整个人群而不是个体，暴露和疾病的测量是所有个体的平均测量，暴露与疾病之间的联系是群体的联系，但不能反映个体的联系。

上述咖啡与胃癌关系的生态学研究中，尽管每个国家内有些人可能饮用咖啡，有些人可能不饮用咖啡，有些人可能具有较高的胃癌发生风险，而有些人胃癌发生风险低相对较低，也就是说群组内个体间可能存在变异性。但当以国家（群组）作为观察分析单位时，并不需要获得每个个体的信息，而采用的是每年人均咖啡消耗量作为暴露的测量值，以年龄调整胃癌发病率作为疾病的测量值，没有考虑群组内个体的变异。

可见，当个体的暴露无法测量时（如个体暴露于空气中细颗粒污染物的浓度），或者当暴露因素在人群内部变异较小（如我国同一个地区人群饮食习惯可能相近，但不同地区人群的饮食习惯可能差异较大），或者当探讨宏观社会经济政策因素对健康影响时，更适合采用这种以群体作为观察和分析单位的生态学研究方法，忽略群组内部个体的变异，通过群组间的变异探讨暴露与疾病的关系。

三、生态学研究的类型

（一）生态比较研究（ecological comparison study）

通过观察不同人群或地区某种疾病的分布，然后根据疾病分布的差异，提出病因假设，这是一种最简单的生态比较研究。例如通过比较我国不同省份胃癌的发病率水平，发现沿海地区胃癌发病率较高，从而提出沿海地区环境或饮食结构等可能是胃癌的危险因素的病因假设。

生态比较研究也常用于比较不同人群中某个暴露因素的平均暴露水平和某种疾病频率之间的关系，也就是说，比较不同暴露水平的人群疾病的发病率或死亡率的差异，从而为病因研究提供线索。上述不同国家咖啡消耗量与胃癌关系的研究就是属于此类生态比较研究。这种方法常用于环境流行病学研究或者基于社会或群体层面实施的干预措施（如政策因素）的效果评价。

（二）生态趋势研究（ecological trend study）

生态趋势研究是连续观察人群中某因素平均暴露水平的改变与某种疾病的发病率或死亡率变化的关系，了解其变动趋势；通过比较暴露水平变化前后疾病频率的变化情况，来判断某因素与某疾病的联系。例如，美国一项研究探讨了1984—2006年期间手机使用人数递增情况与脑癌年龄调整发病率的变化趋势的关系，研究结果中没有发现手机使用与脑癌发生相关的证据。再如，某地在实施了结肠癌序贯筛检等综合防治措施后，十余年的结直肠癌死亡率曲线呈现明显的下降趋势，提示这一综合措施在降低大肠癌死亡率方面可能是有效的。

在实际应用时，生态比较研究和生态趋势研究可以混合使用。生态学研究资料不需要特别的分析方法，可以将各群组的研究因素的平均暴露水平与疾病频率之间做相关分析，也可以把各群组的暴露为自变量，以疾病的频率作为因变量，进行回归分析。由于生态学研究中，通常可获得疾病的发病率，故生态学资料分析中也可引入相对危险度、人群归因危险度等评价指标来进行分析。

四、生态学研究的主要应用

（一）提供病因线索，产生病因假设

生态学研究可以通过群体水平探讨暴露因素与疾病发生的关系，从而产生病因假设，故常用于慢性病病因学研究。此外，也可以用于探讨自然环境或社会环境因素与人群健康状态的关系，为进一步研究提供线索。

（二）评估人群干预措施的效果

生态学研究可以通过描述和比较某种（些）干预措施的实施状况（干预组和未干预组）与某种疾病的发生率或死亡率的关系，或者比较干预措施实施前与实施后，人群某种疾病的发病率或死亡率的变化情况，进而从群体层面评估干预措施的干预效果。此外，生态学研究也可以应用于疾病监测中，长期连续系统地监测人群中疾病或健康状况发生或死亡的动态变化，从而为制定疾病预防和控制的策略和措施提供依据。

五、生态学研究的优缺点

（一）优点

生态学研究可以使用常规工作收集的资料或公共数据库的数据资料，因而可以节省数据收集的时间、人力和物力成本和资源，在相对比较短的时间内获得研究结果，这尤其适用于病因未明疾病的病因线索探讨。

当个体的暴露无法有效测量，或者暴露因素在群体内变异范围较小难以在群体内探讨暴露与疾病关系，或者基于群体层面实施的干预措施，难以在个体水平上衡量时，可以通过不同群组的比较，探讨暴露与疾病关系或者评价干预效果。

（二）局限性

1. 可能出现生态学谬误（ecological fallacy） 生态学研究是以不同个体集合而成的群体作为观察和分析单位，在群体水平上探讨暴露与疾病之间关系。生态学研究中发现的某个暴露因素与某种疾病分布的一致性，可能是二者间真实存在的因果联系，也可能是受其他因素影响而导致的虚假联系。当在群体上的生态学研究提示的研究线索与该人群中个体的真实情况不符时，就发生了“生态学谬误”。它是把高层次的群体水平的信息、经验或发现直接推论到个人水平而导致的，因此，生态学谬误在生态学研究中难以避免。例如，生态学研究中发现膳食脂肪的消耗量越高，女性乳腺癌的发病风险越高；而在个体水平上，饮食中膳食脂肪摄入量不同的女性，长期随访研究结果并未发现乳腺癌的发病风险存在差异，可见如果将生态学研究结论推论到个体水平上，就可能出现生态学谬误。生态学谬误的产生原因：①生态学研究中缺乏暴露与结局联合分布的资料，无法在个体水平确定暴露与研究结局联合分布的信息；②生态学研究以群组作为观察和分析单位，对个体水平上混杂因素分布不均难以进行控制，因此生态学研究控制混杂能力受限；③生态学研究中，暴露水平是基于群体水平的平均估计，不能反映群体内部的变异，无法精确评价暴露与疾病的关系，甚至有可能高估暴露与结局的关系。

2. 生态学研究中难以有效控制混杂 生态学研究主要利用暴露和疾病之间的相关分析来解释两者之间的关联性，难以将潜在混杂因素的影响分离出来。同时，人群中某些变量，特别是有关社会人口学、环境方面的一些变量，易于彼此相关，即存在多重共线性问题，这将影响对暴露因素与疾病之间关系的正确分析。

3. 难以确定两变量之间的因果关系 生态学研究在进行两变量之间的相关或回归分析时，采用的观察单位为群体（组），暴露水平或疾病的测量准确性相对较低，且暴露或疾病因素是非时间趋势设计的，其时序关系不易确定，故其研究结果不可作为因果关系的有力证据。

本章小结

现况研究和生态学研究都属于观察性研究的范畴。现况研究通过在特定时点和特定范围人群中收集个体的疾病和健康相关因素的资料，描述其人群分布特征，通过不同暴露（特征）人群分布的比较，从而提出病因线索。而生态学研究则是以群体作为观察和分析的基本单位，从群体水平上探讨暴露因素与疾病的关系。

现况研究常采用抽样调查的方法，患病率是最主要的测量指标，通过样本人群的信息推论总体人群疾病或健康状况的分布情况，良好的样本代表性是样本信息外推的关键。现况调查也可以用来探讨暴露因素与疾病之间的关系，但关联结果的解释需要谨慎，需要结合研究目的以及其他因素综合考虑。

生态学研究可以利用已有资料或公共数据库，尤其适合探讨个体水平暴露无法有效测量，或者暴露在群体内部变异范围较小的情况。此外，生态学研究可以用于评价基于群体层面实施的干预措施的干预效果。但是由于生态学研究中暴露和疾病采用的是群体的平均水平，未考虑群体内个体的变异性，无法获得暴露与疾病联合分布的数据，控制混杂因素的能力受限，因此可能会高估暴露与疾病的关联，产生生态学谬误。

（王艳红）

第四章　病例对照研究

学习目标

1. 掌握　病例对照研究的概念，病例和对照的选择，比值比的含义、计算方法及解释，混杂及匹配的概念。

2. 熟悉　病例对照研究的原理以及病例对照研究中可能的偏倚及偏倚控制。

3. 了解　暴露信息的收集方法。

第一节　概　　述

一、病例对照研究的定义

我国南方某医院发生了一起院内感染暴发事件，一个半月的时间内多起手术患者发生了术后感染。如何探讨感染的病因？最可行的方法是纳入所有术后感染的患者为病例，同时选择同期手术但是没有感染的患者为对照，收集并比较病例（感染者）和对照人群（未感染者）疾病特征、术前、术中及术后可能的暴露因素，从而来实现对于感染暴发病因的初步确定。上述研究设计即为病例对照研究。

病例对照研究被广泛应用在临床、公共卫生及医院管理中。其设计的核心在于从病例入手，先确定病例，然后根据病例的特征选择不患该病的人作为对照；通过比较病例组和对照组发病前的暴露情况，从而来推论暴露与疾病的关系。其实早在1855年英国伦敦霍乱暴发流行时，病例对照研究已被应用到病因探讨中。在约翰·斯诺（John Snow）初步推断该地霍乱的发生与宽街井水有关后，英国伦敦的一名官员怀特海德（Whitehead）进一步调查了霍乱死亡者、霍乱生存者以及没有发生疾病的当地居民8月30日至9月8日期间饮用宽街水井水的情况。结果发现，发生霍乱的人群中饮用井水和不饮用井水居民的比例，以及饮用污染的宽街井水的比例显著高于未发病的人，提示饮用宽街水井的水大大增加了人群的发病危险。

病例对照研究不仅可用于传染病的病因探讨，也可用于慢性病的病因探讨。最早的针对慢性病的病例对照研究可以追溯到上世纪20年代中期，Lane-Claypon通过比较500例乳腺癌和500例没有发生乳腺癌的妇女既往生育史，发现乳腺癌患者中结婚年龄晚、既往没有生育史或没有哺乳史的比例显著高于非乳腺癌患者，为乳腺癌的激素病因学奠定了重要的基础。而1948—1952年，希尔（Hill）和多尔（Doll）通过一个回顾性调查，通过比较肺癌患者和非肺癌患者既往是否吸烟、吸烟量、开始吸烟的年龄以及吸烟的时间长短多个角度提示了吸烟和肺癌之间的关系，从而为吸烟与肺癌的病因学研究奠定了基础。

病例对照研究在医院管理上有其特殊的价值，尤其是在探讨疾病暴发、急性事件或灾难性事件，如院内感染的病因上有其特殊的价值。同时病例对照研究也广泛地应用于医院管理相关的研究中，例如住院患者的院内护理不当是否会导致出院患者的再入院概率增加？同时病例对照研究设计也是一个重要的评价医院管理项目效果的重要方法。我们都可以从结局入手，选择病例组和对照组的既往暴露频率的差异，从而来提示暴露因素与疾病的关联（图4-1）。

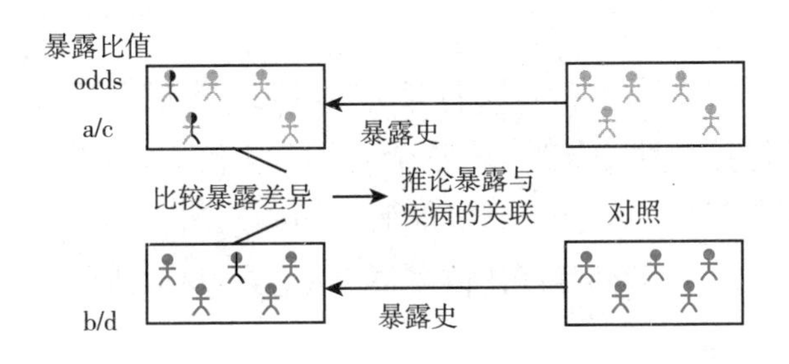

图4-1　病例对照研究的设计

注：比值比(odds ratio, OR)=(a/c)/(b/d)=ad/bc。

二、病例对照研究的原理

众所周知，符合“暴露在前，结局在后”的时序关系是确定暴露与结局的因果关系的最基本的条件。这也是为什么队列研究被认为是观察性研究的金标准的原因。因此，理想的病例对照研究应该是队列研究的一个反转设计。我们可以通过对比病例对照研究与队列研究来理解病例对照研究的原理及应该满足的条件。

假设我们拟采用队列研究来探讨因素E与疾病结局D之间的关系，为此我们构建了一个样本量为N的队列人群（表4-1），所有人群在进入队列之初均没有发生结局但具有发生结局的可能性；该人群我们称之为“源人群”，其中暴露组为（A+B）人，非暴露组为（C+D）人。经过一段时间随访后，上述队列人群中有（A+C）人发生了疾病D，其中暴露组为A人，非暴露组为C人。由此我们可以直接计算出因素E与疾病D发生的“关联”强度，即相对危险度（Relative Risk，RR）：在观察时间T结束时，暴露组与非暴露组疾病D的发病率之比，即：

$$RR=\frac{\frac{A}{(A+B)}}{\frac{C}{(C+D)}}=\frac{A}{C}\times\frac{(C+D)}{(A+B)} \tag{4-1}$$

表4-1　暴露因素E与疾病D的队列研究

暴露因素（E）	观察期间发生结局D			观察期间D的累积发病率（%）
	发生	没有发生	总人数	
+	A	B	A+B	A/（A+B）
−	C	D	C+D	C/（C+D）
合计	A+C	B+D	N	

如果我们想要在这个人群中开展病例对照研究，假设上述队列中产生的所有新发病例都能被找到，对照能代表都来自这个人群中没有发生疾病的人（即对照组能代表“源人群”中所有没有发病的人，同时假设抽样比例为1/m）。则最终我们能纳入（A+C）个病例，该病例人群的暴露比值一定为A/C；同时对照为（B+D）/m，其暴露比值一定为B/D，见表4-2。

表4-2　基于相同源人群的病例对照研究（模拟设计）

暴露因素（E）	病例组	对照组	合计
+	A	B/m	（A+ B）/m
−	C	D/m	（C+ D）/m
合计	A+C	（B+D）/m	

则病例组的暴露比值与对照组的暴露比值比（odds ratio，OR）在上述情况下，因素E与疾病D发生的风险关联比值比计算如下：

$$OR=\frac{\frac{A}{C}}{\frac{B/m}{D/m}}=\frac{A}{C}\times\frac{D}{B} \tag{4-2}$$

如果我们希望公式4-2与公式4-1的估算结果近似，即$\frac{(C+D)}{(A+B)}\approx\frac{D}{B}$，其前提需要A和C趋近于0，也就是疾病的发病率低。

综上所述，一个好的病例对照研究设计应该满足：①对照和病例来自同一源人群；②病例的暴露状态尽可能代表源人群中产生的所有病例的暴露分布；③对照组的暴露状态能代表病例所来自的“源人群”的非疾病人群的暴露分布；④罕见疾病。

第二节　病例对照研究的设计与实施

一、研究假说的确定

明确研究假说是病例对照研究设计的第一步，它决定了病例和对照的定义，以及需要收集哪些暴露因素及协变量等。我们来看两个案例。

案例 4-1

研究显示，患者非计划的再入院（以下简称“再入院”）常与患者的不良预后和医疗费用的大幅增加有关，也是评价医疗护理质量的重要指标。如果我们想基于某一单中心开展针对65岁及以上老年住院患者非计划的再入院的护理相关的影响因素，考虑到患者再入院除了与护理相关的危险因素有关外，可能还会受到不同人口学特征（如年龄、性别）、经济状况、出院时所诊断疾病以及共患病等的影响，因此我们在收集护理相关指标时，还需要收集上述其他协变量。如果我们想要基于多中心开展上述研究，则需要进一步考虑医院相关的因素，如医院的规模、医院质量（如医院教学质量和医疗质量等）的相关因素。假说构建图见图4-2。假说构建图非常重要，它直接决定了后续研究对象的选择、资料的收集以及数据分析的策略。

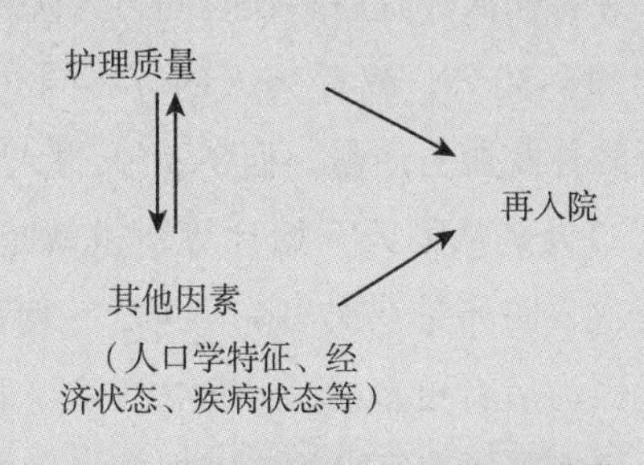

图4-2　基于单中心的护理质量与30天再入院的研究假说

案例 4-2

预防和控制院内感染的发生是医院管理中非常重要的一个环节，其中院内感染败血症（nosocomial bloodstream infection，nBSI）是新冠肺炎住院患者的重要临床问题，是导致患者发生败血症和败血性休克、抗生素耐药及死亡的重要原因。因此，探讨新冠肺炎患者发生院内感染败血症的危险因素，将有助于改善患者的预后。影响nBSI的因素包括患者的因素（人口学特征、社会经济状态、入院时的临床状态）、医院的因素（医院的性质、院内死亡率）、暴露因素（抗病毒药物、糖皮质激素或免疫调节剂的使用、住院时间和医疗设备如静脉导管的使用等）。案例4-2与案例4-1的不同点在于，案例4-1我们的主要科学问题是探讨影响再入院的护理质量相关的影响因素，但同时需要控制其他的可能影响结局（再入院的影响因素）。而案例4-2是对新冠肺炎nBSI的原因一无所知，想探索性的探讨可能的影响因素。

二、病例的选择

病例对照研究中病例的确定包括多个维度，疾病的诊断标准、入选和排除标准、从何招募以及招募的病例的类型。

（一）疾病的诊断标准

确定病例的诊断标准是病例选择的基础。需要尽可能地选择客观的标准来区分病例和非病例。以案例1为例，我们需要对非计划的再入院有一个明确的诊断标准。第一，患者初次住院后多长时间再入院被定义为再入院？目前常用的再住院的时间包括7天内和8~30天，或者30天内。不同的时间可能反映出来的问题不同，7天内再入院主要反映住院服务质量，而8~30天再入院可能与患者疾病的严重程度等更密切相关。同时，30天是从哪天开始计算？也就是指示入院日（index admission date）如何确定？是上次入院还是上次出院？第二，何谓“非计划的再入院”是否要包含如血液透析患者？因为后者更多的是计划内的再入院。第三，如何判定再入院的原因与初次住院有关？可能需要有经验的专家根据患者的入院资料详细判定。案例4-1中研究者关注的是30天再入院，其诊断标准为：患者在所研究的医疗机构中入院后30天内出院并再次因相同疾病入院。其中是否因为相同的病因入院需要研究者选择有经验并经过统一培训的两个专家独立对患者的住院病历、住院和出院信息等进行详细的审阅后确定。

而案例4-2中，同样也需要对nBSI有明确的诊断标准，包括细菌培养的结果以及临床表现。例如，Codina-Jiménez C.等开展的一项关于新冠肺炎的院内感染的研究中，将nBSI的诊断标准定义为：入院48小时后的血样培养阳性；在血培养对凝血-阴性葡萄球菌阳性或其他常见皮肤细菌阳性的人群，则需要同一病原体连续培养阳性和/或者伴有以下临床特征：体温＞37℃，白细胞＞11×10^9/L，炎症指标如C反应蛋白≥3mg/ml或降钙素原≥0.5ng/ml。其中细菌培养结果依赖于不同的方法，其敏感性和特异性不同，对相同患者的疾病状态的定义不同。因此，明确疾病的诊断标准是病例对照研究的最基本的要求。

（二）病例的入选和排除标准

病例的入选和排除标准确定的原则之一，是保证入选病例组的每个个体均有暴露于所研究的危险因素的可能性，因此，该标准的确定与所研究的“暴露因素”息息相关。例如，在评价“过去的一个月使用口服避孕药与脑卒中的关系”与“既往口服避孕药与脑卒中的关系”，两个科学问题看似只是暴露时间点的不同，但排除标准显著不同。前者需要排除：“一个月之前已经绝经或者手术绝育的心肌梗死妇女，以及那些因患有慢性疾病而不可能使用口服避孕药的病人”；此时如果有一名47岁的新发心肌梗死的妇女，在诊断前一个月做了绝育手术，那么该妇女则不符合本研究病例入组标准。但是，该患者符合后者的入组标准，因为她在绝育手术前有可能服用口服避孕药。回归到上述两个案例，在案例1中，由于我们要广泛的探索可能导致再入院的影响因素，我们在排除标准时没有考虑暴露与所研究因素的可能性，但是我们需要排除可能是计划内的再入院的患者，如因肿瘤、血液透析等可能定期需要住院的患者。

病例的入选和排除标准确定的原则之二，是研究的可行性及伦理考量，包括研究对象是否能配合，以及研究过程是否会对某些特殊人群产生生理或心理伤害。例如，如果需要对研究对象进一步调查或收集生物学标本，我们通常会排除那些行动不便者、有精神障碍者或有言语交流障碍者；或者生物标本量太少不能开展检测者。

（三）病例的来源

从哪里招募病例是病例选择时需要考虑的第三个重要方面，主要包括医院来源和社区来源，二者优缺点各异。

选择从哪里招募病例，首先需要考虑可行性，即是否有可能招募到病例。而病例诊断的准确性是我们确定病例来源的另一个重要依据。案例4-2中，我们要探讨nBIS，而nBIS的诊断是一个非常复杂的过程，因此，通过医院来招募是保证诊断准确性的更好的方法。又如，如果研究结局是肝癌，由于其诊断的复杂性，最好通过医院，尤其是综合性医院纳入病例，以确保病例诊断的准确性。但是，对于存在很好的肿瘤发病监测系统的地区，我们也可以依托于如肿瘤登记系统来获得病例。该策略下确定产生病例的源人群相对容易，但如何确保病例发现的完整性是研究的关键。

对于一些常见且诊断相对容易的慢性病，如糖尿病和高血压等，在医院或社区人群中选择研究病例均可。但要注意的是，不同来源的病例特征，如疾病的严重程度可能不同，基于医院，尤其三甲医院招募的糖尿病患者更可能伴有并发症等较严重的糖尿病。同时，基于医院入选病例，患者的就诊行为、转诊系统以及患者对医院的选择偏好等均可能会影响医院病例的特征。

上述两个案例中，通过医院纳入病例是更好的选择。通过医院纳入病例有两种方法，一是在事先确定的时间和空间范围内连续纳入病例。如案例4-2，研究者选择纳入在指定研究时间内所有符合入选和排除标准的nBSI患者；二是在确定的时间和空间范围内随机抽取一个有代表性的样本（具体抽样方法详见《横断面研究》章节或相关的抽样的教材）。案例4-1中，我们可以选择2011年1月1日至2021年12月31日某市某三甲医院的30天内再住院的65岁及以上患者为研究对象，对于上述期间30天内再住院者的出院诊断的频率进行统计，并按照降序进行排序。发现出院诊断的前几位分别为心力衰竭、尿道感染、慢性阻塞性肺病、蜂窝织炎、胸痛、老年痴呆、下呼吸道感染或肺炎、败血症及晕厥。之后基于排序前几位的患者抽取一个随机的样本，保证其入院时间以及出院诊断与2011年1月1日至2021年12月31日的出院诊断的频率分布可比。

（四）新发病例、现患病例与死亡病例

根据每个个体在疾病自然史的不同进程，患者可进一步分为新发、现患病例和死亡病例。传统流行病学中的新发病例指的是首次发现病例，包括新诊断病例和可被识别的新发生病例。现患病例是新发病例存活下来的病例，包括了新发以及发病持续了一段时间的病例；因此现患病例更可能是病程长的患者，那些病程短的患者（包括很快康复或死亡的患者）则很难被纳入研究。死亡病例指的是得病后死亡的病例，由于其相关信息主要由家属或他人提供信息，准确性较差，通常仅用于急性致死性疾病的研究中。

既然理想的病例对照研究是队列研究的反转，因此，新发病例是病例对照研究的首选。可以避免选择现患病例导致的偏倚。包括：①现患病例中如果暴露因素与疾病预后密切相关，选择现患病例则可能导致暴露因素与疾病之间的关系被错误估计。②患病病例由于发病时间长，回忆暴露错误的机会会增加，甚至一些患者得病后的暴露状态会改变，从而导致暴露信息被错分，由此带来的偏倚为新发-现患偏倚（本章“偏倚”节）。同时，新发病例也可避免因为选择死亡病例而导致的暴露信息收集的不准确。但是，对于一些很难确定发生时间的疾病，则只能选择现患病例。例如

探讨慢性乙型肝炎病毒感染影响因素的病例对照研究，由于很难确定乙型肝炎病毒感染时间，此时我们只能选择现患病例作为研究对象。

三、对照的选择

（一）对照选择的原则

在病例对照研究中，最大的挑战来自于对照的选择。其挑战在于一个好的对照必须遵循3个原则：基底人群原则（study base principle）、对等准确性原则（comparable accuracy principle）及消除混杂原则（de-confounding principle）。

1. 基底人群原则 基底人群原则即对照必须来自于产生病例的源人群。基于病例的来源不同，其“源人群”的定义不同。例如，如果我们基于开滦队列开展基于肥胖与非酒精性脂肪性肝病的病例对照研究，病例和对照都从该队列产生。又如，基于北京市癌症登记系统开展的肝癌的病例对照研究，所有的病例均来自北京市常住人口，在我们选择病例之前已经可以确定源人群为北京市常住人口。

更多的情况下我们无法确定研究源人群。案例4-1中，我们依托医院探讨影响老年人再入院的危险因素。如果该医院为疑难杂症研究中心，患者来自全国各地，则其源人群很难确定。此时我们只能按照病例特点，将“源人群”定义为“如果得了某病可能到该医院来就诊的人群”，即选择同期在同一医院住院的患者作为其源人群。

2. 同等准确性原则 同等准确性原则主要指在研究数据（包括结局和暴露因素、混杂因素等）收集和测量过程中，在病例组和对照组中使用的工具、标准等的准确性要一致。换另一个角度说，即便这些工具有测量误差，该误差也需在病例组和对照组相似。同等准确原则希望消除“有差异错分”（differential disclassification）导致的病例组和对照组的信息偏倚，详见本章节“信息偏倚”部分。

3. 消除混杂原则 消除混杂原则要求病例组和对照组在所研究的暴露因素之外的其他因素要尽可能可比，又称可比性原则。详见本章“混杂因素及其控制”部分。

（二）对照的定义

按照“诊断的同等准确性原则”，病例对照研究中的理想对照是依据相同的“病例”诊断标准排除了疾病的非病例样本。案例4-2中，所有的对照均应该按照nBSI的诊断标准排除nBSI。但是，对于某些诊断复杂的疾病，例如肝癌的病例对照研究，由于不可能对所有的非肝癌患者（即对照人群）按照相同的“肝癌诊断”流程去排除肝癌，和对照病例的诊断或排除诊断经常会出现不可比，因此如何通过问卷或回顾既往医疗记录来最大可能地减少对照组的错分是实施过程中我们需要密切关注的问题。

同时，对照的入选和排除标准应该与病例完全一致。例如，在前面谈病例的入选和排除标准时谈到的“研究过去的一个月使用口服避孕药与脑卒中的关系”的病例对照研究中，那些“在一个月之前已经绝经或者采用手术绝育的妇女，以及那些因患有慢性疾病而不能使用口服避孕药的妇女”也均不符合入选对照的标准。同样，案例4-1中我们也需要在对照组中排除如因肿瘤、血液透析等住院的患者。

（三）对照的来源

在病例对照研究中，对照应该来自产生病例的同一源人群，即对照的暴露因素分布能代表病例所在的源人群的分布特征。以人群为基础的病例对照研究中，如果病例来自某社区的常住人口，此时对照可选择为该社区常住人口中的非病例的一个随机样本。而当病例来自医院时，依据医院的性质不同，我们对照的来源可以不同。如果病例来自社区医院，由于社区医院通常覆盖的人群为所在的社区，因此可以选择该社区居民的一个随机样本（排除有诊断疾病的患者），或者从到该社区医院就诊的患者中选择非诊断疾病的随机样本。但如果病例来自大的综合医院，如北京协和医院，则应选择同期在同一医院就诊的其他科室的患者，尽可能覆盖不同的疾病病种和科室，来保证对照能代表所有“如果患了所研究的疾病，则可能到北京协和医院就诊的人”，同时排除那些与研究的暴露因素密切相关的疾病。

由于抽取病例所来自的源人群的随机样本费时又费力，我们也可以选择“邻居、朋友或同事”作为对照。这类对照与病例有相似的年龄或社会经济背景，使得对照和病例之间有共同暴露于所研究因素的可能性。例如，以病例所在的家作为起点，然后朝一个事先规定的方向、按照事先规定的间隔户数经过几家邻居后，找到第一家有符合入选标准的对照的家庭、获得对照为止。但上述对照的危险在于，对照和病例之间可能在研究的暴露因素及其他可能影响疾病发生的特征方面过度相似，由此可能带来过度匹配的风险。

对于死亡病例，通常建议选择死亡人群为对照以保证和病例人群信息收集准确性的对等。死亡对照的选择一方面可能会导致信息收集的不准确性，同时由于死亡对照可能并不能代表活着的“非病例人群”，由此会带来新的偏倚。

在4-1和4-2两个案例中，对照均选择同期来自于同一家医院的非诊断疾病的患者，以提高病例和对照的对等准确性。

四、控制混杂变量

如果病例组和对照组中暴露特征有显著性差异，从而能推论暴露与疾病存在关联的前提是病例组和对照组在研究的暴露因素之外的其他因素上可比。为了实现这个假设，即需要在对照选择时，针对重要的“混杂变量”进行控制。

（一）混杂的定义

混杂是指混杂因素在病例组和对照组中的分布不均所导致的暴露因素与疾病之间的关联被歪曲。其中混杂因素需要具备以下3项条件：①与所研究的暴露因素存在统计学关联或因果关联；②与所研究的结局之间存在因果关联；③不是所研究的因素与疾病之间发病机制的中间环节。

案例4-1中在探讨护理质量与30天再入院时，患者的年龄、性别、疾病状态（包括出院时的诊断、共患病）、入院时间（不同时期医院的管理状态可能不同）等都可能会影响到患者的再入院，而上述这些不同特征的患者其在住院期间的护理质量也可能不同。如果上述因素在病例组和对照组中的分布不同时，可能会歪曲（高估或低估）暴露因素（护理质量）与结局（再入院）的关联关系，因此；需要在研究设计和统计分析时加以控制。

（二）对照选择时控制混杂的方法

1. 匹配　在病例对照研究中，匹配指的是按照病例组某些重要的混杂因素特点选择与之相似的对照组，使对照组和病例组在这些可能的混杂因素构成上相同或近似。案例4-1的再住院研究中，由于年龄是再住院的危险因素（满足混杂的第2个条件），同时不同年龄人群护理质量可能不同（满足混杂的第1个条件），同时年龄不是护理质量与再入院病因通路中的中间环节，即年龄构成了护理质量与再入院关系的混杂因素。为了控制年龄对于患者再入院的影响，在选择对照时，可以采用匹配的方法使对照组和病例组在年龄的构成上可比。

匹配特别适合用于强的混杂因素的控制，特别是那些比较简单的混杂因素（如年龄、性别等）。除年龄之外，个体的其他特征，如性别、血型、所住的医院、邻居、婚姻状况、收入、血压、体重、职业、生育状况、个人疾病史或家族史等也可以作为匹配的变量。但要注意的是，一旦某个变量被匹配，则在病例组和对照组中分布将与真实分布不符，因此，不能再探讨该匹配变量与结局之间的关系。同时，随着匹配变量的增加，研究对象的选择难度也会增加。因此，我们通常仅对重要的变量如年龄、性别等进行匹配。具体匹配的方法包括两种：频数匹配和个体匹配。

（1）频数匹配（frequency matching or group matching）：频数匹配指的是在一个或多个混杂因素的不同水平，使对照组的待匹配的因素的分布频率与病例组相同（图4-3）。案例4-1和案例4-2均采用了频数匹配的方法来选择对照，其中案例4-1按照年龄（±2岁）、性别、入院时间（±7天）以及入院诊断进行了频数匹配；而案例4-2的匹配变量包括患者所在医院、住院时间（±7天）及住院期间的治疗方案。匹配后我们需要比较病例和对照组是否在上述匹配变量中可比，也确定匹配是否成功。

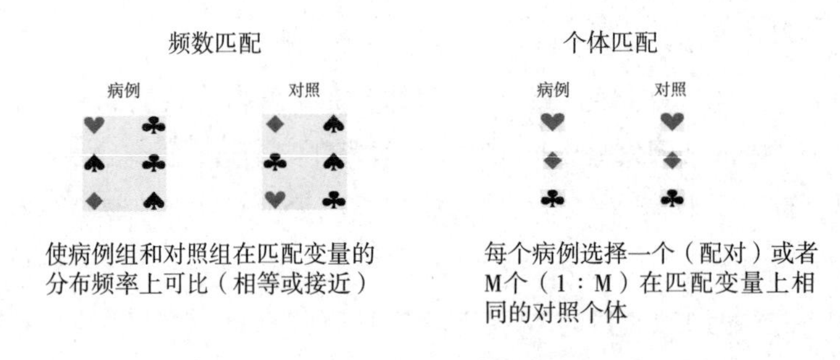

图4-3　频数匹配与个体匹配

（2）个体匹配（individual matching）：与频数匹配不同，个体匹配是针对每一个病例，按照匹配的因素一一对应选择匹配的对照（图4-3），包括1∶1的个体匹配（paired matching）、1∶m或n∶m匹配。其中，选择1∶1、1∶m或n∶m主要是基于样本量的考虑。例如，在上述案例4-2中，我们可以根据每一个nBSI患者的所在医院、入院时间以及治疗的方案，分别选择一个合适的对照。

（3）匹配的注意事项

1）匹配的目的是控制混杂，因此只有当某因素构成暴露因素与结局之间的混杂因素时，我们才需要进行匹配。例如，如果我们想要探讨血型与新冠肺炎患者的nBSI的关系，虽然不同年龄、性别的新冠肺炎患者可能发生nBSI的风险不同，但由于年龄、性别与血型无关，因此我们在选择对照时，不需要将对照组与病例组按年龄、性别进行匹配。

2）匹配指标的相似程度应该根据可行性来确定，例如，如果你要匹配住院时间，究竟前后多少天合适，需要详细了解所在医院住院患者的情况。在预试验中可以从较窄的浮动范围开始，探索多大的范围可行；范围越窄，两组的可比性越好，但可行性可能越差；范围越宽，两组的可比性越差，残余混杂会越多，甚至完全达不到匹配的目的。

3）病例对照研究中匹配并不能完全控制混杂，同时会因为匹配的原因代入新的混杂，而且匹配引入的混杂偏性方向总是趋向无效假说，即为“负混杂”。因此，病例对照研究即使按照潜在的混杂因素进行了匹配，在数据分析时仍然需要校正混杂因素的影响。但匹配的优点在于提高研究效率，因此很多情况下，我们仍然需要在病例对照研究设计中对重要的混杂变量进行匹配。

4）匹配的同时也增加了选择对照的难度，尤其需要匹配多个变量时，资料收集更复杂，适宜的对照可能很难找到。

5）一旦对某因素进行匹配，则无法真实的分析该因素与结局之间的关联，也不能分析匹配因素与暴露因素之间的交互作用。同时匹配虽然提高了内部真实性（可比性），但降低了外部真实性（代表性或可外推性）。

2. 限制　病例对照研究中研究设计阶段控制混杂的第二种方式是“限制”，即把某个混杂因素“单一”化。例如，在研究nBSI的影响因素时，如果年龄是导致nBSI的重要混杂因素，此时，我们可以只选择某个特定人群，如老年人开展研究，从而消除年龄造成混杂的可能。但要注意的是，如果采用“限制”策略，研究结果的可外推性也就受到了“限制”，即研究结果只能适用于老年人的nBSI。

五、资料收集

与其他研究设计一样，病例对照研究暴露资料的收集包括诊断相关的信息、所研究的暴露因素、其他可能的混杂因素、效应修饰因素等。相关信息的收集可采用问卷调查、病历或其他记录查询、实验室检查等。

案例4-1中，研究者采用量表的方式，系统地评价了护理相关的质量（暴露因素），包括诊断质量、对于共患病的评价及管理、并发症的预防措施、对患者的健康教育、院内及出院后的沟通与交流等；同时收集了其他可能影响再入院的信息，包括人口学特征（如年龄、性别、婚姻状态）、上次住院时间、出院诊断、共患病、用药、既往史以及入院时的功能状态等。而案例4-2中，除了采用问卷调查及病案查询的方式收集：①人口学（如年龄、性别）；②共患指数、入院前一年的高血压、糖尿病、慢性肾病、实体瘤及血液学肿瘤、器官移植、艾滋病以及相关的肝病史外；③新冠肺炎入院后但诊断为nBSI（对照组则为对应的指示时间）之前的相关信息，包括：入院时间、就诊医院、手术状态、抗病毒药物、糖皮质激素或免疫调节剂的使用、住院时间和医疗设备如静脉导管的使用等；④所在医院的相关信息，如院内死亡率等；同时采用了实验室检查的方法收集：①此次诊断为nBSI之前的白细胞计数、炎症指标如C反应蛋白≥3mg/ml或降钙素原≥0.5ng/ml等；②入院后48小时内的血液标本的微生物培养结果等。

这里要强调的一点是，无论采用哪种方法收集暴露信息，病例与对照的资料来源及收集方法应遵循“同等准确原则”。理想情况下是采用盲法的方法，即现场调查者不知道“研究的假说”，同时也不知道研究对象的“病例”或“对照”的身份。虽然在实际操作中上述方法较难实现，但我们仍应该尽可能采取一切办法来减少“有偏”的收集数据的方法，从而最终减少信息偏倚的产生。

第三节　资料分析及结果解释

病例对照研究中非匹配、频数匹配和个体匹配的病例对照研究其数据分析方法不同。但不论哪种设计，分析的第一步需要描述研究对象的一般特征，比较病例组和对照组在研究因素以外的其他主要特征方面是否具有可比性，从而为下一步分析是否需要采用分层分析、多因素分析来控制这些因素对暴露因素与结局之间关系产生的影响提供依据。

一、非匹配或频数匹配的病例对照研究

病例对照研究中评价暴露与结局关联效应指标包括比值比（odds ratio，OR）、归因危险性百分比（attributable risk proportion，ARP）和人群归因危险度百分比（population attributable risk proportion，PARP）等。

（一）比值比

分析非匹配或频数匹配的病例对照研究的第一步是将数据整理成表4-3格式。

表4-3　病例对照研究调查资料的归纳模式

	病例组	对照组	合计
暴露	a	b	a+b
未暴露	c	d	c+d
合计	a+c	b+d	a+b+c+d

1. 病例组与对照组的暴露比值　病例对照研究中研究对象选择分两步完成，第一步是选择病例，之后按照病例的特征选择合适的对照，即二次抽样，很难保证病例组和对照组来自同一源人群。因此，病例对照研究无法估计人群的暴露率，也无法直接计算暴露组和非暴露组的发病率以及相对危险度，而只能计算病例组和对照组的暴露比值（odds）。

其中比值为某事物发生的可能性与不发生的可能性之比。如表4-3所示，病例组的暴露比值为：病例组暴露的可能性（即暴露的概率）与不暴露的可能性（即不暴露的概率）之比，即：

$$\frac{\frac{a}{a+c}}{\frac{c}{a+c}}=\frac{a}{c} \tag{4-3}$$

同理，对照组的暴露比值为：

$$\frac{\frac{b}{b+d}}{\frac{d}{b+d}}=\frac{b}{d} \tag{4-4}$$

由上述公式我们可以看出：比值与概率是两种不同的概念，对同一问题而言，两者的分子部分相同，分母不同，概率的分母中包括未发生事件数，而比值的分母中不包括未发生事件数。因此，比值的取值在0~∞，而概率取值在0~1。

2. 比值比的计算　即病例组和对照组的暴露比值之比：

$$OR=\frac{\text{病例组的暴露比值}}{\text{对照组的暴露比值}}=\frac{a/c}{b/d}=\frac{ad}{bc} \tag{4-5}$$

其含义为：暴露于某因素者发生疾病风险为未暴露者的多少倍。如果病例和对照是各自有代表性的样本，且人群疾病率小于5%（罕见病），OR是队列研究中相对危险度的极好近似值。队列研究中，当发病率极低时，相对危险度近似等于OR。

这里要提示的一点是，如果表4-3的四格表中某个格子数观察数很小或出现零时，可将每个格子的数据加上0.5再计算OR。

案例讨论中，假设我们的暴露因素为“护理质量”，以资料收集中护理相关的量表中出现任何一个护理相关质量问题定义为“存在护理质量问题”，则将数据整理为表4-4。

表4-4　护理质量与老年人再入院关系的病例对照研究

是否存在护理质量	病例组	对照组
是	50	23
否	63	175
合计	113	198

根据OR的计算方法：

病例组的暴露比值为：50/63=0.794

对照组的暴露比值为：23/175=0.131

因此，OR=0.79/0.13=6.0

我们也可以用最简单的交叉法方法来计算，即OR=（50*175）/（63*23）=6.0。其代表的含义为存在护理质量的住院患者发生30天内再住院的风险是不存在护理质量住院患者的6倍。

对于上面计算的OR的点估计值，我们可以进一步进行区间估计或假设检验，来评价OR值受随机变异影响的大小。

（二）归因危险性百分比（ARP）

归因危险度百分比又称归因分数（attributable fraction，AF），其意义详细见队列研究中归因危险度百分比。计算方法如下：

$$ARP=\frac{OR-1}{OR} \tag{4-6}$$

其含义为：暴露者中发生所研究的疾病的风险有多少归因于该暴露因素。

以表4-4为例，ARP=（6–1）/6=83.3%，其代表的含义为暴露于不良护理质量的老年住院患者其30天内再入院的风险有83.3%归因于住院期间的不良护理。

（三）人群归因危险性百分比（PARP）

$$PARP=\frac{p_e(OR-1)}{p_e(OR-1)+1}\times 100\% \tag{4-7}$$

其中：P_e为人群暴露率。

$PARP$的含义详见队列研究，其代表的意义为一般人群中发生所研究的疾病的风险有多少归因于该暴露因素。

以表4-4为例，由于我们没有老年住院患者暴露于不良护理的数据，因此以对照人群的暴露率（23/198=0.12）替代，则$PARP$=［0.12×（6–1）］/［0.12×（6–1）+1］=37.5%。其代表的含义为住院的老年患者人群中再入院者有37.5%归因于住院期间的护理质量。也就是说，如果改善护理质量，可以避免37.5%的老年患者30天内再住院。

二、1∶1个体匹配的病例对照研究

1∶1个体匹配的病例对照研究的结果可归纳为表4-5。

表4-5　1∶1个体匹配的病例对照研究资料归纳模式

		病例组	
		暴露	未暴露
对照组	暴露	a	c
	未暴露	b	d

这里要注意的是，表4-5中的格子数为对子数，即实际的样本数为2（a+b+c+d）。在1∶1个体匹配的病例对照研究的关联效应估计中我们可以看出，研究人群中有a对病例和对照同时暴露于研究因素，d对病例和对照均未暴露过，上述人群（a+d对病例和对照）对暴露与结局的关联没有贡献，OR的计算只与b和c对病例对照对子有关，具体见公式4-8：

$$OR=\frac{\text{病例组暴露对照组未暴露的对子数}}{\text{病例组未暴露对照组暴露的对子数}}=\frac{b}{c}(c\neq 0) \quad (4\text{-}8)$$

假设同样一个关于老年患者再入院的病例对照研究，研究者采用的是1∶1个体配对的病例对照研究，共纳入300对病例和对照（即共计600人），数据整理为表4-6。其代表的含义为300对病例和对照中，60对病例及对照患者同时都暴露过院内不良护理，100对病例和对照患者均为暴露过；剩余的140对对子中，120对病例组暴露过但对照组没有暴露过不良护理，20对对子中病例组未暴露但对照组暴露过。因此，OR=120/20=6.0。其含义与频数匹配的病例对照研究中的OR相同。

表4-6　1∶1个体匹配的老年患者再入院影响因素的病例对照研究

		病例组	
		暴露	未暴露
对照组	暴露	60	20
	未暴露	120	100

对病例对照研究结果解释除了考虑随机误差外，还需要考虑系统误差即偏倚的影响。包括病例和对照选择不合适所致选择偏倚、暴露信息收集所致的信息偏倚以及混杂因素控制不当所致的混杂（详见本章第四节）。

第四节　偏倚及其控制

病例对照研究的优点在于：①简便、快速、省费用，尤其适用于潜伏期长以及罕见病的研究；②可同时研究多个潜在的危险因素，适用于探索研究；③对于同一研究假说，病例对照研究所需样本量要少于队列研究，因此更高效。

但其缺点也很明显，表现为：①病例对照研究难以确定暴露是否发生在疾病之前，即难以确定因果关联所需的时序关系；②只能研究一种疾病结局；③病例组和对照组是分别抽样获得的，很难保证和对照病例来自同一源人群，也不能直接计算发病率；④不适于研究人群中普遍的暴露因素，如在研究空气污染与肺癌的关系中，由于同一地区人群普遍暴露于相同的空气质量，因此病例对照研究不是一种好的选择；⑤不适于研究非常罕见的暴露因素。同时病例对照研究还存在一系列的由于研究对象选择、资料收集等导致的系统误差，即偏倚。偏倚指的是在进行流行病学调查研究或推论过程中，由于某种或某些因素的影响，使得所研究的结果或推论与真实情况之间产生的系统误差。在整个研究过程，从研究设计、资料收集、结果分析直至结果的推论过程中均可产生偏倚，根据其来源不同，可分为选择偏倚（selection bias）、信息偏倚（information bias）及混杂（confounding）。

一、选择偏倚

选择偏倚的产生根源是抽样不当导致的，选择的研究对象与所研究的总体之间存在系统差别。病例对照研究中选择偏倚的产生也是如此。由于病例对照研究的抽样始于病例，理想的病例应该是所有病例的一个随机样本。但实际的研究中，只有当病例被诊断才有可能被纳入研究，当那些没有被诊断、误诊、没有机会被纳入以及死亡的病例的暴露水平与纳入病例的暴露水平不同时，则会产生选择偏倚。例如，在案例4-1研究护理质量与患者30天再入院时，假设在院内暴露于不良护理的人更容易在出院后短期内死亡，则可能会出现在病例中（再入院患者）暴露于不良护理的比例反而比对照组少，从而得出不良护理为30天内再入院的保护因素的结论。

针对病例的来源不同，控制抽样偏倚的策略不同。①如果病例来自医院，则尽可能选择从同一医疗机构纳入病例，但要注意的是，尽可能覆盖不同的疾病病种和科室来保证对照能代表所有“如果患了所研究的疾病，则可能到所在医疗机构就诊的人”。例如，在以医院为基础的一项探讨饮用咖啡与胰腺癌的病例对照研究中，研究者选择了与病例同期在同一家医院同一科室就诊的非胰腺癌患者作为对照。由于这样的患者大多为消化系统疾病患者，其饮用咖啡的水平可能低于正常对照，最终会导致饮用咖啡与胰腺癌的风险关联被高估。②如果病例的获得可行，尽可能选择以人群为基础的病例和对照。例如，基于肿瘤登记系统来选择病例，同时在该登记系统所覆盖的人群中选择一个随机样本作为对照，从而保证了病例和对照被诊断的可能性；③如果病例来自不同途径，则尽可能选择与病例来源相同的多个不同来源的对照，以保证对照和病例来自同一目标人群；④对重要的混杂因素，尤其是可能会影响患者被发现的混杂因素进行匹配。

当选择的病例为现患病例时，则可能发生“新发—现患偏倚”。其原因包括：①现患病例中如果暴露因素与疾病预后密切相关，选择现患病例则可能导致暴露因素与疾病之间的关系被错误估计。②患病病例由于发病时间长，回忆暴露错误的机会会增加，甚至一些患者患病后的暴露状态会改变，从而导致暴露信息被错分。

除了上述偏倚外，病例对照研究中常见的选择偏倚还包括“住院率偏倚”“检出症候偏倚”等。本质均是病例组和对照组不能保证来自同一源人群所致。队列研究以及基于队列开展的病例对照研究可以较好地避免上述偏倚。

除了在研究设计阶段通常选择随机病例样本以及合适的对照来控制选择偏倚外，在研究的实施阶段也要通过提高应答率，以及统计分析阶段开展敏感性分析来控制选择偏倚。

二、信息偏倚

信息偏倚又称测量偏倚（measurement bias），是指因测量、诊断、询问或抄录过程中收集资料不当，使得被观察对象的某些特征被错误分类而产生的系统误差，其本质是错分，包括结局的错分以及暴露因素的错分，病例对照研究也是如此。同时错分又包括差异错分和无差异错分两大类。当错分的概率在各研究组中相等时为“无差异错分”。例如，病例对照研究中病例组和对照组暴露资料的收集的准确性要可比；队列研究中暴露组和非暴露组中结局信息的收集要可比。在大多数情况下，如果错分为无差异错分，则暴露因素与疾病的关联会被低估。如果在低估的情况下我们仍然能看到暴露因素与疾病之间存在显著关联，则提示了我们研究结果的稳健。因此，即使存在测量误差，我们也要尽可能保证病例组和对照组之间是无差异错分。这也是我们之前为什么在病例对照研究设计对照的选择中，谈到了要遵循对等准确性原则，暴露信息收集的准确性应对等。

但实际的病例对照研究过程中，会出现调查者或对病例和对照的关注程度不同，导致两组人群的暴露存在差异错分；或者病例和对照人群对既往暴露信息的回忆准确度不同，从而导致病例和对照暴露信息的差异错分，从而最终导致暴露因素与结局之间的关联效应偏离真实。例如，在案例4-1中，通过回顾性的收集患者住院期间的暴露信息，如果收集资料者知道每个研究对象的状态以及研究假说，则有可能导致资料收集信息的准确性不对等。

控制信息偏倚的方法的方法包括：①研究设计阶段，要有明确的、严格的暴露及疾病诊断的标准；对于受试者，告知研究对象信息均获保密；对资料收集者进行良好的培训；②资料收集阶段：尽可能采用盲法，同时对测量仪器进行标准化，以保证所有研究对象的暴露及结局信息正确性对等。

三、混杂

混杂的定义以及在研究设计阶段的控制方法（匹配、限制）已经在前面的对照的选择中有详细的介绍。同时，我们也可以在资料分析阶段进一步控制混杂，包括分层分析以及多因素分析等。在后续的统计分析方法章节有详细的介绍。例如案例4-1中，除了基于表4-4计算*OR*之外，我们还需要同时校正其他的混杂因素，如人口学特征、出院诊断、共患病、用药、既往史以及入院时的功能状态等。

第五节　病例对照研究的衍生设计

上一节中谈到，病例对照研究有诸多缺点，其中最重要的两点是“二次抽样”带来的很难保证和对照病例来自同一目标人群，以及回顾性研究设计带来的“因果时序”问题。由此衍生出几种新的“病例对照”设计方法，包括基于队列的巢式病例对照研究（nested case-control studies）和病例队列研究（case-cohort studies）、病例交叉设计（case-crossover study）、病例–时间–对照研究（case-time-control study）等。本书中主要介绍巢式病例对照研究和病例队列研究。

一、巢式病例对照研究

以案例4-1中谈到的患者再入院的科学问题为例。假设我们构建一个入院患者的队列人群，收集患者的人口学信息、住院期间的诊断、治疗及护理相关信息，并在患者出院后继续随访，随访时间截止到入院开始时的30天。

如果我们希望依托于上述队列开展巢式病例对照研究，则具体的步骤如下：①先确定队列以及每个个体进入该队列的时间，同时收集每个队列人群的暴露及结局信息，包括生物标本等；②将该队列随访过程中的所有再入院的患者定义为病例，同时针对每个新发病例的诊断时点，选择与病例随访相同时间但没有发病的人为对照，同时根据研究目的不同，匹配其他的因素如年龄、性别、入院时的诊断等重要的患者因素。

由此我们可以看出巢式病例对照研究的本质是个体匹配的病例对照研究，其中对照的抽样为在队列随访发现的每个病例被诊断的时点上，从具有发生所研究疾病风险的尚未发生结局疾病的队列成员中抽取对照组，即对照组是按照时间与病例组匹配（这是巢式病例对照研究的最重要的特征），见图4-4中的B人群。这里要注意的是，如果该对照在之后的随访过程中发展为病例，则仍然可以同时作为病例纳入到研究中，同时按照相同的对照选择原则给其匹配一个合适的对照。

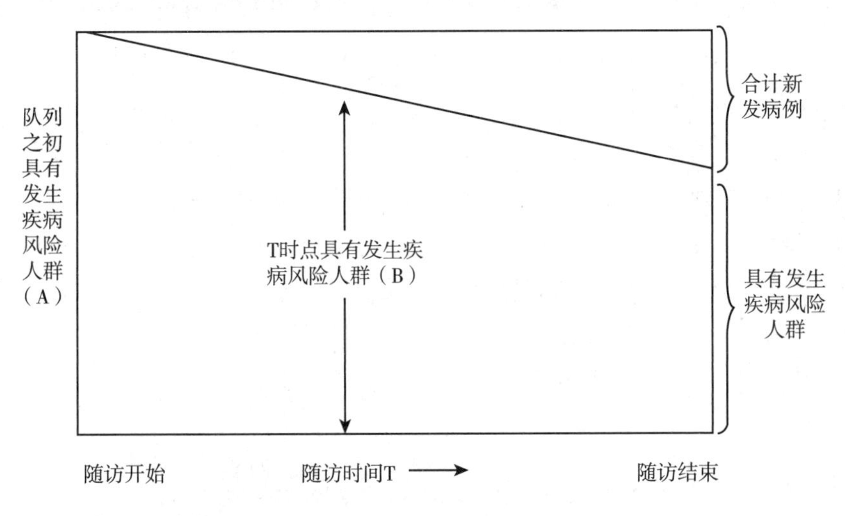

图4-4　巢式病例对照研究与病例对照研究设计框架图

二、病例队列研究

病例队列研究同样是构建在队列研究中的另一种病例对照研究的设计方法。其特点是：对照的抽样框为对队列观察开始时具有发生疾病风险的人，即图4-4中的A人群，即对照组是从队列基线人群中随机抽取的一个代表性样本，这个对照样本中的个体无论未来是否发生所要研究的结局疾病，均不影响其作为对照组成员。同样以案例4-1的科学问题为例，我们可以在入院患者队列人群中随机抽取一个样本作为对照而不考虑上述对照人群是否会发生再入院。因此，我们可以看出病例队列研究本质是成组的病例对照研究设计，在这个设计中，同一组对照可用于多个疾病结局病例组的对照组。

巢式病例对照研究和病例队列研究设计与前面探讨的常规的病例对照研究设计的优点在于：病例和对照来与同一源人群，研究之初已经记录了护理情况以及其他可能的影响再入院的因素，避免了后期收集信息所致的偏倚，尤其是再入院和对照人群的信息准确性不同所导致的差异错分问题；同时保证了病例和对照来自同一源人群，也避免了30天内快速死亡人群导致的选择偏倚问题。而病例队列研究由于可以针对多个不同疾病结局共享同一对照组，因此，特别适用于需要进行生物标本检测的研究，可以显著降低研究成本。

案例讨论

病例选择：2011年1月1日至2021年12月31日某市某三甲医院的30天内再住院的65岁及以上患者113人。

对照选择：同期同一家医院30天内未发生再入院的住院患者198人，按照年龄（±2岁）、性别、入院时间（±7天）以及入院诊断与病例匹配。

资料收集：采用量表的方式，系统的评价了护理相关的质量；同时收集患者人口学特征、上次住院时间、出院诊断、共患病、用药、既往史以及入院时的功能状态等。

研究结果如表4-7：

表4-7　护理质量与老年人再入院关系的病例对照研究

是否存在护理质量	病例组	对照组
是	50	23
否	63	175
合计	113	198

$$OR=(50\times 175)/(63\times 23)=6.0$$

结果解释：存在护理质量的住院患者发生30天内再住院的风险是不存在护理质量住院患者的6倍。

可能存在的偏倚：

（1）选择偏倚：如果在院内暴露于不良护理的人更容易在出院后短期内很快死亡，则可能会导致OR被低估；同时，该研究为单中心的研究，很难保证所有的再入院患者均会到同一家医院就诊。

（2）信息偏倚：回顾性收集患者的护理质量及其他可能的协变量信息可能产生信息收集的不准确。

（3）混杂：需要控制其他可能会影响到再入院的因素。

本章小结

通过追溯发生结局的人（病例组）和没有发生结局的人（对照组）走过的路（暴露因素的分布差异，即比值比），寻找结局发生的线索。这就是病例对照研究，一种高效的回顾性研究设计方法。

病例对照研究为二次抽样，很难保证对照组和病例组来自同一源人群。可以通过开展人群为基础的病例对照研究，或者在医院为基础的病例对照研究中尽可能地选择覆盖多个科室的患者为对照，以及对重要的变量进行匹配来减少可能的选择偏倚。

病例对照研究的问题之二是回顾性研究设计带来的信息偏倚，尤其是差异错分。因此，在资料收集时尽可能采用盲法以减少差异性错分的可能性。

可以通过研究设计时采用匹配的方法来控制重要的混杂因素；但要注意的是，匹配会带来新的混杂，在统计分析时仍然需要控制；同时基于频数匹配和个体匹配的比值比的估计方法不同。

基于队列开展病例对照研究，如巢式病例对照研究和病例队列研究，可以有效的降低上述偏倚的存在。

（王　丽）

第五章　队列研究

学习目标

1. 掌握　队列研究的定义、研究设计和实施。
2. 熟悉　评估暴露与结局事件关联的效应值计算、结果解释及应用。
3. 了解　队列研究结果对因果推断和人群健康维护实践的指导作用。

第一节　概　　述

队列研究是探索病因和疾病防治知识发现的最有效工具之一。队列研究在我国已有六十余年的工作基础，不同年代所建立的队列反映了我国处于不同经济发展阶段和疾病防治重点变化的需求，很多原创性研究成果已陆续应用于疾病危险因素干预和健康促进的实践，在国际上也产生了一定的影响。自2016年我国首次在科技部国家重点研发计划“精准医学”研究重点专项中设立队列研究专项以来，我国队列研究的种类和数量急剧增加，队列人群的数量规模一次性超过百万。立项的队列研究大致分为自然人群队列、临床队列和专病队列3类。现代队列研究需要在经典的队列研究设计原则基础上，充分应用现代多学科资源和技术方法，以使暴露与结局关联分析和病因推断更加系统和精准。

目前，随着科技的进步和医学水平的提高，现代队列研究已经将暴露组学、基因组学、代谢组学、计算机、大数据挖掘和人工智能等技术应用到暴露的测量、结局事件发现，以及暴露与疾病的关联分析。随着病因学探讨向着复合暴露与共病等多元化探索方向延伸，不仅扩大了病因发现的多学科融合的视野，也推动了将研究成果快速应用于疾病精准预防、诊断和治疗的实践。在当今的精准医学和大数据时代，队列研究已成为流行病学研究的主要方法之一。

一、队列研究的定义

队列（cohort）原指古罗马军团中的一个分队。流行病学研究中所称的队列特指一个特定的研究人群。如在某特定年代出生的一组人群叫出生队列（birth cohort）。具有某种相同暴露或特征的一组人群，可称为某暴露队列（exposure cohort），如某工厂接触某种职业因素的一组人群可称为某职业暴露人群。

队列研究（cohort study）是用以检验病因假设的一种重要的流行病学方法。队列研究的设计思路是将研究开始时未患研究疾病的研究对象，按照是否暴露于所研究的因素，分为暴露组与非暴露组，或根据暴露程度不同，分为不同水平的暴露组，然后追踪观察一定时间，比较暴露组与非暴露组（或不同水平暴露组）间研究疾病的发病率或死亡率的差异，进而判断暴露与研究疾病之间是否存在关联。如果暴露组与非暴露组的发病率或死亡率差异具有统计学意义，则需要进一步估计暴露与疾病的关联强度，并判断是否可能存在因果联系。队列研究的特点是在疾病发生之前开始研究，即在疾病发生之前明确了研究对象的暴露情况，在因果判断的时间顺序上是由“因”推“果”，这一特点与病例对照研究和横断面研究有着明显区别，所以队列研究的因果关系论证强度较高。

队列研究又称为前瞻性研究（prospective study）、发病率研究（incidence study）、纵向研究（longitudinal study）或随访研究（follow-up study），但在某些应用背景下，其与队列研究的内涵并不完全等同，应注意加以区分。

二、队列研究的目的

队列研究的主要目的包括：①验证病因假设：这是队列研究最主要的目的。在进行病因研究时，往往先通过现况研究和病例对照研究提出病因线索，然后经队列研究加以验证。②描述疾病的自然史：通过队列研究往往可提供疾病自然史的有关资料，例如美国的弗雷明汉心血管病研究工作中，发现早年具有某些危险因素（如高血压、高脂血症）的人以后发生脑卒中的危险性较高，从而认识了脑卒中的发生过程，有助于认识脑卒中的自然史，并为预防对策和措施的制订提供了科学依据。

三、队列研究的类型

（一）前瞻性队列研究

研究开始时，根据对研究因素的暴露情况将研究人群分为暴露组和非暴露组，然后进行追踪观察，分析比较各组间研究疾病的发病率或死亡率。前瞻性队列研究中，研究者可以控制对暴露和疾病的测量，得到的资料较准确，但组织工作较复杂。一般观察时间较长，某些对慢性病的研究可长达几十年，对资源的耗费较大，需要充足的经费保障。

（二）回顾性（历史性）队列研究

在研究开始时已经知道疾病的结局，暴露因素信息是从历史资料中获得的，所以回顾性队列研究的前提是拥有客观和翔实的历史数据可供使用。虽然暴露与疾病结局的时间跨度较大，但资料收集和分析却可以在较短时间内完成。

（三）双向性队列研究

在回顾性队列研究基础上，继续前瞻性观察随访一定时间，继续收集暴露和研究疾病的信息。它是将前瞻性和回顾性队列研究结合起来的一种设计模式，兼顾了上述两种研究设计的优点。

第二节　研究设计与实施

一、研究因素

传统的队列研究是从一个人群样本中选择和确定两组具有可比性的人群，一组暴露于某一可疑的致病因素（如接触X线、联苯胺、口服避孕药等）或者具有某种特征（某种生活习惯或生理学特征，如高胆固醇血症），这些特征可能与所研究疾病的发生有关。这组人群称为暴露组（exposure group or study cohort）；另一组人群不暴露于该可疑因素或不具有该特征，称为非暴露组或对照组（non-exposure group or comparison cohort）。两组人群除暴露因素有差别外，其他方面的条件应基本相同。将这两组人群中所有观察对象同样地追踪一段时间，观察并记录在这个期间内研究疾病的发生或死亡情况（即观察结局，outcome），然后分别计算两组人群在观察期间该疾病的发病率或死亡率并进行比较，如果两组的发病率或死亡率确有显著性差别，则可以认为该因素（或特征）可能与所研究的疾病存在关联。

队列研究有如下的特点：①根据暴露因素的有无来划分暴露组和非暴露组；②暴露因素是客观存在的，不是人为施予的，故队列研究属于观察性研究的范畴；③研究方向是纵向的、前瞻性的，即可观察到由因到果发生的方向和时间顺序。在研究开始时可能有“因”存在，但并无“果”（结局）发生。若在“因”的持续作用下，会直接观察到“果”的发生；④可直接计算两组人群的发病率，并依此评价暴露因素与疾病的关联强度，进行病因推断。

二、研究现场和人群

（一）一般人群

选择的队列人群可以是一个地区的全体人口，也可以是某些有组织的团体，如学校或机关等单位。在确定队列后，首先应进行基线调查，获取该人群中研究因素的分布情况。根据暴露测量的结果将研究对象分为暴露组和非暴露组，也因两组均来自于同一人群，故以这种方式选择的对照称为“内对照”。多尔（Doll）和希尔（Hill）对吸烟和肺癌关系的研究即是选择开业医生作为研究对象，因为这一人群数量有限且便于随访。美国著名的心血管病队列研究选择了弗雷明汉镇的居民作为研究对象，也是因为该镇居民人口数量有限，流动少，便于随访。

若以一般人群作为研究对象，理想的人群应该具有以下几个特点：

（1）人口稳定，乐于参加。

（2）能够提供足够的观察个体。

（3）依从性好、不易失访。

（4）人群应具有研究所需要的各种特征，且观察方便。

（5）当地政府部门支持，有愿意合作的医疗卫生机构积极配合。

（二）特殊人群

某些危险因素在一般人群中较少见，主要存在于一些特殊职业人群或只在一些意外事故（如核泄漏）时才会存在，暴露人群多集中在一个较小的范围内。如果研究核辐射的危害，可以将发生核泄漏地区的居民作为暴露组，而非暴露组因须从另外一个人群中选择，故称为“外对照”。

在队列研究中若暴露组同时与几种对照人群作比较时称为多重对照。应用多重对照进行比较的优点是可以减少用单一对照比较时可能带来的偏倚。若暴露组与多种对照比较的关联分析结果的方向一致，则可增加因果推断的论证强度。

三、确定样本量

通常情况下，队列研究的样本量要求暴露组和非暴露组研究对象数量相等或相近。只有当暴露组人数明显不足，或达不到最低样本量要求时，为了达到统计学要求，可考虑增加非暴露组样本量。

样本量估算需要以下几个参数：

（1）一般人群（对照人群）中所研究结局（疾病）的发病率P_0。

（2）暴露组的发病率P_1：在未能获得暴露组发病率时，可以用文献报告的其他研究中获得的暴露组发病率或相对危险度（RR）进行估计。若已知P_0和估计的相对危险度（RR），则可以估算$P_1 = RR \times P_0$

（3）要求的显著性水平：即检验假设的第Ⅰ类错误（假阳性错误）α值。要求假阳性错误出现的概率越小，所需要样本量越大。通常取α=0.05。

（4）把握度（1-β）：β为检验假设时出现第Ⅱ类错误（假阴性错误）的概率，而1-β为检验假设时能够避免假阴性的能力，即效力。若要求效力（1-β）越大，即β值越小，则所需样本量越大。通常取β为0.10，有时用0.20。

队列研究样本大小可用下列公式：

$$N=\frac{(K_{\alpha}\sqrt{2PQ}+K_{\beta}\sqrt{P_0Q_0+P_1Q_1})^2}{(p_1-p_0)^2} \quad (5\text{-}1)$$

其中：P_1为暴露组的发病率，P_0为非暴露组发病率，Q_1=1–P_1，Q_0=1–P_0，P=（P_0+ P_1）/2，Q=1–P，K_{α}和K_{β}为标准正态分布下的面积，可查表获得。

四、基线调查和随访

队列研究的核心要素可记为两点一线，两点即暴露和结局事件，一线为随访。如果失访严重，将无法全面探索暴露与结局事件的关联，队列研究也将失去真正的价值和意义，所以，随访是决定队列研究成败的关键。一般情况下，随访方法首选面对面重复调查或测量。随访问卷的内容和体检指标可以在与基线内容保持一致的基础上，适当增加一些可用以动态评估和测量的暴露或结局事件信息。

队列研究的随访期限视研究目的和内容而定。原则上，整个研究结束时，应该有能够满足统计学要求数量的病例出现，这与暴露产生效应的时间和样本量等因素有关。随访间隔则视具体情况而定，如果观察期限短，在观察终止时进行一次随访即可。如果观察期限较长，可根据情况进行多次随访。如果暴露产生效应的诱导期较长，每次随访的时间间隔可以相对较长。当接近观察终点时，可适当缩短随访间隔。目前国内外的队列研究一般受到项目资助年限的限制，难以做到长期随访，但是队列研究的价值恰在于长期随访，所以在队列研究设计之初，即需考虑长远规划和超出项目年限的远期目标，以便未来获得资助时可延续随访。

案例讨论

以京津冀自然人群队列研究为例，该区域队列中的妇幼队列、儿童青少年队列、体检队列和职业队列人群均有定期体检要求，其随访则与定期体检相结合，随访率也最高。然而，由于社区队列人群主要来源于生活社区，退休和无固定职业人员相对较多，故在指定的随访期间内全部召回进行面对面随访的难度极大。为避免社区队列可能出现严重失访的情况，除了面对面调查和体检随访外，辅以电话随访、通信软件随访（如微信）和结局事件被动监测等多种方法作为补充手段用以提高随访率。

随访间隔时间则因不同队列人群的年龄、职业特点和生活状态特征而异。妇幼队列按孕期定期保健管理对接随访时间；儿童青少年队列随访与学校安排的学生体质和健康检查对接；体检队列随访与其年度体检时间对接；社区队列随访以社区卫生服务中心为依托选择在温暖季节进行，原则上要求40岁以下人群至少每3~5年随访一次，40岁以上人群至少2~3年随访一次。

失访率高低主要取决于研究对象的依从性，故应采取一些可行有效的措施以提高队列人群的信任度、参与感和获得感。在京津冀自然人群队列研究中，为了最大程度地控制失访，在每次现场调查和体检中，为参加者提供现场健康咨询，当日体检结束时返给一份包含血压、心电图和骨密度等多项检查的体检报告单。血液生化检查和其他所有检查结果将通过手机“京津冀健康”App免费查询App和打印。京津冀自然人群队列研究随访机制见图5-1。

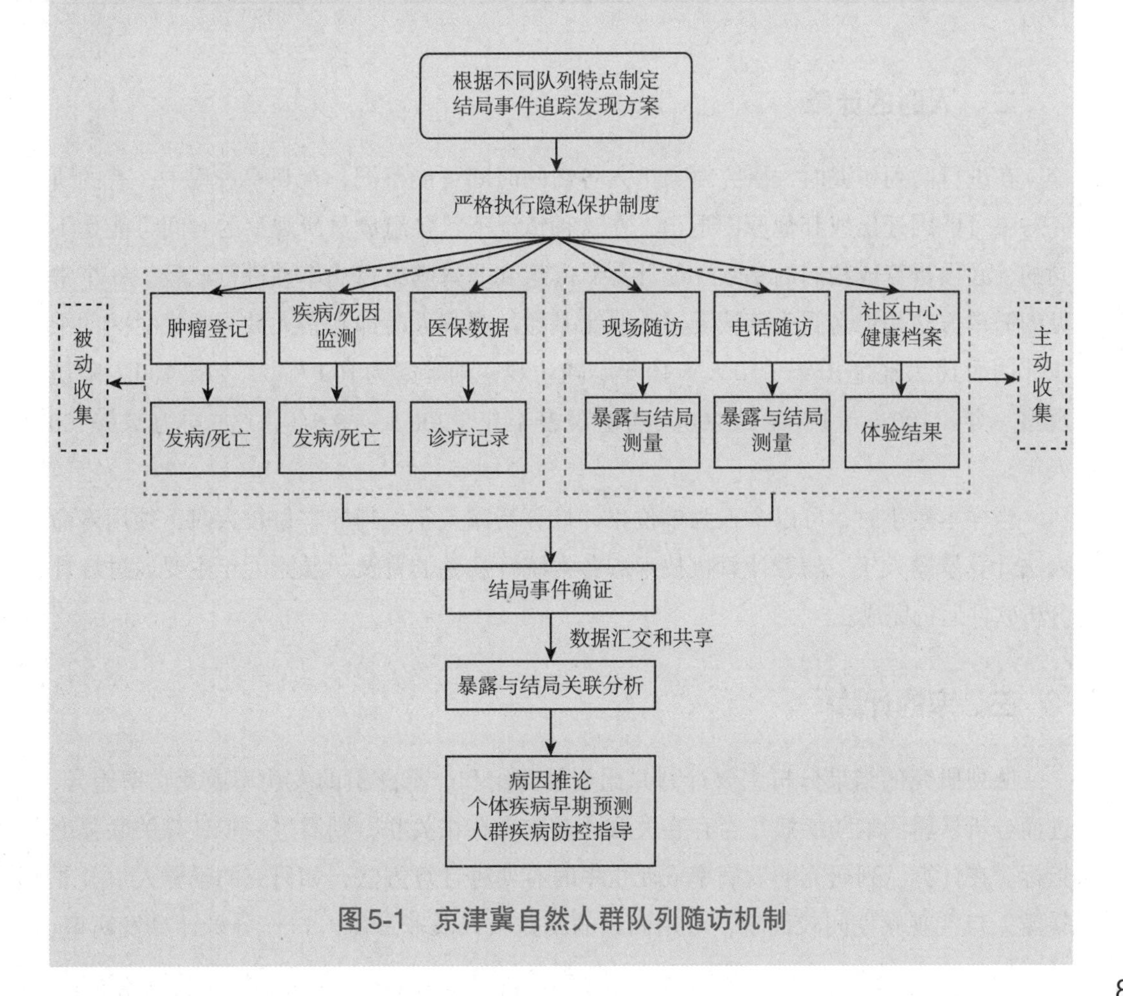

图5-1　京津冀自然人群队列随访机制

第三节　资料的整理和分析

一、资料的整理

一般形式如表5-1。

表5-1　队列研究资料整理表

组别	发病数	未发病数	总计	发病率
暴露组	a	b	$a+b=n_1$	a/n_1
非暴露组	c	d	$c+d=n_0$	c/n_0
总计	$a+c=m_1$	$b+d=m_0$	a+b+c+d	

二、人时的计算

在进行队列研究时，研究对象进入各组的时间可能不同，在观察过程中，有的研究对象可能因迁出或其他原因退出。在这种情况下，各组成员所观察的时间可能是不同的，必须折算成相同的基数才能计算暴露组和非暴露组发病率并进行比较。一个常见的简单方法是以暴露人年或暴露人月为基数。观察人时即观察人数与观察时间的乘积。例如10人经过10年（10人×10年）随访观察则暴露为100人年，如果100人随访观察一年（100人×1年）或200人随访观察半年（200人×0.5年），亦均为暴露100人年。

当样本量小时，可以个人为单位累计计算暴露人年。当样本量较大时，须用寿命表法计算暴露人年。随着计算机技术和各类统计软件的普及，暴露人年主要通过统计分析软件运行完成。

三、率的计算

队列研究的结果分析主要计算并比较暴露组和非暴露组的发病率或死亡率差异，进而分析暴露因素与疾病是否存在关联。若二者存在关联，则需进一步计算关联强度指标。在计算队列研究的发病率或死亡率时有两种计算方法，如研究的暴露人口及非暴露人口在观察期间较固定，可用固定的暴露人口及非暴露人口作分母计算发病率。

用这种方法计算的发病率称为累积发病率（cumulative incidence）。如果暴露人口及非暴露人口由于失访或死亡而发生变化时，这时需要计算人时发病率或死亡率。时间可以月或年为单位，此种发病率称为发病密度（incidence density）。在队列研究中究竟用哪一种发病率取决于研究人群的稳定性及观察的时间长短。

四、效应值计算及结果解释

1. 相对危险度（relative risk，RR） 若暴露组发病率$I_e=a/n_1$，非暴露组发病率$I_0=c/n_0$，则：

$$RR=\frac{I_e}{I_0}=\frac{a/n_1}{c/n_0} \quad (5\text{-}2)$$

它是反映暴露和疾病关联强度的指标，其含义是暴露组发病率或死亡率是非暴露组发病率或死亡率的倍数，也就是说暴露组人群相对于非暴露组人群发病风险的大小。相对危险度越高，表明暴露导致人群发病的风险越大。

如RR > 1，说明存在“正”的暴露-疾病关联，即暴露因素是疾病的危险因素。

RR＜1，说明存在“负”的暴露-疾病关联，即暴露因素不是疾病的危险因素，可能对人群还有保护作用。

RR=1说明暴露因素与疾病无关联，即暴露可能不是疾病的危险因素。

2. 归因危险度（attributable risk，AR） 又称特异危险度或率差，为暴露组发病率与非暴露组发病率之差，即暴露组中因为暴露于研究因素引起的发病率。计算公式为：

$$AR=I_e-I_0=\frac{a}{n_1}-\frac{c}{n_0} \quad 或 \quad AR=I_0\,(RR-1) \quad (5\text{-}3)$$

RR 与 AR 均为表示关联强度的指标，但它们的意义有所不同。AR表示如果从暴露人群中去除暴露因素以后，可以减少的发病率或死亡率。

表5-2 吸烟者与非吸烟者死于不同疾病时RR和AR意义的区别

疾病	吸烟者死亡率（1/10万人年）	非吸烟者死亡率（1/10万人年）	RR	AR（1/10万人年）
肺癌	50.12	4.69	10.69	45.43
心血管病	296.75	170.32	1.74	126.43

从表5-2数据可以看出，与非吸烟人群相比，吸烟人群死于肺癌的风险远大于死于心血管疾病的风险。但是如果吸烟人群起初不吸烟，这个人群心血管疾病死亡减少的绝对量要比肺癌死亡的减少量大得多。RR是无量纲比值，提示了病因学关联，而AR是有单位的“绝对值”，可以比较直观地反映人群因暴露导致疾病的危害，更具有人群疾病预防的公共卫生学意义。

3. 归因危险度百分比（AR%） 归因危险度百分比又称为病因分值（etiologic fraction，EF），是指暴露人群中的发病或死亡归因于暴露的部分占全部发病或死亡的百分比。

$$AR\%=\frac{I_e-I_0}{I_e}\times 100\% \text{ 或 } AR\%=\frac{RR-1}{RR}\times 100\% \tag{5-4}$$

以表5-2为例计算吸烟与肺癌的归因危险度百分比 $AR=\frac{50.12-4.69}{50.12}\times 100\%=90.6\%$ 说明吸烟者中发生的肺癌有90.6%归因于吸烟。

4. 人群归因危险度（population attributable risk，PAR） 人群归因危险度是指总人群发病（或死亡）率中归因于暴露的部分。计算公式如下：

$$PAR=I_t-I_0 \tag{5-5}$$

其中：I_t为全人群的发病（死亡）率，I_0为非暴露组的发病（死亡）率。

5. 人群归因危险度百分比（population attributable risk percent，PARP，PAR%） 人群归因危险度百分比又称人群病因分值（population etiologic fraction，PEF），是指总人群发病（死亡）率中归因于暴露的部分占全部发病（死亡）率的百分比。计算公式如下：

$$PAR\%=\frac{I_t-I_0}{I_t}\times 100\% \quad \text{或} \quad PAR\%=\frac{P_e(RR-1)}{P_e(RR-1)+1}\times 100\% \tag{5-6}$$

其中：P_e表示人群中具有某种暴露因素者的比例。可见PAR%既与反映暴露致病作用的RR有关，也与人群中暴露者的比例有关，说明了某种暴露对该人群的危害程度。

吸烟与肺癌关系的队列研究结果在人群风险评估中的应用举例：已知吸烟者肺癌年死亡率（I_e）为0.4833‰，非吸烟人群肺癌年死亡率（I_0）为0.0449‰，全人群的肺癌年死亡率（I_t）为0.2836‰。

$RR=I_e/I_0=0.4833/0.0449=10.8$，说明吸烟者的肺癌死亡危险是非吸烟者的10.8倍。

$AR=I_e-I_0=0.4833‰-0.0449‰=0.4384‰$，说明吸烟者中由于吸烟导致的肺癌

死亡率是0.4384‰，如果去除吸烟因素，则可使吸烟人群的肺癌死亡率相应地减少0.4384‰。

$$AR\%=\frac{I_e-I_0}{I_e}\times 100\%=\frac{0.4833-0.0449}{0.4833}\times 100\%=90.7\%$$

说明吸烟人群中由吸烟引起的肺癌死亡占所有肺癌死亡的90.7%，即吸烟人群中有90.7%的肺癌死亡是由吸烟引起的。

$PAR=I_t-I_0=0.2836‰-0.0449‰=0.2387‰$，说明如果去除吸烟因素，则可使全人群中减少的肺癌死亡率为0.2387‰。

$PAR\%=\frac{I_t-I_0}{I_t}\times 100\%=\frac{0.2836-0.0449}{0.2836}\times 100\%=84.2\%$，说明全人群中的肺癌死亡有84.2%是由吸烟引起的。

从综合分析的结果来看，虽然吸烟导致肺癌的归因危险比AR%是90.7%，但因人群中只有部分人吸烟，故其PAR%仅为84.2%。

6. 标准化发病比（standardized incidence ratio，SIR）或标准化死亡比（standardized mortality ratio，SMR） 在以特殊暴露人群作暴露组时，往往会遇到特殊暴露人群数量较少的情况，因而不易进一步分组计算年龄别发病（死亡）率、性别发病（死亡）率，这时可用一般人群中不同年龄、性别的该病发病率或死亡率与暴露组相应年龄、性别的人数对应计算预期发病数或死亡数，将实际观察到的发病（死亡）人数与预期发病（死亡）人数作比较，其比值称为标准化发病比或标准化死亡比，用以分析实际发病或死亡的人数是否比预期的增多了。

例如，从事某职业的30~40岁工人有300名，某年内有3人死于肺癌，已知全人口中该年30~40岁人口肺癌死亡率为2‰，则：

$$SMR=\frac{\text{研究人群中的观察死亡数（O）}}{\text{以标准人口（全人口）死亡率计算的预期死亡数（E）}}$$

已知，O=3，E=300×2‰=0.6，$SMR=\frac{3}{0.6}=5$

即该职业工人30~40岁年龄组肺癌死亡风险为一般人群的5倍。

这一指标在职业流行病学研究中常用，对暴露与结局事件关联强度判断和解释的含义与相对危险度相似。用这种方法作比较时，须注意以下几点：①一般人群中的总人口与暴露组必须在地理上是可比的，故最好用暴露组所在地区的总人口发病率或死亡率作比较。②必须有相应的可供比较的总人口的发病率或死亡率资料。③应用与暴露组追踪观察期相同时间的总人口发病率或死亡率。

第四节　常见偏倚及控制

在队列研究中，最常见的偏倚是失访偏倚。失访是指在追踪观察过程中，某些研究对象由于各种原因而脱离了观察，研究者无法了解到他们的结局，从而造成观察结局信息缺少的情况。常见的失访原因有以下几种：①迁移。调查对象因迁出当地而失去联系。②拒绝参加。有些调查对象中途不愿继续合作而退出。③因其他原因死亡，使研究者无法判断与暴露有关的结局发生情况。

失访所产生的偏倚对结果影响的大小，主要取决于失访率的高低及失访者与未失访者的特征有无差异。当失访率小于5%，并且所研究疾病的病死率较高时，失访对研究结果所造成的偏性影响可以认为很小。

在某一特定的队列研究中，当失访人数较多时，由于影响失访的因素比较复杂，将很难正确估计失访偏倚影响的大小和方向。解决失访偏倚没有捷径，最有效的方法是通过提高研究对象的依从性，尽可能地减少失访。预防失访的措施包括以下几个方面：①尽可能地选择比较稳定的人群作为研究对象。②使研究对象感受到健康受益，争取他们的支持和配合。③定期医学检查应采用简便易行和易被研究对象接受的方法。④尽可能利用多种途径收集结局资料。

队列研究中也可能产生选择偏倚、信息偏倚和混杂偏倚等，详见病例对照研究相关章节阐述的偏倚产生的原因和控制方法。

第五节　队列研究与现况研究、病例对照研究的区别和联系

流行病学的观察性研究是描述疾病的分布特征、认识疾病的病因及影响因素的重要方法，主要包括现况研究、病例对照研究和队列研究。在进行流行病学研究时，往往将这几种研究方法结合应用，从描述疾病的分布入手，逐步揭示疾病在人群中发生的规律。通过观察性研究得到的病因线索，可为疾病的人群防治和卫生决策提供科学依据（表5-2）。

表5-2　现况研究、病例对照研究和队列研究比较

项目	横断面研究	病例对照研究	队列研究
研究对象	一般人群	病例和对照	一般人群、患病人群（专病队列）
分组标准	暴露或患病情况	患病情况	暴露情况
时间指向	调查期间	回顾性	前瞻性/回顾性/双向性
比较内容	患病率或暴露率	暴露率	发病率或死亡率
关联强度指标	现患比（PR）、患病率比值比（POR）	OR	RR、AR、PAR
主要作用	患病及其影响因素	广泛探讨病因	病因推断
研究因素	单因素或多因素	单因素或多因素	单因素或多因素
研究疾病	不适用于罕见病	可用于罕见病	不适用于罕见病
因果论证强度	弱	弱	较强

本章小结

本章介绍了队列研究的概念和设计原则，阐述了队列研究中暴露测量和结局事件发现的方法，说明了队列研究主要效应测量指标在评估暴露与结局事件关联中的应用及其结果解释，并讨论了如何将经典的队列研究设计原则应用到现代队列研究中的实践案例。

队列研究是病因探索和疾病防治知识发现的最有效工具之一。我国开展队列研究已有六十余年的工作基础，尤其自2016年国家科技部首次对队列研究专门立项以来，我国队列研究的种类和数量急剧增加。现代队列研究需要在经典的队列研究设计原则基础上，充分应用现代多学科资源和技术方法，以使暴露与结局关联分析和病因推断更加系统和精准。

现代队列研究已经将暴露组学、基因组学、代谢组学、计算机、大数据挖掘和人工智能等技术应用到暴露的测量、结局事件发现，以及暴露与疾病的关联分析，使得病因学探讨向着复合暴露与多病关联等多元化探索方向延伸。队列研究因其长期随访的特性，在研究进程中也将不断地融入新理论、新方法和新技术，故队列研究的最初目标可以随着研究的进程和解决实际问题需求的变化而改变，以提出新的探索方向，并注重实现将队列研究成果转化为人群疾病防治适宜技术的目标。

（单广良）

第六章　临床试验和人群干预研究

学习目标

1. 掌握　临床试验及人群干预研究的概念、特点及设计原则。
2. 熟悉　临床试验及人群干预研究设计的主要内容。
3. 了解　临床试验及人群干预研究的实施步骤、统计分析和评价。

第一节　概　　述

临床试验及人群干预均属于流行病学研究方法中实验性研究的范畴。流行病学中的实验性研究主要指流行病学实验（epidemiological experiment），流行病学实验是指对某特定人群（包括患者和特指的一般人群）所进行的试验或干预研究。

流行病学实验研究方法起源于20世纪20年代，这一实验性方法的主要用途是通过在动物群中的实验来阐明某些传染病的病原学和流行特征等问题。例如，有研究者在实验动物群内用肺炎杆菌、鼠伤寒菌等病原微生物进行实验，人为造成疾病在动物群中的传播，由此探讨疾病在动物群中的流行因素、流行机制和流行特征，并将在动物群中所获得的有关疾病流行的认识用于推测疾病在人群中的流行机制。在动物群中所进行的实验性研究，在某种程度上帮助了人们对传染病在人群中的流行特征及传播机制的认识。然而，在动物群中所进行的实验存在着明显的局限性。用动物群进行的有关实验所获得的结果，往往不能直接适用于人群。因为动物实验所设计的致病条件与人群在自然状态下的致病条件是不同的。一般来说，动物实验往往都是在严格的人为控制条件下进行的，这些人为的环境条件很难代表疾病在人群中流行时的自然环境条件。人类不仅具有生物属性，同时也具有社会属性。人类许多疾病的流行，不仅受自然因素的影响，同时也受社会因素的影响，而动物则不具有社会属性，不受社会因素的影响。此外，动物与人之间具有较大的种属差异性，有些病原生物对动物有致病性，对人却没有致病性，有些因素对人有致病性，对动物却没有致病性。关于动物实验的结果不能直接适用于人群，或者动物实验和人群研究结果相反的例子不胜枚举。例如，在实验室条件下，黑热病的病原体可在实验动物之间通过空气、食物等多种途径传播。但在自然条件下，黑热病仅能经白蛉叮咬传播。再如，多次现场流行病学研究证明，砷可引起人类皮肤癌和肺癌，但至今不能在动物实验中得到印证。基于上述原因，流行病学实验研究已从早期的动物实验研究拓展到人群现场实验研究。目前，流行病学实验研究一般是指在人群中进行的实验性研究，包括临床试验和人群干预研究。

必须指出，尽管有些动物实验结果不能直接应用于人群，但由于对某些疾病而言，用人群进行实验还受到医学伦理及客观条件等的制约，在医学界也同样重视动物实验研究，它可作为流行病学实验研究的辅助方法。如果动物实验的结果与人群实验或其他流行病学研究结果相一致时，则动物实验结果可发挥提供佐证的作用。根据不同研究目的和不同的研究对象，一般可将流行病学实验性研究分为临床试验和人群干预（包括现场试验和社区干预试验）。

一、临床试验

临床试验（clinical trial）是以已经确诊患有某病的患者为试验对象，按照随机分配原则，将研究对象分配至试验（或干预）组和对照组（除施加的干预因素外，其他因素应相同或相似）。给予试验组某种干预因素（新药或新疗法），而只给予对照组某种对照因素（空白对照、常规药物或常规疗法）。然后在规定的期间内，对两组进行随访并收集两组研究对象的研究结局和转归等资料，比较两组的研究结局发生率，如病死率、致残率、生存率和合并症发生率以及生物标志物水平或异常率等指标，从而评价干预因素的干预效果。临床试验的主要目的是评价某一新药物或新治疗方法的治疗效果。临床试验的研究对象是已确诊患有某病的患者。临床试验原理和设计原则见图6-1。

随机对照试验（randomized controlled trial，RCT）是临床试验中应用最广的一种，也是提供证据最可靠的临床试验之一，常用于对某种新药或新疗法的治疗效果进行检验和评价。

在新药的研制和开发中，临床试验分为4期。

Ⅰ期临床试验：Ⅰ期临床试验多通过招募少数志愿者（一般20~80人）进行新药的耐受性试验和药物代谢动力学试验。通过Ⅰ期临床试验可确定药物的有效剂量和安全剂量，掌握药物在人体内的吸收、代谢、转化和排出等特点和规律。

Ⅱ期临床试验：在小部分特定患者中（通常200人左右），通过设立对照组进行药物的临床试验。通过Ⅱ期临床试验，可进一步确定试验药物的安全性和有效性。

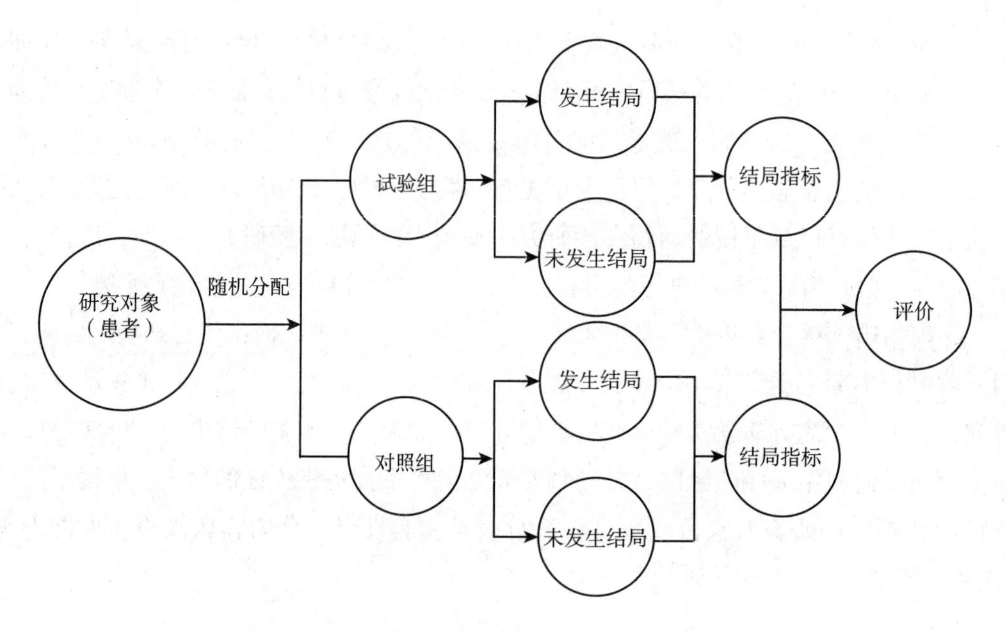

图6-1　临床试验设计和流程示意图

Ⅲ期临床试验：Ⅲ期临床试验通过在足够大样本人群中开展临床试验，进一步评价试验药物的安全性、有效性和最佳剂量。该期临床试验必须严格遵循随机对照试验的原则和方法，必要时采用多中心随机对照盲法试验设计。在进行Ⅲ期临床试验设计时，需要科学合理的估计样本含量。通常情况下，需根据试验的预期治疗效果、显著性水平和所需的统计把握度等因素来确定样本含量，一般需要几百或更多人。

Ⅳ期临床试验（上市后监测）：通常指新药上市后所开展的药物使用情况监测和药物流行病学研究，又称为上市后临床试验（post marketing clinical trial）。该期临床试验着重于新药的不良反应监察，还包括未能在上市前进行的某些特殊患者的安全性和有效性观察。例如，新药对老年人、幼儿、孕妇和肝肾功能异常患者等的安全性和有效性评价。

二、人群干预研究

（一）现场试验

现场试验（field trial），是以尚未患某病的人群作为研究对象，按随机分配原则将研究对象分为试验（干预）组和对照组，给予干预组某种干预因素（研究因素），而只给予对照组对照因素，接受某种干预因素的基本单位是个体而不是亚人群（如某单位、学校或家庭）。试验启动之后，进行连续的随访观察，收集两组的研究结局发生情况及其他相关资料，比较两组的研究结局发生情况，如发病率、死亡率、抗体阳性率以及某生物标志物异常率或定量水平等，从而评价干预因素的干预效果。现场试验主要用于病因研究和疫苗预防效果的评价。现场试验原理和设计原则见图6-2所示。

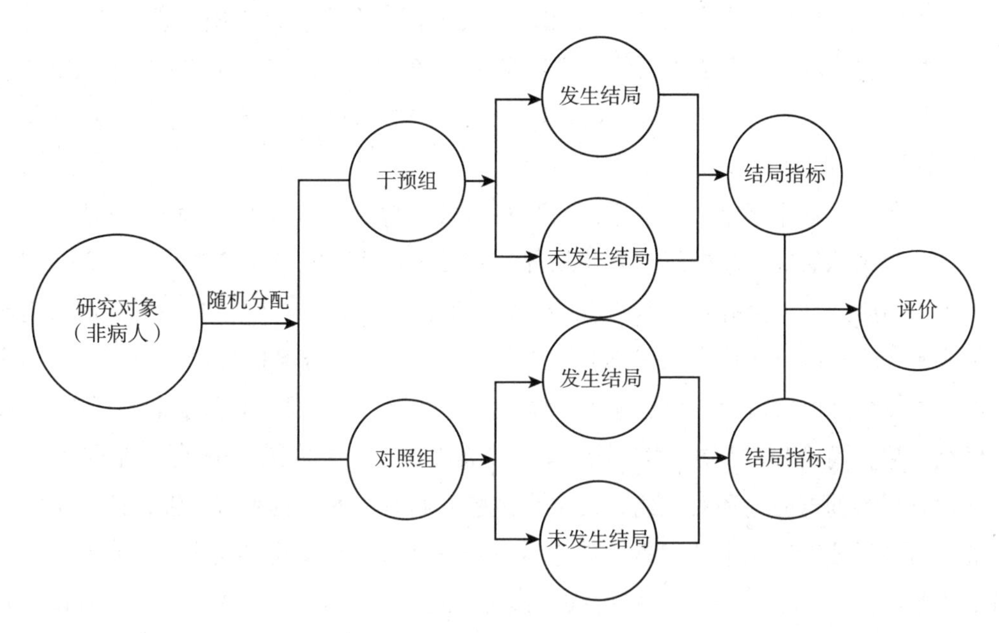

图 6-2　现场试验设计和流程示意图

（二）社区干预试验

社区干预试验（community intervention trial）是以社区或某一地理区域为单位来划分干预组和对照组，并以群体为单位给予干预组以干预因素。有些试验研究其现场情况或给予干预因素不适合以个体为单位来进行，而更适合以社区或某一地理区域为单位来划分干预组和对照组，并按干预组的群体给予干预措施。如通过改水预防地方性氟中毒的试验研究，食盐加碘预防地方性甲状腺肿的试验研究，只适合于按社区进行分组及给予干预措施。如果参与的社区比较多，也需进行随机分组，不过分组的单位是社区或人群而不是个体。社区干预试验与现场试验没有本质的区别，只是试验对象的分组及给予干预措施的方式不同而已。

三、临床试验和人群干预研究的特征

临床试验和人群干预研究均是按随机分配的原则把研究对象分成两个平行组，给予试验组或干预组以某种新药或新的治疗方法、某种因素或预防措施等干预因素，而针对平行的对照组，只给予对照因素（如空白对照、安慰剂或常规措施等）。实施干预后，进行随访调查以收集相关结局资料，在试验结束时比较两组的研究结局（outcome）的发生率（发病率或死亡率，病死率或致残率等）或评估干预因素对研究结局发生的影响。临床试验和人群干预研究均强调试验组或干预组与对照组除试验因素外，其他方面的内外部特征具有可比性，也强调整个试验过程中两组保持可比性，包括对两组的处理（除干预因素外）、随访时的调查方法、确定研究结局的方法以及诊断标准等。由于临床试验和人群干预研究是经过严格、周密设计的实验性研究，因此，相比其他流行病学研究，其结果更为可靠。

综上所述，临床试验和人群干预研究特征可归纳为：①两者均为前瞻性研究，即必须随访和追踪研究对象的结局发生情况。虽然对这些研究对象的观察不一定从同一天开始，但必须从一个确定的起点开始追踪；②两者都必须对试验组的研究对象施加一种或多种干预因素。作为临床试验的干预因素一般是治疗某病的药物或方法，作为人群干预研究的干预因素一般是预防某种疾病的疫苗、阻断某疾病发生的某些因素等；③研究对象是符合试验要求的特定总体的代表人群，并采取随机分配原则进行分组；④必须有平行的试验组和对照组，要求在试验开始时，两组具有可比性，这样试验结果的组间差异才能归于干预因素的效应。一个完全的临床试验和人群干预研究应该具备上述4个基本特征，如果一项试验或干预研究缺少一个或几个基本特征，这种试验研究叫类试验。

四、临床试验和人群干预研究与队列研究的异同

从研究观察的时间顺序上，临床试验和人群干预研究与队列研究相似，均属前瞻性研究，均对研究对象进行随访，观察在干预因素（暴露因素）作用下，研究对象中疾病的发生、死亡以及预后情况。临床试验主要针对临床问题进行前瞻性试验观察，人群干预研究主要针对某一可疑病因、因素或预防措施进行前瞻性干预研究。主要的不同点是：①临床试验和人群干预研究的研究对象分组严格遵循随机分配原则，在进行干预前，两组所有特征应该基本相同；队列研究的研究对象分组是按研究对象是否暴露于某因素或是否具有某特征进行分组，两组所具有特征不同，一组暴露于某因素，另一组未暴露于该因素；②临床试验和人群干预研究施予试验组或干预组某种干预因素，而只给予对照组某种对照因素。队列研究是在自然的状态下，观察暴露因素（与非暴露组相比）对疾病、临床预后或其他结局发生情况的影响；③由于临床试验和人群干预研究是在人为控制的条件下进行观察，因此，其推断因果证据强度高于队列研究。

第二节　研究设计与实施

一、试验设计的基本原则

在进行临床试验和人群干预研究时，干扰因素比实验室研究多而复杂，且不易控制。不同的临床试验和人群干预研究要求试验对象、现场和观察的时机不同。因此，要想通过人群试验研究获得真实、可靠的结论，就必须有科学、严密且可行的试验或干预研究设计。

试验设计的基本原则如下：

1. 确定合适的研究对象和试验现场　选择并确定合适的研究对象是临床试验和人群干预研究成功与否的关键环节之一。如果选择的研究对象不合适，尽管在后面进行的随机分组、给予干预因素以及随访观察等都严格按要求进行，也难以获得预期结果。例如评价阿莫西林胶囊治疗幽门螺杆菌阳性的慢性胃炎的效果，须选择幽门螺杆菌阳性的慢性胃炎患者；进行乙型脑炎疫苗预防乙型脑炎效果的人群干预研究，须选择对乙型脑炎易感且感染机会较大的人群作为研究对象。选择和确定什么样的研究对象，完全取决于试验研究的目的。通常临床试验研究的主要目的是评价临床药物或治疗方法的治疗效果。人群干预研究的主要目的则是验证病因、评价疫苗或预防措施效果。

2. 要有足够大的人群样本　临床试验和人群干预研究须有足够大的样本，以满足统计推断把握度的要求。其目的是保证在研究结束时，试验或干预组和对照组的结局发生率能真正反映出干预因素对试验人群研究结局发生的影响。样本含量需通过公式计算。

3. 随机化分组　在临床试验和人群干预研究中，必须设立对照组，并且干预组和对照组须具有可比性。在进行分组时，必须按随机分配原则进行，以保证两组的基本条件均衡。

4. 准确实施干预措施　临床试验和人群干预研究的目的是要研究干预因素与疾病的转归或疾病发生的关系，因此，必须保证在研究对象中准确实施干预。在研究设计时，须设计出一套切实可行的保证干预措施准确实施的具体办法。

5. 研究结局的定义和诊断标准　在临床试验和人群干预研究中，应始终保证试验或干预组与对照组的可比性，包括干预过程、随访和资料收集中的每一环节，尤其要注意收集研究结局的方法及诊断标准在两组应相同。

6. **明确试验期限** 根据样本量和统计把握度，明确试验期限。

7. **数据管理与分析** 在试验的设计阶段，应考虑数据库的建立、录入、质量控制和数据的分析方法。此外，有些研究可能时间较长，在整个的随访过程中难免会出现各种影响干预效果的因素。例如，有些试验对象由于某种原因中途退出，在试验设计阶段须充分考虑到这些可能出现的问题，并对这类数据明确规定其处理和分析的方法。

二、试验或干预研究设计的基本内容

（一）试验或干预的目的及意义

由于试验或干预研究设计是围绕目的进行的，有什么样的研究目的，就应有与之相适应的研究设计。通过科学、可行的设计，并按设计要求严格实施，最终达到预期的目的。一次试验最好解决一个主要目标，目标不明确或太多，可能导致各项措施不集中，力量分散，反而影响试验的质量和结果。

（二）确定研究的对象

根据试验或干预的不同目的，选择研究对象应注意以下事项：

1. **评价某药物或治疗方法的疗效** 评价某一药物或治疗方法的疗效属于临床试验研究，在这类研究中应选择某病的确诊病例作为研究对象，并规定明确的纳入和排除标准。在纳入标准方面，首先强调的是研究对象须符合诊断标准，其次还要考虑研究范围。在排除标准方面，须排除那些疑似病例或诊断不明的病例，也需要排除那些同时合并影响试验药物治疗效果的其他疾病的病例，并要求选择的对象有较好的代表性，包括病情的轻重，病程的长短以及临床分型等。

2. **验证病因假设** 在进行人群干预研究时，如果是验证病因的干预研究，选择研究对象应考虑下列问题：①所选择的研究人群应该是所研究疾病的高发人群；②有确切的资料表明在这个人群中存在着所要验证的“病因”因素。在检验病因假设的人群干预研究中，一般是人为地加入某一因素以消除或减弱原来存在的“病因”因素，或是通过直接消除某“病因”因素后，以人群中发病率的降低与否作为验证病因的指标。因此在进行病因研究设计时，根据上述两点选择研究对象至关重要。例如，某研究者要进行一项验证缺硒是克山病病因的实验研究，选择了克山病高发且水和土壤中硒含量低的地区的居民作为研究对象，这样可通过给予干预组人群以亚硒酸钠的措施，来观察并验证缺硒是否与克山病的发生有关。

3. **观察疫苗或某预防措施的预防效果** 在进行人群干预研究时，如果研究目的是检验疫苗及预防措施的预防效果，选择研究对象应考虑下列问题：①选择所研究疾病的易感人群，干预对象应该是健康的易感者；②应该选择在干预观察期间内有较大可能发生流行的人群，如可选择该病传染源的易感接触者，或者根据监测资料，选择在干预期有可能发生该病流行的人群作为观察对象。评价新型冠状病毒肺炎疫苗预防效果，应选择新型冠状病毒肺炎正在流行或可能发生流行地区的人群。

在选择研究对象时，还应该充分考虑到可行性问题，如在当地医院或社区开展该项研究的条件是否具备。

（三）样本含量估计

在临床试验和人群干预研究中，干预组和对照组的人数必须有足够的数量，研究期满时才有把握进行发病率（病死率、致残率、复发率以及其他不良结局的发生率等指标）的比较和得出显著性检验的结果。为保证试验和人群干预研究的质量，在设计时应依据科学和可行的原则估计样本含量。样本量过小会降低研究的把握度，影响对总体推断的精度；样本量过大，不仅导致人力、物力、财力和时间的浪费，而且给研究的质量控制带来更多的困难。

1. 影响样本含量的因素

（1）干预前后研究人群中研究结局的发生率：干预前人群的研究结局的发生率（如发病率、死亡率、病死率等）越高，所需样本量越小；干预后效果越好，即研究结局的发生率越低，所需样本量越小。反之就要大些。这些数据可以根据以往的研究结果或预试验的结果进行估计。

（2）第Ⅰ类（α）错误出现的概率：即出现假阳性错误的概率，α水平由研究者自行确定，通常要求α等于0.05，有时也可要求等于0.01。取0.01时，所需观察人数比0.05时多，即要求的显著性水平越高，所需样本量越大。

（3）第Ⅱ类（β）错误出现的概率：即出现假阴性错误的概率，β水平也由研究者自行确定，一般常将β定为0.2、0.1或0.05。1–β称为把握度，把握度要求越高，所需样本量越大。

（4）单侧检验或双侧检验：单侧检验比双侧检验所需样本量小。如果确定干预组的效果好于对照组或只检验干预组效果优于对照组时，就用单侧检验；当不能确定是干预组优于对照组，还是对照组优于干预组时，用双侧检验。

（5）研究对象分组数量：分组数量越多，则所需样本量越大。

2. 样本含量的计算　评价干预结果所用的指标不同，其样本含量的计算公式也不同。

（1）分类变量（非连续变量）样本含量的计算：所谓分类变量是指计数资料，如发病率、感染率、死亡率、病死率、复发率等，干预组和对照组之间比较时可用下列公式计算样本量：

$$N=[Z_\alpha\sqrt{2P(1-P)}+Z_\beta\sqrt{P_1(1-P_1)+P_2(1-P_2)}]^2/(P_1-P_2)^2 \qquad (6\text{-}1)$$

其中：P_1：对照组结局发生率；P_2：干预组结局发生率；P：$(P_1+P_2)/2$；Z_α：为α水平相应的标准正态差，可通过查表（表6-1）获得；Z_β：为1-β水平相应的标准正态差，可通过查表（表6-1）获得；N：为计算所得的一组人群样本量。

表6-1　不同α或β水平的Z_α和Z_β值的标准正态差

α（或β）	单侧检验时Z_α（或Z_β*）	双侧检验时Z_α
0.005	2.58	2.81
0.010	2.33	2.58
0.025	1.96	2.24
0.05	1.64	1.96
0.10	1.28	1.65
0.20	0.84	1.28

注：* 双侧检验时与单侧检验时Z_β相同。

（2）连续变量样本含量的计算：所谓连续变量是指身高、体重、血压、血脂和胆固醇等计量资料。如按样本均数比较，当两组样本量相等时，可按下列公式计算样本含量：

$$N=2(Z_\alpha+Z_\beta)^2\sigma^2/d^2 \qquad (6\text{-}2)$$

其中：σ为估计的标准差；d为两组连续变量均值之差；Z_α、Z_β和N所示意义同上述分类资料的计算公式。以上公式适用于N≥30时。

（四）试验分组和设立对照

确定试验对象之后，需要进一步设计如何进行试验分组，试验分组的原则是使干预组和对照组之间具有可比性。两组之间具有可比性是指：①两组的基本特征可比，所谓基本特征主要指研究对象的人口统计学特征，如性别、年龄、民族、职业、居住地区、文化程度和家庭经济状况等；②两组对所研究疾病的易感性可比；③两组发生或感染所研究疾病的机会可比；④两组对某药物或治疗方法的敏感性相同，如病情轻重、病程长短等。欲达到两组在上述几方面的可比性，须采用随机分配的方式进行分组。

1. 随机化分组　在临床试验和人群干预研究中，随机化是十分重要的原则，即将研究对象随机分配到干预组和对照组，每个研究对象都有同样的机会被分配到各组，以平衡干预组和对照组已知和未知的混杂因素，从而使两组具有可比性。下列3种随机化方法在临床试验和人群干预研究中经常被用到。

（1）简单随机分组（simple randomization）：以研究对象个体为单位，用研究对象的某种单双顺序（如单号为干预组，双号为对照组）、掷钱币（如正面为干预组，反面为对照组）交替地将研究对象随机分配到干预组和对照组中去。较为科学的随机分配方法是随机数字表法，通过随机数字表将每个研究对象标上随机数字，根据随机数字的大小顺序将研究对象进行排列，再按一定的规则将实验对象分为干预组和对照组，例如将随机数字末尾为单号的作为干预组，末尾为双号的为对照组。目前在随机分组时，常使用随机分配软件计算而实现随机分组。随机分组后，当样本较大时，每组数量不完全相等，一般也可进行试验或干预研究，当样本量较小时，每组内个体数量相差较大，则需要重新随机分组，直到达到均衡的要求。

（2）分层随机分组（stratified randomization）：有时单纯用随机分配方式也不能完全实现两组的可比性，如某种特征在研究对象的个体间存在较大差异时，尽管在分组时采用了完全随机的方式，也很难使两组具有可比性。因此，可首先按某一特征（如年龄、性别、病程、病情等）进行分层，而后在每层中进行随机分配，即将每一层的研究对象通过随机分配分为干预组和对照组，这样的随机分组方式称为分层随机分配。通过分层随机分配能更好地保证两组的可比性。

（3）整群随机分组（cluster randomization）：按社区或社团分配，即以一个家庭、一个学校、一个村庄或居民区为单位进行随机分组。在社区干预试验研究中常用这种随机分配方法。

2. 设立对照　设立对照是临床试验和人群干预研究的一个重要原则，临床试验和人群干预研究的主要目的是回答干预因素对研究结局是否有影响以及影响的程度。只有通过合理的比较，才能鉴别、确定干预因素是否有效以及有效的程度。在评价干预因素的效果时，直接观察到的往往是多种因素的效应交织在一起的综合作用，合理的对照能有效控制混杂因素，并能将干预因素的真实效应充分地显现出来，使研究者能做出正确的判断及评价。通常干预因素的效应受以下几方面因素的影响。

（1）不可预知的结局（unpredictable outcome）：由于研究对象间存在着个体差异，可能会导致同一种疾病在不同个体间表现出来的疾病特征不完全一致，如症状和发生、发展过程以及转归不完全一致。不同亚型的患者或不同病情的患者，对治疗的反应可能也不同，如接受同一种有效药物治疗的一组患者其疗效好，可能与该组患者中轻型病例占的比例大有关。对于一些自然史不清楚的疾病，某种疗法在患者中所表现出的疗效也许是疾病发展的自然结果。因此，如果不设立具有可比性的对照组，则很难将治疗措施的真实疗效与疾病的自然结果区分开来。如某研究者观察应用一种新药治疗慢性胃炎的效果，经12个月的随访观察，发现在200例慢性胃炎患者中，有112例病情得到了控制，控制率高达56%，没有设立对照组，很难说归于这种新药的控制率有多高，所以不能对其真实疗效下结论。只有个别疾病，因为其自然史已经十分清楚，可不设立平行对照。如狂犬病患者的病死率几乎高达100%，如果某种药物或疗法可以治愈该病或显著降低其病死率，则可在不设立对照组的情况下得出结论。

（2）霍桑效应（Howthorne effect）：在临床试验中，研究者对自己感兴趣的试验组研究对象比对照组更为关心，而受到"关照"的研究对象由此而产生某种心理变化，从而改变了他们的行为，由此可夸大客观效果，这种现象称为霍桑效应。

（3）向均数回归（regression to the mean）：有些测量指标，如血压或其他生理指标，在初次测量时有些患者可以在异常水平，然而在没有干预的情况下，当再次测量时又回复到正常水平，这种现象称为向均数回归。这种向均数回归现象可能是一种正常的生理波动，并不是干预的结果。向均数回归可以造成治疗有效的假象。在临床试验中，如所测量的指标可能存在着向均数回归现象，那么就应采取对同一个体进行不同时间的多次测量，取均值以排除其干扰。

（4）安慰剂效应（placebo effects）：某些疾病的患者，由于依赖治疗和药物而表现的一种正向的心理效应，当以主观症状的改善情况作为疗效评价指标时，其效应中可能包括安慰剂效应在内。

（5）潜在的未知因素的影响：人类对某些事物的认识总是有一定的局限性，在临床试验和人群干预研究中，尽管研究者会尽力控制各种已知的混杂因素，但仍然有可能还有一些潜在的残余混杂因素尚未被识别出。

鉴于上述情况，为了避免在临床试验和人群干预研究过程中产生偏倚，在设立干预组和对照组时，要求除了干预组接受干预措施外，两组在其他方面也应该相同或相似，确保两组具有可比性。设立对照的方式主要有以下几种。

标准疗法对照（有效对照）：是临床试验中最常用的一种对照方式，标准疗法对照是以常规或现行的最好疗法（药物或手术等）作为对照。这种设立对照的方法适用于已知有肯定疗效的治疗方法的疾病。

安慰剂对照：安慰剂（placebo）是一种外表形状、色泽以及感官性状与之所试制剂、药物相似的物质，用后机体不会产生任何对干预有影响的作用。在所研究的疾病尚无有效的预防或治疗的药物、方法时才可使用安慰剂对照。

自身对照：即试验或干预前后以同一人群作对比，如评价某预防措施的效果，在干预前，需要规定一个足够的观察期限，然后将预防措施实施前后的人群疾病发病或患病水平进行对比。

交叉对照：即在干预过程中将研究对象随机分为两组，在第一阶段，一组人群给予干预因素，另一组人群给予对照因素。第一阶段干预结束后，两组对换试验，即原来的干预组为对照组，原来的对照组为干预组。在整个研究过程中，每个研究对象兼作干预组和对照组成员。采取这种对照的设计，必须有一个前提，即第一阶段的干预不能对第二阶段的干预效应有影响，这在许多临床试验和人群干预研究中难以保证，因此，这种对照的应用受到一定的限制。

此外，尚有历史对照、空白对照等非均衡对照，由于这种对照缺乏严格的可比性，除某种特殊情况外，一般不宜采用。

（五）制订实施干预措施的方法

在研究对象中如何实施干预措施也是临床试验和人群干预研究设计的重要内容。在设计时应考虑下列两个问题，一是要保证干预组中的全部或绝大部分研究对象接受所规定的干预措施；二是实施干预措施这一过程在两组要有可比性。对于第一个问题，研究者在设计时要规定切实可行的实施干预措施的办法。这也涉及两方面的问题，一是干预因素本身是否易于被试验对象所接受；另一问题就是研究工作的组织管理水平，在组织上或人力、物力上能否保证干预措施不折不扣的落实。在进行人群干预研究设计时，要充分考虑到干预因素的内外品质是否符合干预研究的要求。所谓内在品质是指产品的质量是否合格，是否达到了有关标准，即所用的产品是否具备这种物质应有的生物学功效。所谓外在品质是指所用产品的外部包装、剂型、颜色、口味等，这些外在品质是否易于被研究对象所接受。另外要考虑的因素是如何能保证干预措施的实施，这主要取决于研究者的组织管理水平。在研究设计时要有周密安排，并需做大量前期准备工作。对于实施干预措施这一过程在两组要有可比性，即在给予干预组对象干预措施的同时，给予对照组以对照因素或安慰剂。在干预时是否需要给对照组以安慰剂以及是否需要采用双盲的方法，这些需要根据研究的目的及试验的具体情况而定。

（六）随访观察的内容和方法

在实施干预措施后，需要对研究人群进行随访观察和收集研究结局资料。在人群干预研究中，随访的主要目的是获得研究人群的研究结局（发病、死亡、复发、残疾或某些阳性的生理生化指标）资料，以及干预因素对研究人群其他健康影响的资料。在进行设计时，应注意下列问题：

1. **确定诊断标准和方法**　首先要制订诊断标准或判断病情的标准，最好采用公认的诊断标准和方法。这些诊断标准或方法应具有较高的灵敏度和特异度，并且在较大规模的人群研究中易于操作。

2. **收集研究结局的方法**　要明确设计出在研究人群中发现、搜寻和收集研究结局的方法。一般有下列几种方法供设计时选择：①通过现场调查获得研究结局资料。研究者可根据研究疾病的特点，采取定期调查的方法去发现或收集研究结局及其相关资料；②通过疾病监测网络来获取有关试验对象的研究结局发生（如发病或死亡）情况，通过这种方式收集研究结局依赖于健全的疾病监测网络；③同时采用上述两种方法发现研究结局。具体采取何种方式需根据研究的具体情况而定。无论何种方式，在设计时要强调在两组采取同样的方法，对两组的调查或随访应给予同样的重视。

3．对干预措施落实情况的观察 在进行临床试验和人群干预研究时，有时给予干预因素不是一次性的，需连续多次给予。为保证干预措施能正确并实质性地落实，也需要不断地对干预措施的实施情况进行观察，如实记录每个研究对象对干预因素的接受情况。因此，要求研究者在设计时规定对干预措施落实情况进行观察的具体方法。

4．质量控制 包括对研究人员的培训、诊断的质量控制、给予干预因素的质量控制、现场调查的质量控制等。总之，在设计阶段，要充分考虑在整个试验或干预过程中，两组的可比性、资料收集的准确性及其保证措施。欲较好实现两组在研究过程中的可比性及其研究质量，不仅要求设计严密，同时也要求研究者本人及参与研究的人员具有严谨的科学态度，严格按照规定的方法和程序实施操作。

5．盲法的应用 在临床试验和人群干预研究时，采用盲法也是保证研究过程两组有可比性的手段。不过，并不是所有的临床试验和人群干预研究都适合采用盲法。能否应用盲法，要根据研究工作的具体情况而定。盲法可分为单盲、双盲及三盲。

（1）单盲（single blind）：单盲指只有研究者知道试验分组情况，研究对象不知道自己属于哪一组。一般处理方法是给予对照组以安慰剂。这种盲法的优点是可以避免给予干预组某种干预因素时会给试验对象带来一定的心理影响，也可以避免实施干预措施这一过程给干预组和对照组造成其他行为的改变；研究者可直观地观察了解研究对象及其结局。缺点是避免不了研究者方面所带来的偏倚，因为研究者可能重视干预组而对对照组有所忽略。

（2）双盲（double blind）：双盲指研究的观察者和研究对象均不知道每个研究对象的分组情况，而需要第三方来负责分组和控制整个试验。这种盲法主要用于药物临床试验研究。它的优点就是可以避免研究者和研究对象主观因素所带来的偏倚。缺点是操作方法相对复杂，实施会遇到一定难度。。

（3）三盲（triple blind）：三盲指不仅研究者和研究对象不知道分组情况，而且负责资料收集和分析者也不知道分组情况，可以更客观地评价试验和干预的结果。

（七）确定观察期限

在进行临床试验和人群干预研究设计时，须明确观察的时间期限，包括干预的起点和终点。一般来说，观察期限视不同研究目的、干预的自身特点，以及所要求的统计学把握度而定，所确定的观察期限应符合干预因素对机体的作用规律和疾病的发生或流行规律。因此，观察期限既不能短，也不宜过长，只需符合干预本身的规律并达到相应的统计学把握度，即到干预结束时，能够有把握出现干预应有的结果即可。如观察某疫苗预防效果时，宜在当地流行季节前一个月开始预防接种，观察至流行季节结束。观察药物预防和治疗传染性疾病的效果时，一般观察时间不宜过长，通常在有足够大样本量的情况下，1~2个月即可。而对肿瘤、心血管病等慢性非传染性疾病进行干预研究时，观察时间往往较长。

（八）数据库的建立、数据的录入及分析

在临床试验和干预研究设计阶段，需要制定数据管理方案和数据库建立方法，以及数据分析方法和计划等。随着数据分析及信息化技术的不断进步，现在已有众多先进的数据管理系统，这些系统不仅能有效地进行数据的录入、传输和管理，还有自动提示等进行质量控制的能力。因此，在设计时，要尽量考虑利用先进的数据管理系统进行数据的管理。此外，还要规定数据分析及效果评价的指标及方法。采用什么样的指标和方法进行分析，取决于研究目的及其所获数据的特点。在观察结束时，根据所获数据的性质，将收集的数据进行归纳分组，并按研究目的进行整理分析，可计算干预组和对照组的研究结局发生率（如发病率、死亡率、病死率、致残率及合并症发生率等），并进行显著性检验，以评价干预因素与研究结局发生（转归）的关系。

流行病学实验研究的数据整理和分析方法与队列研究相似。资料整理和数据分析的基本思路是：①观察人群接受干预措施的情况；②干预组和对照组接受干预措施的人数占实验初规定人数的比例；③接受干预措施的干预组和对照组的可比性分析；④干预组和对照组的研究结局发生率，如发病率、死亡率、病死率、致残率及合并症发生率；⑤比较干预组和对照组的研究结局发生率，计算相对危险度等关联指标，并评价干预因素对研究结局的影响。

三、试验及干预的实施

临床试验和人群干预研究的实施阶段应包括下列具体工作。

（一）干预前的准备工作

在试验或干预前，要做好充分的准备工作，主要包括以下几方面的工作。

1. 考察研究现场　研究者应事先考察研究现场，了解现场的社会、经济、卫生状

况、居民的风俗习惯等。若为临床试验，应详细了解所选医院的具体条件。综合研究现场考察的结果，进一步论证本次研究设计的可行性。

2. 开展预试验 在确定现场和拟定初步研究方案后，还应开展预试验，通过预试验对试验中的关键环节和关键方法进行评估，并在此基础上修改并完善研究设计。

3. 编制调查表 根据设计要求编制相应的调查表。调查表的制订原则与其他流行病学调查方法相同。如果利用网络化的数据管理系统进行研究数据的管理，应将编制的调查表编入管理系统中。

4. 对课题组成员进行业务培训 培训的内容应包括以下两点：①本次试验或干预研究的目的和意义。通过培训，统一思想，统一认识，使每位课题组成员都能以严肃认真的态度投入到本次研究工作中；②统一标准和方法。通过培训，统一诊断标准、操作方法和调查方法。

（二）基线调查和干预分组

1. 基线调查 是在随机分组前对研究对象的基本情况或基本特征进行调查。主要包括两方面的内容：①人口统计学特征，包括性别、年龄、民族、职业、婚姻状况、受教育程度、家庭经济状况以及家庭住址和联系方式等；②与疾病有关的其他特征，了解研究对象的健康状况及相关因素，如疾病史、疾病家族史、生活方式、环境危险因素、身体健康检查情况（体格检查和化验）。若为临床试验，还需掌握与将来试验结局相关的各种临床特征资料。获得准确的基线资料，将为下一步的试验分组以及研究结果的评价提供重要的基础资料。

2. 干预分组 根据研究对象的特征（由基线调查获得），选择可行的随机分配方法将研究对象分配至干预组和对照组。并对干预组和对照组进行可比性分析。

（三）对研究对象实施干预

将研究人群分成干预组和对照组后，对干预组给予干预因素，对照组给予对照因素。落实干预措施这一环节是临床试验和人群干预研究的关键之一，必须严格按设计要求操作。在现场试验中，干预因素的给予有时是一次或几次，有时是连续不断的多次给予。因此，落实干预措施也是临床试验和人群干预研究中难度较大的环节之一。在这一环节中，重点解决下列问题。

1. 严格按设计方案落实干预措施 在落实干预措施时，必须符合下列要求：①严格控制干预因素的使用范围，只能在干预组对象或社区给予干预因素；②给予干预因素的方式须符合设计要求；③给予干预因素的剂量符合设计要求。

2. 详细登记干预措施的落实情况 对每次实施干预措施的情况都应做详细的记录，包括给予的方式、剂量、人群接受的情况。对实施干预措施过程中存在的问题也应做详细的记录。研究对象是否接受了干预因素，如没有接受，原因是什么。还应特别注意对照组中是否有研究对象自己通过其他途径获得了干预因素，如有也应如实记录。只有获得准确的干预措施落实信息，在试验结束时，才能对干预措施的效果进行客观评价。

（四）随访观察

在实施了干预措施之后，要对研究人群进行随访观察，主要内容包括以下3方面。

1. 观察研究人群研究结局的发生情况　在人群干预研究中，研究结局一般为发病、死亡或某些生物学检测指标的变化。在临床试验中，研究结局一般为死亡、功能障碍、合并症以及某种生物学标志。收集研究结局主要有两种方法，一是通过现场调查（包括病例随访），二是通过监测系统网络上报。通过现场调查发现研究结局（如发病）时，要按诊断标准进行诊断，将诊断结果及各项检查、化验结果如实填写在调查表中或上传至网络数据管理系统。如研究结局为死亡，还应通过获取死亡证明加以核实，并填写死亡调查表。通过网络上报的病例应进行核实诊断，将最终诊断结果及各项检查、化验结果如实填写在调查表中。

2. 观察了解研究人群的失访情况　应该按要求记录失访者姓名、性别、年龄、居住地等一般情况，调查并记录失访原因，如由于迁出失访、患其他病死亡失访、调查时未遇而失访等。同时，还要注意是否有个别由外地迁入而进入研究人群中，也接受了干预因素（或对照因素），对这种情况也应如实记录。如有可能，尽量调查失访前是否已发生研究结局。

3. 观察干预因素（包括对照因素）对患者或人群是否存在负面反应　尽管在临床试验或人群干预研究中所研究的干预因素都是经过多次实验室或小样本预试验研究，有较充分证据表明对人体无害，但仍然应对干预因素所引起的主客观反应进行观察。在临床试验中，更应该重视干预因素导致的副作用和不良反应，如实记录试验中的副作用和不良反应。

（五）研究终点及终止试验

在随访过程中，一旦发现研究对象已发生了研究结局，应以发现结局的当日作为研究对象的观察终点，即停止个体进一步随访观察。对于整个干预研究来讲，要根据设计规定的观察期限，准时结束试验。在结束试验前，应做最后一次随访。另外，要定期阶段性的对试验结果进行评估，及时发现干预因素的有益或有害效应（有统计学意义），一旦发现有益或有害效应，应终止试验。

第三节 统计分析与评价

一、排除和退出问题

（一）排除（exclusions）

在对研究对象进行随机分配前，应对研究对象进行筛查，凡对干预因素有禁忌证者、无法追踪者、可能失访者、拒绝参加者，以及不符合纳入标准的研究对象，应予以排除。例如，用呋喃唑酮治疗消化道溃疡的临床试验，研究对象纳入的标准规定胃镜证实为活动性溃疡的病例。排除标准为：①因胃溃疡手术的患者；②伴有严重肝病的患者；③伴有胃癌的患者；④对呋喃唑酮过敏者；⑤孕妇。经过排除后，其结果可减少偏倚，但可能影响研究结果的外推（extrapolation of the results），被排除的研究对象越多，结果外推的范围越小。

（二）退出（withdrawal）

退出是指研究对象在随机分配后从干预组或对照组退出。这不仅会造成原定的样本量不足，使研究工作效率降低，而且容易产生偏倚。退出的原因有下列几种。

1. 不合格（ineligibility） 在临床试验与人群干预研究时，研究者往往对干预组仔细观察，因此干预组中的不合格者比较容易被发现，结果造成不合格而被退出的人数多于对照组。有时研究者对某些研究对象反应的观察与判断可能有一定的倾向性，对效果差的可能特别注意，因此更易从中发现不符合标准者而令其退出，留在组内的往往是效果较好的研究对象，由此得出的结论往往比实际效果要好。一般认为，对于试验或干预过程中发现的少数不合格者，也不必对其进行退出处理，因为一旦退出，可能影响随机化的随机效果。有的学者主张，在随机分配后发现不符合标准者例数较多，可根据入选标准将研究对象分为合格者和不合格者两个亚组分别进行分析，如果两者结论不一致，则下结论时应慎重。

2. 不依从（noncompliance） 是指研究对象在随机分组后，不遵守试验设计所规定的要求，例如，干预组对象没有接受干预因素，对照组接受了干预因素。干预组对象不遵守干预规程，相当于退出干预组，对照组成员不遵守对照规程而私下接受干预因素，相当于加入干预组。研究对象不遵守试验规程的原因一般有以下几种：①干预因素或对照因素有副作用；②研究对象对干预因素不感兴趣；③研究对象的某些情况发生改变，如病情加重等。

为了防止和减少不依从者的出现，对研究对象要进行宣传指导，讲明试验的目的、意义及研究对象遵守试验规程的重要性；要注意研究设计的合理性和可行性，干预期限不要太长，要充分考虑干预措施的可操作性和研究对象的易接受性等，以便取得研究对象的支持与合作。

3. 失访（lost to follow-up） 是指研究对象因迁出、死亡或其他个人原因退出研究。在临床试验和人群干预研究中应尽量减少失访，一般要求失访率不超过10%，一个高质量的临床试验或人群干预研究其失访率不超过5%。在研究过程中出现失访时，应尽量采取相应的措施加以弥补，如通过电话、网络通迅或专门访视等进行调查。

在资料分析时，应考虑两组之间失访率的差异，若失访率不同，则资料的分析结果可能存在偏倚。即使两组的失访率相同，但失访原因或失访者的特征不同，对两组的分析结果也可能产生影响，所以在进行分析时还应比较两组失访者的特征有无差异。

二、结果分析与评价

（一）建立数据库，对研究所获数据进行核查

在试验启动之前，根据研究方案和调查表内容，应建立相应的数据库（数据管理系统）。在试验实施和收集资料过程中，把所有获得的数据及时录入到数据库中，并及时进行核实，发现不合格的数据，要及时反馈给调查者，进行补漏，以获得高质量的试验数据。试验结束后，应锁定数据库。根据研究目的及所获数据的特点确定分析思路及方案。

（二）试验或干预效果的分析

在建立完整可靠的数据库的基础上，进行试验或干预效果的分析是研究的重要任务，主要包括以下方面。

1. 分析干预组和对照组的基线特征 进行两组基线特征分析的目的是评价两组研究对象的可比性。在理论上，如果在分组时严格遵循随机分配原则，两组的基线特征应该是一致的。

2. 分析干预人群接受干预因素的情况 干预组和对照组有多少人完全接受了干预因素（对照因素），有多少人部分接受了干预因素，有多少人没有接受干预因素，计算各自的比例，并比较两组的差异。

3. 干预组和对照组试验过程的可比性分析 尽管在试验初期两组是可比的，但在整个试验过程中，由于种种原因没有接受干预因素（对照因素）或者失访等都可能影

响到两组的可比性。

4. 干预因素干预效果分析 对落实干预措施后的干预效果进行分析是阐明试验效果的关键环节。

（1）干预组和对照组的发病率：进行两组发病率的比较，并进行显著性检验。

表6-2 人群干预研究资料分析表

组别	观察人（时）数	发病人数	发病率
干预组	n_1	a_1	a_1/n_1
对照组	n_0	a_0	a_0/n_0

表6-2是现场试验两组发病率比较的基本形式，如果观察人数较多，可以按性别、年龄等因素进行分层统计。如果a_1/n_1小于a_0/n_0，并且经显著性检验，具有统计学显著性意义，表明干预因素对干预人群疾病的发生有预防作用。如果是病因的研究，研究的因素可能是病因或危险因素，如验证缺硒是克山病病因的人群干预研究，如果补硒（干预组）人群的发病率显著低于未补硒的人群（对照组），则缺硒可能是克山病病因或危险因素，反之则不是。如果该人群干预研究是疫苗或预防措施效果评价，表明所试验的疫苗或措施对预防疾病是有效的。一般用χ^2检验和u检验两组发病率差异是否具有显著性。

（2）保护率（protective rate，PR）：对疫苗或预防措施进行效果评价的现场试验，除进行两组发病率的比较及显著性检验外，还需进行保护率的计算，保护率的计算公式如下：

$$PR=[(P_1-P_2)/P_1]\times100\% \qquad (6\text{-}3)$$

其中：PR为保护率；P_1、P_2分别为对照组、干预组发病率。

（3）病死率、有效率、治愈率和生存率：对临床试验的结果进行评价，需计算病死率、有效率、治愈率和生存率等指标。

病死率=（因病死亡的病例数/总病例数）×100% （6-4）

有效率=（治疗有效例数/治疗的总例数）×100% （6-5）

治疗有效例数包括治愈人数和好转人数。

治愈率=（治愈人数/治疗人数）×100% （6-6）

N年生存率=（N年存活的病例数/随访满N年的病例数）×100% （6-7）

5. 效果指数（index of effectiveness，IE） 效果指数的计算公式如下。

$$IE=对照组发病率/干预组发病率 \tag{6-8}$$

6. 多因素分析 可利用logistic 回归模型或cox比例风险模型进一步分析干预因素、基线特征以及其他因素对研究结局的影响，计算比值比（odds ratio，OR）、风险比（hazard Ratio，HR）和95%CI。

7. 临床试验和人群干预研究的综合评价 根据研究资料的统计分析结果，结合临床试验或人群干预研究的全过程，对研究结果做出综合评价。如研究对象选择是否合适，分组是否合理，干预措施的落实情况，失访情况，最终两组的可比性等，分析上述因素对结果可能造成的影响，结合统计分析的结果，对本次研究做出综合评价。

三、意向治疗分析

意向治疗分析（intent-to-treat analysis，ITT）又称为实用试验或者项目效应分析。在随机对照试验中，将符合纳入标准的患者（试验对象）随机分配到干预组和对照组（常规治疗组），试验结束后，对两组研究结局发生率进行分析时，不管试验对象是否完成试验或者是否真正接受了治疗措施，他们都将保留在原来的所属分组。意向治疗分析的目的是避免选择偏倚，使干预组和对照组之间仍保持随机化时的可比状态。

随机对照试验的随机分组如图6-3所示。在意向治疗分析中，试验开始时的随机化不仅决定干预措施的分配，而且决定试验结束时的数据分析。

由图6-3可见，试验结束时研究对象可分成4组，即①组、②组、③组和④组。意向治疗分析将①+②组和③+④组进行比较，即以随机化时的分组为准，而不考虑试验对象是否接受了治疗措施或完成了试验。除了意向治疗分析外，还有其他两种分析方法，依从者分析和接受治疗分析。依从者分析是把②组和③组进行比较，而忽略①组和④组，即只考虑接受了治疗措施或完成治疗计划的试验对象（依从者）。接受治疗分析是比较①+③组和②+④组，即分析比较接受治疗措施B和接受治疗措施A之间的差异。依从者分析和接受治疗分析没有完全遵循最初的随机分组，可能会影响各组间的可比性。

随机对照临床试验的基本目标是获得试验的效力（efficacy）和效应（effectiveness）。试验的效力反映的是在一种理想状态下治疗所能起到的作用，即参加试验者真正接受并完成了该种治疗计划后所达到的最大期望作用。试验的效应则是指干预措施在实际使用条件下所能达到的作用。分析得到的干预措施效应可以反映干预的真实效益、风险和价值。由于各种原因，试验对象可能会不依从、停止治疗或接受了另一组的治疗措施。意向治疗分析就是在不改变随机分组状态的情况下，评价试验治疗的实际效果。

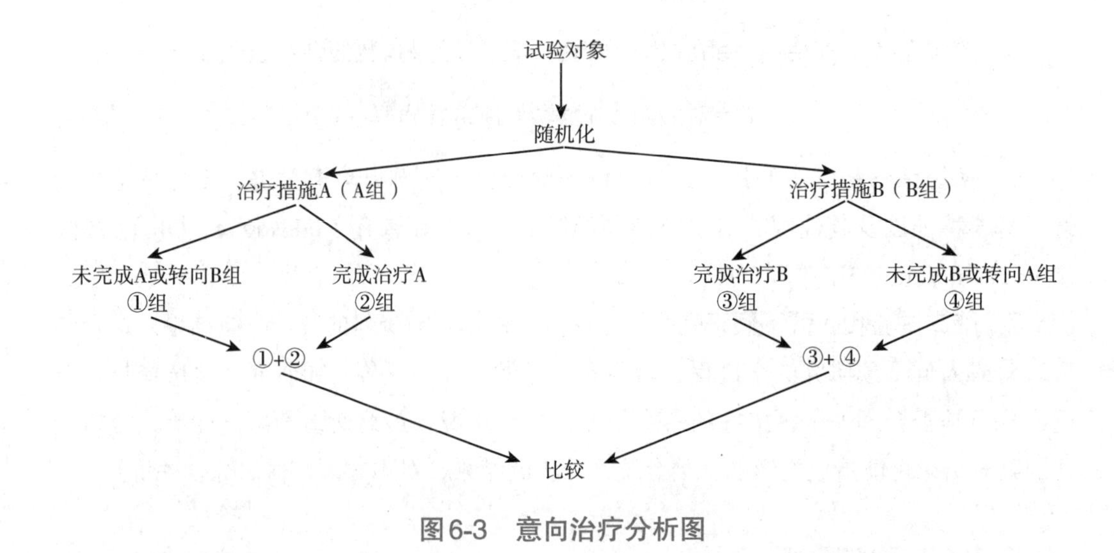

图6-3 意向治疗分析图

如果试验中失访、不依从者很少，或者各组之间的失访和不依从者的比例相当，意向治疗分析可得到试验效力的有效信息。但比例不相当，意向治疗分析则不能完全评价试验的效力。如果试验的药物或治疗方法确实有效，意向治疗分析可能会低估药物或治疗方法的疗效，而依从者分析和治疗者分析将高估这种疗效。因此，在评价试验的效力时，可同时使用上述3种分析方法，以获得更全面的信息。

第四节 伦理学和可行性

一、伦理学问题

在临床试验或人群干预研究中，必须考虑研究所涉及的医学伦理学问题。如果使用某种新药或新疗法、新的生物制剂进行试验，而这些新药、新疗法和新的生物制剂未经相关的基础医学实验、毒理学实验以及致突变、致畸形和致癌实验，这是不人道的，违反了医学伦理学的原则。1959—1961年，在西欧一些国家先后发生的“反应停”事件及其引起的严重后果就是这方面的惨痛案例。在临床试验或人群干预研究工作中，研究者必须遵循基本的伦理学原则。①知情同意原则：研究对象有权选择，并有权了解该研究可能对健康的危害性、获益以及将获得的预期结果，这就是知情同意。临床试验或人群干预研究的对象必须对他们参与的研究所涉及到的问题“知情”，并同意参与此项研究，研究者在进行研究之前，应要求研究对象签署书面知情同意书；②有益无害的原则：临床试验或人群干预研究不应给研究对象造成机体或心理上的伤害。所采用的干预因素（药物、疗法、生物制剂等）必须经过相关基础医学和毒理学研究证明安全无害且潜在有益的情况下，才可考虑进行相关临床试验或人群干预研究；③公正原则：临床试验或人群干预研究应该公平和公正，不损害研究对象、研究成员、合作者、资助者的尊严，不应在研究成果等利益方面发生冲突。只有当研究结果在科学上是可信赖的，并且有益于社会或有益于认识疾病的本质及增进人群健康水平时，这种实验性研究才值得去做。临床试验或人群干预研究立项时，应该得到相应的医学伦理委员会的审查和批准。

二、可行性问题

临床试验或人群干预研究是流行病学研究中最复杂、要求最高、最难进行的研究。在研究过程中的每一环节都会受到各种因素的影响，如医院或社区条件、地方政府相关部门的重视程度、医疗卫生水平、群众参与的积极性、检测或测量的可行性，以及疾病的监测系统是否健全等。在进行研究设计及干预实施前，必须充分考虑试验的可行性问题，包括试验过程中各个环节的可行性，努力去除各种制约试验的不利因素。因此，在设计和干预实施前，需要研究者认真细致地考察医院或现场，与有关部门充分沟通，取得理解和支持。在正式试验或干预开始前，需做小规模的预试验，通过预试验找出可能出现的问题并提出解决的办法，进一步完善研究设计，在保证研究的科学性的同时，兼顾可行性。

案例讨论

在全球范围内，脑卒中是人群第二位死亡原因和第一位长期致残的原因。临床试验已经证明降血压可降低高血压患者脑卒中发病的危险性。虽然降血压对脑卒中一级预防的效益已经明确，但在具有高血压或血压升高的缺血性脑卒中患者的急性期，降血压对预后的影响仍不确定。我国脑血管病诊治指南和欧洲脑卒中行动计划均建议，当急性缺血性脑卒中患者血压高于220/120mmHg时，可启动降血压治疗。而对于血压处于140/90至220/120mmHg的急性缺血性脑卒中患者是否应该降血压以及如何降血压，没有明确的建议和指南。在缺血性脑卒中的急性期血压升高现象是普遍的。有些观察性研究报告脑卒中发病后的48小时内血压下降与不良结局有关，也有报告显示可改善预后或对预后无影响。然而，还没有足够统计把握度的随机对照临床试验来回答这一问题。针对这一问题，CATIS项目组开展了中国急性缺血性脑卒中降血压临床试验（China Antihypertensive Trial in Acute Ischemic Stroke，CATIS），目的是验证在缺血性脑卒中发病48小时内开始实施降血压治疗是否能减少住院14天或出院时死亡及严重残疾的风险。

CATIS采用多中心、单盲分组和盲终点的随机对照临床试验设计。于2009年8月至2013年5月，于国内26家医院，共纳入符合入组条件的具有高血压的急性缺血性脑卒中患者4071例（发病48小时内），其中2038例被随机分配至降血压治疗组，2033例被随机分配至对照组。随机分组后，降血压治疗组除实施常规治疗外，立即开始降血压治疗，并且实现24小时内血压降低10%~25%和7天降至140/90mmHg的降血压目标［7-14天（或出院时）维持血压正常］，分配至对照组的病例被要求停止曾在家庭使用过的降血压药物并在住院期间不予使用降血压药物。主要研究结局为住院期间死亡、14天或出院时严重残疾（modified Rankin scale score≥3）；次要结局为发病后3个月内死亡、残疾、脑卒中再发和心血管事件。

结果显示，降血压治疗组和对照组的基线特征（包括年龄、性别、吸烟、饮酒、收缩压、体质指数、血糖水平、血脂水平、高血压病史、心脏病病史、脑卒中家族史、脑卒中亚型、NIHSS评分等）基本相同。入组24小时后，降血压治疗组的平均收缩压水平从入组时的166.7mmHg 降至 144.7mmHg（–12.7%），对照组收缩压水平从入组时的165.6mmHg 降至152.9mmHg（–7.2%），入组24小时后两组血压相差–9.1mmHg［95% CI，–10.2~–8.1］，$P<0.001$。入组7天时，降血压治疗组的平均收缩压水平降至137.3mmHg，对照组平均收缩压水平降至146.5mmHg，入组7天时两组血压相差–9.3mmHg［95%CI，–10.1~–8.4］，$P<0.001$。在入组14天或出院时，降血压治疗组（683例/2038）和对照组（681例/2033）的主要结局［死亡和严重残疾（MRs≥3）］的发生率没有显著性差异，比值比（OR）为1.00（95% CI，0.88~1.14）。经过3个月的进一步随访，降血压治疗组和对照组的死亡和严重残疾（25.2% vs 25.3%）、死亡（3.4% vs 2.7%）、脑卒中再发（1.4% vs 2.2%）、心血管事件（2.4% vs 3.0%）的发生率也没有显著性差异，与对照组相比，其OR值分别为0.99（95%CI，0.86~1.15）、1.27（0.88~1.82）、0.65（0.40~1.04）和0.81（0.55~1.19）。

该项研究结果表明，与不使用降压药物的对照组相比，在急性缺血性脑卒中患者中采用降血压治疗没有降低14天或出院时的死亡和严重残疾的风险，但也没有升高危险。建议：对于具有高血压或血压升高的急性缺血性脑卒中患者是否需要降血压治疗，医生应根据患者个体的具体临床状况来判断。

本章小结

临床试验和人群干预研究均属流行病学研究方法中实验性研究的范畴。流行病学中的实验性研究是指对某特定人群（包括患者和特指的一般人群）所进行的试验或干预研究。根据不同研究目的和不同的研究对象，一般可将流行病学实验性研究分为临床试验和人群干预研究，人群干预研究又可区分为现场试验和社区干预试验。

临床试验是以已经确诊患有某病的患者为试验对象，按照随机分配原则，将研究对象分配至试验组（干预组）和对照组，通过给予试验组某种新药或新疗法进行干预，从而评价某种新药或新疗法的临床效果。临床试验的主要目的是评价新药物或新疗法的治疗效果。现场试验是以尚未患某病的人群作为研究对象，按随机分配原则将研究对象分为干预组和对照组，给予干预组中的每一个体以某种干预因素，从而评价该因素的干预效果。现场试验主要用于病因研究和疫苗预防效果的评价。有些试验研究，其现场情况或给予干预因素不适合以个体为单位来进行，而更适合以社区或某一地理区域为单位来划分干预组和对照组，并适合于按群体给予干预措施，针对这种情况所开展的人群干预研究更适合采用社区干预试验设计。

由于临床试验和人群干预研究是在人为控制的条件下对干预效果进行观察与评价，因此在检验因果关系方面，作为证据的效力比观察性研究更强。

（张永红）

第七章　筛检与诊断试验

学习目标

1. 掌握　筛检和诊断的定义、评价基本思想、真实性和可靠性评价指标的计算及意义。

2. 熟悉　诊断试验评价的基本步骤、筛检的分类及实施原则。

3. 了解　预测值与患病率、灵敏度、特异度的关系，提高筛检或诊断试验收益的方法。

筛检和诊断在疾病预防控制和临床实践中具有指导意义和应用价值。任何筛检或诊断试验应用于公共卫生或临床实践之前均应经过严格的评价。筛检和诊断试验的评价不但能评估其准确性，还有助于提高筛检和诊断的效率和水平，为设计准确、合理的筛检和诊断方案提供研究思路和优化策略，为疾病的人群防治和临床治疗提供可靠依据。

第一节　概　　述

一、概念

筛检（screening）是运用快速、简便的检验、检查或其他措施在健康人群中将那些可能有病或有缺陷但表面健康的人同那些真正无病的人区别开来。筛检所用的各种手段和方法称为筛检试验（screening test），包括常规体格检查、问卷调查、物理学检查、实验室检验和分子标志物检测等。通过筛检可早期发现可疑患者，做到早诊断、早治疗，改善预后，实现疾病的二级预防。筛检还可以识别高危人群，以便实施相应的干预，降低人群的发病率，实现疾病的一级预防。通过按计划的定期筛检，可了解疾病的自然史，同时也起到疾病监测的作用。

诊断（diagnosing）是指医务人员通过详尽的检查及调查等方法收集信息，经过整理加工后对患者病情的基本认识和判断，进而把患者与可疑有病但实际无病者区别开来。用于诊断的各种检查方法称为诊断试验（diagnostic test）。它不仅包括各种实验室检查，也包括病史、体检所获得的临床资料，以及超声诊断等公认的诊断方法。诊断时利用这些资料和参考标准对患病和未患病作出比较明确的判断。诊断的主要目的是明确可疑患者是否患病，且可对患者病情做出及时和正确的判断。正确的临床诊断是临床医师有针对性地选择治疗和控制措施的基础，也是病例随访、疗效判断、疾病转归、不良反应监测和预后评估的重要依据。

筛检和诊断是疾病防治过程的不同环节。筛检是在健康人群中将那些处于临床前期但表面健康的患者同那些真正无病的人区别开来。对于筛检出患病的人，需进一步诊断来确诊。诊断一般是对临床期的可疑患者进行检查，是为了确定某人是否患有某病，要尽量避免漏诊和误诊。筛检试验和诊断试验的关系与区别见图 7-1 和表 7-1。

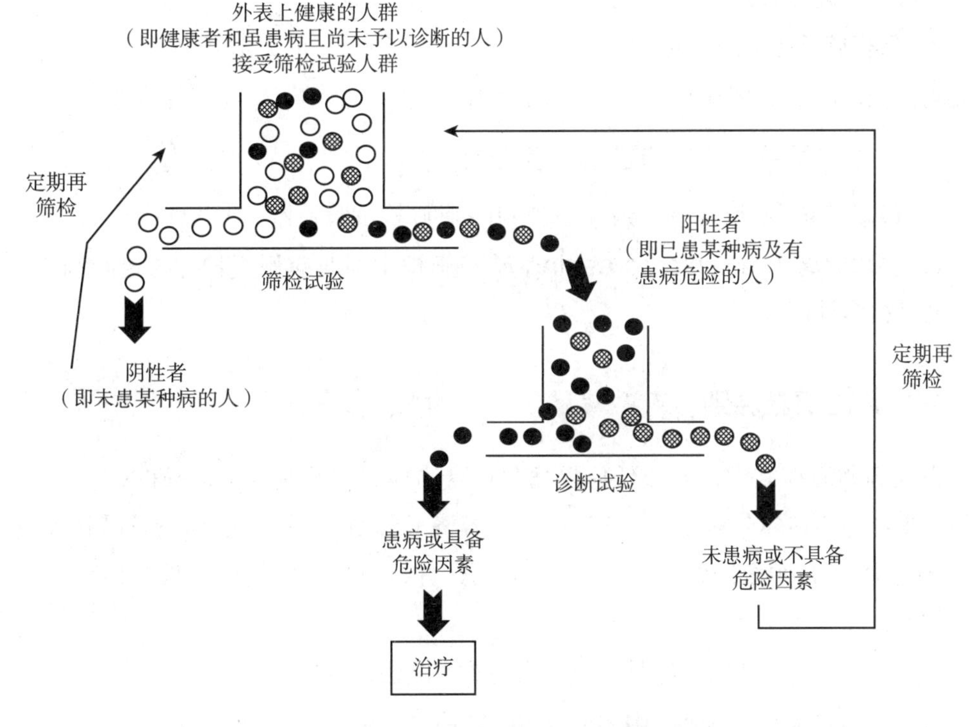

图 7-1　筛检试验和诊断试验流程示意图

注：○为筛检试验阴性；◎为筛检试验阳性但未患病；●为筛检试验阳性且目前已患病。

表7-1 筛检试验和诊断试验的区别

项目	筛检试验	诊断试验
目的不同	将可能有病或有缺陷但表面健康的人与无病的人区分开来	将患者与可疑有病但实际无病的人区分开来
对象不同	健康或表面健康的人	患者或可疑患者
要求不同	快速、简便、灵敏度高	准确、可靠
费用不同	应使用简便、价廉的方法	一般在医院进行，费用可能较高
结果处理不同	阳性者需做进一步的诊断或干预	对确诊者给予治疗

二、筛检分类

（一）根据筛检对象的范围分类

1. 整群筛检（mass screening） 用一定的筛检方法对某特定人群进行筛检，找出其中可疑患某病的人，然后对其进一步进行诊断及治疗。

2. 目标筛检（targeted screening） 对有某种暴露的人群或高危人群等进行定期健康检查，以早期发现病人，及时给予治疗。

（二）根据所用的筛检方法的数量分类

1. 单项筛检（single screening） 用一种筛检试验筛检一种疾病。

2. 多项筛选（multiple screening） 在筛检中同时应用多种方法进行筛检，可以同时筛检多种疾病。

三、筛检实施原则

在疾病预防控制中，并非任何疾病都适合筛检，因此制定大规模的筛检计划时，应该慎重考虑。1968年威尔逊（Wilson）和容格（Junger）提出实施筛检计划应该遵循的10条原则，受到医学界的普遍接受和认可，并广泛用于制定和评价各种筛检计划。具体如下：

（1）所筛检疾病或状态应是该地区当前重大的公共卫生问题。

（2）所筛检疾病或状态经确诊后有可行的治疗方法。

（3）所筛检疾病或状态应有可识别的早期临床症状和体征。

（4）对所筛检疾病的自然史，从潜伏期到临床期的全部过程有比较清楚的了解。

（5）用于筛检的试验必须具备快速、经济、有效的特点。

（6）所用筛检技术应易于被群众接受。

（7）对筛检试验阳性者，保证能提供进一步的诊断和治疗。

（8）对患者的治疗标准应有统一规定。

（9）必须考虑整个筛检、诊断与治疗的成本与效益问题。

（10）筛检计划是一个连续过程，应定期进行，而不是查完一次即告终止。

总之，对某种疾病的筛检应尽量满足以上条件，具备的条件越多，说明越适用于筛检计划。其中适当的筛检方法、适用的确诊方法和有效的治疗手段是最基本的3个条件，三者缺一不可。否则，不适当的筛检将会给社会、家庭及患者或高危人群造成一系列不良后果，导致卫生资源的巨大浪费，增加不必要的精神负担和社会压力。

第二节　筛检与诊断试验评价的设计与实施

一、基本思想

由于筛检和诊断试验评价的原理和指标相同，且诊断试验的评价在临床应用相对较多，故本章节以诊断试验的评价进行说明。在对筛检进行评价时，可以参考诊断试验评价的方法和指标。诊断试验的评价与其他大多数流行病学研究方法一样，其核心思想为对比。首先选择一个金标准，依据金标准去确定患有和未患有某种疾病的研究对象，再用待评价的诊断方法对这些研究对象进行检测，最好使用同步盲法检测，将其获得的结果与金标准的诊断结果进行比较，评价该诊断试验的诊断价值。有关诊断试验的评价是临床研究的重要类型之一，一般称之为诊断试验准确性研究。

二、实施步骤

（一）确定金标准

金标准（golden standard）又称为标准诊断、标准试验、参考标准等，是指目前医学界公认的诊断某种疾病最准确的方法。确定金标准的目的是正确区分有病和无病、正常和异常。应用金标准诊断的有病和无病或正常和异常，可以认为确实有病和确实无病。金标准通常具有精确、复杂、昂贵和创伤的特性，常用的金标准有病理学诊断（包括组织活检和尸体解剖）、外科手术所见、特殊的影像学诊断（如冠状动脉造影诊断冠心病）、微生物培养和生物学标志物检测、已公认的综合临床诊断标准以及长期随访的结果等。

应该指出的是，任何疾病的金标准都是在特定历史条件下产生的，不会永远是诊断某种疾病最准确的方法。随着医学的发展，金标准也在不断更新。对于没有金标准的疾病，临床专家共同制定的公认的诊断标准也可作为金标准。确定金标准的目的是保证进入患者组和非患者组的研究对象具有明确和准确的诊断，否则就会造成研究对象在患者组和非患者组划分上的错误，从而影响对筛检或诊断试验的正确评价。

（二）选择研究对象

选择研究对象的总体原则是研究对象应该能够代表诊断试验可能应用的目标人群，同时又要考虑诊断试验的鉴别能力。例如，诊断试验不仅能将某病的疑似病例与健康者区分开，而且还能与需要鉴别诊断的疾病区分开来，这样的诊断试验结果会明显提高临床实用价值。对于金标准判断为阳性组的各临床类型，在病情的严重程度（轻、中、重型），病程的不同阶段（如早、中、晚），疑似病例与确诊病例、典型病例与非典型病例等方面，应使其对该病患者群体有较好的代表性，以使被评价的诊断方法具有良好的外推性和临床适用性。如果条件允许，样本量大，可按疾病的临床特征或类型进行分层分析，将会更加准确地评价诊断试验的适用条件，指导临床精确诊断。对于筛检试验的研究对象，应用金标准判断为阳性者一般应为早期或轻型病人。然而，对于金标准判断为阴性者，应考虑其年龄、性别等对诊断有影响的重要生理特征等因素，使其与阳性组具有良好的可比性。阴性组中最好纳入患有与所研究疾病具有相似临床表现及易混淆的其他疾病患者，以利于评价诊断试验的鉴别诊断能力。

研究对象的样本量受待评价诊断或筛检试验的灵敏度和特异度、允许误差和显著性检验水平的影响，具体可参考患病率抽样调查时的样本量估计公式进行估算，一般灵敏度可用于估计患者组的样本量，特异度用于估算非患者组的样本量。

（三）盲法检测

进行诊断或筛检试验评价时，采用盲法判定结果可以最大限度地控制信息偏倚，获得更加客观的评价结果。要求判断待评价诊断试验结果的人，在不知道金标准诊断结果的情况下观察试验结果，以避免过高或过低估计诊断试验与金标准的符合程度，避免观察偏倚。评价时如果不采用盲法检测，研究者在已知金标准确定的患者和非患者的情况下，对诊断试验出现可疑结果的患者可能更多地判为阳性或异常，而对诊断试验出现可疑结果的非患者则可能更多地被判为阴性或正常，这样就会高估诊断试验的效果。

（四）确定试验界值

1. 确定界值的原则　诊断试验及其特定指标确定之后，还应该确定诊断试验的标准。如果是连续型变量，需要确定诊断的界值，用以区别正常和异常。如果诊断界值不一致，根据其所计算的发病率、患病率、死亡率等可能存在差异，无法进行比较。另一方面，对于某一诊断试验而言，人们理想的灵敏度和特异度均为100%（如图7-2A），这时正常者与异常者的测定值的分布完全没有重叠。但是实际应用中很少有这种理想的情况。由于诊断方法本身存在的缺陷以及诊断指标的生理性变化，患者和正常人的许多生理指标和参数范围常呈现出相互交叉或重叠的现象（图7-2B，图7-3）。如果将诊断标准定在患者分布的最低点（图7-3A），高于此点为患者，该标准不会漏掉患者，但将会把一部分非患者划入患者组中。如果将诊断标准分界定在正常人分布的最高点（图7-3C），虽没有将非患者误诊为患者，但有可能将结果低于该值的一部分患者漏诊；将分界定在二者之间的某个数值，则既有一小部分患者被漏诊，又有一小部分非患者被误诊。在确定诊断标准时，应该考虑到诊断为假阴性（漏诊）或假阳性（误诊）时需要进一步鉴别诊断的繁简程度，以及漏诊或误诊后果的严重性。在确定诊断试验标准时，一般要遵循以下原则：

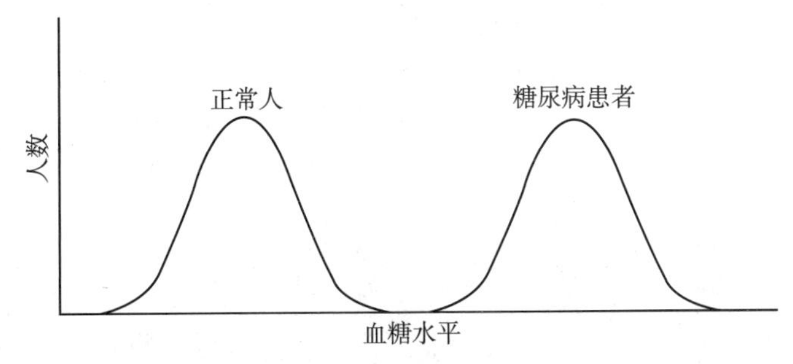

A. 理想状态下的正常人群与糖尿病患者血糖水平分布

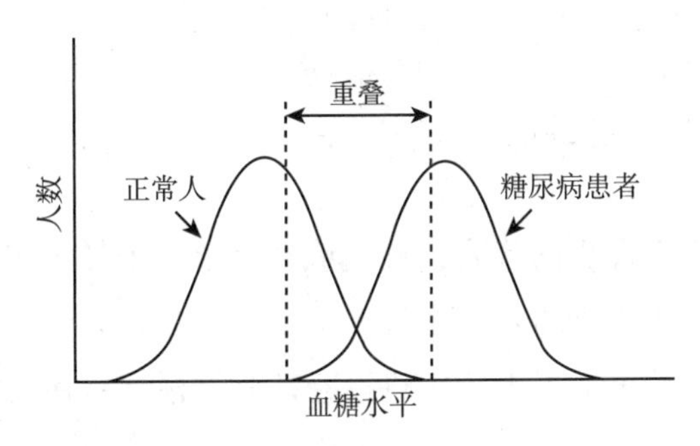

B. 现实情况下正常人群与糖尿病患者血糖水平分布

图7-2　正常人群与糖尿病患者血糖水平分布图

（1）对于预后差，漏诊可能后果严重，现有有效的治疗方法，早期诊断可以获得较好的治疗效果，患者从伦理和经济的角度可以接受的疾病，应将诊断的阳性标准定在高灵敏度的水平，尽可能地把所有的患者都诊断出来。但此时会使特异度降低，假阳性增多，导致需要进一步确诊的可疑病例增多，从而增加检查成本。这类疾病如结核病、梅毒和霍奇金病等。

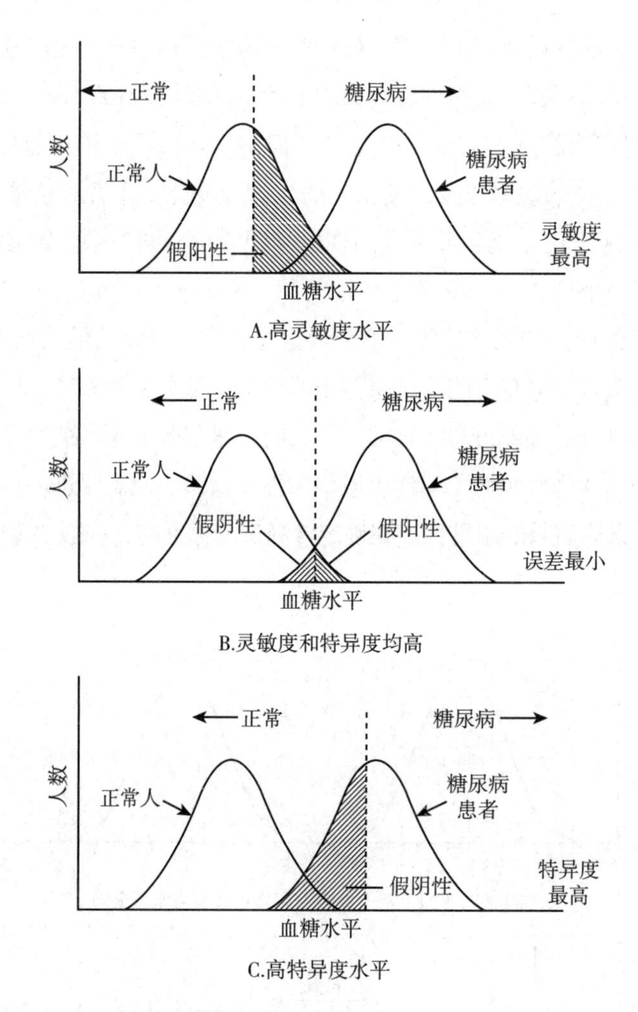

图7-3　血糖检测阳性界值高低对灵敏度和特异度的影响

（2）对于治疗效果不理想的疾病，且确诊和治疗费用又比较昂贵时；或疾病预后不严重，且现有治疗方法不理想；或误诊一个非患者为患者时后果严重，对患者的心理、生理和经济上造成严重的影响，应将诊断的阳性标准定在高特异度的水平，尽量排除非患者，如艾滋病等。

（3）当假阳性和假阴性的重要性相等时，一般可以把诊断标准定在患者与非患者分布的分界线处，即应该将诊断标准定在灵敏度和特异度均高的位置，或定在正确诊断指数最大处，如图7-3B。

2. 确定诊断试验界值的方法

（1）均数法：当诊断试验的指标为定量指标且呈正态分布时，确定正常和异常的界限为95%的测量值在正常范围，两端各2.5%是异常的，用均数 ±1.96倍标准差表示其双侧正常值范围；若诊断试验的测量值只有过高或过低为异常时，则其单侧5%是异常的，其单侧正常值范围用均数 ±1.64倍标准差表示。

（2）百分位数法：对于诊断试验指标呈偏态分布或分布类型尚不能确定，一般将观察值从小到大排列，以第2.5~97.5百分位数表示双侧正常值范围，以第5或95百分位数界定单侧正常值。

（3）受试者工作特征曲线法：受试者工作特征曲线（receiver operator characteristic curve）简称ROC曲线。诊断试验以计量资料表达结果时，将测量值按大小顺序排列，并将诊断试验的连续变量设定出多个不同的临界值，从而计算出一系列的灵敏度/特异度对子，以灵敏度为纵坐标，以误诊率（1–特异度）为横坐标绘制出的曲线就是ROC曲线。ROC曲线下的面积反映诊断试验的准确性。如图7-4所示，曲线A位于45°处，是无意义的试验；曲线B、C、D和E为临床应用价值逐步提高的试验；其中曲线E为最好的诊断试验，灵敏度和特异度均接近100%。如果假阴性结果和假阳性结果消耗同样的费用，那么最理想的分界点是取灵敏度和特异度之和的最大值，即约登指数最大。ROC曲线不仅反映了一个试验的灵敏度和特异度，而且有助于确定最佳分界点。一般来说最佳分界点位于或接近于ROC曲线左上角的“肩部”，此时诊断试验的约登指数最大，故经常在界值选择时选择约登指数最大时对应的检测值。

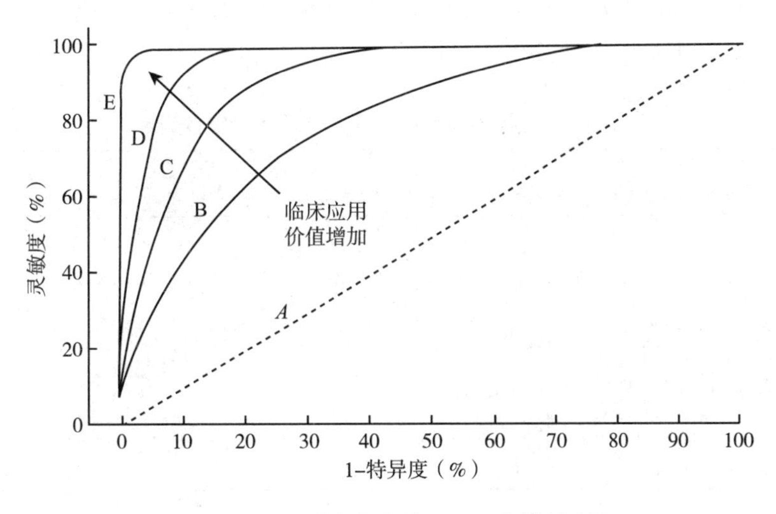

图7-4　不同试验的ROC曲线比较

（4）根据临床需要确定：依据大量临床观察或系列追踪观察某些致病因素对健康损害的阈值，作为区别正常与异常的分界值。在临床实践中，某些人体特征观察值虽然在统计学上处于正常值范围内，且在临床上没有出现严重的临床表现，但却有患严重疾病或并发症的可能。因此，可结合预后来确定临界值。

（五）结果评价

评价某一种诊断试验或筛检试验的优劣，必须将该试验的结果与已有公认的、准确可靠的诊断试验，即金标准检测的结果相比较。理想的筛检试验应该是操作简便、快速、费用低廉、对人体无害且容易被人们所接受的方法。对于筛检和诊断试验的评价，除了考虑方法本身的安全及操作上的简便和快速等因素外，还要考虑试验的真实性、可靠性和收益3个方面。

第三节　筛检与诊断试验的评价

金标准检测结果与诊断试验检测结果的比较通常用四格表加以说明（表7-2）。真阳性（true positive）表示用金标准方法确诊为阳性且用诊断试验亦判定为阳性者；假阳性（false positive）是指用金标准确诊为阴性但用诊断试验却判定为阳性者；假阴性（false negative）是指用金标准确诊为阳性但用诊断试验却判定为阴性者；真阴性（true negative）是指用金标准方法已确诊为阴性且用诊断试验也判定为阴性者。利用整理出来的四格表可以计算诊断试验评价的指标。

表7-2　诊断试验检测结果与金标准诊断结果

诊断试验	金标准		合计
	患某病	未患某病	
阳性	a （真阳性）	b （假阳性）	a+b
阴性	c （假阴性）	d （真阴性）	c+d
合计	a+c	b+d	N

一、真实性的评价

真实性（validity）又称效度或准确度（accuracy），指一种测量工具的实际测量值与真实值的符合程度。在筛检或诊断试验评价中，真实性是指试验所获得的测量值与金标准的测量结果之间的符合程度。用于评价试验真实性的指标有灵敏度、特异度、正确指数、似然比和ROC曲线下面积。

1. 灵敏度（sensitivity） 又称真阳性率（true positive rate），即实际有病且按该筛检或诊断试验的标准被正确地判为有病的百分比。它反映待评价试验发现或诊断病人的能力。依据表7-2，计算公式为：

$$灵敏度=\frac{a}{a+c}\times100\% \tag{7-1}$$

与灵敏度相关的另一指标是假阴性率（false negative rate），又称漏诊率或第Ⅱ类错误。指实际有病，但根据该筛检或诊断试验被确定为无病的百分比。它反映的是筛检或诊断试验漏诊患者的情况。依据表7-2，计算公式为：

$$假阴性率=\frac{c}{a+c}\times100\% \tag{7-2}$$

$$假阴性率=1-灵敏度 \tag{7-3}$$

2. 特异度（specificity） 又称真阴性率（true negative rate），即实际无病且按该筛检或诊断试验的标准被正确地判为无病的百分比。它反映待评价试验鉴别非患者的能力。依据表7-2，计算公式为：

$$特异度=\frac{d}{b+d}\times100\% \tag{7-4}$$

与特异度相关的另一指标是假阳性率（false positive rate），又称误诊率或第Ⅰ类错误。即实际无病，但根据筛检试验被判断为有病的百分比。它反映筛检试验误诊患者的情况。依据表7-2，计算公式为：

$$假阳性率=\frac{b}{b+d}\times100\% \tag{7-5}$$

$$假阳性率=1-特异度 \tag{7-6}$$

特异度与假阳性率之间呈互补关系，即特异度越高，假阳性率越低，反之，假阳性率越高，特异度越低。

3. 正确指数 又称约登指数（Youden's index），是灵敏度和特异度之和减1。表示筛检或诊断方法识别真正患者与非患者的能力。指数范围从0~1，越接近于1，筛检或诊断试验的真实性越好，反之越差。计算公式为：

$$约登指数=（灵敏度+特异度）-1 \tag{7-7}$$

4. 似然比（likelihood ratio，LR） 即患者中得出某一筛检试验结果的概率与非患者得出相应结果概率的比值，说明患者中出现该结果的机会是非患者的多少倍。该指标是同时反映灵敏度和特异度的综合指标，可全面反映筛检或诊断试验的价值，并且非常稳定。当检测结果分为阳性和阴性时，似然比也相应地分为阳性似然比（positive likelihood ratio，+LR）与阴性似然比（negative likelihood ratio，–LR）两种。

阳性似然比为真阳性率与假阳性率的比值。说明患者中该诊断试验出现阳性结果的机会是非患者的多少倍。该比值越大，试验结果阳性时为真阳性的概率越大，说明该诊断试验的诊断价值越高。其计算公式为：

$$+LR=\frac{\text{真阳性率}}{\text{假阳性率}}=\frac{\text{灵敏度}}{1-\text{特异度}} \tag{7-8}$$

阴性似然比为假阴性率与真阴性率的比值。说明患者中该诊断试验出现阴性结果的机会是非患者的多少倍，该比值越小，试验的真实性越好，说明该诊断试验的诊断价值越高。其计算公式为：

$$-LR=\frac{\text{假阴性率}}{\text{真阴性率}}=\frac{1-\text{灵敏度}}{\text{特异度}} \tag{7-9}$$

似然比综合了灵敏度和特异度的特征，是一个相对稳定的综合指标，它不受患病率的影响。在选择诊断试验时应该选择阳性似然比较高、阴性似然比较低的方法。当检测结果是连续变量时，可针对某一区间，计算该区间的似然比。

5. ROC曲线下面积（the area under the receiver operating characteristic curve，ROC-AUC） 是一个全面反映诊断或筛检试验准确性的指标，实际研究中应用广泛。AUC越大，越接近1.0，其诊断的真实性越高，越接近0.5，其诊断的真实性越低。可对两个及以上诊断试验ROC曲线下的面积进行比较，帮助临床医生做出合理临床决策。ROC曲线的优点是简单、直观、图形化，能直观反映灵敏度与特异度的关系。如PC-594试验诊断胰腺癌的AUC为0.93，CA19-9试验的AUC为0.85，采用PC-594试验筛检胰腺癌的真实性要优于CA19-9试验。

例7.1 某医院收治了急性心前区疼痛疑似急性心肌梗死患者共395例，为了研究血清肌酸激酶对急性心肌梗死的诊断价值，将冠脉造影作为金标准，同时检测患者血清肌酸激酶水平，设血清肌酸激酶≥80U/L为阳性，否则为阴性，其结果见表7-3。

表7-3 血清肌酸激酶测定诊断急性心肌梗死

血清肌酸激酶	急性心肌梗死（金标准判定）		合计
	有	无	
阳性	225	24	249
阴性	25	121	146
合计	250	145	395

在250例用金标准确诊的急性心肌梗死的病例中，225例血清肌酸激酶阳性（真阳性），25例阴性（假阴性）；在145例经金标准确诊未患急性心肌梗死的试验对象中，24例血清肌酸激酶阳性（假阳性），121例阴性（真阴性）。血清肌酸激酶诊断试验的真实性评价指标计算如下：

灵敏度（真阳性率）=（225/250）×100% =90.0%

漏诊率（假阴性率）=（25/250）×100% = 10.0%

误诊率（假阳性率）=（24/ 145）×100% = 16.6%

特异度（真阴性率）=（121/145）×100% =83. 4%

阳性似然比（+LR）=（225/250）/（24/145）=5.40

阴性似然比（–LR）=（25/250）/（121/145）=0.12

约登指数=0.90+0.83–1=0.73

上述结果说明，用血清肌酸激酶水平检测来诊断心肌梗死时，能正确诊断出90.0%的心肌梗死病例，同时有10.0%的病例被漏诊；有83.4%的非心肌梗死病例被正确地排除了，同时也有16. 6%的非心肌梗死病例被误诊为心肌梗死。急性心肌梗死患者出现血清肌酸激酶试验阳性结果的机会是非急性心肌梗死者出现阳性结果的机会的5.4倍，急性心肌梗死患者出现血清肌酸激酶阴性结果的机会是非急性心肌梗死者出现阴性结果机会的0.12倍。

6. 灵敏度与特异度的关系　就同一个诊断试验而言，遴选患病和非患病的临界点会影响灵敏度和特异度，提高灵敏度，特异度将会降低；反之，提高特异度，灵敏度将会降低。如在糖尿病的诊断中，以餐后2小时血糖作为诊断试验，所确定的血糖阳性界值的高低对灵敏度、特异度的影响见表7-4。

表7-4　不同血糖水平界值诊断糖尿病的灵敏度和特异度

饭后2小时的血糖（mg/100ml）	灵敏度（%）	特异度（%）
70	98.6	8.8
80	97.1	25.5
90	94.3	47.6
100	88.6	69.8
110	85.7	84.1
120	71.4	92.5
130	64.3	96.9
140	57.1	99.4
150	50.0	99.6

续 表

饭后2小时的血糖（mg/100ml）	灵敏度（%）	特异度（%）
160	47.1	99.8
170	42.9	100.0
180	38.6	100.0
190	34.3	100.0
200	27.1	100.0

二、可靠性的评价

可靠性又称为精确度（precision）、信度（reliability）、可重复性（repeatability）和稳定性（stability）。在诊断试验评价中，可靠性是指在相同条件下，诊断试验对同一研究对象重复检测获得相同结果的稳定程度，因此可靠性又称重现性。

（一）评价指标

1. 变异系数（coefficient of variance，CV） 当某试验做定量测定时，可用变异系数表示可靠性，即所测平均数的标准差与测定的均数之比；比值越小，可靠性越好。

$$变异系数=\frac{标准差}{均数}\times 100\% \qquad (7\text{-}10)$$

2. 符合率（agreement rate） 又称一致率、准确度（accuracy），为同一批研究对象两次诊断结果均为阳性与均为阴性的人数之和占所有进行诊断试验人数的比例。符合率可用于比较两个医师诊断同一组患者，或同一医师两次诊断同一组患者结果的稳定程度。

$$符合率=\frac{a+d}{N}\times 100\% \qquad (7\text{-}11)$$

3. *Kappa*值 在分析评价两种检验方法或同一方法两次检测结果的一致性时，考虑了机遇因素对一致性的影响。现举例说明*Kappa*值的意义和推论过程。

采用甲苯胺红不加热血清试验（TRUST）和胶体金免疫层析试验（GICA）检测血清中的梅毒反应素和梅毒螺旋体抗体来检测梅毒，结果见表7-5：

表7-5　采用TRUST试验和GICA试验检测梅毒的结果

TRUST试验	GICA试验		合计
	阳性	阴性	
阳性	85（a）	266（b）	351（r_1）
阴性	6（c）	2511（d）	2517（r_2）
合计	91（c_1）	2777（c_2）	2868（N）

两种试验检测梅毒均阳性85例、均阴性2511例。

观察一致率$(P_0)=\frac{a+d}{N}=\frac{85+2511}{2868}=0.91$

机遇一致率$(P_c)=\frac{r_1c_1+r_2c_2}{N^2}=\frac{351\times91+2517\times2777}{2868^2}=0.85$

非机遇一致率$=1-P_c=1-0.85=0.15$

实际一致率$=P_0-P_c=0.91-0.85=0.06$

$Kappa=\frac{实际一致率}{非机遇一致率}=\frac{P_0-P_c}{1-P_c}=0.06/0.15=0.40$

*Kappa*值的计算方法可用简化的公式计算：

$$Kappa=\frac{N(a+d)-(r_1c_1+r_2c_2)}{N^2-(r_1c_1+r_2c_2)} \tag{7-12}$$

根据边缘概率的计算，*Kappa*值的范围值应在-1~1之间，当两个诊断完全一致时，*Kappa*值为1。当观测一致率大于机遇一致率时，*Kappa*值为正数，且*Kappa*值越大，说明一致性越好。当观察一致率小于机遇一致率时，*Kappa*值为负数，这种情况一般来说比较少见。*Kappa*值等于0时，表示观察一致率完全由机遇所致。对*Kappa*值的一致性强度的意义可参考Kanidis和Koch提出的标准（表7-6）。

表7-6　*Kappa*值判断标准

*Kappa*值	一致性强度
＜0	弱
0~0.20	轻
0.21~0.40	尚好
0.41~0.60	中度
0.61~0.80	高度
0.81~1.00	最强

在对诊断试验评价的实践中需要注意，一个诊断试验具有较好的真实性，不一定具有较好的可靠性。而可靠性较好，不一定也有较好的真实性。真实性和可靠性不是必定相关的。因此，在选择诊断试验时，既要考虑其真实性，也决不可忽略其可靠性。

（二）影响筛检试验可靠性的因素

1. 研究对象的生物学变异 由于研究对象的很多生理、生化或免疫学测量指标受生理状态和精神状态的影响，使得对于同一调查对象在不同时间获得的测量指标有所波动，例如血压、脉搏等指标，在同一天内的不同时间测量结果会有所波动，这种波动可能是由于生物节律的变化所致。

2. 观察者变异 同一观察者在不同时间或不同观察者在同一时间检查同一样本时所得结果的不一致程度，即为观察者变异。例如，血压测量者的不一致性、X线读片结果判断的不一致性等。

3. 仪器、药品和试剂的变异 由于测量仪器不稳定或试验方法不稳定，不同厂家或同一厂家生产的不同批号的试剂盒纯度、有效成分含量、试剂的稳定性等均有不同，所以在重复测量时，可能出现测量误差。

在开展诊断试验评价前必须对影响可靠性的诸多因素进行充分的估计，严格遵循实验步骤，实验前对试剂进行标准化，选择同批次试剂，对仪器进行校正，控制室温，强调同一环境，对工作人员进行培训，最大限度地控制各种因素对诊断试验结果的影响。

三、收益

不仅要对诊断试验的真实性和可靠性进行评价，还需要对诊断试验应用在人群中的效果，即诊断试验或筛检的收益进行评价，主要包括预测值的估算、诊断出的新病例及其预后状况，以及卫生经济学评价等。

（一）预测值（predictive value，PV）

灵敏度和特异度等真实性指标是诊断试验本身的特征，是临床医生是否采纳该诊断试验的重要决策依据。一旦采纳该诊断试验后，针对某一诊断试验结果，临床医生面临的工作就是判断有这种结果的人患病可能性的大小。

1. 预测值 是应用诊断试验结果来估计受检者患病与不患病可能性（概率）大小的指标。由于诊断试验的结果分为阳性和阴性，因此预测值分为阳性预测值和阴性预测值。

阳性预测值（positive predictive value，+PV）：是诊断试验结果为阳性的对象中真正患者（用金标准确诊患某病者）的概率。对于一项诊断试验来说，阳性预测值越大越好。

阴性预测值（negative predictive value，–PV）：是诊断试验为阴性的对象中真正无病（金标准确诊未患某病者）的概率。该值也是越大越好。根据表7-2，计算公式是：

$$阳性预测值=\frac{a}{a+b}\times 100\% \tag{7-13}$$

$$阴性预测值=\frac{d}{c+d}\times 100\% \tag{7-14}$$

仍以血清肌酸激酶诊断急性心肌梗死的试验为例。由表7-3可见，在249例血清肌酸激酶阳性者中，有225例被金标准确诊为急性心肌梗死，因此该诊断试验的阳性预测值为90.4%（225/249×100%）；在146例血清肌酸激酶阴性者中，有121例经金标准确诊为非急性心肌梗死患者，该诊断试验的阴性预测值为82.9%（121/146×100%）。上述诊断试验的预测值可进一步地解释为，当诊断试验为阳性结果时，临床医生有90.44%的把握将患者诊断为心肌梗死，当诊断试验的结果为阴性时，临床医生有82.9%的把握排除检查者患有心肌梗死。

2. 灵敏度、特异度和疾病的患病率与预测值的关系

（1）灵敏度、特异度：在临床实践中，医生依据阳性预测值和阴性预测值来判断受试者是否患病。一般来说，患病率相同时，诊断试验的灵敏度越高，则阴性预测值越高，医生更有把握判断阴性结果的受试者为非患病者；反之，特异度越高，则阳性预测值越高，医生更有可能判断阳性结果的受试者为患病者。

（2）疾病的患病率：当一项诊断试验的灵敏度和特异度确定后，阳性预测值和患病率成正比，阴性预测值和患病率成反比。即使诊断试验的灵敏度和特异度均较高，当患病率很低时，其阳性预测值也会降低，出现较多假阳性。也就是说，在患病率较高的人群中应用该诊断试验比较有意义。这就要求医生在分析受检者的诊断试验结果时，需要考虑其来自高患病率人群还是低患病率人群。一般基层医院门诊患者中某病患病率比专科医院低，所以其阳性预测值一般低于专科医院。

阳性预测值和阴性预测值与诊断试验的灵敏度（Se）、特异度（Sp）以及患病率（P）的关系如下：

$$阳性预测值=\frac{P\times Se}{P\times Se+(1-P)\times(1-Sp)} \tag{7-15}$$

$$阴性预测值=\frac{(1-P)\times Sp}{(1-P)\times Sp+P\times(1-Se)} \tag{7-16}$$

公式（7-15）和公式（7-16）虽然准确地表达了预测值与灵敏度、特异度的关系，但根据该式很难一目了然地看清诊断试验的灵敏度越高、阴性预测值越高，以及特异度越高、阳性预测值越高的关系。表7-7中假设在1000名受试对象中评价了尿糖试验对糖尿病的诊断效果，假设患病率分别为3.0%和5.0%，改变临界值试验可分别得到2个灵敏度和特异度，此表可直观地了解患病率、灵敏度和特异度与预测值的关系。

（二）检出新病例的数量及预后

诊断试验的灵敏度越高，发现的新病例相应越多，漏诊率就越低，并且早发现、早诊断、早治疗带来的治愈率、阴转率和生存率也相应提高，病死率则相应地下降。因此，可以通过诊断出病例的多少和预后来评价诊断试验的效果。

表7-7　患病率、灵敏度、特异度与预测值的关系

患病率（%）	灵敏度（%）	特异度（%）	试验结果	金标准诊断		合计	阳性预测值（%）	阴性预测值（%）
				糖尿病	非糖尿病			
3.0	30.0	99.0	+	9	10	19	47.4	
			–	21	960	981		97.9
			合计	30	970	1000		
3.0	50.0	95.1	+	15	48	63	23.8	
			–	15	922	937		98.4
			合计	30	970	1000		
5.0	50.0	95.1	+	25	47	72	34.7	
			–	25	903	928		97.3
			合计	50	950	1000		

（三）卫生经济学评价

1. 成本－效果分析（cost-effectiveness analysis） 研究实施筛检计划投入的费用及其获得的生物学效果。通常可估计平均每个病例筛检成本（直接与间接）与在健康改善方面所取得的效果（临床指标的改善和生存期的延长等），并以此计算成本效果的比值（每延长一年生存期所消耗的成本）。

2. 成本－效益分析（cost-benefit analysis） 研究实施筛检计划投入的费用及其获得的经济效益比值。效益（benefit）是指健康改善的结局用货币价值来衡量。投入费

用和经济效益均以货币单位衡量。可用直接和间接投入的成本与直接和间接获得的效益进行比较。经济效益包括早期诊断疾病所节约的医疗费用，以及由于早期发现而延长的生命和工作年限等多方面折算。效益除以成本可以计算出投入单位成本所获得的收益大小，以供决策者决定是否需要进行某种疾病的筛检。

3. 成本-效用分析（cost-utility analysis） 对研究实施筛检计划投入的成本与取得的生命质量改善情况的分析。生命质量包括生理、心理和社会幸福感等健康状况，及有关经济、家庭和工作等社会环境状况的满意程度，以评分法进行定量测量。

上述3种卫生经济学评价就是对新的诊断试验所花费的费用与其所获得的经济效益、效果和效用的比值与金标准或其他诊断试验方法所花费的费用与其所获得的经济效益、效果和效用的比值进行比较分析。

第四节 提高筛检和诊断试验效率的方法

一、选择患病率高的人群

预测值的大小受诊断试验灵敏度、特异度及患病率（验前概率）的影响，一旦确定了诊断试验后，其灵敏度和特异度也就确定了，此时预测值主要受患病率影响。因此，选择患病率高的人群进行诊断试验是提高预测值的手段。在实际应用中，可先选用灵敏度高，价钱低的方法，对就诊者进行初步诊断，初步诊断阳性者的患病率比普通就诊者要高，可以进一步用昂贵的诊断试验确诊。此外，上级医院或专科医院就诊的患者往往经过下级医院或普通医院转诊过来，相当于初步筛检过，具有较明确的患某病的倾向，此人群中某些疾病的患病率较高，在这种情况下开展诊断试验可提高诊断试验的效率，进行相应的诊断试验是适宜的。

二、采用联合试验

在临床实践中，同时具有高灵敏度及高特异度的诊断试验是很少的。在实施诊断时，可采用联合试验，即用多项诊断试验检查同一对象，以提升诊断的灵敏度或特异度。根据多项试验联合使用的方式，可将联合试验分为并联试验和串联试验。

1. 并联试验（parallel test） 又称平行试验，即同时应用多个诊断试验进行诊断，只要有任何一项试验结果为阳性就可判断为阳性，只有全部试验结果均为阴性才将最终判断为阴性。该法可以提高灵敏度，降低特异度。在临床急需作出诊断时，可采取并联试验，不易漏诊，阴性预测值提高。但其代价是特异度降低及假阳性率升高，容易造成误诊。

2. 串联试验（serial test） 又称系列试验，即依次应用多项诊断试验进行诊断，全部试验结果均为阳性，才将最终结果判断为阳性，任何一项试验结果为阴性就可定为最终结果阴性。当目前使用的几种诊断方法的特异度均较低时，可选用串联试验以提高诊断的特异度，减少误诊。其代价是灵敏度降低，漏诊率增加。另外，某些诊断试验本身价格昂贵或有一定的危险性，为确诊某病又不得不做，这时可以选择几种虽特异度不高但简单安全的方法进行试验，提示可能患有某种病时，再进一步做价格昂贵的试验。

并联试验和串联试验结果判断的方法见表7-8。

表7-8 并联试验和串联试验的结果判断

试验A	试验B	并联试验	串联试验
+	+	+	+
+	–	+	–
–	+	+	–
–	–	–	–

例7.2 应用血清1，3-β-D葡聚糖（G试验）和半乳甘露聚糖（GM试验）检测侵袭性肺曲霉病（invasive pulmonary aspergillosis，IPA）结果见表7-9。

表7-9 G试验和GM试验单独与联合检测IPA的结果

试验结果		IPA	非IPA
G试验	GM试验		
+	+	36	5
+	–	6	8
–	+	4	5
–	–	4	50
合计		50	68

G试验：

$$灵敏度=\frac{36+6}{50}\times 100\%=84.0\%$$

$$特异度=\frac{5+50}{68}\times 100\%=80.9\%$$

GM试验：

$$灵敏度=\frac{36+4}{50}\times 100\%=80.0\%$$

$$特异度=\frac{8+50}{68}\times 100\%=85.3\%$$

平行试验：

$$灵敏度=\frac{36+6+4}{50}\times 100\%=92.0\%$$

$$特异度=\frac{50}{68}\times 100\%=73.5\%$$

系列试验：

$$灵敏度=\frac{36}{50}\times 100\%=72.0\%$$

$$特异度=\frac{8+5+50}{68}\times 100\%=92.6\%$$

案例讨论

南通大学邹晖等在《中华危重病急救医学》杂志上发表文章，旨在探讨中性粒细胞CD64指数对ICU脓毒症患者的诊断价值。该研究以某三甲医院综合ICU收治的患者作为研究对象，以脓毒症3.0诊断标准为金标准，纳入诊断为脓毒症的107例患者为脓毒症组，以同期在本科住院无感染的112例患者作为对照组。于患者入住ICU 24h内采集静脉血，检测两组患者中性粒细胞CD64指数、C反应蛋白（CRP）及降钙素原（PCT）水平，绘制ROC曲线评价中性粒细胞CD64指数、CRP及PCT对脓毒症的诊断价值。具体结果见表7-10和图7-5。

表7-10　中性粒细胞CD64指数、CRP及PCT对脓毒症的诊断价值

指标	最佳截断值	灵敏度（%）	特异度（%）	AUC	95% CI	*P*值
中性粒细胞CD64指数	4.32	83.6	88.7	0.924	0.871~0.978	0.016
CRP	98.0	75.1	87.2	0.915	0.855~0.975	0.017
PCT	2.81	76.3	82.5	0.879	0.807~0.951	0.026

ROC曲线在诊断试验评价中可用于确定连续性变量的最佳截断值，一般取正确指数最大的点对应的截断值即为最佳截断值。本例中在正确指数最大时对应中性粒细胞CD64指数、CRP和PCT的最佳截断值分别为4.32、98.0和2.81，此时对应的灵敏度和特异度分别是83.6%和88.7%、75.1%和87.2%、76.3%和82.5%。ROC曲线对应的曲线下面积，即AUC可以用于比较不同诊断方法间的真实性，本例中中性粒细胞CD64指数、CRP和PCT的AUC分别为0.924、0.915和0.879，*P*值分别为0.016、0.017和0.026，其置信区间均不包括0.5，且*P*值均小于0.05，提示均有较好的真实性。而相较于CRP和PCT，中性粒细胞CD64指数具有更大的AUC，提示其真实性最佳，也具有最高的灵敏度与特异度，中性粒细胞CD64指数诊断ICU脓毒症具有较好的临床价值。

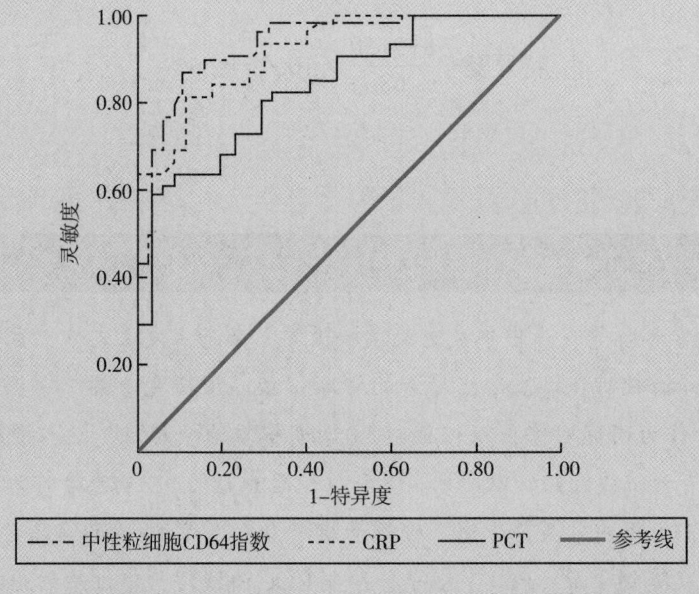

图7-5　中性粒细胞CD64指数、CRP及PCT诊断脓毒症的ROC曲线

本章小结

筛检在疾病预防控制实践中意义重大，准确地诊断是有效治疗的前提，任何诊断或筛检试验应用于公共卫生或临床实践之前均应经过严格的评价。

筛检或诊断试验评价的基本思想是将待评价方法与金标准进行同步盲法比较，并对其真实性、可靠性和收益进行分析。

真实性评价主要的指标包括灵敏度、特异度、约登指数、似然比、ROC曲线下面积；可靠性评价主要指标有变异系数、符合率和*Kappa*值。提高筛检或诊断试验收益的方法主要有选择患病率高的人群和采用联合试验。

（寇长贵）

第三篇

疾病预防和控制

Part 3

第八章　疾病预防策略、政策及措施

学习目标

1. 掌握　疾病三级预防策略的内容。
2. 熟悉　健康及健康影响因素的内涵。
3. 了解　健康中国战略。

公共卫生是以保障和促进公众健康为宗旨的公共事业。通过国家和社会共同努力，预防和控制疾病与伤残，改善与健康相关的自然和社会环境，提供预防保健和必要的医疗服务，培养公众健康素养，创建人人享有健康的社会。实现公共卫生宗旨的核心和基础是制定和实施有效的促进健康的预防策略、政策及措施。

第一节　健康及影响因素

一、健康

（一）个体健康

1948年，世界卫生组织（Word Health Organization，WHO）颁布的《组织法》中为健康下了一个比较完整的定义，即健康是身体、心理和社会适应的完好状态，而不仅是没有疾病和虚弱。随着社会的进步，人们对健康的内涵有了更深入的认识。1986年，WHO发表的《健康促进渥太华宪章》中，对健康的定义提出了新的认识，强调“要实现身体、心理和社会幸福的完好状态，人们必须要有能力识别和实现愿望、满足需求以及改善或适应环境”。1990年，WHO把道德的因素加入到了健康的范畴，提出在躯体健康、心理健康、社会适应良好和道德健康4个方面皆健全。道德健康的内容是指不能损坏他人的利益来满足自己的需要，能按照社会认可的行为道德来约束及支配自己的思维和行动，具有辨别真伪、善恶、荣辱的是非观念和能力。

（二）人群健康

健康不仅是每个个体的特征，也可以作为一个场所、一个地区或一个国家中整个人群的特征，即人群健康（population health）。人群健康特征可以由个体特征直接衍生而来。例如，人群的平均血胆固醇水平是个体血胆固醇水平的算术平均数。个体相关慢性病的发病风险取决于自身的胆固醇水平，而人群的疾病风险则是个体疾病风险的平均水平。另有一些人群特征，虽然源自个体特征，但被看作是一种全新的属性，如群体免疫力（herd immunity）。如果一个社区中有足够多的个体具备某种传染病的免疫力，最终会因为易感者的数量太少而无法实现该病的持续传播。社区中没有免疫力的个体也会因为群体免疫水平的人群特征，而具有很低的感染疾病的风险，决定个体疾病风险的不是他/她自己的易感状态，而受群体免疫水平这个人群特征影响。

（三）全球健康

在国际上，全球健康（global health）开始逐步取代国际卫生和全球公共卫生，并成为公共卫生领域占主导地位的术语。国内有学者初步提出了全球健康的定义，即全球健康是致力于改善全人类的健康水平，实现全球人人公平享有健康的一个跨学科、兼具研究和实践的新兴领域。其关注的是具有全球意义的健康问题及其决定因素，以及解决方案和全球治理，需要在国家、地区和全球层面超越国界和政府，动员并协调各方力量采取有效行动予以应对。其领域的特点是融合人群为基础的预防医学和个体为对象的临床医学，运用卫生领域各学科的理论与方法，以及卫生领域学科之外的政治、外交、社会、经济等多学科的研究方法与实践经验，倡导跨学科参与及合作。

（四）全健康

全健康（one health）现有“同一健康”和“大健康”等多个译法。随着全球一体化进程的发展，在国际贸易快速发展、人口流动增加，环境和气候加剧变化等因素的影响下，复杂的健康问题及其所带来的公共卫生事件频繁发生，严重威胁人类健康和动植物种群生存。事实上，任何一个单独的学科、机构、组织、国家都无法解决当前复杂的公共卫生问题。人们意识和关注到人类健康与动物健康和生态环境稳定之间的紧密联系，开始从“人类-动物-环境”健康的整体视角出发，通过多机构、跨学科和跨地区的协同合作，联合解决复杂的健康问题，故全健康理论由此产生。全健康关注的健康问题广泛，如人兽共患病、抗微生物药物耐药性、食品安全和粮食安全、媒介传播疾病、环境污染、气候变化等人、动物和环境共有的健康威胁。全健康的内涵是通过地区、国家和全球范围内多学科的共同努力，实现人类、动物和环境的最佳健康。

2007年，来自111个国家和29个国际组织的代表在印度新德里就禽流感和大流行性流感问题举行部长级会议，鼓励各国政府运用全健康理念建立人类与动物健康系统之间的联系，以防止流感扩散。2008年，联合国和世界银行联合发布了一份报告，提出了采用全健康理念降低传染病风险的建议。“全健康”作为21世纪新出现的大健康理念，因为其跨学科、全方位、系统地考虑人类社会发展的问题，将人-动物-环境交叉领域纳入同一体系，可为解决人类未来发展中的问题带来全新的模式，也是积极构建人类健康共同体的重要途径，因此“全健康”在医学、环境和生态领域逐渐被学者所接受。

2010年，为了有效防止动物疾病威胁人类健康并给社会带来巨大的经济损失，联合国粮食与农业组织、世界动物卫生组织和世界卫生组织，倡导在人类-动物-环境层面上共担责任、协调全球活动的“全健康”理念，旨在大力提高全球应对健康风险的能力，也推动了“全健康”从理念走向行动，并在全球广泛传播。

二、影响健康的因素

（一）人类生态系统模型

1985年，汉考克（Hancock）与珀金斯（Perkins）提出了人类生态系统模型（model of the human ecosystem）。模型的中心表示个体健康包括生理、心理和精神3个层面，影响个体健康的因素用3个嵌套的环形表示，即家庭、社区和建成环境、文化和生物圈。在家庭和社区水平，影响因素又被分为4组，即个体行为（生活方式）、人体生物学、物质环境和心理社会经济环境。除此之外，上述4组因素之间还有3个特别的联系，一是以诊疗疾病为目的的医疗体系，主要关注人体生物学和个体行为；二是工作场所中的物质环境和心理社会经济环境对个体健康的影响；三是生活方式，它是在特定社区和文化背景下个体行为与心理社会经济环境交互作用的结果。这个模型是动态的，不同环的形状和大小可根据不同时代、不同社会中不同影响因素的相对作用大小而改变。近年来，世界卫生组织又提出健康的决定因素（determinants of health），包括：收入和社会状况，受教育水平，饮用水、空气、工作场所、住宅、社区和道路等各种环境，社会支持网络，个体遗传特征，卫生服务，性别等。

（二）影响健康的因素

（1）个体因素：①遗传和生物学因素：遗传基因、性别、年龄、生长发育、衰老、营养状态、体格、心理特征、获得性免疫、既往疾病史等。②生活方式因素：个体的卫生习惯，对饮食、烟草、酒、毒品、体力活动、系安全带等各种生活方式的选择。③社会经济状况因素：收入、受教育程度和职业等。

（2）环境因素：①自然环境，空气、水、土壤、食物等，同时考虑它们生物的、化学的和物理的构成和属性。②建成环境（built environment），指人为建设或改造的建筑物、场所、设施等，如城市规划与土地利用、道路、交通运输系统、公园、绿地、娱乐设施、住宅、工业和商业场所等。③社会和经济环境，由家庭成员、朋友、同事和社区成员构成的社会支持网络、社会文化、风俗习惯、信仰、犯罪水平、经济体制和政策等。

（3）卫生服务因素：如卫生服务的质量、可获得性、可及性和可负担性，服务提供者的能力等。

三、医学模式

（一）生物医学模式

生物医学模式（biomedical model）是建立在经典的西方医学基础之上，尤其是细菌论基础之上的医学模式。该模式重视疾病的生物学因素，并用该理论来解释、诊断、治疗和预防疾病以及制定健康保健制度。

在生物医学模式下，所谓健康就是没有疾病。而疾病是由生物学因素作用的结果，如细菌、病毒等病原体，或者是机体的生物功能失常。通过医学措施，如药物、手术，可以恢复机体健康。在医治过程中，医务人员处于权威地位，患者处于被动状态，治疗的是疾病而不是患者。卫生服务的发展方向以治疗疾病和伤残为主。在生物医学模式下，人们对机体的了解有了极大的改善，很多过去是致命的疾病得以治疗，人的期望寿命大大提高。

（二）生物-心理-社会医学模式

生物-心理-社会医学模式（biopsychosocial model）是从生物、心理和社会等方面来观察、分析和思考，以处理疾病和健康问题的科学观和方法论。

在生物-心理-社会医学模式下，健康是一个积极的概念，涵盖生理、心理、精神和社会4个层面。影响健康的因素不只是个体生物学因素，还包括生活方式因素以及外界各种环境因素，是多种因素综合作用的结果。在这种认识的基础上，疾病的预防、管理和康复以及促进健康要比疾病治疗更为重要。单纯依靠医学措施远不足以实现这样的目标，而政策、经济措施、环境工程措施等可能发挥更大的作用。

第二节　预防策略与措施

策略（strategy）是为了实现某一特定目标而制定的引领全局的指导思想、行动方针，属于战略性和全局性的；而措施是为了实现预期目标所采取的具体方法、步骤，是具体防制手段，是战术性和局部的。策略与措施密切相关，相互影响。只有在有效策略的指导下，采取对疾病或健康问题行之有效的一系列必要的措施，才能达到预期的效果。相反，不考虑措施可行性和有效性所制定的策略，也很难实现预期目标。另外，虽然措施服从于策略，但一些措施的发展有时也会促进策略的改变。例如，针对某些传染病（如麻疹、脊髓灰质炎等）的疫苗的研制成功和推广，改变了相应疾病的预防策略。

一、疾病预防策略

与传统的疾病预防理念相比，全球疾病预防策略发生了一些转变，例如，从关注疾病转向关注危险因素，从关注近端危险因素转向关注远端危险因素，强调常见危险因素控制；预防策略上突出了一级预防、全人群策略和整合的危险因素管理的重要性；大力开展监测活动，实现真正意义的循证决策等。

（一）疾病自然史

疾病的自然发展过程，包括从疾病的发生、发展到结局的整个过程称为疾病的自然史（natural history of disease）。在没有医学干预的情况下，疾病自然史大致可以分为易感期（stage of susceptibility）、亚临床疾病期（stage of subclinical disease，preclinical phase）、临床疾病期（stage of clinical disease）和康复期（stage of recovery）。在亚临床疾病期，传染病中常用潜伏期（incubation period）表示病原体侵入机体至开始出现临床症状和体征的一段时间。而在慢性非传染性疾病中，则用诱导期（induction period）表示从暴露于病因因子到疾病开始所经历的时间；用潜隐期（latency period）表示从疾病开始到出现疾病表现所经历的时间。

（二）疾病预防

疾病预防（disease prevention），即预防疾病（或伤害）和残疾发生，阻止或延缓其发展的一系列活动。预防的主要目的是消灭或消除疾病（或伤害），或将疾病（或伤害）和残疾对生活质量的影响降到最低，如果这些难以实现，至少推迟疾病的发生，或延缓疾病和残疾的发展。其中，消灭（eradication）是指通过监测和围堵等措施，消灭传染病病原体，从而终止所有的疾病传播。消除（elimination）是将疾病的传播减少到事先规定的一个非常低的水平，但不是消灭某一疾病。

（三）疾病的三级预防

20世纪60年代美国哈佛大学卡普兰（Kaplan）提出了三级预防理论。三级预防是以全民为对象，以健康为目标，以预防疾病为中心的预防保健原则，是预防医学工作的基本原则与核心策略。随着现代医学的发展，预防医学和临床医学也在相互渗透和相互促进，现代预防的概念已融入疾病发生发展转归的全过程。针对疾病的不同阶段，在目标人群按照三个等级采取相应的公共卫生分级预防措施，包括防止疾病的发生，阻止或延缓其发展，最大限度地减少疾病造成的危害，称为三级预防。三级预防理论认为健康的动态平衡受到众多因素影响，通过干预这些因素可以维护健康。健康-疾病是一个连续谱，人们可以通过三级预防手段来调控这个连续谱，即用三级预防的思维方式，对影响健康的环境因素、生活行为方式、卫生服务和生物因素进行研究和干预。

1. 第一级预防（primary prevention） 又称病因预防，是在疾病（或伤害）尚未发生时针对病因或危险因素采取措施，降低有害暴露的水平，增强个体对抗有害暴露的能力，预防疾病（或伤害）的发生，或至少推迟疾病的发生。第一级预防应该是消灭或消除疾病（或伤害）的根本措施。

实现第一级预防可以采取多类措施，如预防环境中的有害暴露、提高机体抵抗力（如免疫接种）或保护个体免受有害暴露的伤害、教育个体改变危险行为（如戒烟、限酒、合理膳食和增加体力活动）等。

（1）高危人群策略：高危策略（high-risk strategy）是以临床医学思维为导向的实现第一级预防的策略。高危策略是对未来发病风险高的一小部分个体，针对致病危险因素采取有针对性的措施，降低危险暴露水平及其未来发病的风险。例如，定期对成年人进行心血管疾病危险因素评估，对未来10年发生冠心病风险显著高的个体进行有针对性的危险因素干预，如戒烟，控制食盐摄入，多吃蔬菜水果和低脂乳制品，适量运动，控制体重、血压、血脂、血糖等。

高危策略对资源的利用可能更符合成本效益原则。但是，进食、吸烟、运动等多数生活方式很大程度上受到我们所在社会的行为规范以及周围人的行为的影响和限制。而高危策略在本质上就是要求少数人在行为上必须与众不同，这无疑限制了这种策略的效果。如果某种疾病的绝大部分病例都发生在一组很容易识别的小人群中，如果针对这组人群的干预很有效、人们负担得起、可以接受，那么高危策略就足以控制这个疾病。但是，当问题的根源波及到整个人群时，仅治疗那些患者和显著易感的个体，即冰山的一角，是治标不治本的策略。

（2）全人群策略：全人群策略（population-based strategy）是以公共卫生思维为导向的实现第一级预防的策略。全人群策略不需要确定哪些个体未来发生疾病的风险高，哪些风险低，而是通过消除有害暴露，尤其是那些个体难以觉察或控制的环境暴露，或针对人群中有害暴露的决定因素，即针对病因采取措施，降低整个人群有害暴露的水平，进而降低人群总的疾病负担。

高危策略和全人群策略各有各的优势和不足，并不是非此即彼的关系，在解决很多问题的过程中，两种策略是互为补充、协同作用的。

2. 第二级预防（secondary prevention） 又称"三早"预防，即早发现、早诊断、早治疗。第二级预防是在疾病早期，症状体征尚未表现出来或难以觉察，通过及早发现并诊断疾病，及时给予适当的治疗，有更大的机会实现治愈；或者如果疾病无法治愈，可以通过治疗阻止疾病发展到更严重的阶段或至少减缓发展进程，减少对更复杂的治疗措施的需要。

疾病的早发现可通过筛检、病例发现、定期体检等实现。很多慢性病的病因尚不完全清楚，要完全实现第一级预防非常困难。而慢性病的发生多为致病因素长期作用的结果，早发现是有可能实现的。因此，在很多慢性病的预防中，第二级预防至关重要。

3. 第三级预防（tertiary prevention） 又称临床预防或疾病管理（disease management）。第三级预防发生在疾病的症状体征明显表现出来之后。早期，通过适当的治疗缓解症状，预防疾病进一步恶化，预防急性事件的发生和复发，预防合并症和残疾的发生。到了疾病晚期，通过早期发现和管理合并症，对已经发生的残疾进行康复治疗，最大限度的恢复个体的机体功能和社会功能，提高生活质量，延长寿命。第三级预防旨在降低疾病和残疾给个体、家庭和社会带来的负担。

很多情况下，疾病自然史的各个阶段间很难划出明确的界限，所以将三级预防截然区分开来也存在一定的困难，三者在概念上或实践中有时会有一定的重叠。另外，同类措施会因预防的目标疾病不同而属于不同级的预防。例如，治疗高血压以控制血压水平到正常范围，对于心血管疾病的预防来说属于第一级预防，即危险因素的干预，而对于高血压病的预防来说，则属于第二级预防和第三级预防。

二、健康保护与健康促进

随着健康内涵的发展，公共卫生的目标已不再只是预防疾病，还包括了积极维护和促进健康。而实现这一目标的主要策略包括健康保护和健康促进等。

1. **健康保护（health protection）** 又称健康防护，即采取有针对性的措施保护个体或人群免受来自外界环境的有害物质（如生物、物理、化学类有害物质等）对健康的威胁。健康保护涉及众多健康相关领域，如传染病，职业卫生，环境卫生，放射卫生，食品卫生，学校卫生，药品、医疗器械和化妆品安全，意外伤害，突发公共卫生事件应急准备和处理等。

健康保护措施中既包括医学类措施，如免疫接种、预防性用药，也包括环境工程措施、经济措施、法律措施等。当然，也有些学者将健康保护特指为后一类措施。很多健康保护措施是个体能力所不及的，也非医疗卫生部门可独自实施，需要政府和社会的共同努力。

（1）消除外界环境中的有害物质或将其控制到不会对人体健康造成有害影响的水平。如建筑行业采用无危害或危害较小的建筑材料、采取不产生或少产生粉尘的施工工艺、施工设备和工具；勤洗手是个人卫生和感染控制的措施之一。

（2）为个体提供保护屏障。如施工机械的驾驶室或操作室密闭隔离，并在进风口设置滤尘装置；使用个人防护用品如防护服、防护手套和防护眼镜。

（3）增强个体对抗有害物质的能力，或暴露后采取措施以预防发病或减轻发病时的症状。如接种疫苗、免疫血清或免疫球蛋白；医护、公安等人员因职业原因不慎接触艾滋病病毒感染者及其体液时，进行及时的暴露后预防用药等。

2. **健康教育（health education）** 是通过信息传播和行为干预，帮助个体和群体掌握卫生保健知识，树立健康观念，在获得信息、提升认识的前提下，自愿采纳有利于健康的行为和生活方式的教育活动与过程。健康教育更注重使受教育的对象产生内化的过程，突出了个体在改变行为方面的自愿性。健康教育在三级预防中都可以发挥作用。例如，告诉公众结核病的基本症状，鼓励在出现可疑症状时及时就诊；针对结核病患者，要告知治疗管理的基本知识，规范治疗的益处以及国家免费治疗的政策，提高规范治疗的依从性。

大量的健康教育实践表明，行为改变是长期而复杂的过程，单纯的教育手段只能作用于人们的认知、技能的提高，进而促使行为生活方式发生改变。然而，很多时候由于环境条件的制约、政策的缺乏，可能阻碍人们采纳健康行为意愿的实现。

3. **健康管理（health management）** 是对个人或人群的健康危险因素进行全面监管的过程，其目的是以最小的投入获取最大的健康目的。与一般健康教育不同的是，健康管理是根据个人的健康状况来进行评价，即根据个人的疾病危险因素，由医生进行个体指导，动态追踪危险因素并及时进行干预。目前，健康管理主要用于慢性非传染性疾病的预防，如高血压、高脂血症、冠心病、脑卒中、糖尿病、肥胖、骨质疏松及肿瘤等。

健康管理是当今世界医学发展的趋势，其是在健康学理论指导下，集医学科学、管理科学与信息科学于一体，重点研究健康的概念、内涵与评价标准，健康风险因素监测与控制，健康干预方法与手段，健康管理服务模式与实施路径，健康信息技术与标准等。健康管理服务的主要内容包括：健康体检；健康检测、健康风险评估与干预；健康教育与咨询服务；健康监测与医学物联网服务；慢性病风险筛查与跟踪管理。

4. 健康促进（health promotion） 是增强人们控制影响健康的因素，改善自身健康能力的过程。它是一个综合的社会和政治活动过程，不仅包括直接加强个体行为和生活技能的健康教育，使人们知道如何保持健康；还包括通过政策、立法、经济手段和其他形式的环境工程，改善社会、经济和环境条件以减少它们对大众和个体健康的不利影响的社会行动，从而营造社会支持性的环境，促使人们实施维护和改善健康的行为。

第三节 国内外疾病预防策略与实践

一、中国预防为主的卫生工作方针

我国朴素的预防医学思想起源很早。《黄帝内经》之《素问·四气调神大论》中这样描述：“……是故圣人不治已病治未病，不治已乱治未乱，此之谓也。夫病已成而后药之，已成而后治之，譬犹渴而穿井，斗而铸锥，不亦晚乎。”即不要等病了才来治病，要防患于未然，犹如未渴就先穿井，未雨绸缪，这是一种积极的预防思想。在秦汉时期，已应用狂犬脑敷于被狂犬咬伤的伤口，预防狂犬病。

1932—1937年，我国著名的公共卫生学家陈志潜在晏阳初的密切配合下，在河北省定县开展了农村卫生试验项目，目的是设计出一个对中国农民提供保健和现代医疗的模式体系。这个系统所要解决的是来自一个贫穷的、教育落后的、以农业为主的社会的问题。它关注的重点不是个体的患者，而首先考虑的是经济落后的整个社区。项目从现场调查开始，搜集当地健康与社会经济状况的基本信息作为制定卫生规划的基础，这种做法是没有先例的。然后充分考虑了当地贫穷的经济现状，建立起一个综合的以村为基础的区、乡、村三级卫生保健服务体系。现场工作包括：建立了出生和死亡的统计登记制度；提供医学救助；通过水井改建和消毒处理，供给卫生合格的饮用水；修建公共厕所，改善环境卫生；建立公共浴室，改善个人卫生；针对传染病开展预防接种；针对全部小学生及不同的成年人群提供健康教育；提供计划生育服务等。

定县的经验及其所创立的卫生组织模式在我国及全世界都是史无前例的，它为医学界留下了一笔宝贵的公共卫生财富。联合国儿童基金会执行主席格朗（James P. Grant）这样评价定县实践："中国在定县的第一次科学试验中证实了前述原则的正确性，即基层卫生保健必须有人民的参与才能获得成功，而且证实了自下而上的医疗体制，只有和其他活动结合起来共同从事社会发展和建设的问题，才能真正有效或站得住。基层卫生保健必须包括卫生教育，合理的食物和营养、洁净的饮用水、住所和衣着等环境保护措施。在中国，卫生不单是某一部门的事，而是由群众参与的，经由所有部门来实现的明确的目标。"

中华人民共和国成立后，预防为主成为我国卫生工作一贯的方针之一。1949年10月，卫生部召开了全国卫生行政会议，在研究全国卫生工作建设总方针时，根据革命战争不同阶段曾提出的"对于疾病着重预防""预防在先""预防第一"等指导思想，确定了以"预防为主"的卫生工作方针。1950年第一届全国卫生工作会议确定了"面向工农兵、预防为主、团结中西医"为我国卫生工作的方针。1952年第二届全国卫生工作会议上又增加了"卫生工作与群众运动相结合"，成为我国卫生工作四大方针。1991年七届全国人民代表大会四次会议通过的《国民经济和社会发展十年规划和第八个五年计划纲要》中，再次确立了我国新时期卫生工作方针为"预防为主、依靠科技进步、动员全社会参与、中西医并重、为人民健康服务"，同时把医疗卫生工作的重点放在农村。1997年发布的《中共中央、国务院关于卫生改革与发展的决定》提出新时期卫生工作的方针为："以农村为重点、预防为主、中西医并重、依靠科技与教育、动员全社会参与、为人民健康服务、为社会主义现代化建设服务。"

爱国卫生运动（patriotic health campaign，PHC）源于1952年抗美援朝期间美国发起的细菌战。鉴于建国初期落后的卫生状况，我国发起爱国卫生运动，要求发动群众，坚持标本兼治，以治本为主。灭鼠、灭蝇、灭蚊、灭蚤以及消灭其他病媒昆虫，此为治标。在治本方面，城市主要抓上下水，建立公厕、垃圾点，加强清扫队伍和运输工具建设以及净化美化环境，农村主要抓管水、管粪，改水井、改厕所、改畜圈、改炉灶、改造环境的"两管五改"工作，以改水、管粪为重点。同时，广泛开展卫生宣传教育，建立健全卫生法制和卫生制度，加强卫生管理、卫生监督，使讲卫生、爱清洁向经常化、制度化、习惯化发展，很快，鼠疫、霍乱等烈性传染病的流行得以控制。

二、当代全球主要健康策略

1977年第30届世界卫生大会上，WHO的成员国一致通过了一项全球性战略目标："2000年人人享有健康"（health for all by the year 2000）。这种健康状态可以让个体过上社会和经济两方面都卓有成效的生活。这个目标并不意味着医务人员要为所有人所患的疾病提供医疗服务，或不再有人患病或发展为残疾。其内涵在于：①人们在其生活和工作的家庭、学校和单位中都能保持健康。②人们将运用更有效的方法预防疾病，减轻不可避免的疾病和伤残所带来的痛苦，并且更好地成长、变老，最后安乐地死去。③所有卫生资源在全体社会成员中均等分配。④所有个体和家庭，通过自身积极地参与，以可接受和可负担的方式享受基本的卫生保健。⑤人们将意识到自己有能力摆脱可以避免的疾病负担，塑造自己和家人的生活，赢得健康，并且明白疾病不是不可避免的。

1978年由WHO和联合国儿童基金会在阿拉木图组织召开的国际初级卫生保健会议上通过了《阿拉木图宣言》（*Declaration of Alma-Ata*）。其中重申了1948年WHO关于健康的定义。正式提出了“初级卫生保健”（primary health care，PHC）这个概念，并明确指出初级卫生保健是实现“2000年人人享有健康”这个战略目标的基本策略和关键途径。这次会议被公认为现代公共卫生的里程碑。

初级卫生保健是指那些国家和地区能够负担得起的基本的卫生保健服务，这些服务采用的方法和技术是可行、科学上合理、能为社会所接受的。社区中的每个个体和家庭都能获得这些基本的服务。针对不同国家和地区中的主要卫生问题，初级卫生保健系统应能提供相应的健康促进、疾病预防、诊断、治疗和康复服务。该系统旨在实现早期的保护和预防。在这个过程中，除卫生部门外，还涉及所有相关部门、国家和社会发展的各个方面，特别是农业、畜牧、食品、工业、教育、住房、公共建设工程、交通及其他部门，并且要求所有这些部门间展开协作。

初级卫生保健的基本内容在国家和地区可以有所不同，但是至少应该包括以下8项：①针对当前流行的卫生问题及其预防控制方法开展宣传教育；②促进食品供应和适当的营养；③供应充足的安全饮用水和基本卫生设施；④妇女儿童保健，包括计划生育；⑤针对主要传染病开展免疫接种；⑥预防和控制地方病；⑦常见病和伤害的妥善治疗和管理；⑧提供基本药物。1981年第34届世界卫生大会上通过了“2000年人人享有健康的全球策略”（Global Strategy for Health for All by the Year 2000）。其中还增加了“使用一切可能的方法，通过影响生活方式、控制物质和心理社会环境来预防和控制非传染性疾病和促进心理健康”的内容。

1986年在渥太华召开了首届国际健康促进大会（International Conference on Health Promotion），通过了《渥太华宣言》（*Ottawa Charter for Health Promotion*），正式提出了健康促进的基本概念和理论，对于健康促进的发展具有里程碑意义。《渥太华宣言》中确定的健康促进的3个手段是：①倡导（advocate）；②增权（enable）；③协调（mediate）。5个行动策略包括：① 制订促进健康的公共政策（build healthy public policy）；② 创造支持性环境（create supportive environments）；③加强社区行动

（strengthen community actions）；④发展个人技能（develop personal skills）；⑤调整卫生服务方向（reorient health services）。

三、健康中国战略

2008年，为积极应对我国主要健康问题和挑战，推动卫生事业全面协调可持续发展，在科学总结我国卫生改革发展历史经验的基础上，卫生部启动了“健康中国2020”战略研究，并于2012年8月发布了《“健康中国2020”战略研究报告》，该报告提出了“健康中国”的战略思想。“健康中国”战略是一项旨在全面提高全民健康水平的国家战略，是在准确判断世界和中国卫生改革发展大势的基础上，在深化医药卫生体制改革实践中形成的一项需求牵引型的国民健康发展战略。

2016年8月26日，中共中央政治局召开会议，审议通过“健康中国2030”规划纲要。会议强调，“健康中国2030”规划纲要是今后15年推进健康中国建设的行动纲领。要坚持以人民为中心的发展思想，牢固树立和贯彻落实创新、协调、绿色、开放、共享的发展理念，坚持正确的卫生与健康工作方针，坚持健康优先、改革创新、科学发展、公平公正的原则，以提高人民健康水平为核心，以体制机制改革创新为动力，从广泛的健康影响因素入手，以普及健康生活、优化健康服务、完善健康保障、建设健康环境、发展健康产业为重点，把健康融入所有政策，全方位、全周期保障人民健康，大幅提高健康水平，显著改善健康公平。推进健康中国建设，要坚持预防为主，推行健康文明的生活方式，营造绿色安全的健康环境，减少疾病发生。要调整优化健康服务体系，强化早诊断、早治疗、早康复，坚持保基本、强基层、建机制，更好满足人民群众健康需求。要坚持共建共享、全民健康，坚持政府主导，动员全社会参与，突出解决好妇女儿童、老年人、残疾人、流动人口、低收入人群等重点人群的健康问题。要强化组织实施，加大政府投入，深化体制机制改革，加快健康人力资源建设，推动健康科技创新，建设健康信息化服务体系，加强健康法治建设，扩大健康国际交流合作。

案例讨论

目前我国将收缩压≥140mmHg和/或舒张压≥90mmHg的血压称为高血压，以便于诊断和治疗管理。高血压常伴有脂肪和糖代谢紊乱，以及心、脑、肾和视网膜等器官功能性或器质性改变。观察性研究表明，随着血压水平上升，心血管疾病风险增加。高血压已经成为我国重大的公共卫生问题之一。有效地预防高血压对减少心脑血管疾病和其他慢性病的发生，以及减低疾病负担和延长寿命均具有积极的意义。我国现阶段高血压防治的主要策略是政府主导，全社会参与；加强高血压防治宣传；强化高血压病社区三级预防。

第一级预防主要是降低高血压的相关危险因素，重点是开展健康教育和不健康生活方式干预。不健康的生活方式包括不良饮食习惯（如高盐饮食）、超重或肥胖、活动少、吸烟和饮酒等。为了预防高血压，倡导长期坚持“限制高盐饮食、减体重、多运动、戒烟、戒酒和心态平衡”的健康生活方式“六部曲”。在健康饮食方面，我国建议钠盐摄入量不超过6g/d，坚持食物多样化，保证全谷物、杂豆类、新鲜蔬菜和水果的摄入。

第二级预防着眼于临床前期早发现、早诊断和早治疗，又称“三早”预防。具体措施包括：①长期培训基层医务人员提高规范诊断和治疗的水平和能力。②加大高血压筛查力度。高血压基层筛查的目的是尽早检出高血压人群，提高人群高血压知晓率。③做好公共卫生服务门诊和家庭医生诊疗和随访工作。早期发现和及时治疗可以明显提高疗效，降低并发症的发生风险。

第三级预防的重点在于减少并发症、病残和死亡。除了强调高血压患者的自我管理之外，医生和患者应共同参与，改善高血压患者治疗的主动性和依从性。制定有效的个体化综合治疗方案，切实提高高血压患者的管理率、治疗率和控制率。对高血压患者进行积极治疗和康复，减轻病痛，促进功能恢复，保护生活能力，提高生活质量。

在高血压防治中，虽然制定了三级预防措施，但是在实际应用中三级预防措施会有一定的重叠，要根据不同人群特点，采取科学的、综合的、因地制宜的有效措施。将高血压三级预防措施截然区分开来既存在一定的困难，也没有必要。此外，相同的预防措施也会因预防的目标疾病不同而变为不同分级的预防。例如，减轻体重和体育锻炼对于高血压预防来说，属于一级预防措施，即危险因素干预，但是对于肥胖者来说，则属于二级和三级预防措施。

本章小结

本章重点介绍了疾病三级预防策略的有关概念和相关内容，包括第一级预防、高危策略、全人群策略、第二级预防、第三级预防的概念和相关内容；健康、健康保护、健康教育、健康管理、健康促进的概念和内涵；当代全球主要健康策略。同时介绍了人类对健康、影响因素及医学模式的认识过程，以及健康中国战略产生的背景、内容和意义。

健康是身体、心理和社会适应的完好状态，而不仅是没有疾病和虚弱。要实现身体、心理和社会适应的完好状态，人们必须要有能力识别和实现愿望、满足需求以及改善或适应环境。生物–心理–社会医学模式是从生物、心理和社会方面来观察、分析和思考，并且处理疾病和健康问题的科学观和方法论。在生物–心理–社会医学模式下，健康是一个积极的概念，涵盖生理、心理、精神和社会4个层面。影响健康的因素不只是个体生物学因素，还包括生活方式因素以及外界各种环境因素，是多种因素综合作用的结果。

疾病的三级预防策略是针对疾病的不同阶段，在目标人群中按照3个等级采取相应的公共卫生分级预防措施。包括防止疾病的发生，阻止或延缓其发展，最大限度地减少疾病造成的危害。第一级预防，又称病因预防，是在疾病（或伤害）尚未发生时针对病因或危险因素采取措施。第二级预防是在疾病早期，症状体征尚未表现出来或难以觉察，通过早发现、早诊断、早治疗，有更大的机会实现治愈或阻止疾病发展到更严重的阶段。第三级预防，又称临床预防或疾病管理，发生在疾病的症状体征明显表现出来之后，旨在降低疾病和残疾给个体、家庭和社会带来的负担。

（么鸿雁）

第九章　传染病监测

学习目标

1. 掌握　疾病监测的定义和传染病监测的意义。
2. 熟悉　传染病监测的内容和形式。
3. 了解　传染病监测系统的建立与管理。

第一节　概　　述

一、传染病监测的定义

人类的历史就是与疾病特别是与传染病斗争的历史。进入21世纪后，全球仍面临新型冠状病毒肺炎、埃博拉病毒病、新型甲型H1N1流感、人感染H7N9禽流感等新发和鼠疫、霍乱、HIV/AIDS等再发传染病的巨大挑战，严重影响公众健康和生命安全、以及社会经济发展。作为传染病防控的基石，传染病监测工作也备受各国关注。

传染病监测是疾病监测（diseases surveillance）的一个重要组成部分。传染病监测是指长期地、连续地收集、核对、分析传染病动态分布和影响因素变化的资料，将信息及时上报和反馈，并据此制定、调整和评价传染病防控策略和措施。一个完整、有效的监测系统或监测活动包括的3个最基本的要素如下：

（1）连续、系统地收集相关传染病的数据和资料。

（2）汇总、分析、解释和评价所收集的数据和资料使之成为可用的信息。

（3）及时将监测信息发送给相关机构和人员，不仅应包括使用监测信息用于决策的机构和人员，以及处于监测系统中不同层次的参与者，还应将监测信息以一定的方式向公众发布。

疾病监测是最基本的疾病预防和控制活动之一。任何一项有组织的公共卫生实践或疾病预防控制活动都包括监测、干预（卫生服务或预防控制措施）以及卫生学（流行病学）研究3个组成部分。通过传染性疾病监测，可以描述其疾病负担，早期识别其症状、传染性、暴发和流行情况，确定防治重点、制定防控策略和措施，以及评价防控效果，并可为深入研究提供线索，建立和验证研究假说。建立良好的传染病监测体系和有效开展监测工作是做好传染病防控工作的基础。

二、传染病监测的内容和方法

（一）传染病监测的内容

传染病监测的内容可以归纳为以下几方面：

（1）发病率和死亡率统计及分布描述。

（2）病原体型别、毒力、抗药性变异情况。

（3）暴发和流行调查。

（4）预防接种和预防接种异常反应监测。

（5）人群免疫水平的监测。

（6）动物宿主和媒介昆虫种群分布及病原体携带状况。

（7）传播动力学及其影响因素的调查。

（8）防制措施效果评价。

（9）暴发和流行的预测和预警。

针对某一种传染病监测时，往往不能同时开展以上所有项目。在实施时既要充分考虑监测目的，又要考虑到监测的可行性，要恰当地选择监测工作的内容。有些疾病监测所需资料可以通过其他部门获取，如人口学资料可以通过公安或统计部门获得。

（二）传染病监测的方法

1. 被动监测（passive surveillance） 由责任报告人/单位按照既定的报告规范和程序向指定的报告接收单位常规地报告传染病数据和资料，而报告接收单位通过监测系统被动地接受相关单位所报告的传染病数据和资料，这种监测方法称为被动监测。我国的法定传染病报告即属于被动监测，这种监测方式的缺点是可能存在漏报，影响报告的完整性。

2. 主动监测（active surveillance） 根据工作的特殊需要，由特定人员定期到责任报告单位收集疾病报告、进行病例搜索并督促检查报告质量的监测方式，称为主动监测。主动监测多建立在被动监测基础上。有时为保证报告的完整性，需要有针对性地开展主动监测活动，以弥补被动监测数据不完整的缺陷。一般情况下，在开展主动监测的同时，还要求责任报告单位和人员进行“零病例”报告。新冠肺炎防控工作中开展的"应检尽检"就属于主动监测；传染病漏报调查也属于主动监测。主动监测方式有利于提高报告的完整性，减少漏报，但监测成本高。

3. **病例为基础的监测（case-based surveillance）** 和事件为基础的监测（event-based surveillance）不同，前者是指监测系统收集每一例特定传染病病例信息。常规的法定传染病监测属此类监测方式。而突发公共卫生事件报告管理系统是以一宗特定公共卫生事件，如一起食物中毒或疾病暴发等聚集性不良健康事件为单位进行报告，而不是以病例为单位进行报告。

4. **社区（或人群）为基础的监测（community-based or population-based surveillance）** 是指监测系统所收集的信息是以社区为基础获得的，是对监测系统所覆盖的社区内发生的所有特定传染病的相关信息进行收集和报告。发生传染病疾病暴发或灾害时，往往需要启动社区监测。如在霍乱疫情发生后，在疾病可能播散的地区内开展病例搜索；新冠肺炎疫情发生后，在一定范围内开展的全员检测，均属于此类，通过监测既要发现到医院就诊的病例，也要发现未就诊的病例或无症状感染者。

5. **医院为基础的监测（hospital-based surveillance）** 是指监测系统报告和收集的病例是到医疗机构就诊的病例。这种监测方式不能发现那些未到医疗机构就诊的病例，也不能发现隐性感染者，并且存在明显的病例漏报现象，特别是轻型病例漏报较多。法定传染病疫情报告系统即属此类。

6. **实验室监测（laboratory-based surveillance）** 是指按照一定的规范收集和上报传染病实验室检测数据和资料，如收集血清学、分子标志物、病原分离或鉴定结果等资料。实验室监测可作为独立的监测体系进行数据的收集和上报。在多数情况下，实验室监测网络作为特定传染病监测系统的一部分开展监测工作，如国家致病菌识别网监测系统、流感监测系统、食源性疾病监测系统等均要求对报告病例进行实验室诊断并报告检测结果。随着各级医疗机构、疾病预防控制机构和社会检测机构实验室检测能力的不断提升，实验室监测的范围将会进一步扩大。

7. **哨点监测（sentinel surveillance）** 是为了更清楚地了解某些传染病在不同地区和人群中的分布及其影响因素，或为了达到某些特定的目的，根据被监测传染病的流行病学特点，选择若干有代表性的地区和人群，按统一的监测方案连续地开展监测。如我国的HIV感染高危人群监测，特定人群的流感监测均属哨点监测。这种监测方式费用较低，报告质量容易得到保证。如果哨点布局合理，能较好地解决代表性（人口、地域、卫生状况、医疗资源等方面）的问题。通过针对哨点监测所获数据的分析，不仅可以描述传染病分布的变化趋势、判断是否发生暴发和流行，还可以推算总体发病水平。一般情况下，哨点监测可满足实行普遍报告的常规监测系统的大部分功能。但对于那些列入消灭（eradication）或消除（elimination）目标的传染病，必须实行普遍报告以判断疾病传播是否已被阻断。对那些需要对病例及时采取隔离等控制措施的传染病，需要尽可能发现和报告所有病例，也不宜采用哨点监测的方法。

知识拓展

艾滋病哨点监测是采用横断面调查方法，选择有代表性的地区和人群，按照统一的监测方案和检测试剂，通过咨询、问卷和采血检测等形式，连续开展定点和定时的HIV抗体检测，同时收集监测人群与艾滋病传播相关的高危行为信息，获得不同地区、不同人群HIV感染状况和行为危险因素及变化趋势的资料，也是发现高危人群艾滋病病毒感染者的重要途径，为分析当地艾滋病流行趋势、评价艾滋病预防与控制效果提供依据。

知识拓展

在2011年，为及时判断我国甲型H1N1流感疫情形势、全面描述甲型H1N1流感病例临床特征和重症发生的危险因素、临床表现严重性的变化以及流行趋势，更好地为流感防控工作服务，国家卫生健康委员会决定继续开展住院严重急性呼吸道感染病例哨点监测工作，发布了《住院严重急性呼吸道感染病例哨点监测方案（2011年版）》。

哨点监测目的：

1. 监测严重急性呼吸道感染病例占住院病例比例，以及确诊流感病例占住院严重急性呼吸道感染病例比例的变化趋势，监控流感临床严重性变化和流感活动状况。

2. 了解流感重症病例的临床、流行病学特征和季节性特点，探讨流感重症发生和死亡的影响因素，为流感预防控制策略和措施的制定提供依据。

3. 分析流感重症病例中病毒的抗原性、基因特征及耐药性变异，为流感疫苗毒株的预测和推荐提供依据。

4. 为禽流感病毒和其他常见呼吸道病原体（如肺炎链球菌、呼吸道合胞病毒、腺病毒、副流感病毒和鼻病毒等）的监测提供平台。

5. 为呼吸道传染病疾病负担估计提供数据。

哨点医院的设置考虑了我国不同区域气候特征、流感流行特点、监测哨点的地域代表性和既往工作质量等因素，经与北京、黑龙江、浙江、福建、山东、湖南、广东、四川、云南、甘肃等省市协商，确定北京大学人民医院等10家医院、北京市西城区疾病预防控制中心等10家流感监测网络实验室，全年开展住院严重急性呼吸道感染病例哨点监测工作。

哨点医院指定专人负责住院严重急性呼吸道感染病例监测工作，按照监测方案的要求，对每日在该科室病房或ICU新收入院的患者或正在住院治疗的患者进行筛查，若发现符合住院严重急性呼吸道感染监测病例定义的患者，收集其相关信息，在患者入院后或住院患者出现严重急性呼吸道感染症状24小时内，填写《医院住院严重急性呼吸道感染病例登记一览表》，完成住院严重急性呼吸道感染病例和入院患者数的登记报告、标本采集、保存和运送工作。

监测科室包括：

1. 呼吸内科、儿内科和感染性疾病科病房。

2. 重症监护室：上述科室及急诊科的专科重症监护室（专科ICU）。

3. 重症医学科：如哨点医院成立综合的重症医学科，则重点监测重症医学科中呼吸内科疾病和感染性疾病患者。

第二节　传染病监测系统

一、监测目的

传染病监测的目的包括以下方面：

（1）定量描述或估计传染病的发病规模、分布特征和传播范围。这是各类传染病监测的基本目的。

（2）早期识别流行和暴发。如通过对医疗机构就诊和住院患者中传染病症候群的监测，描述其分布特征，可早期判断是否流行和暴发。

（3）了解疾病的长期变动趋势和自然史。如通过对流感的经常性监测，可了解和掌握流感流行及其病原学长期变动趋势。

（4）对于已消灭（消除）或正在消灭（消除）的传染病，判断疾病或病原体的传播是否阻断。如在实施消灭脊髓灰质炎规划过程中，通过开展急性弛缓性麻痹（AFP）

病例及其病原体的监测，可判断脊髓灰质炎病毒传播或被阻断的可能性。

（5）病原学监测。监视病原微生物的型别、毒力、耐药性及其变异。如监测结核菌耐药性、流感病毒的抗原变异和流行性脑脊髓膜炎流行菌群的变迁等。

（6）人群免疫水平监测。通过对某特定人群开展抗原或抗体血清学检测的方法，了解和掌握该人群的免疫水平，如对儿童人群中麻疹、风疹、腮腺炎病毒IgG抗体水平的检测，以了解儿童人群中麻疹、风疹、腮腺炎免疫水平。

（7）相关的危险因子或影响因素监测。在传染病监测时，也需对危险因子或影响因素存在或变动情况的资料进行收集，如收集动物宿主或病媒昆虫等的密度、季节消长、病原体携带率和家禽饲养、屠宰和流通等环境条件等。

（8）评价预防控制策略和措施的效果。通过收集预防控制策略和措施实施前后的疾病发生或某些指标变化情况的资料，评价预防控制策略和措施的效果。如对各类疫苗预防相应传染病的效果、医院消毒与感染控制效果的监测等。

（9）进行传染病流行趋势的预测、预报和预警。可以早期发现异常情况为目的，开展传染病早期预警预测技术研究，以及围绕传染病流行因素开展风险评估。

一个传染病监测系统并不一定要实现上述所有目的。在着手建立一个新的监测系统时，必须审慎地考虑并充分论证监测需求和目的，到底需要通过监测获得什么信息，这些信息是否可以从已有的监测系统或其他途径获得，对监测的目的和需求应做出清晰和有针对性的界定。同时，还要对监测目的和监测信息获得的难度、经费、人力投入及数据质量之间进行反复地权衡。一般情况下，监测的目的和需求越多、变量越丰富，则监测系统可接受性越差，数据收集的难度越大，同时，成本也越高。此外，还应考虑监测系统能否兼顾不同层次公共卫生部门和疾病预防控制机构的需要，能否回答政府及公众关注的热点问题。

二、监测对象与病例定义

在设计监测方案时，应根据监测目的、疾病控制目标、资源的可利用性、目标疾病的特征等确定监测对象，即对监测对象的人、时、地范围和特征加以限定和明确，采用适当的病例定义。明确病例定义的目的是为了保证报告的一致性和可比性。

如在急性弛缓性麻痹（AFP）病例监测中，监测病例定义为：所有15岁以下出现急性弛缓性麻痹症状的患者和任何年龄临床诊断为脊髓灰质炎的病例均作为AFP病例。

AFP病例的诊断要点：急性起病、肌张力减弱、肌力下降、腱反射减弱或消失。

常见的AFP病例包括以下疾病：

脊髓灰质炎，格林巴利综合征（感染性多发性神经根神经炎，GBS），横贯性脊髓炎，脊髓炎，脑脊髓炎，急性神经根脊髓炎，多神经病（药物性多神经病、有毒物质引起的多神经病、原因不明性多神经病），神经根炎，外伤性神经炎（包括臀肌药物注射后引发的神经炎），单神经炎，神经丛炎周期性麻痹（包括低钾性麻痹、高钾性麻痹、正常钾性麻痹）肌病（包括全身型重症肌无力、中毒性、原因不明性肌病）急性多发性肌炎肉毒中毒四肢瘫、截瘫和单瘫（原因不明）短暂性肢体麻痹。

在规定病例定义时，应考虑监测目的、基层诊断条件和能力、传染疾病的控制目标、目标疾病是常见病还是少见病等因素。病例定义的变化对监测系统的敏感度和特异度有明显影响。病例定义一般分为疑似病例、临床诊断病例、实验室确诊病例等不同层级。使用疑似病例定义时监测的灵敏度最高，特异度最低。使用实验室确诊病例定义时监测的灵敏度最低，特异度最高。

三、资料来源和报告方式

需根据监测需求和目的确定监测系统框架，包括以下内容：

（1）监测系统的类型和监测方式。如普遍报告还是哨点监测，被动监测还是主动监测，是人群监测还是危险因素调查，是否需要建立实验室监测网络等。

（2）报告的起始点即报告人是谁，是否进行病例的个案调查，是否采集病例的标本。

（3）监测内容及报告卡（表）、个案调查表的格式化、标准化。

（4）病例报告和数据传送的及时性要求。要明确是立即报告，还是周报告或月报告。

（5）报告方式。需明确计算机网络报告还是人工报告（邮递报告卡、表格），个案报告还是汇总报告。

（6）数据报告流程和方式。需明确逐级上报还是直接上传至系统的顶端。

（7）各级的职责和权限。要明确各级医疗卫生机构的职责和权限。

除上述内容外，还应明确对监测信息如何做出反应。如监测系统发现疾病暴发时，应由哪级疾病预防控制机构以及如何开展暴发调查和控制等。

四、数据分析方案

在制定监测方案时，需要同时考虑监测数据的分析策略，制定分析方案并明确分析指标，这与明确监测需求和目的、确定监测方式同样重要。监测数据分析的基本内容和指标往往涉及疾病的三间（人、时、地）分布描述及其交叉、组合分析。与此同时，还应考虑信息的解释和展示方式（统计图、表格、地图等）。监测数据的分析方法与一般的描述流行病学分析方法相同。

五、信息分发和使用机制

在监测方案设计时，还应对监测信息分发和常规使用机制做出规定，即监测数据地分析结果分发给谁（人员和机构），分发的周期，原始数据向谁开放，是否以及以何种方式向公众发布监测信息等。监测结果除向上级和决策机关报送外，将监测信息以适当的形式向下级和报告人反馈，对于保持监测工作的可持续性和提高报告人的报告意愿及报告质量也相当重要。

六、评价方法和质控指标

在传染病监测实践中，应该对监测系统等进行随时评价或阶段性评价，包括对监测的必要性、监测目的合理性及是否达到预期目的、监测系统的结构、监测系统的特性和监测系统的运行成本（cost）等方面的评价，以便对监测系统和监测工作进行改进。监测系统特性的评价主要从监测系统的可用性（usefulness）、可接受性（acceptability）、灵活性（flexibility）、简易性（simplicity）、敏感性（sensitivity）、阳性预测值（predictive value positive）、代表性（representativeness）和及时性（timeliness）等方面进行。

应在监测方案制定时预先设计具体的监测质量控制指标和标准，如全国麻疹监测规定了以下质量控制指标：

（1）监测系统敏感性指标：以省为单位，排除麻疹风疹病例报告发病率达到2/10万以上。

（2）监测系统及时性指标：监测病例报告后48小时内完整调查率达到80%以上；血标本采集后3日内送达网络实验室的比例达到80%以上；实验室收到标本后麻疹风疹IgM检测结果4日内报告率达到80%以上。

（3）监测系统特异性指标：监测病例血标本采集率达到80%以上；麻疹暴发疫情实验室确诊率达到90%以上；麻疹暴发疫情病原学标本采集率达到80%以上。

第三节　传染病监测系统的建立和管理

一、监测系统的建立

（一）制定监测方案或工作指南

一个完善的传染病监测系统，首先要有一个完备可行的监测方案或工作指南。监测方案和指南的核心内容应包括：监测目的、病例定义和分类、监测内容、病例的报告要求（方法、程序、原始报告和报表格式）、病例的调查和标本采集、数据管理和分析、信息利用（上报、反馈和发布）、监测系统中各级人员的职责和任务、监测系统的质控指标等。

（二）监测哨点或监测人群的确定

如果病例的报告不是法定义务，则应与监测点或资料的报告机构和人员事先达成报告协议。

（三）监测方案的预试验和修订

应着重考察监测方案的可接受性和可行性，以及保障机制的落实情况。

（四）开展人员培训

在系统启动前要对各级各类工作人员进行培训，了解和掌握监测方案或指南的各项内容和具体要求，统一工作标准和方法。

（五）监测系统的启动和运转

制定了完善的监测方案或工作指南，完成了组织建设、网络建设、人员培训以及其他各项相关准备后，监测系统即可正式启动和运转。

二、监测系统的管理

监测系统的有效管理是监测系统高质量运行的基础。首先应制定详细的监测系统工作制度和规范，明确监测系统内各类人员的职责，定期开展督导、考核和评价，建立和实行奖惩制度。监测实施过程中，最好保持人才队伍的稳定；针对人员的变动，要建立新成员的培训制度和合格上岗制度。在信息报告、信息分析和反馈利用等各个环节也均需要加强管理。

三、我国法定传染病疫情报告系统

我国法定传染病报告系统最早建立于20世纪50年代，各类医院对其发现的法定传染病病例，通过电话或填报传染病卡的形式逐级上报到属地的卫生防疫站，各级防疫站汇总后逐级上报至中国预防医学科学院，最后形成全国统一汇总报表上报国家卫生部。传染病报表的上报方式主要通过邮寄方式完成，并且均为月报告。80年代中期，计算机技术引进到法定传染病的传输，缩短了疫情从基层到中央的报告周期。2004年建成了中国疾病预防控制信息系统（网络直报系统），其核心子系统为传染病信息报告管理系统（National Notifiable Diseases Reporting System，NNDRS），实现了基于医疗卫生机构的法定传染病病例的实时、在线、直接报告。该系统为B/S架构，部署在中国疾病预防控制中心数据中心，使用搭建在互联网上的虚拟专网（Virtual Private Network）传输数据，具有数据采集、实时统计分析、定时统计分析、基于地理信息系统（GIS）的可视化展现等功能。在NNDRS基础上，中国疾病预防控制中心先后建设了结核病管理信息系统、鼠疫防治管理信息系统、艾滋病综合防治信息系统、麻疹监测信息报告管理系统等多个单病监测系统。该系统的建设与成功运行，提升了我国现代传染病管理水平，使我国的传染病预防控制进入从被动报告到主动预警的新时期。

本章小结

本章系统地介绍了传染病监测的定义、意义和内容。结合案例介绍了传染病监测的目的、方法和形式。建立良好的传染病监测体系和有效开展监测工作是做好传染病防控工作的基础。在实施某一种传染病监测时，既要充分考虑监测目的，又要考虑到监测的可行性，要恰当地选择监测工作的内容和方法。一个完整的传染病监测系统，包括监测目的、监测对象与病例定义、资料来源和报告方式、数据的分析方案、信息分发和使用机制、评价方法和质控指标等内容。

（张　钧）

第十章　传染病管理

学习目标

1. 掌握　传染病的概念、流行过程的基本环节和影响因素。
2. 熟悉《中华人民共和国传染病防治法》内容。
3. 熟悉　传染病管理措施。

第一节　概　　述

一、传染病的定义

传染病是由病原体引起的，能在人与人、动物与动物，以及人与动物之间相互传播的疾病。病原体（如病毒、细菌、螺旋体、立克次体、支原体、衣原体、螺旋体、真菌、寄生虫等）通过感染的人、动物或储存宿主直接或间接地引起传播，感染易感者。

二、传染病的流行过程

传染病在人群中发生的流行过程，即病原体从已受感染者排出，经过一定的传播途径，侵入易感者机体而形成新的感染，并不断发生和发展的过程。流行过程的3个基本条件即流行过程三环节为：传染源、传播途径和易感人群。这3个环节相互依赖、相互联系，缺少其中任何一个环节，传染病的流行就不会发生。

（一）传染源

传染源（source of infection）是指体内有病原体生长、发育、繁殖并能排出病原体的人和动物。具体地说，就是患传染病的患者、病原携带者和受感染的动物。

1. 患者作为传染源　传染病患者体内存在着大量病原体，而且患者的某些症状有利于病原体排出，如麻疹、百日咳及一些呼吸道传染病的咳嗽，痢疾、霍乱及一些肠道传染病的腹泻等症状均可排出大量病原体，增加了易感者受感染的机会。有些无病原携带者的传染病，如麻疹、天花、水痘等，患者是唯一的传染源。对于传染病的不同病程如潜伏期、临床症状期、恢复期而言，各期作为传染源的意义大小主要取决于是否排出病原体，以及排出的量和频度等因素。

（1）潜伏期：病原体侵入机体到出现临床症状这一段时间称为潜伏期。潜伏期的长短主要与病原体在机体内繁殖时间、病原体的数量、定位部位及其达到定位器官的途径等因素有关。有些疾病的潜伏期很短，例如流行性感冒的潜伏期只有1~4天；有些疾病的潜伏期可达数月，甚至数年，如狂犬病、麻风、艾滋病等。常见的潜伏期为数日至十几日，如麻疹、伤寒、猩红热等。即便是同一种疾病，其潜伏期也不尽相同，但大多数局限于一个范围内。通称的某病的潜伏期是指最常见的潜伏期，例如水痘的潜伏期最短10天，最长21天，最常见的潜伏期是14~18天。

关于潜伏期的流行病学意义，主要包括：①根据潜伏期可判断患者受感染时间，以追踪传染源；②根据潜伏期长短可确定接触者的留验、检疫或医学观察期限，一般以常见潜伏期增加1~2天为准，危害严重的传染病可按最长潜伏期或有关规定予以留验或检疫；③可确定接触者免疫接种时间。例如麻疹只有在潜伏期最初5天内施行被动免疫才有效；④可根据潜伏期评价已采取预防措施的效果。如果实施某项预防措施以后，经过一个潜伏期后病例下降，则可认为可能与该项预防措施有关；⑤潜伏期的长短可影响疾病的流行特征。一般潜伏期短的传染病来势凶猛，常呈暴发型，如流行性感冒；而潜伏期长的传染病的流行时间较长；⑥根据潜伏期评价疫源地的消灭的情况。只有在传染源被移走，采取了终末消毒措施，并经一个最长潜伏期后疫源地内所有易感接触者中不再有新发病例，才能宣布消灭了疫源地。

（2）临床症状期：出现疾病特异性症状和体征的时期。某些传染病的患者在临床症状出现的前驱期或稍后，已开始排出病原体，并可传染他人。很多传染病的传染性往往随病情的发展而变化，重症患者所排出的病原体量较多，轻型患者排出量较少，例如细菌性痢疾、伤寒、百日咳等。此外，有些疾病在临床症状期开始不久，病原体的排出即停止，如麻疹、水痘；有些疾病逐渐减少，如百日咳、鹦鹉热。

临床症状期患者的传染源作用不仅取决于所排出的病原体的数量，也与患者的行为特点有关，因为这些特点可以限制或促进疾病的传播。例如尽管重症患者排出病原体的量较多，但在隔离的条件下，其传播的可能性大大减少。如果隔离条件不好则有可能导致传播。轻型或非典型患者往往未予隔离，可以自由活动，故作为传染源的作用相对较大。个别轻型患者由于从事餐饮工作或托幼机构工作，而导致疾病在该单位暴发或流行的情况屡见不鲜。有些呈慢性临床过程的患者，由于持续排出病原体，因而对周围健康人群构成威胁的时间较长，例如结核病患者。

（3）恢复期：处于恢复期患者的主要临床症状基本消失，免疫力开始出现，体内病原体被清除，一般不再起传染源作用，如天花、麻疹等。但有些传染病如白喉、伤寒、痢疾、乙型病毒性肝炎等，在恢复期仍可排出病原体。有些传染病排出病原体的时间很长，甚至可以终身作为传染源，如部分伤寒病例可成为慢性带菌者，其作为传染源的作用不容忽视。

传染病患者排出病原体的整个时期称为传染期。其长短因病而异，即使同种疾病，它的传染期也未必完全相同。传染期可通过病原学检查和流行病学调查结果判定。传染期的长短在一定程度上影响疾病流行特征。传染期短的疾病，所引起的续发病例往往成簇出现，每簇病例之间有一定的时间间隔，间隔期限相当于该病的潜伏期。传染期长的疾病，续发病例会陆续出现、拖的时间很长。传染期是决定传染病患者隔离期限的最重要依据。

2. 无症状病原携带者　指未曾患过传染病，但却能排出病原体的人。这种携带者只能由实验室检验方法证实。如白喉、猩红热、流行性脑脊髓膜炎、脊髓灰质炎、霍乱、乙型肝炎等。病原携带者作为传染源的意义大小不仅取决于携带者类型、排出病原体数量和持续时间，更重要的是取决于病原携带者的职业、行为方式、社会活动范围、环境卫生状况、生活条件和卫生防疫措施等。

3. 受感染的动物　人类的某些传染病是由动物传播所致。这些疾病的病原体在自然界的动物间传播，在一定条件下可以传给人，所致疾病称为自然疫源性疾病。如鼠疫、森林脑炎等。有些疾病是在动物和人之间传播并由共同的病原体引起，称为人畜共患病（anthropozoonosis），如血吸虫病、狂犬病等。

动物作为传染源的意义主要取决于人与受感染的动物接触的机会和密切程度、动物传染源的种类和密度，以及环境中是否有适宜该疾病传播的条件等。

（二）传播途径

传播途径（route of transmission）指病原体从传染源排出后，侵入新的易感宿主前，在外环境中所经历的全部过程。传染病可通过一种或多种途径传播。

1. 经空气传播（air-borne infection）　其传播方式包括经飞沫、飞沫核和尘埃。

（1）经飞沫传播：含有大量病原体的飞沫在患者呼气、喷嚏、咳嗽时经口鼻排入环境。大的飞沫迅速降落地面，小的飞沫在空气中短暂停留，局限于传染源周围。因此，经飞沫传播只能累及传染源周围的密切接触者。这种传播在一些拥挤的公共场所，如车站、临时工棚、监狱等较易发生。对环境抵抗力较弱的流感病毒、百日咳杆菌和脑膜炎双球菌常经此方式传播。

（2）经飞沫核传播：飞沫在空气悬浮过程中，由于失去水分而剩下的蛋白质和病原体组成的核称为飞沫核。飞沫核可以气溶胶的形式漂流至远处。结核杆菌等耐干燥的病原体可经飞沫核传播。

（3）经尘埃传播：含有病原体的飞沫或分泌物落在地面，干燥后形成尘埃。易感者吸入后即可感染。凡对外界抵抗力较强的病原体，如结核杆菌和炭疽杆菌芽胞均可通过尘埃传播。

经空气传播的传染病的流行特征为：①传播范围广泛，传播途径易实现，发病率高；②冬春季高发；③儿童、少年多见；④在无有效免疫情况下，人群发病呈周期性；⑤流行强度受居住条件和人口密度的影响。

2. 经水或食物传播 经水或食物传播的传染病，包括许多肠道传染病和某些寄生虫病，个别呼吸道传染病也可通过食物传播。

（1）经水传播（water-borne infection）：传染病经水传播的方式，包括饮用水污染和疫水接触。水源水被污染的情况可由自来水管网破损污水渗入所致，也可因粪便、污物或地面污物污染水源所致，生物恐怖袭击对饮用水源的故意污染同样值得警惕。

经饮水传播的传染病常呈暴发或流行的特点。其流行特征为：①病例分布与供水范围一致，有饮用同一水源史；②在水源经常受到污染处，病例终年不断，呈地方性特点；③除哺乳婴儿外，发病无年龄、性别和职业差别；④停用污染水源或采取消毒、净化措施后，暴发或流行即可平息。

经疫水发生的传播通常是由于人们接触疫水时，病原体经过皮肤、黏膜侵入机体。如血吸虫病、钩端螺旋体病等。其流行特征为：①有疫水接触史；②疾病有季节性、职业性和地区性；③大量易感者进入疫区接触疫水时可致暴发或流行；④加强疫水处理和个人防护，可控制病例发生。

（2）经食物传播（food-borne infection）：当食物本身含有病原体或受到病原体的污染时，可引起传染病的传播。受感染的动物食物，如未经煮熟或消毒即食用便可引起感染。1988年1~3月上海市发生甲肝流行，其原因就是人们生吃或半生吃受甲型病毒性肝炎病毒污染的毛蚶。食物是病原微生物生存的良好环境，在其生产、加工、运输、贮存及销售的各个环节均可能被病原微生物污染，其中以鱼、肉类和乳制品污染最为重要。近年来，时有沙门氏菌、空肠弯曲菌和出血性大肠杆菌污染食物而引起腹泻暴发的报道。经食物传播的传染病的流行病学特征主要有：患者有进食某污染食物史，不食者不发病，一次大量污染可致暴发，停止供应污染食物后，暴发即可平息。

3. 经接触传播（contact infection）

（1）直接接触传播（direct contact transmission）：是指在没有外界因素参与下，传染源直接与易感者接触的一种传播途径，如性病，狂犬病等。

（2）间接接触传播（indirect contact transmission）：是指易感者接触了被传染源的

排出物或分泌物污染的日常生活用品所造成的传播。被污染的手在此类传播中起重要作用。许多肠道传染病、呼吸道传染病及某些人畜共患病均可通过间接接触传播。经间接接触传播的传染病一般呈散发，很少造成流行，无明显季节性，个人卫生习惯不良和卫生条件较差地区发病较多。

4. 经媒介节肢动物传播（arthropod/vector-borne infection） 其传播方式包括机械携带和生物性（吸血）传播。

肠道传染病病原体如伤寒、痢疾等可以在苍蝇、蟑螂等体表和体内存活数天。节肢动物通过接触、反吐和粪便排出病原体，污染食物或餐具，感染接触者。

吸血节肢动物通过叮咬血液中带有病原体的感染者，再感染易感者。病原体在节肢动物体内发育、繁殖，经过一段时间的增殖或完成其生活周期中的某阶段后，节肢动物才具有传染性。这段时间称为外潜伏期。

经节肢动物传播的传染病的流行特征包括：①呈现明显的地区性分布特点；②明显的职业性；③具有严格的季节性特点；④青壮年发病较多。

5. 经土壤传播（soil-borne infection） 有些传染病可通过被污染的土壤传播。一些能形成芽胞的病原体（如炭疽、破伤风）等污染土壤后可保持传染性达数十年之久。有些寄生虫卵从宿主排出后，需在土壤中发育一段时间才具有感染易感者的能力。

经土壤传播的传染病往往与病原体在土壤中的存活时间、个体与土壤接触的机会和个人卫生条件有关。如赤脚下地劳动与钩虫病，皮肤破损与破伤风等。

6. 医源性传播（iatrogenic infection） 指在医疗、预防工作中，由于未能严格执行规章制度和操作规程，而人为地造成某些传染病的传播。如医疗器械消毒不严，药品或生物制剂被污染，患者在输血时感染艾滋病、丙型肝炎等。

7. 垂直传播（vertical transmission） 指在妊娠期间和分娩过程中，病原体通过母体传给子代，主要包括以下3种传播方式：

（1）经胎盘传播：受感染的孕妇经胎盘血液将病原体传给胎儿引起宫内感染。常见的有风疹、艾滋病、梅毒和乙型肝炎等。

（2）上行性感染：病原体从孕妇阴道到达绒毛膜或胎盘引起胎儿宫内感染，如单纯疱疹病毒、白念珠菌等。

（3）分娩时传播：分娩过程中胎儿在通过严重感染的孕产道时可被感染。淋球菌、疱疹病毒均可通过这种方式实施传播。

8. 多途径传播 许多传染病可通过一种以上途径传播，以哪一种途径传播取决于病原体所处环境的流行病学特征和病原体自身的流行病学特征。一个典型的例子是土拉菌病（tularemia），它可以通过虱或鹿蝇传播，也可在狩猎季节由兔和其他动物传播，实验室内通过吸入含病原体的气溶胶也可感染此病。然而，至今尚无此病通过人与人接触传播的报道。

（三）人群易感性

人群作为一个整体对传染病的易感程度称为人群易感性（herd susceptibility）。人群易感性的高低取决于该人群中易感个体所占的比例。与之相对应的是群体免疫力（herd immunity），即人群对于传染病的侵入和传播的抵抗力，可以从群体中有免疫力的人口占全人口的比例来反映。当人群中的免疫个体足够多时，免疫个体不仅自身不发病，而且能够在人群中形成免疫屏障，减缓或阻断传染病的流行。群体免疫的获得受到病原体特征和人工免疫方案及其覆盖程度的影响。那些传播易于实现的疾病通常要求较高的群体免疫水平来阻断其流行。

1. 影响人群易感性升高的主要因素

（1）新生儿增加：出生后6个月以上的婴儿，其源自母体的抗体逐渐消失，而获得性免疫尚未形成，缺乏特异性免疫，因此，对许多传染病易感。

（2）易感人口迁入：流行区的居民因隐性或显性感染而获得免疫力。但一旦大量缺乏相应免疫力的非流行区居民进入，则会使流行区人群的易感性增高。

（3）免疫人口免疫力自然消退：当人群的病后免疫或人工免疫水平随时间逐渐消退时，人群的易感性升高。

（4）免疫人口死亡：免疫人口的死亡可相对地使人群易感性增高。

2. 影响人群易感性降低的主要因素

（1）免疫规划：预防接种可提高人群对传染病的特异性免疫力，是降低人群易感性的重要措施。预防接种必须按程序规范实施。

（2）传染病流行：一次传染病流行后，会有相当部分人群因发病或隐性感染而获得免疫，这种免疫力可以是持续较短时间，也可以是终身免疫，因病种而定。

（四）疫源地

在一定条件下，传染源及其排出的病原体向周围传播所能波及的地区称为疫源地。形成疫源地的首要条件就是有传染源存在，其次是具有病原体能够持续传播的条件。通常把范围较小的疫源地或单个传染源所构成的疫源地称为疫点，若干疫源地连成片，并且范围较大时称疫区。疫点是指同一门户出入的住户，或与确诊患者、疑似患者、病原携带者在生活上密切相关的若干户为范围；通常所说的疫区，在农村一般指一个村庄、一个乡或毗邻乡，城市则以一个或几个居委会或一条街道为范围。

疫源地是构成传染病流行过程的基本单位。每个传染源可单独构成一个疫源地，但在一个疫源地内也可同时存在着一个以上的传染源。

疫源地范围大小随病种及时间而变动，其取决于3个因素，即传染源的存在时间和活动范围、传播途径的特点和周围人群的免疫状况。例如，一个重病卧床的传染病患者和一个可以自由活动的病原携带者，两者所形成的疫源地范围完全不同。就传播途径来说，麻疹与疟疾的疫源地范围相差很大，前者属于飞沫传播，故疫源地的范围只限于患者周围很近的范围内；后者通过蚊媒传播，疫源地的范围取决于蚊虫的活动半径等因素。如因日常生活接触在家中形成的伤寒疫源地，其范围可能仅限于病家，反之如为伤寒水型暴发，则疫源地可能包括整个供水区。此外，传染源周围接触者的免疫状况也有一定关系，如果传染源的周围都是易感者，则疫源地范围会波及到传播途径所能及的整个范围。

疫源地的消灭必须具备以下条件：①传染源被移走（如隔离、死亡）或已不再排出病原体；②传染源散播在外环境中的病原体被彻底清除（如消毒、杀虫）；③在采取一定防制措施后，疫源地波及范围的易感者，经过该病最长潜伏期未出现新病例或证明未受感染。

传染病的流行依赖于传染源、传播途径和易感人群3个环节的连接和延续，任何一个环节的变化都可能影响传染病的流行和消长。这3个环节的连接往往受到自然因素和社会因素的影响和制约。当一个地区具有某种传染病的传染源、传播途径和易感人群3个环节，并存在着有利于3个环节连接的自然因素和社会因素时，该传染病就会在该地区流行起来。

气候、地理、土壤和植被等因素是影响传染病流行过程的最主要的自然因素。经媒介节肢动物传播的传染病更容易受自然因素的影响，因为媒介昆虫和宿主动物的特异性栖息习性往往受气候、地理和植被等因素的影响。

社会因素包括人类的一切活动，如人们的卫生习惯、卫生条件、医疗卫生状况、生活条件、居住环境、人口流动、风俗习惯、宗教信仰、社会动荡等。艾滋病的流行主要受社会因素的影响，近年来一些新发、再发传染病的流行，很大程度上受到了社会因素的影响。

第二节 传染病管理的相关法律

一、中华人民共和国传染病防治法

（一）历史沿革

在建国初期，为了应对当时肆虐的传染病疫情，卫生部于1955年制定了《传染病管理办法》。1978年国务院颁布了《中华人民共和国急性传染病管理条例》。1989年2月21日全国人大常委会颁布了《中华人民共和国传染病防治法》，并于同年9月1日起施行，之后在2004年和2013年进行了修订。为配合该法的实施，国家卫生部于1991年颁布了《中华人民共和国传染病防治法实施办法》。《中华人民共和国传染病防治法》共9章80条，法律明确了国家对传染病防治实行依法防治，预防为主，防治结合，分类管理，科学防治，群众参与的原则。

（二）传染病的分类

我国的传染病报告实施分类管理制度。中华人民共和国传染病防治法规定报告的传染病分为甲类、乙类和丙类。

1. 甲类传染病 鼠疫、霍乱，共2种。

2. 乙类传染病 传染性非典型肺炎、艾滋病、病毒性肝炎、脊髓灰质炎、人感染高致病性禽流感、麻疹、流行性出血热、狂犬病、流行性乙型脑炎、登革热、炭疽、细菌性和阿米巴性痢疾、肺结核、伤寒和副伤寒、流行性脑脊髓膜炎、百日咳、白喉、新生儿破伤风、猩红热、布鲁菌病、淋病、梅毒、钩端螺旋体病、血吸虫病、疟疾、人感染H7N9禽流感、新型冠状病毒肺炎，共27种。

3. 丙类传染病 流行性感冒、流行性腮腺炎、风疹、急性出血性结膜炎、麻风病、流行性和地方性斑疹伤寒、黑热病、包虫病、丝虫病，除霍乱、细菌性和阿米巴性痢疾、伤寒和副伤寒以外的感染性腹泻病、手足口病，共11种。

上述40种传染病被称为法定传染病。对乙类传染病中传染性非典型肺炎、炭疽中的肺炭疽、人感染高致病性禽流感和新型冠状病毒肺炎，采取甲类传染病的预防、控制措施。同时规定了其他传染病，根据其暴发、流行情况和危害程度，需要列入乙类、丙类传染病的，由国务院卫生行政部门决定并予以公布。如新型冠状病毒肺炎就是国家卫生健康委员会于2020年1月20日发布公告纳入乙类传染病，并采取甲类防控措施。

（三）适用范围

中华人民共和国传染病防治法规定：在中华人民共和国领域内的一切单位和个人，必须接受疾病预防控制机构、医疗机构有关传染病的调查、检验、采集样本、隔离治疗等预防控制措施，如实提供有关情况。

“一切单位和个人”，既包括我国的一切机关、团体、企事业单位，也包括我国领域内的外国驻华机构、外资企业、中外合资、中外合作企业等单位；既包括中国人，也包括在我国境内的外国国籍和无国籍等一切自然人。根据我国法律法规规定和国际惯例，所有驻中国的外国使、领馆人员必须遵守我国传染病防治法的规定，没有传染病防治方面的豁免权。

（四）疫情报告和公布

1．任何单位和个人发现传染病患者或者疑似传染病患者时，应当及时向附近的疾病预防控制机构或者医疗机构报告。各级各类医疗卫生机构为责任报告单位；其执行职务的人员和乡村医生、个体开业医生均为责任疫情报告人。

2．责任报告单位和责任疫情报告人发现甲类传染病和乙类传染病中的肺炭疽、传染性非典型肺炎和新型冠状病毒肺炎等按照甲类管理的传染患者或疑似患者时，或发现其他传染病和不明原因疾病暴发时，应于2小时内将传染病报告卡通过网络报告。

对其他乙类、丙类传染病患者、疑似患者和规定报告的传染病病原携带者在诊断后，应于24小时内进行网络报告。

3．国务院卫生行政部门定期公布全国传染病疫情信息。省、自治区、直辖市人民政府卫生行政部门定期公布本行政区域的传染病疫情信息。传染病暴发、流行时，国务院卫生行政部门负责向社会公布传染病疫情信息，并可以授权省、自治区、直辖市人民政府卫生行政部门向社会公布本行政区域的传染病疫情信息。

4．针对疫情的紧急措施

中华人民共和国传染病防治法规定，疫情发生后，必要时，县级以上地方人民政府报经上一级人民政府决定，可以采取下列紧急措施并予以公告：

（1）限制或者停止集市、影剧院演出或者其他人群聚集的活动。

（2）停工、停业、停课。

（3）封闭或者封存被传染病病原体污染的公共饮用水源、食品以及相关物品。

（4）控制或者扑杀染疫野生动物、家畜家禽。

（5）封闭可能造成传染病扩散的场所。

在甲类、乙类传染病暴发或流行时，县级以上地方人民政府报经上一级人民政府决定，可以宣布本行政区域部分或者全部为疫区；国务院可以决定并宣布跨省、自治区、直辖市的疫区。县级以上地方人民政府可以对出入疫区的人员、物资和交通工具实施卫生检疫。

省、自治区、直辖市人民政府可以决定对本行政区域内的甲类传染病疫区实施封锁；但是，封锁大、中城市的疫区或者封锁跨省、自治区、直辖市的疫区，以及封锁疫区导致中断干线交通或者封锁国境的，由国务院决定。疫区封锁的解除，由原决定机关决定并宣布。

（五）法律责任

1．县级以上人民政府卫生行政部门违反本法规定，有下列情形之一的，由本级人民政府、上级人民政府卫生行政部门责令改正，通报批评；造成传染病传播、流行或者其他严重后果的，对负有责任的主管人员和其他直接责任人员，依法给予行政处分；构成犯罪的，依法追究刑事责任：

（1）未依法履行传染病疫情通报、报告或者公布职责，或者隐瞒、谎报、缓报传染病疫情的。

（2）发生或者可能发生传染病传播时未及时采取预防、控制措施的。

（3）未依法履行监督检查职责，或者发现违法行为不及时查处的。

（4）未及时调查、处理单位和个人对下级卫生行政部门不履行传染病防治职责的举报的。

（5）违反本法的其他失职、渎职行为。

2．疾病预防控制机构违反本法规定，有下列情形之一的，由县级以上人民政府卫生行政部门责令限期改正，通报批评，给予警告；对负有责任的主管人员和其他直接责任人员，依法给予降级、撤职、开除的处分，并可以依法吊销有关责任人员的执业证书；构成犯罪的，依法追究刑事责任：

（1）未依法履行传染病监测职责的。

（2）未依法履行传染病疫情报告、通报职责，或者隐瞒、谎报、缓报传染病疫情的。

（3）未主动收集传染病疫情信息，或者对传染病疫情信息和疫情报告未及时进行分析、调查、核实的。

（4）发现传染病疫情时，未依据职责及时采取本法规定的措施的。

（5）故意泄露传染病病人、病原携带者、疑似传染病病人、密切接触者涉及个人隐私的有关信息、资料的。

3．医疗机构违反本法规定，有下列情形之一的，由县级以上人民政府卫生行政部门责令改正，通报批评，给予警告；造成传染病传播、流行或者其他严重后果的，对负有责任的主管人员和其他直接责任人员，依法给予降级、撤职、开除的处分，并可以依法吊销有关责任人员的执业证书；构成犯罪的，依法追究刑事责任：

（1）未按照规定承担本单位的传染病预防、控制工作、医院感染控制任务和责任区域内的传染病预防工作的。

（2）未按照规定报告传染病疫情，或者隐瞒、谎报、缓报传染病疫情的。

（3）发现传染病疫情时，未按照规定对传染病患者、疑似传染病患者提供医疗救护、现场救援、接诊、转诊的，或者拒绝接受转诊的。

（4）未按照规定对本单位内被传染病病原体污染的场所、物品以及医疗废物实施消毒或者无害化处置的。

（5）未按照规定对医疗器械进行消毒，或者对按照规定一次使用的医疗器具未予销毁，再次使用的。

（6）在医疗救治过程中未按照规定保管医学记录资料的。

（7）故意泄露传染病患者、病原携带者、疑似传染病患者、密切接触者涉及个人隐私的有关信息、资料的。

4. 任何单位和个人违反本法规定，导致传染病传播、流行，给他人人身、财产造成损害的，应当依法承担民事责任。

传染病防治法的颁布实施，标志着我国传染病预防控制已经走上法制化、规范化管理轨道，限于篇幅，不能逐条解读。作为医疗卫生机构的管理者，必须全面熟悉掌握该法的内容。

二、其他有关法规

与传染病防治相关的其他法律包括：中华人民共和国国境卫生检疫法，中华人民共和国突发公共卫生事件应急条例，中华人民共和国突发事件应对法，中华人民共和国疫苗管理法和中华人民共和国生物安全法。

第三节　传染病分类管理措施

传染病的管理主要针对“三个环节”“两个因素”采取相应措施，即针对传染源、传播途径和易感人群以及影响流行的社会因素和自然因素采取综合性预防和控制措施。传染病报告是传染病监测的手段之一，也是控制和消除传染病的重要措施。

一、传染源管理措施

1. 针对患者的措施　针对患者，应做到早发现、早诊断、早报告、早隔离、早治疗，即“五早”措施。患者一经诊断为传染病或可疑传染病，就应按传染病防治法的规定实行管理。只有尽快管理传染源，才能防止传染病在人群中的传播蔓延。传染病疑似患者必须接受医学检查、随访和隔离措施，不得拒绝。

2. 针对病原携带者的措施　对病原携带者，应做好登记、管理和随访至其病原体检查2~3次阴性后。在饮食、托幼和服务行业工作的病原携带者须暂时离开工作岗位，久治不愈的伤寒或病毒性肝炎病原携带者不得从事饮食或与人接触密切的服务行业。艾滋病、梅毒、乙型和丙型病毒性肝炎、疟疾病原携带者严禁做献血员。

3. 针对传染源接触者的措施 凡与传染源有过接触并有受感染可能者都应接受检疫。依据传染病防治法的相关规定，实施留验、医学观察和应急接种等必要措施。检疫期为最后接触日至该病的最长潜伏期。

（1）留验：又称隔离观察，即在指定场所进行观察，限制活动范围，实施诊察、检验和治疗。

（2）医学观察：传染病接触者可正常工作、学习，但需接受体检、测量体温、病原学检查和必要的卫生处理等医学观察。

（3）应急接种：对潜伏期较长的传染病如麻疹可对接触者施行预防接种。

（4）药物预防：必要时，还可采用药物预防，如服用青霉素预防猩红热，服用乙胺嘧啶或氯喹预防疟疾等。

4. 动物传染源 对危害大且经济价值较小的动物传染源应采取彻底消灭的措施。对危害大的病畜、病禽或野生动物应予捕杀、焚烧或深埋。对危害不大且有较高经济价值的病畜、病禽可予以隔离治疗。此外，还要做好家畜、家禽和宠物的预防接种和检疫工作。

二、传播途径管理措施

切断传播途径是防止疫情扩散、阻止流行的重要环节之一。对传染源排除病原体所污染的环境，必须采取有效的措施，去除和杀灭病原体。肠道传染病往往通过粪便等污染环境，因此应加强被污染物品和周围环境的消毒；呼吸道传染病通过吐痰、咳嗽、喷嚏等行为而污染周围的空气和环境，因此做好场所的通风和空气消毒至关重要；艾滋病可通过采血、输血、液体注射和性活动传播，因此应严格依法采血、输血以及遵守操作规范，大力推荐使用安全套，杜绝吸毒和共用注射器；而杀虫是防止虫媒传染病传播的有效措施。

消毒（disinfection）是用化学、物理、生物的方法杀灭或消除环境中致病性微生物的一种措施，包括预防性消毒和疫源地消毒两大类。

1. 预防性消毒 对可能受到病原微生物污染的场所和物品施行消毒。如乳制品消毒、饮水消毒等。

2. 疫源地消毒 对现有或曾经有传染源存在的场所进行消毒。其目的是消灭传染源排出的致病性微生物。疫源地消毒分为随时消毒和终末消毒。

随时消毒（current disinfection）是指当传染源还存在时，对其排泄物、分泌物及其病原体所污染的物品和环境所进行的经常性消毒。终末消毒（terminal disinfection）是当传染源痊愈、死亡或离开后所做的一次性彻底消毒，从而完全清除传染源所排除、播散、留下的病原体。只有对外界抵抗力较强的致病性病原微生物才需要进行终末消毒，如霍乱、鼠疫、伤寒、病毒性肝炎、结核、炭疽、白喉等。对外界抵抗力较弱的疾病，如水痘、流感、麻疹等一般不需要进行终末消毒。

三、易感人群管理措施

1. 免疫预防　传染病的免疫预防包括主动免疫和被动免疫。其中计划免疫是预防传染病流行的重要措施。此外，当传染病流行时，被动免疫可以为易感者提供及时的保护抗体，如注射胎盘球蛋白和丙种球蛋白预防麻疹、流行性腮腺炎、甲型肝炎等。高危人群应急接种可以通过提高群体免疫力来及时控制传染病大范围流行，如麻疹疫苗在感染麻疹3天后或潜伏期早期接种均可起到控制发病的作用。

2. 药物预防　药物预防也可以作为一种应急措施来预防传染病的传播。但药物预防作用时间短、效果不巩固，易产生耐药性，因此，其应用具有较大的局限性。

3. 个人防护　接触传染病的医务人员和实验室工作人员应严格遵守操作规程，配置和使用必要的个人防护用品。有可能暴露于传染病生物传播媒介的个人需穿戴防护用品，如口罩、手套、护腿、鞋套等。疟疾流行区可使用个人防护蚊帐。可使用安全套预防性接触传播的疾病。

第四节　医院感染管理

医院感染或医源性感染已成为传播传染病的重要途径，也是影响医疗质量和医疗安全的重要因素。医院感染严重威胁病人和医务人员的安全，自2020年武汉及全国新型冠状病毒疫情得到有效控制以来，局部疫情反弹时有发生，其中也有医疗机构发生医院感染，所以，控制医院感染也是阻断传染病传播和扩散的重要举措。

一、医院感染的定义

卫生部2001年颁布的《医院感染诊断标准（试行）》有明确定义：医院感染（nosocomial infection，hospital infection或 hospital acquired infection）是指住院病人在医院内获得的感染，包括在住院期间发生的感染和在医院内获得出院后发生的感染；但不包括入院前已开始或入院时已存在的感染。医院工作人员在医院内获得的感染也属医院感染。

在诊断时应注意下列情况属于医院感染：

（1）无明确潜伏期的感染，规定入院48小时后发生的感染为医院感染；有明确潜伏期的感染，自入院时起超过平均潜伏期后发生的感染为医院感染。

（2）本次感染直接与上次住院有关。

（3）在原有感染基础上出现其他部位新的感染（除外脓毒血症迁徙灶），或在原感染已知病原体基础上又分离出新的病原体（排除污染和原来的混合感染）的感染。

（4）新生儿在分娩过程中和产后获得的感染。

（5）由于诊疗措施激活的潜在性感染，如疱疹病毒、结核杆菌等的感染。

（6）医务人员在医院工作期间获得的感染。

在诊断时下列情况不属于医院感染。

（1）皮肤黏膜开放性伤口只有细菌定植而无炎症表现。

（2）由于创伤或非生物性因子刺激而产生的炎症表现。

（3）新生儿经胎盘获得（出生后48小时内发病）的感染，如单纯疱疹、弓形体病、水痘等。

（4）患者原有的感染在医院内急性发作。

只有通过详细的个案流行病学调查，才能明确是否发生了医院感染。

二、医院感染的分类

我国《医院感染诊断标准（试行）》，根据医院感染发生的部位，分系统制定了临床诊断标准和病原学诊断标准，包括呼吸系统、心血管系统、血液系统、腹部和消化系统、中枢神经系统、泌尿系统、皮肤和软组织、骨、关节、生殖道、口腔和其他部位医院内感染的诊断标准。

以呼吸系统的下呼吸道感染为例：

（一）临床诊断

符合下述两条之一即可诊断。

（1）患者出现咳嗽、痰黏稠，肺部出现湿啰音，并有下列情况之一：

1）发热。

2）白细胞总数和/或嗜中性粒细胞比例增高。

3）X线显示肺部有炎性浸润性病变。

（2）慢性气道疾患患者稳定期（慢性支气管炎伴或不伴阻塞性肺气肿、哮喘、支气管扩张症）继发急性感染，并有病原学改变或X线胸片显示与入院时比较有明显改变或新病变。

（二）病原学诊断

临床诊断基础上，符合下述6条之一即可诊断。

（1）经筛选的痰液，连续两次分离到相同病原体。

（2）痰细菌定量培养分离病原菌数≥106cfu/ml。

（3）血培养或并发胸腔积液者的胸液分离到病原体。

（4）经纤维支气管镜或人工气道吸引采集的下呼吸道分泌物病原菌数≥105cfu/ml；经支气管肺泡灌洗（BAL）分离到病原菌数≥104cfu/ml；或经防污染标本刷（PSB）、防污染支气管肺泡灌洗（PBAL）采集的下呼吸道分泌物分离到病原菌，而原有慢性阻塞性肺病包括支气管扩张者病原菌数必须≥103cfu/ml。

（5）痰或下呼吸道采样标本中分离到通常非呼吸道定植的细菌或其他特殊病原体。

（6）免疫血清学、组织病理学的病原学诊断证据。

（三）说明

（1）痰液筛选的标准为痰液涂片镜检鳞状上皮细胞＜10个/低倍视野和白细胞＞25个/低倍视野或鳞状上皮细胞：白细胞≤1∶2.5；免疫抑制和粒细胞缺乏患者见到柱状上皮细胞或锥状上皮细胞与白细胞同时存在，白细胞数量可以不严格限定。

（2）应排除非感染性原因如肺栓塞、心力衰竭、肺水肿、肺癌等所致的下呼吸道的胸片的改变。

（3）病变局限于气道者为医院感染气管－支气管炎；出现肺实质炎症（X线显示）者为医院感染肺炎（包括肺脓肿），报告时需分别标明。

三、医院感染的控制

做好医院感染的控制（以下简称感控）工作是保障医疗质量和医疗安全的底线要求，是医疗机构开展诊疗活动中必须履行的基本职责。2019年国家卫生健康委员会颁布了《医疗机构感染预防与控制基本制度（试行）》，主要包括以下几方面内容：

（一）医院感染控制分级管理制度

制定医院感染控制分级管理制度，是指导和规范医疗机构建立层级合理、专兼结合、分工明确、运转高效的医院感染控制分级管理组织体系，并有效开展医院感染控制工作的规范性要求。医院感染控制分级管理组织体系的各层级主体包括：医院感染控制委员会、医院感染控制管理部门、临床与医技科室医院感染控制管理小组，以及医院感染控制专（兼）职人员等。基本要求是：按规定建立医院感染控制组织体系，配置数量充足、结构合理的医院感染控制专兼职人员；明确医院感染控制组织体系的管理层级与责任主体；明确管理体系中各层级、各部门及其内设岗位的医院感染控制职责和沟通协作机制；教育引导全体工作人员践行“人人都是感控实践者”的理念；

规范预检分诊工作，落实医疗机构内传染病防控措施。

（二）医院感染控制监测及报告管理制度

医院感染控制监测及报告管理制度是医疗机构根据医院感染控制工作需要，对医院相关感染的发生、分布及其影响因素等数据信息开展收集、分析、反馈，以及依法依规上报等活动的规范性要求。基本要求是：制订并实施可行的医院相关感染监测与报告管理规定；为开展医院相关感染监测提供物资、人员和经费等方面的保障，积极稳妥地推动信息化监测工作；加强对医院相关感染监测制度执行情况的监管，并进行持续质量改进及效果评价；完善医院相关感染监测多主体协调联动机制和信息共享反馈机制，确保监测工作顺利开展，监测结果能够有效应用于医疗质量安全持续改进的实践。

（三）医院感染控制标准预防措施执行管理制度

它是医疗机构中各相关主体自觉、有效、规范地执行医院感染控制标准预防措施的规范性要求。

标准预防主要包括手卫生、隔离、环境清洁消毒、诊疗器械/物品清洗消毒与灭菌、安全注射等措施。医疗机构应当加强资源配置与经费投入，以保障医院感染控制标准预防措施的落实；不得以控制成本和支出为由，挤占、削减费用，影响标准预防措施的落实。

（四）医院感染控制风险评估制度

它是医疗机构及医务人员针对医院感染风险开展的综合分析、评价、预判、筛查和干预等活动，从而降低医院感染发生风险的规范性要求。医院感染控制风险评估种类主要包括病例风险评估、病种风险评估、部门（科室）风险评估、机构风险评估，以及感染聚集、流行和暴发等的风险评估。

（五）多重耐药菌感染预防与控制制度

多重耐药菌感染预防与控制制度是医疗机构为预防和控制多重耐药菌引发的感染及其传播，根据本机构多重耐药菌流行趋势和特点开展的监测、预防与控制等活动的规范性要求。

目前要求纳入目标防控的多重耐药菌包括但不限于：耐甲氧西林金黄色葡萄球菌（MRSA）、耐万古霉素肠球菌（VRE）、耐碳青霉烯类抗菌药物肠杆菌科细菌（CRE）、耐碳青霉烯类抗菌药物鲍曼不动杆菌（CR-AB）和耐碳青霉烯类抗菌药物铜绿假单胞菌（CR-PA）等。

基本要求是：制订并落实多重耐药菌感染预防与控制规范，明确各责任部门和岗位的分工、职责和工作范围；依据本机构和所在地区多重耐药菌流行趋势和特点，确定多重耐药菌监控范围；加强多部门协作，提升专业能力；加强针对本机构相关工作人员的多重耐药菌感染预防与控制知识培训；严格执行多重耐药菌感染预防与控制核心措施；规范病原微生物标本送检，严格执行《抗菌药物临床应用指导原则》，合理选择并规范使用抗菌药物。

（六）侵入性器械操作相关感染防控制度

1. 侵入性器械相关感染防控制度 建立本机构诊疗活动中使用的侵入性诊疗器械名录；制订并实施临床使用各类侵入性诊疗器械相关感染防控的具体措施；实施临床使用侵入性诊疗器械相关感染病例的目标性监测；开展临床使用侵入性诊疗器械相关感染防控措施执行依从性监测；根据病例及干预措施依从性监测数据进行持续质量改进。

2. 手术及其他侵入性操作相关感染防控制度 建立本机构诊疗活动中所开展手术及其他侵入性诊疗操作的名录；制订并实施所开展各项手术及其他侵入性诊疗操作的感染防控措施，以及防控措施执行依从性监测的规则和流程；根据患者病情和拟施行手术及其他侵入性诊疗操作的种类进行感染风险评估，并依据评估结果采取针对性的感染防控措施；规范手术及其他侵入性诊疗操作的抗菌药物预防性使用；实施手术及其他侵入性诊疗操作相关感染病例目标性监测；开展手术及其他侵入性诊疗操作相关感染防控措施执行依从性监测；根据病例及干预措施执行依从性监测数据进行持续质量改进。

（七）医院感染控制培训教育制度

它是医疗机构针对不同层级、不同岗位的工作人员开展针对性、系统性、连续性的感控相关基础知识、基本理论和基本技能培训教育活动的规范性要求。基本要求是：各部门应当将感染防控相关内容纳入所开展的培训教育之中，根据培训对象制订培训计划并组织实施；明确不同层级、不同岗位工作人员接受感控知识培训的形式、内容与方法；制订并实施感控知识与技能培训教育考核方案，将考核结果纳入相关医务人员执业资质（准入）、执业记录和定期考核管理；向陪护、探视等人员提供感控相关基础知识宣教服务。

（八）医疗机构内感染暴发报告及处置制度

它是医疗机构及医务人员针对诊疗过程中出现的感染疑似暴发、暴发等情况，依法依规采取预警、调查、报告与处置等措施的规范性要求。基本要求是：建立医疗机构内感染暴发报告责任制，强化医疗机构法定代表人或主要负责人为第一责任人的定位；制订并执行感染监测以及感染暴发的报告、调查与处置等规定、流程和应急预案；建立并执行感染疑似暴发、暴发管理机制，组建感控应急处置专家组，强化各级具有报告责任主体履职情况的监督问责。在诊疗过程中发现短时间内出现3例或以上临床症状相同或相近的感染病例，尤其是病例间可能存在具有流行病学意义的共同暴露因素或者共同感染来源时，无论有无病原体同种同源检测的结果或检测回报结果如何，都应当按规定逐级报告本机构感控部门（或专职人员）和法人代表人或主要负责人；制订并实施感染疑似暴发、暴发处置预案。处置预案应当定期进行补充、调整和优化，并组织开展经常性演练。

（九）医务人员感染性病原体职业暴露预防、处置及上报制度

它是医疗机构感染性病原体职业暴露预防、处置和上报等活动的规范性要求。感染性病原体职业暴露按传播途径分类，主要包括血源性暴露、呼吸道暴露、消化道暴露和接触暴露等。基本要求是：建立适用于本机构的感染性病原体职业暴露预防、处置及上报规范和流程，实施监督考核；根据防控实践的需要，为医务人员提供数量充足、符合规范要求的用于防范感染性病原体职业暴露风险的设备设施、个人防护用品，以及其他支持、保障措施；定期进行相关应急演练；建立医务人员感染性病原体职业暴露报告管理体系与流程；对发生感染性病原体职业暴露的医务人员进行暴露后评估、处置和随访，严格按照相关防护要求采取检测、预防用药等应对处置措施；建立并执行预防感染性病原体职业暴露相关医务人员疫苗接种管理制度。

（十）医疗机构内传染病相关感染预防与控制制度

它是医疗机构及医务人员依法依规开展本机构内传染病相关感染防控活动的规范性要求。基本要求是：诊疗区域空间布局、设备设施和诊疗流程等符合传染病相关感染预防与控制的要求；确定承担本机构内传染病疫情监测、报告、预防和控制工作的主体部门、人员及其职责；明确感控管理部门或人员指导监督本机构内传染病相关感染防控工作开展的职责；严格执行传染病预检分诊要求；根据传染病传播途径的特点，对收治的传染病患者采用针对性措施阻断传播途径，防止传染病传播；做好疫点管理，及时进行终末消毒，按规范做好医疗废物处置；定期对工作人员进行传染病防控和职业暴露防护知识、技能的培训；为从事传染病诊疗工作的医务人员提供数量充足且符合规范要求的个人防护用品，并指导、监督其正确选择和使用。

案例讨论

某医院新生儿科陆续出现多例患儿不明原因发热，半个月后停止接收患儿。在此期间，医院共收治患儿120例，其中27例出现不同程度发热症状。在事件的

第9天起，医院开始分批向外转送患儿，先后安排37例患儿转至其他医院治疗，但未如实告知接收医院转诊原因。经过调查确认该事件是一起由肠道病毒（埃可病毒11型）引起的医院感染暴发事件。

调查表明医院存在以下问题：一是感染管理制度不健全，落实不到位。医院对《医院感染管理办法》及有关管理规定执行不力，存在医疗安全隐患，医院感染专职人员配备不足，难以保证工作的连续性，医院感染管理委员会流于形式，未提出具有针对性的问题和解决问题的方案。相关培训和医院感染暴发演练不到位，一些医务人员对医院感染相关制度不知晓，工作人员对医院感染暴发报告和处置相关规定不熟悉。二是医院感染防控意识和敏感性不强，未按照医院管理感染管理办法的规定进行有效的医院感染监测，未及时发现医院感染病例和医院感染隐患，近年未开展新生儿科目标性监测，未及时发现医院感染的危险因素并进行风险管理。违反规定将患儿分批转运，未如实告知接收医院转诊原因，医院感染暴发期间，该院多名患儿陆续出现不明原因发热症状，明显高于既往平均水平，但医院感染意识淡薄，敏感性不强，处置不力。三是医院感染管理不科学、不规范。出现疑似医院感染病例后，医院没有按照规定程序及时报告，违反规定对“疑似医院感染患儿”采取转送外院的处理措施。在调查组进驻后，仍发现该院部分喉镜、雾化机等医疗用品和设施的清洁消毒不规范，配奶过程存在洁污交叉、日常消毒和感染防护工作不到位等问题。

四、新冠肺炎和医院感染防控

新冠肺炎作为新发传染病，具有传播途径容易实现、人群普遍易感、传播力强等特点，给医院感染控制工作带来了巨大的挑战。为进一步做好医疗机构内新冠病毒感染预防与控制工作，2021年9月，国务院应对新冠肺炎疫情联防联控机制综合组修订印发了《医疗机构内新型冠状病毒感染预防与控制技术指南（第三版）》，除了强化和细化《医疗机构感染预防与控制基本制度（试行）》的相关规定之外，在基本要求和重点科室技术要求方面做了额外指导。

（一）强调源头管控

医疗机构应当优化体温检测、核验健康（行程）码和流行病学调查等预检分诊内容和流程，提升预检分诊能力。落实首诊负责制，加强流行病学问诊，早期识别新冠病毒感染临床症状。对具有可疑症状不能排除新冠病毒感染的患者，应当规范引导至发热门诊就诊。

严格执行新住院患者及陪护人员、医疗机构工作人员新冠病毒核酸检测“应检尽检”要求。根据当地疫情流行态势和防控需要，确定上述人员核酸检测频次，必要时可选择开展血常规、胸部CT、抗体检测。

医疗机构发现新冠病毒核酸检测阳性人员，应当及时报告当地疾控部门，由疾控等部门及时开展流行病学调查，迅速确定医疗机构内密切接触者，明确需实施封控管理和消毒处置的范围，指导医疗机构尽快落实，控制可能的感染源，有效阻断感染传播。

（二）加强标准预防和额外预防

标准预防主要包括手卫生、正确使用个人防护用品、呼吸道卫生和咳嗽礼仪、诊疗设备及环境清洁消毒、患者安置、安全注射、医用织物洗涤和医疗废物管理等。落实标准预防的关键是医务人员的行为要符合规范，建立起预防医院感染的行为屏障；同时，与建筑布局、诊疗流程、物资保障、人员培训等因素密切相关。

额外预防是在标准预防基础上，为阻断接触传播、飞沫传播或空气传播，针对感染性疾病病原学特点和传播途径，而采取的针对性综合防控措施。

1. 严格执行手卫生 根据《医务人员手卫生规范》（WS/T 313—2019），医务人员应当在接触患者前、清洁或无菌操作前和暴露患者血液体液后、接触患者后、接触患者周围环境后5个时刻采取手卫生措施。

2. 正确使用个人防护用品 医疗机构应当加强人员防护管理，储备质量优良、数量充足的防护物资。

3. 正确实施呼吸道卫生和咳嗽礼仪 所有进入医疗机构的人员均应当佩戴合格的医用口罩，不应佩戴有呼气阀的口罩，患者接受诊疗时非必要不摘除口罩。

4. 加强清洁消毒管理 严格落实《医疗机构消毒技术规范》（WS/T 367—2012）、《医院空气净化管理规范》（WS/T 368—2012），做好诊疗环境（空气、物体表面、地面等）、医疗器械、患者用物等的清洁消毒。

5. 合理安置患者 根据感染性疾病病原学特点、传播方式和特定人员感染风险评估结果，对不同类型感染者、疑似感染者、易感者采取合理的分区、分类安置措施，降低不同风险人员因暴露导致交叉感染的机会。

6. 规范医用织物和医疗废物管理 对新冠肺炎感染者救治过程中使用的医用织物的洗涤处置，按照《医院医用织物洗涤消毒技术规范》（WS/T 508—2016）要求进行；救治过程中产生的医疗废物，应严格执行《医疗废物管理条例》和《医疗卫生机构医疗废物管理办法》等有关规定。

（三）关爱医务人员

医疗机构应当合理调配人力资源和安排班次，优先保障隔离病区、发热门诊及核酸检测等重点部门的诊疗需求，医务人员相对固定，缩短可能暴露的时间，避免医务人员过度疲劳。提供营养膳食，保障医务人员充分休息。做好医务人员疫苗接种工作，落实“应接尽接”要求。根据岗位特点和风险评估结果，合理确定新冠肺炎核酸检测频次，开展主动健康监测，收治新型冠状病毒感染者的隔离病区工作人员实行闭环管理。

（四）发热门诊建设

（1）发热门诊建筑布局和工作流程应当符合《医院隔离技术规范》（WS/T 311—2009）、《应对秋冬季新冠疫情医疗救治工作方案》（联防联控机制医疗发〔2020〕276号）等有关要求。

（2）发热门诊诊区应当按照“三区两通道”设置，即污染区、潜在污染区、清洁区和清洁通道（医务人员和清洁物品）、污染通道（患者和污染物品）。各分区之间应当有物理隔断，各区域和通道出入口设有醒目标志。

（3）发热门诊及留观病室应当首选自然通风，如使用机械通风，应当控制气流方向，由清洁侧流向污染侧。发热门诊空调通风系统应当独立运行。规范设置管理通风口。

（4）医务人员进出发热门诊和留观病室，应当穿戴医用防护口罩、工作帽、手套、靴套或鞋套（防护服如已有靴套则不需另行加穿），穿隔离衣或防护服（留观病室应当穿防护服），根据诊疗操作选戴护目镜或防护面屏，并严格按照穿脱防护用品规范流程，正确穿脱防护用品。发热门诊医务人员要指导患者及其陪同人员在健康条件允许的情况下，规范佩戴医用防护口罩。接诊入境、国内中高风险地区以及集中隔离点发热患者等高风险人群的发热门诊，所有工作人员要严格闭环管理。

（5）医疗机构应当将有发热/呼吸道症状且无法明确排除新冠病毒感染的患者分诊或引导至发热门诊就诊。对发热门诊就诊的患者均应当进行核酸、血常规检测，必要时进行抗体检测、胸部CT检查，以排除新冠病毒感染。核酸检测结果反馈前，应当将患者安置在发热门诊进行留观。接诊儿童患者的医疗机构应当在发热门诊设置单独的儿科诊室或儿科诊区，满足发热患儿就诊需求。发热门诊接诊医务人员应当掌握新冠病毒感染的病原学特点与临床表现，按照诊疗规范进行诊疗，对新冠病毒感染者要立即转往定点医院，并及时报告。

案例讨论

2021年某市新冠肺炎病例数据库中共有8例与某医院有关联。调查组认为，虽暂不能确定此次事件属于医疗机构感染，但在事件发生、发展及处置过程中暴露出诸多问题，导致就诊患者、医务人员及社会公众不同程度地暴露于感染风险。主要表现在：一是住院患者及陪护人员未做到“应检尽检”，先入病区再做检测的现象普遍。二是病区加床严重，有的病区加床率超过90%，严重违反防聚集规定。三是病区管理混乱，首例确诊的陪护人员持他人陪住证陪护，陪护和探视人员随意出入病区，存在陪护人员随意换人的情况。四是缓冲病室设置管理不规范，未做到单人单间收治。五是密切接触人群划定不准，出现确诊病例的病区仅封控不到3天时间，密接人员随意到食堂和商店等公共场所活动，无法排除密接的医务人员仍每天正常上下班。六是对有密切接触史的住院患者，只要间隔24小时连续两次核酸检测结果阴性即解除隔离并允许出院。

这起事件暴露出了医院感控意识不强，疫情防控职责履行不力，责任分工不清晰，部门、科室之间的联动沟通不畅。管理人员和医务人员的院感防控意识不强，培训不到位，消毒隔离等标准预防措施执行不到位。对国家反复强调的住院患者及陪护人员“应检尽检”、及时回报核酸检测结果、设置管理缓冲病房、严格陪护和探视管理等一系列要求落实不到位。

本章小结

传染病是由病原微生物感染人体后所产生的有传染性的疾病，可在人与人、动物与人、动物与动物之间相互传播。我国依法对传染病进行分类管理，传染病的管理主要针对“三个环节”“两个因素”采取相应措施，即针对传染源、传播途径和易感人群，以及影响传染病流行过程的社会因素和自然因素采取综合性预防和控制措施。结合案例介绍了控制传染病流行的主要方法和经验，以及新发和突发传染病控制原则等内容。医院感染或医源性感染已成为传染病传播的重要途径，也是影响医疗质量和医疗安全的重要因素。在医院感染管理方面，重点强调了在临床实践中如何识别和预防医院感染的发生，以及控制医院感染传播和扩散的主要措施。

（张　钧）

第四篇

多因素分析方法在医学研究中的应用

Part 4

第十一章　线性回归

学习目标

1. 掌握　最小二乘法的原理、线性回归模型的参数估计与假设检验。
2. 熟悉　评价回归方程拟合效果的指标及自变量筛选的策略。
3. 了解　多元共线性的识别与处理。

我们通常用t检验对两组服从正态分布定量资料的均值进行检验，用方差分析对多组定量资料的均值进行检验，用卡方检验对两组或多组总体率是否存在差异进行检验。如果以y表示上述分析的结局变量，以x表示分组变量，就会发现t检验和方差分析相当于研究了一个分类变量和另一个定量变量的关联，卡方检验研究了两个分类变量之间的关联。本章我们将开始探讨一种专门用于研究一个结局变量和另外一个或者多个解释变量之间是否存在关联的方法，即回归分析（regression analysis）。

回归分析最初是由英国遗传学家和统计学家弗朗西斯·高尔顿（Francis Galton）在1885年提出，他用回归分析描述子代身高与父代身高的关系，他认为身高较高的父代，通常子代身高也较高，但通常不会比父代更高。子代的身高有向一般人平均身高靠拢的趋向。高尔顿将这种现象称为“回归”。后来回归被用来泛指建立变量间关系模式的分析方法，探讨某一变量或某些变量对另一变量的影响。回归分析是一种古典而又充满生机的模型，它是多元统计分析的各种方法中应用最为广泛的一类方法，可以研究多个变量间相互依赖关系。实际上，在医学领域中，医学变量之间的相互依赖关系大量存在，如身高与体重、体重指数和脂肪百分比、吸烟和肺癌、高盐饮食和高血压等，采用回归分析可以对此类相互依赖进行探讨。如果结局变量和一个或多个变量之间的关系是线性的，则可以采用线性回归（linear regression）进行分析，本章将系统介绍线性回归方程的应用条件、构建方法及模型评价指标。

第一节　一元线性回归方程

一、一元线性回归方程的建立及假设条件

线性回归模型根据所包含自变量的数目分为一元线性回归和多元线性回归。首先，我们介绍线性回归中最简单的一元线性回归，其是我们进一步学习多元线性回归的基础。在一元线性回归中，只考虑某一个变量与另一个变量的相互依赖关系，如子代的身高如何受到父代身高的影响，体重指数如何影响脂肪百分比等。我们先看以下例子。

例11.1　某医生为探讨成年男性的体重指数对脂肪百分比的影响，测得20名成年男性的体重指数（BMI，kg/m^2）及脂肪百分比（PBF，%），数据见表11-1。试建立体重指数x和脂肪百分比y的回归关系。

表11-1　20名成年男性的体重指数及脂肪百分比

观测号i	体重指数x_i	PBF y_i	观测号i	体重指数x_i	PBF y_i
1	18	16	11	23	28
2	19	16	12	24	27
3	19	20	13	25	25
4	20	21	14	25	28
5	20	20	15	26	27
6	21	21	16	27	30
7	22	24	17	27	29
8	22	23	18	28	31
9	22	24	19	28	30
10	23	15	20	30	32

将表11-1中的每对数据（x_i，y_i）对应于直角坐标系中的一个点，并将所有点在该坐标系中标出，得到下面散点图，见图11-1。

图11-1显示，随着体重指数的增加，脂肪百分比呈上升趋势。尽管这些点较为分散，但大都散落在一条直线附近，于是我们可以用一个直线方程来表示它们之间的这种关系。

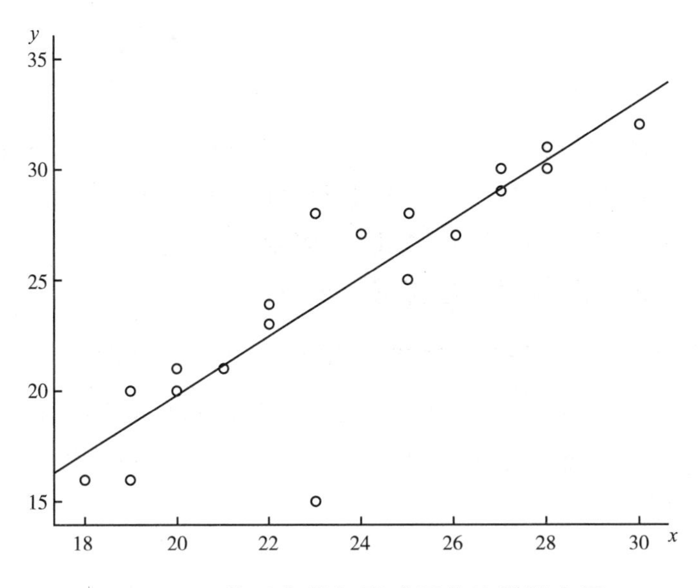

图 11-1　体重指数与脂肪百分比的散点图

我们知道，数学上任何一条直线方程都可以写成$y=\alpha+\beta x$的形式，其中y称为响应变量（response variable）或称因变量（dependent variable）、应变量；x称为自变量（independent variable）或解释变量（explanatory variable）、预测变量（predictor）。直线方程有两个参数α和β，α表示直线与y轴的截距，β表示直线的斜率。只要能确定参数α和β，那么就能确定这条直线了。然而，从上表的数据显示，y与x的取值并非一一对应，即并不是所有具有相同体重指数的成年男性都会有相同的脂肪百分比。因此，对于该问题的解决方法是需要建立一个y与x的概率模型，对于给定的x值，y的均值可以绘成一条直线，并且任意一点偏离这条直线的距离是一个随机变量ε，这样，一元线性回归方程可用下式表示：

$$y_i=\alpha+\beta x_i+\varepsilon_i \quad i=1,2,...n \tag{11-1}$$

其中：ε_i（$i=1,2,...,n$）是随机误差，相互独立且服从正态分布，即$\varepsilon_i\sim N(0, \sigma^2)$。

我们通常用$\hat{y}$代表y的总体均数或期望，因此可将一元线性回归方程表示为：

$$\hat{y}=\alpha+\beta x_i \tag{11-2}$$

其中：α为回归常数（截距项），表示回归直线与y轴的交点到原点的距离；β为回归系数，其统计学意义是自变量x每改变一个单位，响应变量y平均改变β个单位。当$\beta>0$，表示y的平均水平随x增大而增大；$\beta<0$，表示y的平均水平随x增大而减小；$\beta=0$，表示y的平均水平为常数α，与x无线性回归关系。

在介绍如何估计回归系数以及构建回归方程之前，我们先介绍线性回归方程的构建需要满足4个基本假设。

（一）线性（linear）

对每一个给定的x，其对应y的均值是$\alpha+\beta x$，它是x的线性函数。在建立回归方程之前需要先绘制散点图，通过散点图来判断该线性假设是否成立。如果线性假设不成立，说明是y和x的关系是非线性的，若用线性模型拟合，会导致所获得的回归方程的参数估计无任何意义，可寻求更符合实际的非线性模型。

（二）独立同分布（independent identical distribution）

在线性回归模型中，对误差项ε的假定即可认为是对y的分布的假定。因此，独立同分布是指随机误差项ε相互独立并且服从正态分布，也指对任何给定的x值，任意观测值y_i之间相互独立且满足同一正态分布。如果不满足这一条件，将导致回归系数的估计不是无偏估计。

（三）正态性（normality）

对任意给定的x，y是服从正态分布的随机变量，而且随机误差项ε服从正态分布。如果数据不满足正态性假设，可以考虑对原始数据进行变量变换，使其正态化后再进行线性模型拟合和分析。

（四）等方差性（equal variance）

在x的取值范围内，不论x取何值，y都有相同的方差，即y的方差与x的取值无关。如果这一条件不满足，回归参数β的估计是有偏的。

构成了线性回归方程成立的4个基本条件：LINE。即线性（L）、独立性（I）、正态性（N）和等方差性（E）。因此，线性回归分析是在满足正态分布和方差齐性的前提下建立y的总体均数和x之间的线性关系。

线性回归采用最小二乘法（least square method）来完成回归方程的参数估计，最小二乘法要求残差平方和达到最小，即使得各实测点到回归直线的纵向距离的平方和最小。残差（residual）即ε_i，为观测值y_i与回归线$\hat{y}_i$的纵向距离，$e_i=y_i-\hat{y}_i$。

残差平方和可表示为$Q(\alpha,\beta)=\sum_{i=1}^{n}\varepsilon_i^2=\sum_{i=1}^{n}(y_i-\alpha-\beta x_i)^2$，我们可以求得$\alpha$，$\beta$的估计值$a$，$b$，使得残差平方和$Q(\alpha,\beta)$达到最小，即$Q(a,b)=\min Q(\alpha,\beta)$。根据数学中求导的知识，求$Q(\alpha,\beta)$最小的必要条件是$Q$对$\alpha$，$\beta$的一阶偏导数等于0，即：

$$\begin{cases} \dfrac{\partial Q}{\partial \alpha} = -2\sum_{i=1}^{n}(y_i - \alpha - \beta x_i) = 0 \\ \dfrac{\partial Q}{\partial \beta} = -2\sum_{i=1}^{n}(y_i - \alpha - \beta x_i)x_i = 0 \end{cases} \tag{11-3}$$

经整理后，可得到关于参数α，β的方程组：

$$\begin{cases} n\alpha + \beta\sum_{i=1}^{n}x_i = \sum_{i=1}^{n}y_i \\ \alpha\sum_{i=1}^{n}x_i + \beta\sum_{i=1}^{n}x_i^2 = \sum_{i=1}^{n}x_iy_i \end{cases} \tag{11-4}$$

由于方程的基本数据都是由样本观测值组成，所以方程的解为α和β的估计值，分别记为α和β，有：

$$\begin{cases} a = \bar{y} - b\bar{x} \\ b = \dfrac{SS_{xy}}{SS_{xx}} \end{cases} \tag{11-5}$$

其中：

$$SS_{xx} = \sum_{i=1}^{n}(x_i - \bar{x})^2 = \sum_{i=1}^{n}x_i^2 - \frac{1}{n}(\sum_{i=1}^{n}x_i)^2 \tag{11-6}$$

$$SS_{xy} = \sum_{i=1}^{n}(x_i - \bar{x})(y_i - \bar{y}) = \sum_{i=1}^{n}x_iy_i - \frac{1}{n}(\sum_{i=1}^{n}x_i)(\sum_{i=1}^{n}y_i) \tag{11-7}$$

SS_{xx}为观测值x的离均差平方和；SS_{xy}为离均差乘积和。

由于直线$\hat{y}=a+bx$是用最小二乘法估计的，故该直线也称最小二乘直线，a、b称为回归参数α、β的最小二乘估计。

在例11.1中，我们可对表11-1中的数据，以脂肪百分比为响应变量Y，以体重指数为自变量X，试做直线回归分析。

（1）首先作散点图，见图11-1。可知两变量呈直线关系，故可拟合直线回归方程。

（2）求基本统计量。

$$\bar{x} = \frac{1}{n}(\sum_{i=1}^{n}x_i) = 23.450$$

$$\bar{y} = \frac{1}{n}(\sum_{i=1}^{n}y_i) = 24.350$$

$$SS_{xx} = \sum_{i=1}^{n}x_i^2 - \frac{1}{n}(\sum_{i=1}^{n}x_i)^2 = 226.955$$

$$SS_{yy}=\sum_{i=1}^{n}y_i^2-\frac{1}{n}(\sum_{i=1}^{n}y_i)^2=518.548$$

$$SS_{xy}=\sum_{i=1}^{n}x_iy_i-\frac{1}{n}(\sum_{i=1}^{n}x_i)(\sum_{i=1}^{n}y_i)=299.808$$

（3）求回归系数b和回归截距a。

$$b=\frac{SS_{xy}}{SS_{xx}}=\frac{299.85}{226.96}=1.321$$

$$a=\bar{y}-b\bar{x}=24.350-1.321\times23.450=-6.627$$

这里b的符号是正值，表示脂肪百分比随体重指数的增加呈线性递增的趋势。

（4）建立回归方程。

$$\hat{Y}=-6.627+1.321X$$

该方程显示，体重指数每增加1kg/m^2，脂肪百分比平均增加1.321%。

（5）画出回归直线。根据所获得的回归方程在散点图上画出拟合的回归直线，见图11-1。

二、一元线性回归方程的假设检验及其区间估计

由样本计算得到的回归系数b只是总体回归系数β的估计值，其仅是基于样本数据对变量x和y之间关系进行描述，然而由于抽样误差的存在，即使样本回归系数不为0，总体回归系数也未必不等于0，故在建立起回归方程后有必要对回归方程和回归系数进行检验。

线性回归方程的检验包括对回归方程的检验和对方程中回归系数的检验。在一元线性回归方程中，由于x和y的线性关系是由参数β唯一决定的，因此对于一元线性回归方程来说，对回归方程的检验就等价于对回归系数的检验，即：

$$H_0:\beta=0,\quad H_1:\beta\neq0$$

如果$\beta=0$，y与x就不存在线性关系。

线性回归方程的检验包括两种方法：F检验和t检验，下面分别对两种检验加以介绍。

（一）F检验

F检验是根据方差分析的思想来构建检验统计量，其基本原理是将响应变量y的总变异分解成两部分，一部分反映回归方程对Y的变异的解释作用，另一部分反映了回

归方程以外的一切因素对Y的变异的作用，通过对两部分变异的比较来检验整体回归方程是否有统计学意义。因此，要通过对随机响应变量Y的变异分解来考察Y与X之间是否存在直线关系。

根据方差分析的思想，我们将y的总离均差平方和$SS_{yy}=\sum_{i=1}^{n}(y_i-\bar{y})^2$分解成两部分：回归平方和（regression sum of squares）和残差平方和（residual sum of squares）。

$$SS_{yy}=\sum_{i=1}^{n}(\hat{y}_i-\bar{y})^2+\sum_{i=1}^{n}(y_i-\hat{y}_i)^2=SS_R+SS_E \quad (11\text{-}8)$$

回归平方和，记为SS_R，表示回归估计值$\hat{y}$与均值$\bar{y}$的离均差平方和，它反映了自变量对响应变量的总变异的影响或贡献，即Y的总变异中可以用自变量与响应变量的线性回归关系解释的那部分变异，回归平方和在总平方和中占的比例越大，说明回归模型的拟合效果越好。其公式为：

$$SS_R=\sum_{i=1}^{n}(\hat{y}_i-\bar{y})^2=\sum_{i=1}^{n}[a+bx_i-(a+b\bar{x})]^2 \\ =SS_{xx}b^2=SS_{xy}b \quad (11\text{-}9)$$

残差平方和也称为剩余平方和，记为SS_E，表示观测值y_i与回归值$\hat{y}_i$的离均差平方和，它说明除了自变量的贡献之外的一切因素对响应变量Y的总变异的影响，即Y的总变异中不能用回归模型解释的部分，残差平方和在总平方和中占的比例越大，说明回归模型的效果越差；反之，线性回归的作用越明显。其公式为：

$$SS_E=\sum_{i=1}^{n}(y_i-\hat{y}_i)^2 \quad (11\text{-}10)$$

与此同时，还需要对各离均差平方和所对应的自由度进行分解，响应变量的总自由度也可相应地分解为回归自由度和残差项自由度两部分，并有如下关系：

$$v_{总}=v_R+v_E \quad (11\text{-}11)$$

$$v_{总}=n-1,\quad v_R=1,\quad v_E=n-2 \quad (11\text{-}12)$$

在H_0成立的条件下，有：

$$\frac{SS_R}{\sigma^2}\sim\chi^2(1),\quad \frac{SS_E}{\sigma^2}\sim\chi^2(n-2) \quad (11\text{-}13)$$

且SS_R与SS_E相互独立。

检验统计量：

$$F=\frac{SS_R/1}{SS_E/(n-2)}\sim F(v_1,v_2) \tag{11-14}$$

服从自由度为$v_1=v_R=1$，$v_2=v_E=n-2$的F分布。

对于给定的显著性水平α，如果$F>F_{(1,\ n-2),\ 1-\alpha}$，$P<\alpha$，拒绝$H_0$，认为回归方程是显著的。如果$F\leqslant F_{(1,\ n-2),\ 1-\alpha}$，$P>\alpha$，不能拒绝$H_0$，尚不能认为回归方程有统计学意义。

对例11-1建立回归方程，运用F检验法对回归方程进行假设检验。

（1）建立假设，确立检验水准。

H_0: $\beta=0$，成年男性的体重指数和脂肪百分比之间没有线性回归关系

H_1: $\beta\neq0$，成年男性的体重指数和脂肪百分比之间有线性回归关系

$\alpha=0.05$

（2）计算检验统计量F值。

$$SS_R=SS_{xx}b^2=226.955\times1.321^2=396.046$$

$$SS_E=SS_{yy}-SS_R=518.548-396.046=122.502$$

$$F=\frac{SS_R/1}{SS_E/(n-2)}=\frac{396.046/1}{122.502/18}=58.194$$

其方差分析表结果见表11-2。

表11-2　方差分析表

变异来源	*SS*	*v*	*MS*	*F*	*P*
回归	396.046	1	396.046	58.194	＜0.001
残差	122.502	18	6.806		
总变异	518.548	19			

（3）确定P值，作出统计推断。

根据$v_R=1$，$v_E=18$，$\alpha=0.05$，查F分布界值表得临界值$F_{(1,\ 18),\ 1-0.05}=4.41$，本例$F>4.41$，故$P<0.05$，按$\alpha=0.05$的水准，拒绝$H_0$，接受$H_1$，回归方程有显著意义。可认为成年男性的体重指数和脂肪百分比之间有线性回归关系，脂肪百分比随体重指数的增加而呈线性递增。

（二）t检验

首先建立假设。

H_0: $\beta=0$，成年男性的体重指数和脂肪百分比之间没有线性回归关系

H_1: $\beta \neq 0$，成年男性的体重指数和脂肪百分比之间有线性回归关系

α=0.05

当H_0: β=0成立时，检验统计量：

$$t = \frac{b-0}{S_b} \sim t(v), \quad v = n-2 \tag{11-15}$$

服从t分布。这里s_b为样本回归系数b的标准误，有

$$S_b = \frac{S_{yx}}{\sqrt{SS_{xx}}} = \sqrt{\frac{SS_E}{(n-2)SS_{xx}}} \tag{11-16}$$

其中：$S_{yx} = \sqrt{\frac{SS_E}{(n-2)}}$为剩余标准差（residual standard deviation），指扣除x对y的影响后，衡量y对回归直线的离散度，可以用来说明估计值$\hat{y}$的精度。S_{yx}越小，表示回归方程估计精度越高。

对例11.1中的数据运用t检验法对回归系数进行假设检验。

计算s_b，有：

$$s_b = \frac{s_{yx}}{\sqrt{SS_{xx}}} = \sqrt{\frac{SS_E}{(n-2)SS_{xx}}} = \sqrt{\frac{122.502}{(20-2)\times 226.955}} = 0.173$$

在H_0成立的条件下，检验统计量：

$$t = \frac{b-0}{s_b} = \frac{1.321}{0.173} = 7.636$$

根据v_E=20−2=18，α=0.05，查t分布界值表，$t_{18,\ 1-0.05/2}$=2.101，本例t=7.636＞2.101，故P＜0.05，按α=0.05的水准，拒绝H_0，接受H_1，可认为成年男性的体重指数和脂肪百分比之间有线性回归关系，脂肪百分比随体重指数的增加而呈线性递增。

三、回归系数的区间估计

样本回归系数b是总体回归系数β的一个点估计值，存在抽样误差。由于样本回归系数b的抽样分布服从正态分布。于是总体回归系数β的（1−α）×100%置信区间的公式为：

$$[b - t_{(n-2),1-\alpha/2}S_b, b + t_{(n-2),1-\alpha/2}S_b] \tag{11-17}$$

根据例11.1中获得的回归系数b，估计其总体回归系数β的双侧95%的置信区间。

$$s_b = \frac{S_{yx}}{\sqrt{SS_{xx}}} = \sqrt{\frac{SS_E}{(n-2)SS_{xx}}} = \sqrt{\frac{122.502}{(20-2)\times 226.955}} = 0.173$$

按自由度v=18，α=0.05，查t分布界值表，得到双侧$t_{18,\ 1-0.05/2}$=2.101，于是，回归系数β的双侧95%置信区间为0.958~1.684。

$$[b-t_{18,\ 1-0.05/2}s_b,\ b+t_{18,\ 1-0.05/2}s_b]$$
$$=[1.321-2.101\times 0.173,\ 1.321+2.101\times 0.173]$$
$$=[0.958,\ 1.684]$$

第二节　多元线性回归方程

在一元统计分析中，只考虑某一个自变量与一个响应变量的相互依赖关系，然而实践中一个响应变量可以同时受到多个自变量的影响，由多个自变量的最优组合来共同预测或估计响应变量，往往比只用一个自变量进行预测或估计更有效，更符合实际，因此多元回归分析比一元回归分析的实用意义更大，如果响应变量和多个自变量之间的关系是线性的，则可以采用多元线性回归模型来探讨一个响应变量和多个自变量之间的线性关系。

一、多元线性回归方程的建立

类似于一元线性回归方程，多元线性回归方程可表示为：

$$y_i = \beta_0 + \beta_1 x_{i1} + \cdots + \beta_p x_{ip} + \varepsilon_i = \beta_0 + \sum_{j=1}^{p} \beta_j x_{ij} + \varepsilon_i \qquad (11\text{-}18)$$

我们通常用$\hat{y}$代表y的总体均数或期望，因此可将多元线性回归方程表示为：

$$\hat{y}_i = \beta_0 + \beta_1 x_{i1} + \cdots + \beta_p x_{ip} = \beta_0 + \sum_{j=1}^{p} \beta_j x_{ij} \qquad (11\text{-}19)$$

其中：β_0称为回归常数（截距项）；β_j称为自变量x_j的总体偏回归系数，其表示当方程中其他自变量取值不变的情况下，自变量x_j每改变一个单位，响应变量y平均改变β_j个单位。当$\beta_j>0$，表示y的平均水平随x增大而增大；$\beta_j<0$，表示y的平均水平随X增大而减小；β_j=0，表示y的平均水平为常数β_0，与各自变量x无线性回归关系。

同理，在多元线性回归中，由于总体偏回归系数β_j通常未知的，但是可以根据样本资料拟合回归方程得到总体偏回归系数的估计值b_j，则线性回归方程可表示为经验回归方程：

$$\hat{y} = b_0 + b_1 x_1 + \cdots + b_p x_p = b_0 + \sum_{j=1}^{p} b_j x_j \tag{11-20}$$

其中：b_0，b_1，…，b_p分别为β_0，β_1，β_2，…，β_p的估计值，称为经验回归系数，或称偏回归系数。

与一元线性回归一样，多元线性回归仍采用最小二乘法来完成回归方程的参数估计，最小二乘法要求残差平方和达到最小，可根据参数估计的准则来定义残差平方和$Q(\beta)$。

$$Q(\beta) = \sum_{i=1}^{n} \varepsilon_i^2 = \sum_{i=1}^{n} (y_i - E(y_i))^2 = \sum_{i=1}^{n} \left(y_i - \beta_0 - \sum_{j=1}^{p} \beta_j x_{ij}\right)^2 \tag{11-21}$$

求$b=(b_0, b_1, \cdots, b_p)'$使得残差平方和$Q(b)$达到最小，即：

$$Q(b_0, b_1, \cdots, b_p) = \min_{\beta_0, \beta_1, \cdots, \beta_p} Q(\beta_0, \beta_1, \cdots, \beta_p) \tag{11-22}$$

此时称b_0，b_1，…，b_p为模型参数β_0，β_1，β_2，…，β_p的最小二乘估计。

具体的参数估计方法如下：将$Q(\beta)$分别对参数β_0和β_j（$j=1, 2, \cdots, p$）求偏导数，并令其等于0，可得：

$$\begin{cases} \dfrac{\partial Q(\beta)}{\partial \beta_0} = -2\sum_{i=1}^{n} (y_i - \beta_0 - \sum_{j=1}^{p} \beta_j x_{ij}) = 0 \\ \dfrac{\partial Q(\beta)}{\partial \beta_j} = -2\sum_{i=1}^{n} [(y_i - \beta_0 - \sum_{j=1}^{p} \beta_j x_{ij})] x_{ij} = 0 \end{cases} \tag{11-23}$$

整理后得到关于参数β_j的正规方程组：

$$\begin{cases} n\beta_0 + \sum x_{1i}\beta_1 + \sum x_{2i}\beta_2 + \cdots + \sum x_{pi}\beta_p = \sum y_i \\ \sum x_{1i}\beta_0 + \sum x_{1i}^2\beta_1 + \sum x_{1i}x_{2i}\beta_2 + \cdots + \sum x_{1i}x_{pi}\beta_p = \sum x_{1i}y_i \\ \sum x_{2i}\beta_0 + \sum x_{1i}x_{2i}\beta_1 + \sum x_{2i}^2\beta_2 + \cdots + \sum x_{2i}x_{pi}\beta_p = \sum x_{2i}y_i \\ \sum x_{pi}\beta_0 + \sum x_{1i}x_{pi}\beta_1 + \sum x_{2i}x_{pi}\beta_2 + \cdots + \sum x_{pi}^2\beta_p = \sum x_{pi}y_i \end{cases} \tag{11-24}$$

即参数向量β_j的最小二乘估计$\hat{\beta}_j=b_j$正好是$n+1$阶线性方程组的解。具体的求解过程比较烦琐，可借助统计分析软件来完成，常用的统计分析软件如SAS、SPSS、R、stata等都有专用的模块来完成模型的构建和检验。

例11.2 某医生为探讨男性脂肪百分比的影响因素，测得172名男性的脂肪百分比（%）、体重指数（kg/m^2）、年龄（岁）、基础代谢率（$kJ/m^2 \cdot h$）、电阻抗值（Ω）、舒张压（mmHg）和总胆固醇水平（mmol/L），数据见表11-3。

表11-3　172名男性的调查数据

编号	体重指数 x_1	年龄 x_2	基础代谢率 x_3	电阻抗值 x_4	舒张压 x_5	总胆固醇 x_6	脂肪百分比 y
1	18	11	79	612	76	3.68	14
2	15	11	71	695	61	4.35	12
3	19	53	82	598	91	8.11	25
4	20	62	90	609	75	6.10	29
5	16	11	89	640	30	3.51	10
…	…	…	…	…	…	…	…
172	18	10	93	644	80	4.65	18

本例中用脂肪百分比为响应变量y，该指标为连续型变量，且来自正态分布总体，自变量有6个：体重指数（x_1）、年龄（x_2）、基础代谢率（x_3）、电阻抗值（x_4）、舒张压（x_5）和总胆固醇水平（x_6），都是数值变量。进行多元线性回归分析，获得截距项、偏回归系数及其标准误（表11-4）。

表11-4　偏回归系数和标准误

变量	偏回归系数	标准误
截距项	−49.507	4.300
体重指数（x_1）	1.555	0.090
年龄（x_2）	0.106	0.017
基础代谢率（x_3）	−0.054	0.014
电阻抗值（x_4）	0.062	0.004
舒张压（x_5）	0.066	0.024
总胆固醇水平（x_6）	0.138	0.298

由此结果，可以得到多元线性回归方程：

$$\overline{y}=-49.507+1.555x_1+0.106x_2-0.054x_3+0.062x_4+0.066x_5+0.138x_6$$

体重指数的偏回归系数为1.555，说明在其他自变量固定不变时，体重指数每增加1kg/m^2，脂肪百分比平均增加1.555%；年龄的偏回归系数为0.106，说明在其他自变量固定不变时，年龄每增加1岁，脂肪百分比平均增加0.106%；基础代谢率的偏回归系数为-0.054，说明在其他自变量固定不变时，基础代谢率每增加1个单位，脂肪百分比平均下降0.054%；电阻抗值的偏回归系数为0.062，说明在其他自变量固定不变时，电阻抗值每增加1Ω，脂肪百分比平均增加0.062%；舒张压的偏回归系数为0.066，说明在其他自变量固定不变时，舒张压每增加1mmHg，脂肪百分比平均增加0.066%；总胆固醇水平的偏回归系数为0.138，说明在其他自变量固定不变时，总胆固醇水平每增加1mmol/L，脂肪百分比平均增加0.138%。

二、多元线性回归方程的假设检验

多元线性回归方程的假设检验与一元线性回归方程一样，用方差分析法对回归进行检验，将响应变量y的总变异分解成两部分，一部分反映回归方程对y的变异的解释作用，另一部分反映了回归方程以外的一切因素对y的变异的作用，通过对两部分变异的比较来检验整体回归方程是否有统计学意义。

首先建立检验假设：

H_0: $\beta_1=\beta_2=\cdots=\beta_p=0$，即所有自变量都和响应变量没有线性回归关系

H_1: β_1，β_2，…，β_p不全为0，即至少有一个自变量和响应变量有线性回归关系

$\alpha=0.05$

响应变量y的总变异用总离均差平方和表示，为未考虑各自变量与y的回归关系时y的总变异。可将总变异分解成两部分：回归平方和SS_R与残差平方和SS_E。即：

$$SS_{yy} = \sum_{i=1}^{n} (\hat{y}_i - \bar{y})^2 + \sum_{i=1}^{n} (y_i - \hat{y}_i)^2 = SS_R + SS_E \quad (11\text{-}25)$$

与此同时，响应变量的总变异所对应的自由度也可相应的分解为回归自由度和残差项自由度两部分，有：

$$v_{总}=n-1$$

$$v_R=p \quad (11\text{-}26)$$

$$v_E=v_{总}-v_R=n-p-1$$

其中：n为样本量；p为模型中自变量的个数。

在完成离均差平方和自由度的分解后，可以构造假设检验的统计量。检验统计量为：

$$F=\frac{SS_R/p}{SS_E/(n-p-1)}\sim F_{1-\alpha,(p,n-p-1)} \quad (11\text{-}27)$$

当$F>F_{1-\alpha,(p,\ n-p-1)}$时，$P<\alpha$，拒绝$H_0$，接受$H_1$，可以认为$p$个自变量中至少有一个对响应变量的影响是有统计学意义的；如果$F\leqslant F_{1-\alpha,(p,\ n-p-1)}$时，则$P>\alpha$，不能拒绝$H_0$，则尚不能认为自变量和响应变量之间有线性回归关系。

例11.2中的方差分析结果如表11-5。

表11-5　方差分析结果表

变异来源	离均差平方和	自由度	均方	F	p
回归	8372.258	6	1395.376	132.457	<0.001
残差	1738.199	165	10.535		
总变异	10110.456	171			

统计量F=132.457，$P<0.001$，故拒绝H_0，接受H_1，可以认为6个自变量中至少有一个对响应变量的影响是有统计学意义的，线性回归方程成立，自变量与响应变量之间存在线性回归关系。

三、偏回归系数的显著性检验和置信区间

用方差分析对回归方程的检验若有统计学意义，如例11.2，只能说明至少有一个自变量对响应变量的变异有贡献，但不能认为所有自变量的偏回归系数都有统计学意义，所以需要进一步对各自变量的偏回归系数进行检验，验证是否每个自变量都能对响应变量有所贡献。对偏回归系数的检验可采用t检验。

首先建立检验假设：

H_0: β_j=0（j=1，2，…，p），即自变量x_j的总体偏回归系数为0

H_1: $\beta_j\neq 0$，即自变量x_j的总体偏回归系数不为0

α=0.05

计算检验统计量：

$$t_j=\frac{b_j-\beta_j}{S(b_j)} \quad (11\text{-}28)$$

当H_0成立时，该统计量服从t分布：

$$t_j=\frac{b_j}{S(b_j)}\sim t_{1-\alpha/2,(n-p-1)} \quad (11\text{-}29)$$

其中：p为自变量的个数；$S(b_j)$为b_j的标准误，计算方式与一元线性回归的回归系数检验相同。

当$|t| > t_{1-\alpha/2,(n-p-1)}$时，$P<\alpha$，拒绝$H_0$，则自变量$x_j$的总体偏回归系数有统计学意义。

同时可以利用偏回归系数及其标准误构建偏回归系数的置信区间，偏回归系数的$(1-\alpha)\%$置信区间为：

$$(b_j - t_{1-\alpha/2,(n-p-1)}S(b_j),\ b_j + t_{1-\alpha/2,(n-p-1)}S(b_j)) \tag{11-30}$$

例11.2中对6个自变量的偏回归系数进行t检验，结果见表11-6。

表11-6　偏回归系数的假设检验及95%置信区间

变量	偏回归系数	标准误	t	P	95%CI下限	95%CI上限
截距项	−49.507	4.300	−11.514	＜0.001	−57.997	−41.018
体重指数	1.555	0.090	17.287	＜0.001	1.377	1.732
年龄	0.106	0.017	6.187	＜0.001	0.072	0.140
基础代谢率	−0.054	0.014	−3.790	＜0.001	−0.082	−0.026
电阻抗值	0.062	0.004	14.479	＜0.001	0.053	0.070
舒张压	0.066	0.024	2.692	0.008	0.018	0.114
总胆固醇水平	0.138	0.298	0.463	0.644	−0.450	0.725

体重指数、年龄、基础代谢率、电阻抗值和舒张压的t检验的$P<0.05$，其各自的95%置信区间也都不包含0，均有统计学意义，说明体重指数、年龄、基础代谢率、电阻抗值和舒张压对线性回归方程都有贡献，而总胆固醇水平的偏回归系数则没有统计学意义（P=0.644）。

四、标准化偏回归系数

由于各自变量的度量衡单位不同，偏回归系数的数值或绝对值的大小都不能用来比较各自变量对响应变量影响的强弱程度，如本例中总胆固醇水平的偏回归系数为0.138，比年龄、基础代谢率、电阻抗值和舒张压的偏回归系数的绝对值都大，但是总胆固醇水平的偏回归系数没有统计学意义。在有统计学意义的几个自变量里，电阻抗值的偏回归系数比年龄和舒张压的偏回归系数更小，但是对响应变量的影响不一定更小。此时必须消除测量单位不同的影响，才能比较各自变量对回归模型的贡献大小，可以对偏回归系数进行标准化消除量纲的影响后再进行对比。偏回归系数经标准化后称为标准化偏回归系数（standardized partial regression coefficient），用b_j'表示。

$$b'_j = \frac{s_j}{s_y} b_j = \frac{\sqrt{SS_{jj}}}{\sqrt{SS_{yy}}} b_j \tag{11-31}$$

其中：s_j为自变量x_j的标准差；b_j为其偏回归系数；s_y为响应变量y的标准差；SS_{jj}为该自变量的离均差平方和；SS_{yy}为响应变量y的离均差平方和。

标准化偏回归系数b_j'没有量纲，可以直接比较b_j'的绝对值来反映各自变量对响应变量的影响程度。b_j'的绝对值越大，说明该自变量对y的影响越大。例11.2中6个自变量的标准化偏回归系数见表11-7。

表11-7　标准化偏回归系数

变量	标准化偏回归系数	变量	标准化偏回归系数
体重指数	0.725	电阻抗值	0.726
年龄	0.265	舒张压	0.100
基础代谢率	–0.195	总胆固醇水平	0.019

可见，体重指数的b_j'的绝对值最大，说明体重指数对脂肪百分比的影响最大，电阻抗值次之，总胆固醇水平的贡献最小。

标准化偏回归系数也可用另外一种方法求解，首先对各自变量和响应变量进行标准化，以标准化后的响应变量与标准化后的自变量拟合标准化线性回归模型，该模型中的偏回归系数即为标准化偏回归系数。

第三节　衡量回归方程拟合效果的指标

用方差分析和t检验可以对线性回归方程进行整体检验，以及对某个偏回归系数进行检验，但检验结果并不能体现回归模型拟合的效果，故还需一类指标用于综合衡量线性回归方程拟合效果的优劣，常用的指标有残差标准差、决定系数、调整决定系数、AIC准则和C_p统计量等。

一、残差均方和均方误差

残差均方即剩余方差，用$s^2_{y\cdot x_1x_2\cdots x_p}$表示，均方误差（mean square error，*MSE*）是残

差均方的平方根，也称为残差标准差（residual standard deviation）或称为剩余标准差，用$s_{y\cdot x_1x_2\cdots x_p}$表示。

$$s_{y\cdot x_1x_2\cdots x_p}=\sqrt{s^2_{y\cdot x_1x_2\cdots x_p}}=\sqrt{MS_{残差}} \tag{11-32}$$

残差均方和均方误差都能用于评价线性回归方程的估计精度。残差均方和均方误差越小，表明线性回归方程的估计精度越高。在线性回归方程的变量筛选过程中，当没有统计学意义的自变量进入模型时，残差均方和均方误差不但不会减小，反而会增大，所以残差均方和均方误差也是衡量模型拟合优劣的重要指标。

例11.2中的残差均方为10.535，均方误差为3.246。残差均方和均方误差的值域是0~+∞之间的任何数值，所以只能在同一样本进行变量筛选时可用残差均方和均方误差最小选择最优模型，但是不能用它们比较用不同样本构建的回归方程。

二、决定系数与调整决定系数

决定系数（determination coefficient）是利用最小二乘法的原则来衡量线性回归方程的拟合效果优劣，即保证残差平方和达到最小。决定系数可用R^2表示。

$$R^2=\frac{SS_R}{SS_{总}}=1-\frac{SS_E}{SS_{总}} \tag{11-33}$$

决定系数相当于响应变量y的总变异中回归平方和所占的比例。SS_R是由于引入了对方程有贡献的相关变量而使y的总平方和减小的部分，所以R^2越接近1，SS_R就越接近总平方和，残差平方和所占的比例就越小，说明回归方程的拟合效果越好。

但是在线性回归模型筛选变量的过程中，如果模型中纳入了对线性回归方程没有显著贡献或贡献很小的变量时，R^2仍然会变大。所以在自变量的数目不一致时，决定系数不是衡量回归方程拟合效果的最佳指标。为此可以对决定系数的计算公式进行调整，用调整决定系数或校正决定系数（adjusted determination coefficient）来衡量线性回归方程的拟合效果，调整决定系数用R^2_{adj}表示，它不遵循最小残差平方和的原则，而是采用最小残差均方的原则来构建衡量指标。R^2_{adj}可用下式计算：

$$R^2_{adj}=1-\frac{MS_E}{MS_{总}}=1-\left(\frac{n-1}{n-p-1}\right)(1-R^2) \tag{11-34}$$

其中：n为样本量；p为进入模型的自变量个数。在回归方程的变量筛选过程中，当回归方程中纳入了没有显著意义的自变量，尽管R^2会变大，但R^2_{adj}将会变小，故R^2_{adj}越大则回归方程的拟合效果越好。

决定系数和调整决定系数的取值范围都在0~1之间，越接近1，说明线性回归方程的拟合效果越优，满足R_{adj}^2最大的方程即为最优线性回归方程。

在例11.2中，该回归方程的决定系数为0.828，调整决定系数为0.822，说明回归方程能够解释响应变量总变异的比例超过82%，该回归方程具有较好的拟合效果。

三、AIC准则

在多元线性回归方程中，进入模型的自变量越多，残差平方和SS_E就越小，即使进入模型的自变量与响应变量不相关，SS_E也会减小，这将使得模型估计误差增大。为此日本学者赤池（Akaike）从信息论的角度出发提出了赤池信息准则（Akaike's Information Criterion，AIC）。赤池信息准则简称AIC准则，统计量AIC为：

$$AIC = n\ln\left(\frac{SS_E}{n}\right) + 2p \tag{11-35}$$

其中：n为样本量；p为模型中自变量的个数。当引入模型的自变量对模型有显著贡献时，SS_E会明显下降，AIC统计量也将下降；当引入模型的自变量对模型没有贡献时，SS_E也会减少一点，但公式中$2p$项的存在将使AIC统计量增大，这一点与残差均方和均方误差相似，AIC统计量最小的模型即为最优线性回归方程。但如果各模型的样本量n不相同时，AIC统计量没有可比性。

四、C_p统计量

C_p统计量也能反映线性回归方程的拟合效果，公式如下：

$$C_p = \frac{SS_{E\cdot p}}{MS_{E\cdot m}} - (n-2p) = (n-p-1)\times\frac{MS_{E\cdot p}}{MS_{E\cdot m}} - (n-2p) \tag{11-36}$$

其中：$SS_{E\cdot p}$是回归方程中包括所有p个自变量时回归方程的残差平方和；$MS_{E\cdot p}$是回归方程中包括所有p个自变量时的残差均方；$MS_{E\cdot m}$是回归方程中只有m个自变量时回归方程的残差均方。自变量数目太少或太多都会使得C_p统计量变大，在变量筛选过程中C_p最小且最接近未知参数个数p的模型即为最优回归模型。

第四节　自变量筛选策略

通常来说，在多元线性回归中，主要有3种自变量筛选策略。对于一组样本数据，用多种筛选方法获得的最优线性回归模型是相近的。如果不同筛选方法获得的最优回归模型差异较大，则要从专业角度仔细审视各最优模型之间的差别再进行抉择。

一、纳入全部自变量

第1种方式是把所有自变量一起纳入模型。这种方式有两个条件：样本量足够大（样本例数至少要达到自变量数目的10~20倍），而且所有自变量之间没有严重的多重共线性。

在实际应用中，经常会在数十个甚至数百个自变量中探索可能与响应变量有关联的因素，由于样本量的限制、各自变量之间的相关关系等各方面的影响，不可能按照这种方式将所有自变量都纳入到线性回归模型中，需要依照一定的规则来筛选自变量，以保证模型达到最佳的拟合效果，且能够满足临床意义或公共卫生意义的实际要求，通常采用如下的第2种方式和第3种方式来筛选变量。

二、根据单因素分析结果和专业知识筛选自变量

第2种方式是先对每一个自变量拟合一元线性回归方程进行单因素分析，选择单因素分析可能有统计学意义的自变量（如$P<0.10$或$P<0.20$）纳入多元线性回归方程，同时对于某些已经专业知识证实与响应变量密切关联的自变量，不管其单因素分析结果如何，这些自变量都应该作为控制变量纳入多元线性回归方程，以提高获得真实可靠的数量依存关系的可能性。例如，在很多研究中，不管单因素分析时年龄是否有统计学意义，一般都要将年龄纳入多因素分析模型，因为很多疾病的发生和预后都和年龄有密切关系。

三、基于模型结果筛选变量

第3种方式是不考虑专业知识，只基于模型的结果筛选变量。通常在没有已经专业知识确认的自变量，而是仅对数目众多的各种可能的影响因素进行探索性研究时，可用前进法、后退法和逐步回归法等方式进行变量筛选。

（一）前进法

在变量筛选开始时，模型中没有任何自变量，只有截矩项，然后根据事先设定的自变量纳入标准（如$P<0.05$），将模型外对响应变量贡献最大且有统计学意义的自变量纳入模型，再按照各自变量对方程的贡献大小将其他自变量依次纳入回归模型，直到模型外的自变量均无统计学意义为止。在前进法中，自变量对模型贡献

的检验，只在该自变量纳入模型之前进行，当自变量纳入回归模型之后则不再剔除模型中的自变量。当各自变量之间存在多重共线性时，某些自变量在方程外时可能独自对响应变量有贡献，而纳入模型后可能与其他自变量共同存在于模型中时反而失去了原来的统计学意义，该自变量的作用可能被与其有关联的其他自变量所替代了，所以最终获得的模型中的有些自变量可能没有统计学意义，这是用前进法进行变量筛选的局限性。

用前进法对例11.2进行变量筛选，表11-8给出了筛选变量过程的总结。

表11-8　前进法筛选变量过程总结

步骤	进入模型的变量	模型的变量数	模型决定系数	C_p	F	P
1	电阻抗值	1	0.195	604.486	41.21	＜0.001
2	体质指数	2	0.710	112.617	206.57	＜0.001
3	年龄	3	0.807	21.143	234.29	＜0.001
4	基础代谢率	4	0.820	10.516	190.51	＜0.001
5	舒张压	5	0.828	5.214	159.66	＜0.001

由上表可见，根据各自变量对响应变量的贡献大小，5个自变量被依次纳入模型。总胆固醇水平对回归方程没有贡献，未进入方程。最终模型中包括电阻抗值、体重指数、年龄、基础代谢率和舒张压5个变量，决定系数达到0.828，C_p统计量为5.214，接近自变量个数5，拟合效果最好。此时模型中的偏回归系数及其检验见表11-9，5个自变量的偏回归系数与上节中未进行变量筛选时基本一致。

表11-9　偏回归系数的假设检验结果

变量	偏回归系数	标准误	P
截距项	−49.258	4.256	＜0.001
体质指数	1.564	0.087	＜0.001
年龄	0.110	0.015	＜0.001
基础代谢率	−0.055	0.014	＜0.001
电阻抗值	0.062	0.004	＜0.001
舒张压	0.066	0.024	0.008

（二）后退法

在后退法中，全部自变量在筛选前已在线性回归模型中，然后对各自变量的偏回归系数分别进行假设检验，按照事先设定的剔除标准，依次将对响应变量的贡献没有统计学意义的自变量从模型中剔除，直到模型中的自变量都具有统计学意义为止。后退法的局限是只能考虑剔除自变量，当某个自变量被剔除后不再检验它在模型外的统计学意义，因此一旦被剔除，就不可能再回到模型中。用后退法对例11.2中进行变量筛选，表11-10给出了筛选变量过程的总结。

表11-10　后退法筛选变量过程总结

步骤	剔除模型的变量	模型的变量数	决定系数	C_p	F	P
0	未剔除	6	0.828	7.000	0.10	0.754
1	总胆固醇水平	5	0.828	5.214	0.21	0.644

由上可见，根据各自变量对响应变量的贡献大小，在6个变量进入回归模型后，总胆固醇水平被从回归模型中剔除，其他自变量留在回归方程中。最终模型中包含5个自变量时C_p统计量为5.214，最接近变量个数5，拟合效果最好。用后退法获得的最优回归方程中的自变量和用前进法获得的最优回归模型完全一样，偏回归系数和标准误也完全相同，在此不再赘述。

（三）逐步回归法

逐步回归法是融合了前进法和后退法两种方法的优点发展而来，在进行变量筛选时同时设置纳入标准和剔除标准。每纳入一个自变量，都要根据事先设定的纳入标准对模型中的所有自变量的统计学意义进行检验。如果发现新纳入的自变量或模型中原来存在的自变量在目前的模型中达到了剔除标准，再把没有统计学意义的变量依照对响应变量的贡献大小从模型中剔除。每剔除一个自变量，也要对模型中剩余的自变量重新进行检验，如发现对响应变量没有统计学意义的自变量，应再次剔除。同样地，模型外的自变量也要再次进行假设检验，如发现有统计学意义的自变量，则重新将其纳入到模型中，然后再根据剔除标准对模型中所有自变量进行检验。也就是说，逐步回归法中，在模型中每纳入一个变量或每剔除一个变量时，都要按照纳入标准和剔除标准对模型中和模型外的各自变量的统计学意义进行检验。如此反复纳入，反复剔除，直到模型外没有符合纳入标准的自变量，模型中也没有符合剔除标准的自变量为止，此时获得的模型即是最优线性回归模型。对于纳入标准和排除标准的设定，不必太严苛，也不必采用相同的选择标准，实际操作中通常将剔除标准设定得更宽松些，比如将纳入标准定为0.05，剔除标准定为0.10。

按此标准对例11.2中数据进行逐步回归分析，表11-11给出了对逐步回归过程的总结。

表11-11 逐步回归过程总结

步骤	进入模型的变量	模型的变量数	决定系数	C_p	F	P
1	电阻抗值	1	0.195	604.486	41.21	＜0.001
2	体质指数	2	0.710	112.617	299.57	＜0.001
3	年龄	3	0.807	21.143	84.82	＜0.001
4	基础代谢率	4	0.820	10.516	12.22	＜0.001
5	舒张压	5	0.828	5.214	7.34	0.008

由上表可见，根据各自变量对响应变量的贡献大小，电阻抗值、体重指数、年龄、基础代谢率和舒张压被依次纳入回归方程，在5步中没有变量被剔除。最终模型中包括5个自变量时C_p统计量最小，拟合效果最好，与前进法和后退法的结果完全一致。

第五节 多重共线性的诊断和处理

当模型的自变量之间存在较强的多重共线性时，将对线性回归方程的参数估计造成了严重的影响，如某个或某些从专业知识上已认定为对响应变量有影响的因素，在拟合方程时统计学意义却不显著而无法进入回归方程等。

一、多重共线性的识别

医学指标之间往往某种或强或弱的内在联系，很难保证各自变量没有任何相关性或完全独立，但较弱的相关关系通常不会对参数估计产生严重影响。多重共线性（multicollinearity）是自变量之间存在明显的线性关系，某个自变量可以用其他自变量的线性组合来估算。如线性回归方程的自变量中如果同时纳入了体重、身高、体质指数，而体重指数是体重和身高的函数形式，此时方程中将出现较为严重的多重共线性问题。如何识别多重共线性，通常有3类方法。

（一）各自变量之间的简单相关分析

如果某些自变量之间的相关系数的绝对值较大且有统计学意义，则这些自变量在构建多元线性回归方程时可能会产生多重共线性，这种方法比较简单，但相对粗糙，仅可以对自变量进行两两之间可能存在的共线性进行初步探查。

（二）容忍度与方差膨胀因子

容忍度（tolerance，T）是以某个自变量为响应变量，以方程中的其他自变量为预测变量进行回归分析时的残差平方和占该自变量总平方和的比例，相当于用1减去新构建的回归方程的决定系数。容忍度可表示为：

$$T = \frac{SS_{E \cdot x_j}}{SS_{总 \cdot x_j}} = 1 - R_{x_j}^2 \tag{11-37}$$

其中：$SS_{总 \cdot x_j}$为自变量x_j的总平方和；$SS_{E \cdot x_j}$是其他自变量对自变量x_j为响应变量的线性回归方程的残差平方和；$R_{x_j}^2$为该回归方程的决定系数。

方差膨胀因子（variance inflation factor，VIF）是以方程中的其他自变量为解释变量对某个自变量进行多元线性回归分析时，该自变量总平方和与残差平方和的比值，方差膨胀因子和容忍度是倒数关系，方差膨胀因子可表示为：

$$VIF = \frac{SS_{总 \cdot x_j}}{SS_{E \cdot x_j}} = \frac{1}{T} \tag{11-38}$$

容忍度越大，方差膨胀因子越小，说明该自变量的总变异能用其他自变量解释的比例越小，与其他自变量之间的共线性越弱；反之容忍度越小，方差膨胀因子越大，则其他自变量对该自变量的预测精准度越高，多重共线性越强。一般认为，如果容忍度小于0.2，即方差膨胀因子达到或超过5时，说明该自变量的总变异中超多80%的部分都能用其他自变量的回归关系解释，可能存在多重共线性；如果容忍度小于0.1，即方差膨胀因子达到或超过10时，说明该自变量的总变异中超多90%的部分能用其他自变量的回归关系解释，回归方程中存在严重的多重共线性。

（三）特征根与条件指数

特征根（eigenvalue）是对所有自变量进行主成分分析时获得的，条件指数（condition index）是最大特征根与某个特征根的比值的平方根。如果某个维度的特征根约等于0，条件指数达到30以上时，回归方程中可能存在多重共线性。特征根大于30的维度，其对应的各自变量的方差比例若有两个或两个以上都超过了50%，则这些自变量之间可能存在较强的多重共线性。方差比例又称方差分量，指该变量的总变异中可以用主成分解释的部分所占的比例。

在例11.2中某医生探讨体重指数、年龄、基础代谢率、电阻抗值、舒张压和总胆固醇水平对脂肪百分比的影响。表11-12展示回归模型的方差膨胀因子，可见各变量的方差膨胀因子均不超过5，各自变量之间无多重共线性。

表11-12 各变量的方差膨胀因子

变量	VIF	变量	VIF
体重指数	1.68910	电阻抗值	2.41117
年龄	1.76075	舒张压	1.33454
基础代谢率	2.54022	总胆固醇水平	1.56141

若在模型中加入一个自变量，即体重（kg），再来查看回归模型的方差膨胀因子，可见体重指数、基础代谢率、电阻抗值、体重的方差膨胀因子均超过10，说明自变量之间有严重的多重共线性（表11-13）。表11-14中第7个和第8个条件指数达到了均大于30，其所对应的体质指数、基础代谢率、电阻抗值、体重4个变量的方差比例均超过50%，这些都说明这些个变量之间具有严重的多重共线性，把体重纳入回归模型是不合理的。

表11-13 各变量的方差膨胀因子

变量	VIF	变量	VIF
体质指数	25.39265	舒张压	1.34087
年龄	2.96104	总胆固醇水平	1.66202
基础代谢率	51.80818	体重	74.01462
电阻抗值	12.55875		

表11-14 共线性诊断结果

编号	特征根	条件指数	方差比例							
			截距	体重指数	年龄	基础代谢率	电阻抗值	舒张压	总胆固醇水平	体重
1	7.688	1.000	0.000	0.000	0.001	0.000	0.000	0.000	0.000	0.000
2	0.173	6.669	0.000	0.000	0.315	0.000	0.001	0.001	0.002	0.000
3	0.078	9.920	0.000	0.000	0.001	0.003	0.011	0.000	0.030	0.001
4	0.027	16.753	0.000	0.000	0.179	0.000	0.007	0.034	0.817	0.000
5	0.015	22.370	0.000	0.001	0.074	0.000	0.014	0.877	0.013	0.002
6	0.013	24.242	0.002	0.037	0.014	0.022	0.000	0.007	0.041	0.002
7	0.005	40.161	0.045	0.033	0.001	0.000	0.052	0.078	0.040	0.029
8	0.000	221.451	0.952	0.928	0.414	0.975	0.914	0.004	0.056	0.965

二、多重共线性的处理

如果各自变量之间存在严重的多重共线性，将对多元线性回归方程参数估计的精确性产生不利的影响，一般可以选择以下几种方法来解决多重共线性问题。

（一）去掉某个或某些意义不大的自变量

对于有严重多重共线性的自变量，根据其对回归方程的贡献大小，去掉一个或多个对响应变量贡献较小的自变量，或根据专业知识进行判断，去掉专业意义比较弱的自变量，然后再对方程进行共线性诊断，直到方程中不存在严重的多重共线性为止。这种方法简单实用，可以削弱甚至消除多重共线性的影响。在例11.2中，去掉体重这个自变量后，线性回归方程中其他变量之间就没有严重的多元共线性了。

（二）主成分回归

自变量之间存在严重的多重共线性，说明这些变量可能反映了共同的专业意义，可以对存在严重的多重共线性的自变量进行主成分分析，提取主成分，将提出的主成分作为新的自变量替代原变量进行多元线性回归分析，这就是主成分回归（principal component regression）。但是如果提取到的主成分没有实际意义，或者提取的主成分难以从专业角度进行解释，则主成分回归就不是最好的解决办法。

（三）岭回归

岭回归（ridge regression）是通过在最小二乘的目标函数中加上一个对回归系数的惩罚项降低多重共线性的影响，该惩罚项的存在使在系数估计增大的同时，惩罚项的值也会相应增大，从而导致目标函数也会增大，起到“惩罚”的作用。采用岭回归可以获得参数估计精度更高且更符合实际意义的线性回归方程，但不具有最小二乘法的无偏估计特性，即它对偏回归系数的估计是有偏的，所以获得的剩余标准差比普通的最小二乘法估计要大些。

（四）LASSO回归

LASSO回归（least absolute shrinkage and selection operator）和岭回归相似，也是通过在最小二乘目标函数中增加惩罚项从而在一定程度上降低共线性的影响。它和岭回归的不同之处在于，LASSO回归中的惩罚项为各系数绝对值的和，故相对于岭回归，可使得它压缩一些系数，可以提高模型的可解释性，这是LASSO回归相对于岭回归的优点。但是LASSO回归可能会将某个或某些个预测变量从模型中强制剔除，这会损失模型的预测能力。所以岭回归和LASSO回归通常是互补关系。

案例讨论

在一项医院社会责任履行影响因素的研究中，通过对79家江苏省中医院的问卷调查，欲探讨医院社会责任履行与医院的财务能力、医院规模、职工代表大会等因素的关系。结局指标为总体医院社会责任水平（Y1）和总体医院社会责任履行意愿（Y2），两个变量均为服从正态分布的定量指标。自变量有医院的财务能力（X1）、医院规模（X2）、医院是否承担教学任务（X3）、职工代表大会规模（X4）、职工代表大会会议次数（X5）、医院的财政补助收入（X6）、市场竞争者数量（X7）、市场竞争强度（X8）、相邻医院履行社会责任带来的压力程度（X9）、医院所处地区的经济发展水平（X10：以苏南为参照，苏中哑变量；X11：以苏南为参照，苏北哑变量）。用多元线性回归分析医院社会责任履行与各变量间的相互关系。医院社会责任履行与各自变量的逐步回归结果见表11-15。

表11-15　医院社会责任履行与各自变量的逐步回归结果

自变量	总体医院社会责任水平Y1		总体医院社会责任履行意愿Y2	
	标准化系数B	显著性	标准化系数B	显著性
X1 医院的财务能力	0.301	0.001	0.295	0.007
X2 医院规模	0.565	0.000	0.234	0.030
X5 职大会议次数	0.248	0.004	—	—
X9 压力程度	-0.169	0.050	—	—
X11 苏北哑变量	—	—	0.291	0.007
调整 R^2	0.481		0.186	
F 统计量	18.844		6.853	
P	<0.001		<0.001	

各因素的VIF均小于2，说明各自变量间不存在严重的多重共线性，回归参数的估计是可靠的。从模型1来看，方差分析结果显示F=18.844，P<0.001，说明模型中至少有1个自变量对响应变量有显著影响。医院的财务能力（X1）、医院规模（X2）、职大会议次数（X5）及相邻医院履行社会责任带来的压力程度（X9）是总体医院社会责任水平（Y1）的影响因素。其中，自变量X1、X2及X5分别对Y1产生显著的正向影响，自变量X9对Y1产生显著的负向影响。此外，自变量X3、X4、X6、X7、X8、X10、X11与总体医院社会责任水平（Y1）的关联均不

显著。

从模型2来看，方差分析结果显示F=6.853，P<0.001，说明模型中至少有1个自变量对响应变量有显著影响。医院的财务能力（X1）、医院规模（X2）及医院所处地区的经济发展水平（X11）是总体医院社会责任履行意愿（Y2）的影响因素。其中，自变量X1及X2分别对Y2产生显著的正向影响，而自变量X11对Y2产生显著的正向影响，与预期相反，即医院所处地区的经济发展水平对Y2产生显著的负向影响。此外，自变量X3至X9与总体医院社会责任履行意愿（Y2）的关联均不显著。

本章小结

线性、独立性、正态性和方差齐性是进行线性回归分析的基本条件。

线性回归遵循最小二乘法的基本原理，即保证残差平方和最小。线性回归方程中最重要的回归参数是偏回归系数β_j，其统计学意义是当回归方程中其他自变量取值不变的情况下，某自变量每改变一个单位，响应变量将平均改变β_j个单位。

用方差分析法对线性回归方程进行整体检验，对偏回归系数的假设检验常采用t检验。决定系数、调整决定系数、剩余标准差、AIC准则和C_p统计量等常用作方程拟合效果的衡量指标。

多重共线性是一个严重的影响线性回归方程拟合效果的问题，需要进行认真处理，主成分回归、岭回归和LASSO回归可用于解决多重共线性问题。

（徐　涛）

第十二章　logistic 回归

学习目标

1. 掌握　logistic 回归的原理。
2. 熟悉　logistic 回归方程和回归参数的估计与假设检验。
3. 了解　非条件与条件 logistic 回归的应用条件。

回归分析是进行变量间数量依存关系分析的重要方法。第十一章介绍的线性回归分析中，变量y是服从正态分布的定量资料，但在医学科学研究过程中，响应变量经常是分类指标，如是否患有某种疾病、某病治疗效果是否有效等，这类分类指标作为响应变量时不满足线性回归的应用条件，可以采用logistic回归分析。logistic回归是以事件是否发生作为响应变量，以可能影响事件发生的因素为自变量的一种回归分析方法。实践中，根据研究数据的性质和研究设计的类型，logistic回归可以分成非条件logistic回归和条件logistic回归。根据响应变量的类型，logistic回归又可以分为：二分类响应变量的logistic回归、无序多分类响应变量的logistic回归和有序多分类响应变量的logistic回归。在应用logistic回归进行数据分析时，应根据研究设计和响应变量的类型选择相应的logistic回归分析方程。本章将重点介绍医学研究中最常用的独立设计资料的二分类响应变量的logistic回归和配对设计资料的条件logistic回归方程。

第一节　二分类响应变量的非条件logistic回归

在医学资料中，二分类变量最为多见，如阳性与阴性、治愈与未治愈、有效与无效、生存与死亡、复发与未复发、发生不良事件与未发生不良事件等。不管是病例对照研究、队列研究、横断面研究还是实验研究，二分类响应变量的logistic回归都是用途广泛的回归分析方法。二分类响应变量的非条件logistic回归（non-conditional binary logistic regression）也被称为二元logistic回归。本节将介绍二分类响应变量的非条件logistic回归的基本概念、拟合过程、假设检验方法等。

一、logistic回归方程的定义

我们首先来看一个真实的临床应用案例。

例12.1　甲基化修饰是一种稳定的生物标志物，为了早期筛查宫颈癌前病变，可利用甲基化特异性聚合酶链式反应的方法定性检测人宫颈脱落细胞中的6个基因的甲基化状态，利用甲基化的6个基因预测宫颈癌前病变，某项研究中对某医院妇科门诊的200名女性进行了宫颈脱落细胞中的6个基因的甲基化检测和病理检查。数据见表12-1。

表12-1　200名女性的甲基化检测和病理检查的数据

编号	Marker1	Marker2	Marker3	Marker4	Marker5	Marker6	病理结果
1	阴性	阳性	阴性	阴性	阴性	阴性	正常
2	阳性	阳性	阴性	阴性	阴性	阴性	正常
3	阴性	阳性	阴性	阴性	阴性	阴性	正常
4	阳性	阳性	阴性	阴性	阳性	阳性	癌前病变
5	阴性	阳性	阴性	阴性	阴性	阴性	正常
6	阳性	阳性	阴性	阳性	阳性	阴性	癌前病变
7	阳性	阳性	阴性	阴性	阴性	阴性	正常
8	阳性	阳性	阳性	阴性	阳性	阳性	癌前病变
…	…	…	…	…	…	…	
200	阴性	阳性	阴性	阴性	阳性	阴性	正常

本研究旨在探讨6种甲基化基因如何预测宫颈癌前病变，本例中病理检查结果显示67例受试者处于宫颈癌前病变状态，133例受试者未罹患宫颈癌前病变，6种甲基化基因与宫颈癌前病变的描述性分析见表12-2。

表12-2　甲基化基因与宫颈癌前病变的描述性分析（例数）

编号	Marker1	Marker2	Marker3	Marker4	Marker5	Marker6	病理结果
阳性	83	111	15	32	42	40	67
阴性	117	89	185	168	158	160	133
合计	200	200	200	200	200	200	200

本例的6个自变量（即6个基因）均为二分类变量，其赋值均为“阳性”=1，“阴性”=2。响应变量为病理结果的“宫颈癌前病变”与“正常”，其赋值分别为1和0，可以拟合宫颈癌前病变的患病率P与各个基因之间的回归方程。即：$P=P(y=1|x_1, x_2, \cdots, x_p)$。$P$为在各个自变量的联合作用下，响应变量取值为1的概率。从第12章的学习中，我们知道在线性回归方程中，应变量y是自变量x的线性组合，表示应变量y与多个自变量x_i之间的数量依存关系。y为服从正态分布的定量变量，其取值范围为（$-\infty$，∞）。而此时的概率$P\in$（0，1），方程右边的$\beta_0+\beta_1x_1+\beta_2x_2+\cdots+\beta_px_p\in$（$-\infty$，$\infty$），方程左边$P$的取值和右边的$\beta_0+\beta_1x_1+\beta_2x_2+\cdots+\beta_px_p$不能形成一一对应关系。为此，统计学中常对$P$进行logit变换以满足方程两边的一一对应关系，logit$P$定义为：

$$\text{logit}P = \ln\frac{P}{1-P} \tag{12-1}$$

尽管P的取值只能在0~1之间，但是logit$P$可以取$-\infty\sim\infty$之间的任何数值。如果x_1，x_2，$\cdots$，x_p是一组独立变量，而y是具有“阳性”发生概率P的二分类变量，则二分类响应变量的logistic回归方程可以表示为：

$$\ln\frac{P}{1-P} = \beta_0 + \beta_1x_1 + \beta_2x_2 + \cdots + \beta_px_p = \beta_0 + \sum_{j=1}^{p}\beta_j x_j \tag{12-2}$$

式中：β_0为方程的截距项或常数项，参数β_j称之为logistic回归方程的偏回归系数。解方程（14-2）可得到事件的发生概率：

$$P = \frac{e^{\beta_0+\beta_1x_1+\beta_2x_2+\cdots+\beta_px_p}}{1+e^{\beta_0+\beta_1x_1+\beta_2x_2+\cdots+\beta_px_p}} = \frac{e^{\beta_0+\sum_{j=1}^{p}\beta_jx_j}}{1+e^{\beta_0+\sum_{j=1}^{p}\beta_jx_j}} \tag{12-3}$$

或未发生概率：

$$1-P = \frac{1}{1+e^{\beta_0+\beta_1x_1+\beta_2x_2+\cdots+\beta_px_p}} = \frac{1}{1+e^{\beta_0+\sum_{j=1}^{p}\beta_jx_j}} \tag{12-4}$$

二、logistic回归方程的建立

建立logistic回归方程就是通过样本数据估计方程中的各个偏回归系数β_i，并对方程及偏回归系数进行假设检验。线性回归中一般采用最小二乘法构建回归方程，并估计回归参数。logistic回归中，由于响应变量y是分类的非连续型变量，其误差不服从正态分布，而是遵从二项分布或多项分布，故偏回归系数β_j的估计一般可采用最大似然估计法（maximum likelihood estimation，MLE）来构建似然函数和对数似然函数，使

似然函数和对数似然函数达到最大值时求解相应的参数估计值，即为参数的最大似然估计值。

最大似然估计法是根据概率的乘法法则和二项分布概率函数，对样本数据构建似然函数（likelihood function）L：

$$L=\prod_{i=1}^{n}p_i^{y_i}(1-p_i)^{1-y_i}=\prod_{i=1}^{n}\left[\frac{e^{\beta_0+\sum_{j=1}^{p}\beta_j x_{ij}}}{1+e^{\beta_0+\sum_{j=1}^{p}\beta_j x_{ij}}}\right]^{y_i}\left[\frac{1}{1+e^{\beta_0+\sum_{j=1}^{p}\beta_j x_{ij}}}\right]^{1-y_i} \tag{12-5}$$

将似然函数L两边取自然对数，得到：

$$\ln L=\sum_{i=1}^{n}[y_i\ln P_i+(1-y_i)\ln(1-P_i)] \tag{12-6}$$

式中：P_i是第i例观测对象在暴露因素作用下发生阳性结局概率；如果实际结果是阳性取y_i=1，否则取y_i=0。

因为InL的单调性，当InL取最大值时，L也将达到最大值，此时令InL的一阶偏导数为0，即$\frac{\partial \ln L}{\partial \beta_j}=0$，通常采用Newton-Raphson迭代法使得似然函数和对数似然函数达到极值，以估计各偏回归系数及其标准误。

三、logistic回归参数的估计

logistic回归方程的偏回归系数可用于结果预测和病因学解释，偏回归系数的专业意义可通过RR或OR值来进行解释。相对危险度（relative risk，RR）通过队列研究获得，是指具有暴露组阳性结局发生率P_1与非暴露组阳性结局发生率P_0的比值，它表示暴露组发生阳性结局的危险为非暴露组阳性结局发生危险的倍数，相对危险度度量的是暴露因素对阳性结局发生机会的效应大小，反应了某个因素与研究结局的关联强度。

在病例对照研究中不能直接计算阳性结局的发生率，此时可用优势比或比值比（odds ratio，OR）反映疾病与危险因素之间的关联强度。假设P_1为病例组中暴露于某种危险因素者的比例，（$1-P_1$）为病例组中未暴露于某种危险因素者的比例，P_0为对照组中暴露于某种危险因素者的比例，（$1-P_0$）为对照组中未暴露于某种危险因素者的比例，优势比是指病例组中暴露人数比例与非暴露人数比例的比值与对照组中暴露人数比例与非暴露人数比例的比值之比。

$$OR=\frac{P_1/(1-P_1)}{P_0/(1-P_0)} \tag{12-7}$$

当疾病的发病率很低时，OR值是RR值的近似估计值，也能用于反映危险因素和研究结局之间的关联强度。所以尽管RR值和OR值的展现形式不一，但logistic回归中OR值和RR值的内涵和解释都是一致的，都能反映暴露因素和疾病的关联强度。

在例12.1中，以一个基因为例，Marker1阴性者宫颈癌前病变的患病率为P_0，Marker1阳性者宫颈癌前病变的患病率为P_1，Marker1阳性者与Marker1阴性者的优势比为$OR=\frac{P_1/(1-P_1)}{P_0/(1-P_0)}$，对其取对数得到$\ln(OR)=\ln\left(\frac{P_1/(1-P_1)}{P_0/(1-P_0)}\right)=\text{logit}P_1-\text{logit}P_0=\beta$，表示Marker1阳性者比Marker1阴性者的logit$P$增加了β。OR值为：

$$OR=\frac{P_1/(1-P_1)}{P_0/(1-P_0)}=e^{\beta} \tag{12-8}$$

即将logistic回归方程的偏回归系数以自然常数e为底求指数。

β_j与OR值关系密切，β_j称为logistic回归方程中的偏回归系数（partial regression coefficient），表示当其他自变量固定不变时，自变量x_j每改变一个单位或等级，响应变量发生与不发生阳性结局的概率之比的对数值，即OR或RR的对数值。

当β_i=0时，OR_i=1，表示该自变量对阳性结局的发生与否没有影响，即该自变量既不是危险因素，也非保护因素；当$\beta_i>0$，$OR_i>1$，且有统计学意义时，说明该因素可能导致响应变量的发生概率上升，该暴露因素为影响阳性结局发生的危险因素，此时OR_i-1表示由于该暴露因素而增加的阳性结局发生概率的部分；当$\beta_i<0$，$OR_i<1$，且有统计学意义时，表示该因素可能导致阳性结局发生概率降低，该因素为抑制阳性结局发生的保护因素。

如果自变量为二分类变量，则logistic回归方程的偏回归系数β_j为暴露与非暴露优势比之对数值；如果自变量为连续型变量，则偏回归系数β_j表示自变量x_j每增加一个单位的优势比对数值，OR值为自变量x_j每增加一个单位的优势比；如果自变量为等级变量，通常以最小或最大的等级为参考对照水平，然后按等级程度依次排序，OR值为自变量x_j每增加一个等级时的优势比；当自变量为有k个水平的无序多分类变量时，在拟合logistic回归方程前需将该变量转化为k–1个哑变量（dummy variable），每个哑变量均为二分类变量，拟合方程后得到k–1个偏回归系数，每个哑变量的偏回归系数均与自变量为二分类变量时的解释相同。

β_0表示在所有自变量x_j均为0，即不接触任何暴露因素的条件下，发生与不发生阳性结局的概率之比的对数值。

可用极大似然估计法计算偏回归系数β_j的近似标准误，当样本量较大时可根据正态近似原理计算偏回归系数β_j的100×（1–α）%置信区间，计算公式为：

$$\beta_j \pm u_{1-\alpha/2} SE(\beta_i) \quad (12\text{-}9)$$

式中：$SE(\beta_j)$ 为偏回归系数的渐进标准误，$u_{1-\alpha/2}$ 为标准正态分布的界值。OR_j 的 $100\times(1-\alpha)\%$ 置信区间为

$$e^{\beta_i \pm u_{1-\alpha/2} SE(\beta_j)} \quad (12\text{-}10)$$

当 OR 的95%置信区间包含1时，说明该自变量的 OR 值与1的差异无统计学意义。

例12.1中共有6个自变量（即6个基因），均为二分类变量，响应变量为病理结果的"宫颈癌前病变"与"正常"，用logistic回归对各自变量进行单因素分析，单因素分析结果显示6个基因的Wald检验 $P<0.05$，可能对宫颈癌前病变的发生有影响。将6个变量一起纳入多因素logistic回归方程，结果显示除Marker3外，其他5个Marker与结局变量的关系均有统计学意义。表12-3展示了单因素logistic回归分析和多因素logistic回归分析方程的Wald检验结果、OR值及其置信区间。

由表12-3的多因素logistic回归分析方程结果可见，在控制其他变量的情况下，Marker1阳性者的宫颈癌前病变的风险是Marker1阴性者的2.626倍（OR：2.626，95%CI：1.021~6.755）；Marker2阳性者的宫颈癌前病变的风险是Marker2阴性者的9.954倍（OR：9.954，95%CI：3.110~31.861）；Marker4阳性者的宫颈癌前病变的风险是Marker4阴性者的6.314倍（OR：6.314，95%CI：1.208~33.008）；Marker5阳性者的宫颈癌前病变的风险是Marker5阴性者的3.640倍（OR：3.640，95%CI：1.042~12.718）；Marker6阳性者的宫颈癌前病变的风险是Marker6阴性者的17.178倍（OR：17.178，95%CI：4.453~66.273）；均具有显著的统计学意义。Marker3的OR（4.645）虽然大于1，但是置信区间（95%CI：0.457~47.209）包括1，$P>0.05$，没有统计学意义。

表12-3　logistic回归结果

变量	单因素logistic回归						多因素logistic回归					
	Wald	*P*	偏回归系数	OR	95%CI下限	95%CI上限	Wald	*P*	偏回归系数	OR	95%CI下限	95%CI上限
Marker1	40.166	＜0.001	2.187	8.912	4.531	17.528	4.013	0.045	0.966	2.626	1.021	6.755
Marker2	37.609	＜0.001	3.056	21.251	8.001	56.443	14.989	＜0.001	2.298	9.954	3.110	31.861
Marker3	12.613	＜0.001	2.758	15.768	3.442	72.242	1.685	0.194	1.536	4.645	0.457	47.209
Marker4	30.940	＜0.001	3.142	23.152	7.652	70.051	4.768	0.029	1.843	6.314	1.208	33.008
Marker5	42.164	＜0.001	2.980	3.640	1.042	12.718	4.097	0.043	1.292	3.640	1.042	12.718
Marker6	41.306	＜0.001	3.623	37.452	12.406	113.062	17.041	＜0.001	2.844	17.178	4.453	66.273

四、标准化回归系数

偏回归系数的大小可以反映协变量对方程的贡献，但是，几个偏回归系数值中哪个贡献大，哪个贡献小？因为不同的协变量其度量衡单位可能不同，所以常用标准化回归系数（standardized regression coefficient）β'_j说明不同协变量对方程贡献的大小。logistic回归中有多种计算标准化偏回归系数的方法，这里介绍较为常用的一种，也是SAS软件中所采用的计算方法。记b'_j为协变量x_j的标准化偏回归系数，其计算公式为：

$$b'_i = \frac{\hat{\beta}_i S_i}{S} = \frac{\hat{\beta}_i S_i}{\frac{\pi}{\sqrt{3}}} = 0.5513 b_i S_i \tag{12-11}$$

式中：S_i为协变量x_i的标准差；S为标准logistic分布的标准差，$S=\frac{\pi}{\sqrt{3}}=1.8138$。

五、logistic回归方程的假设检验

建立logistic回归方程后，需要对拟合的logistic回归方程进行假设检验。这些检验主要包括：对方程的偏回归系数的检验、对方程拟合优度的检验和回归方程的预测准确性评价。

（一）对方程的偏回归系数的检验

对方程的偏回归系数的检验是检验方程中各自变量对回归方程的贡献大小。检验方法主要有3种：似然比检验、Wald检验和得分检验，3种检验均是对方程中的总体偏回归系数是否为0进行检验，且都以χ^2分布的基本原理为基础。但是其各自的统计量推导公式并不相同，所以其应用也不尽相同，不同的统计软件选择的检验方法及统计量的表达方式也会有所不同。不过在多数情况下，各种方法的检验结果是基本一致的。

1．似然比检验（likelihood ratio test） 似然比检验的基本思想是通过对模型中的参数施加约束来检验该约束是否有效，即施加的约束若引起似然函数最大值的大幅度降低，即可判断该约束是无效的，具体实施方法是比较有约束条件下的似然函数最大值与无约束条件下似然函数最大值。令β代表某个具有k个协变量的模型的参数向量（k维），将其命名为模型1，β由两个参数向量包括β_1和β_2组成，其维度分别为p和q。现要检验H_0: $\beta_2=\beta^*_2$，其中β^*_2为固定常数向量，即对该参数向量施加的约束，我们将以（β_1，β^*_2）为参数向量的模型命名为模型2。令L（β）表示模型1的似然估计，L（β_1，β^*_2）

模型2的似然估计。则似然比统计量可由下式进行计算：

$$LR = -2\ln\left[\frac{L(\beta_1, \beta_2^*)}{L(\beta)}\right] \tag{12-12}$$

式中：$L(\beta)$ 和 $L(\beta_1, \beta_2^*)$ 可由极大似然估计来确定。在样本量较大时，LR统计量近似服从自由度为$k-p=q$的χ^2分布，如果得到拒绝H_0的结论，可以认为对参数向量施加的约束$\beta_2=\beta_2^*$是不合理的，即我们可以认为$\beta_2 \neq \beta_2^*$。如当施加的约束为$\beta_2^*=0$时，即可认为$\beta_2 \neq 0$。

2. Wald检验（Wald test） Wald检验也可用于某个自变量x_i的偏回归系数与0是否有差别的比较，所以Wald检验的无效假设为某个自变量的总体偏回归系数为0，即H_0: $\beta_j=0$。通常用Wald检验衡量单个自变量对方程的贡献是否有意义，但对方程整体拟合情况的检验效果不可靠。当方程中只有1个自变量时，对单因素logistic回归方程偏回归系数的假设检验等价于对自变量和响应变量的列联表资料似然比χ^2检验的结果。

3. 得分检验（score test） 又称为比分检验，常用于自变量的筛选，基本原理是以包括某个或某几个待检验参数的方程为基础，并假设新增加的参数的偏回归系数为0，求出参数的极大似然估计值，计算似然函数的一阶偏导数和协方差矩阵，两者的乘积即为得分检验的统计量S，当样本量足够大时，S也服从卡方分布，自由度为待估参数个数。当样本量较大时，得分检验的结果与Mantel-Haenszel卡方检验的结果相当。

表12-4为例12.1的多因素logistic回归方程的总体检验结果，似然比检验的统计量为134.232，得分检验的统计量为108.956，Wald检验的统计量为43.918，P值均<0.001。似然比检验说明方程的拟合效果稳健，结果可靠。表12-3已展示了Wald检验对各个偏回归系数分别进行检验的结果。

表12-4　方程的总体检验

检验方法	χ^2值	自由度	P值
似然比检验	134.232	6	<0.001
得分检验	108.956	6	<0.001
Wald检验	43.918	6	<0.001

（二）对方程的拟合优度检验

拟合优度检验是判断实际观测的频数分布与logistic回归方程预测的理论频数分布

是否符合，检验的无效假设H_0为实际频数分布与理论频数分布相符合。如果检验统计量较小，则对应的P值较大（比较$P > 0.05$），说明方程的拟合优度较好，预测频数分布和实际观测频数分布相近。常用的拟合优度检验方法有偏差检验（deviation test）、Pearson检验（Pearson test）和Hosmer-Lemeshow检验（Hosmer-Lemeshow test），此外AIC和BIC也可用于统计方程的拟合优度检验。

1. 偏差检验、Pearson检验和Hosmer-Lemeshow检验　偏差检验和Pearson检验的原理比较接近，都是利用卡方分布检验回归方程的频数预测分布与实际观测分布之间的差异是否有统计学意义，在样本量较大时两法的检验结果基本一致。二者均对样本量和理论频数的要求比较严格，当样本量过少时两种检验的统计量对χ^2统计量的近似程度都较差，两种检验的结果可能差别较大。当自变量数目较多且有连续型自变量引入方程时，偏差检验和Pearson检验的自由度较大，结果都不太可靠。此时可用Hosmer-Lemeshow检验评价方程的拟合优度，该检验的统计量计算方法与Pearson检验相近，它是根据回归方程预测概率的大小将所有观察单位等分为k组，然后按照卡方检验的基本原理判断实际的频数分布与方程预测的频数分布是否符合，自由度为组数k–2，k为组数，当自变量数目较多时，通常等分观察单位为10组，故自由度常为8，而Pearson检验和偏差检验的自由度可能很大，所以Hosmer-Lemeshow检验对方程拟合优度的检验效果更佳。

表12-5　方程拟合优度检验结果

检验方法	χ^2	自由度	P
deviance	25.000	19	0.161
Pearson	27.551	19	0.093
Hosmer-Lemeshow	3.785	5	0.581

表12-5展示了偏差检验、Pearson检验和Hosmer-Lemeshow检验的结果，例14.1样本量较大，偏差检验、Pearson检验的结果可靠性较差。3种检验都是$P > 0.05$，其中Hosmer-Lemeshow检验的统计量为χ^2=3.785，P=0.581 > 0.05，说明实际的频数分布与方程预测的频数分布基本符合，方程的拟合效果较好。

2. AIC和SC　AIC全称为赤池信息准则（Akaike information criterion），是由日本统计学家赤池弘次（Hirotugu Akaike）于1974年从信息论的角度提出的，他把这个准则用于方程的定阶和选择，以估计统计学模型的相对拟合优度。AIC通过衡量拟合值与真实期望的贴近程度来评价一个方程的优劣，这种贴近程度由二者之间的某种期望距离来进行概括。logistic回归方程的AIC统计量计算公式为：

$$AIC=-2\ln(L)+2\alpha \tag{12-13}$$

式中：L是似然函数，α是可估计的自由参数的个数。

由于AIC容易受到自由参数个数增加而产生过度拟合，所以为了避免AIC准则的不收敛，Gideon E. Schwarz提出了SC准则。SC的全称为Schwarz 准则（Schwarz criterion，SC，SBC，SBIC），也称为贝叶斯信息准则（Bayesian information criterion，BIC）。由于SC是在AIC的基础上提出的，所以有时也称为Akaike’s Bayesian information criterion（ABIC），SC用于估计统计方程的相对拟合优度。logistic回归方程的SC统计量计算公式为：

$$SC=-2\ln(L)+\alpha\ln(n) \tag{12-14}$$

式中：L是似然函数，α是可估计的自由参数的个数，n是样本量。

SC可以很好地适应方程参数的可变性，对于同一组数据，进行变量筛选时，AIC和SC越小，表明方程的拟合效果越好。表12-6为例12.1的多因素logistic回归方程的拟合优度统计量。可见logistic回归方程的AIC为134.834，SC为157.922，$-2\ln L$为120.834，只包括截距项的方程和最终方程的$-2\ln L$的差值为134.231，即为似然比检验的统计量。

表12-6 方程的拟合优度统计量

统计量	只包括截距项	最终方程
AIC	257.065	134.834
SC	260.364	157.922
$-2\ln L$	255.065	120.834

（三）logistic回归方程的预测准确性

logistic回归方程的预测准确性可通过计算预测准确度，以及C指数、NRI指数、IDI指数等相应的指标。

预测准确度即logistic回归方程的预测结果与实际结果的符合率，方程对响应变量的各水平的预测概率和样本中实测频率的符合程度越高，则说明该方程的拟合效果越好。首先要根据各自变量的观测值对响应变量建立logistic回归方程，然后计算出对响应变量相应的预测概率，通常以预测概率=0.5作为分界值对各例观测值进行重新分类，分类正确者所占的比例即为该logistic回归方程的预测准确度。在实际应用中，以预测概率=0.5作为分界值可能并非最佳分界值，可以预测概率为预测指标以响应变量Y的实际结果为金标准绘制ROC曲线，并根据Youden指数最大的原则确定最佳分界值。

例12.1中计算logistic回归方程的预测概率后，预测准确度见表12-7。该例中总的预测准确率为84.0%，对宫颈癌前病变的预测准确度为88.1%（即阳性符合率），对正常组织的预测准确度为82.0%（即阴性符合率），说明该回归方程具有较好的预测准确度。

表12-7　回归方程的预测准确度

实测结果	预测结果		预测准确度（%）
	正常	宫颈癌前病变	
正常	109	24	82.0
宫颈癌前病变	8	59	88.1
合计			84.0

C指数的含义是通过回归方程获得所有研究对象发生所关注结局的预测概率后，随机选择某一发生结局的患者比没有发生该结局的患者有更高风险评分的概率，其等价于受试者工作特性（ROC）曲线下的面积，可用于综合判断logistic回归方程的预测准确性。例12.1中的C指数为0.932，95%置信区间为0.898~0.965，其下限要大于0.5，说明logistic回归方程具有较好的预测准确性。

与C指数类似，NRI指数、IDI指数也可用于比较两个或多个预测方程的预测准确性。NRI指数全称为净重新分类指数（net reclassification index），用于评价新的预测方程较旧的预测方程把研究对象进行正确分类的数量上的变化情况。IDI全称为综合判别改善指数（integrated discrimination improvement），反映的是两个方程预测概率的差距，是基于预测方程对每个个体的预测概率计算所得。

第二节　条件logistic回归

在第二篇第四章中提到，病例对照研究可根据匹配方式分为频数匹配和个体匹配两种形式。频数匹配只是保证匹配因素所占的比例在对照组和病例组基本一致，而个体匹配是可以按照一定的匹配条件给每一名研究病例选择一个或多个未患该病的观察对象作为对照。频数匹配属于独立资料，采用上节介绍的独立资料的非条件logistic回归分析。个体匹配是非独立的相关资料，可用条件logistic回归进行处理。个体匹配组中的病例和对照通常有3种情况：1∶1、1∶M和M∶N（M个病例∶N个对照），其中1∶1匹配最具实用性和可行性，本节将以1∶1匹配为例介绍条件logistic回归的基本原理。

一、条件logistic回归方程的建立

由于匹配设计logistic回归方程中的偏回归系数的估计是基于条件概率的，故常称为条件logistic回归。与非条件logistic回归方程一样，条件logistic回归方程的拟合也是采用了极大似然估计法，并用Newton-Raphson迭代法求解各自变量的偏回归系数的估计值。假设Y为二分类响应变量，两个类别1、0分别表示病例和对照，多个自变量表示为X_1，X_2，…，X_P，在进行条件logistic回归分析时，将每一个匹配组假定为1层，用P_i（$Y=1|X$）表示第i个匹配组在危险因素为X时阳性事件发生的概率，条件logistic回归方程可表示为：

$$P=\frac{1}{1+\exp[-(\beta_{i0}+\beta_1X_1+\beta_2X_2+\cdots+\beta_pX_p)]} \tag{12-15}$$

对上式进行logit转换：

$$\text{logit}P=\beta_{i0}+\beta_1X_1+\beta_2X_2+\cdots+\beta_PX_P \tag{12-16}$$

式中：β_1，β_2，…，β_P是P个自变量的偏回归系数，它们表示各自变量对响应变量的作用，不随匹配组的变化而变化。β_{i0}在不同的匹配组是不同的，它反映了各匹配组的效应，即混杂因素的作用强度。实际应用中，我们并不关心β_{i0}的作用大小，因此在拟合条件logistic回归方程时用条件似然函数取代了非条件logistic回归方程中的似然函数，从而在模型的拟合过程中自动消去了参数β_{i0}，方程中不包含截距项。即：

$$\text{logit}P=\beta_1X_1+\beta_2X_2+\cdots+\beta_PX_P \tag{12-17}$$

条件logistic回归方程也是采用最大似然估计法拟合方程，并用Newton-Raphson迭代法求解各偏回归系数的估计值及其标准误，在此不再赘述方程构建的公式推导过程。

二、条件logistic回归方程的假设检验

偏回归系数的假设检验和回归方程的拟合优度检验与非条件logistic回归相同，采用Wald检验、得分检验和似然比检验，3种检验均可以对模型中的总体偏回归系数是否为0进行检验，且都基于χ^2分布。但是其各自的统计量推导公式并不相同，不过在多数情况下，各种方法的检测结果是基本一致的。

例12.2　某项研究中欲探索高尿酸血症的危险因素，采用1∶1匹配的病例对照研

究，病例组为确诊的高尿酸血症患者，对照组按性别相同、年龄相近（病例和对照的年龄相差 ±1 岁）的原则进行匹配，收集100对观察对象的血脂、血压、高尿酸血症家族史、体重指数和血糖等资料（表12-8），试进行条件logistic回归分析。

表12-8　200名女性的甲基化检测和病理检查的数据

配对号	高尿酸血症	血脂异常	高血压	家族史	肥胖	高血糖
1	1	1	1	1	0	1
1	0	0	0	1	0	0
2	1	0	0	0	0	1
2	0	1	0	0	1	0
3	1	0	0	1	0	1
3	0	0	0	0	1	0
4	1	1	0	0	0	1
4	0	1	0	0	1	0
5	1	1	0	0	0	1
5	0	0	0	0	0	0
…	…	…	…	…	…	…
100	1	1	0	0	1	1
100	0	1	1	1	1	0

变量赋值情况见表12-9。

表12-9　各因素的分类说明

变量	赋值说明	变量	赋值说明
高尿酸血症	是=1，否=0	高尿酸血症家族史	是=1，否=0
血脂异常	是=1，否=0	肥胖	是=1，否=0
高血压	是=1，否=0	高血糖	是=1，否=0

用条件logistic回归对各自变量进行单因素分析，即模型中自变量仅包括一个因素。单因素分析结果显示血脂异常、高血压、高尿酸血症家族史、肥胖和高血糖5个自变量的Wald检验都显示$P < 0.05$，可能对患有高尿酸血症有影响，详见表12-10的单因素条件logistic回归部分结果。

表 12-10　条件 logistic 回归结果

变量	单因素条件logistic回归						多因素条件logistic回归					
	Wald	P	偏回归系数	OR	95%CI下限	95%CI上限	Wald	P	偏回归系数	OR	95%CI下限	95%CI上限
血脂异常	29.711	<0.001	2.048	7.750	3.711	16.184	13.803	<0.001	1.869	6.480	2.418	17.365
高血压	13.837	<0.001	1.386	4.000	1.927	8.304	0.449	0.503	0.372	1.451	0.488	4.313
家族史	19.673	<0.001	1.705	5.500	2.589	11.682	8.629	0.003	1.513	4.541	1.655	12.463
肥胖	17.875	<0.001	1.634	5.125	2.403	10.932	7.830	0.005	1.651	5.212	1.640	16.568
高血糖	9.358	0.002	0.840	2.316	1.352	3.966	4.479	0.034	0.969	2.635	1.074	6.464

将5个变量一起纳入后构建多因素条件logistic回归方程，表12-11为多因素条件logistic回归分析中的拟合参数。可见条件logistic回归方程的AIC为70.781，SC为87.272，$-2\ \ln L$为60.781，只包括截距项的方程和最终方程的$-2\ \ln L$的差值为77.849，即为似然比检验的统计量。

表 12-11　模型拟合优度检验统计量

统计量	只包括截距项	最终模型
$-2\ \ln L$	138.629	60.781
AIC	138.629	70.781
SC	138.629	87.272

表12-12是分别用似然比检验、得分检验和Wald检验对模型的整体拟合效果进行检验的结果，3种检验的P值均小于0.0001，说明回归方程是有统计学意义的。

表 12-12　方程的总体检验

类型	χ^2	自由度	P
似然比检验	77.849	5	<0.0001
得分检验	57.386	5	<0.0001
Wald检验	26.958	5	<0.0001

表12-10的多因素条件logistic回归部分结果显示：血脂异常、高尿酸血症家族史、肥胖和高血糖4个自变量的Wald检验的$P<0.05$，4个自变量的偏回归系数均有统计学意义，提示它们都是高尿酸血症的危险因素。与血脂正常的受试者相比，血脂异常的

观察对象患高尿酸血症的风险将提高到6.480倍（*OR*：6.480，95%CI：2.418~17.365）；有家族史者的高尿酸血症患病风险是无家族史者的4.541倍（*OR*：4.541，95%CI：1.655~12.463）；肥胖者患高尿酸血症的风险将上升至非肥胖者的5.212倍（*OR*：5.212，95%CI：1.640~16.568）；高血糖的观察对象患高尿酸血症的风险将提高到2.635倍（*OR*：2.635，95%CI：1.074~6.464）。高血压的Wald检验P=0.503＞0.05，偏回归系数无统计学意义，提示在控制模型中其他变量的影响后，高血压和高尿酸血症患病尚未发现关联。

第三节　logistic回归的注意事项

在应用logistic回归方程时，有几个注意事项需要特别提示。

一、多分类结局变量

回归方程有很多不同的类型，在实际应用中回归方程的选择通常取决于响应变量的类型，而与自变量的类型对回归方程的选择没有特殊影响。如果响应变量是服从正态分布的定量指标，可采用线性回归或协方差分析；如果响应变量是生存结局和生存时间，可采用指数回归、Weibull回归、Cox回归等生存分析方法；如果响应变量是服从Poisson分布或负二项分布的计数指标，可采用Poisson回归、负二项回归、零频数过多的Poisson回归或零频数过多的负二项回归等计数资料模型；如果响应变量是分类资料，则采用本章介绍的logistic回归。前两节所介绍的两种logistic回归都适用于响应变量是二分类指标的情况。实际上，logistic回归可根据响应变量的类型分为：二分类响应变量的logistic回归、无序多分类响应变量的logistic回归和有序多分类响应变量的logistic回归。

多分类变量在医学研究中非常多见，如分娩方式有自然分娩、胎吸助产分娩和剖宫产分娩；ABO血型为A型、B型、AB型和O型；尿失禁的类型有3种：压力性尿失禁、急迫性尿失禁和混合性尿失禁；疾病的疗效分为治愈、有效、无效、恶化；高血压病的患病情况为高血压、临界高血压、正常血压；疾病的严重程度分为无疾病、轻度疾病、中度疾病和重度疾病等。对于这种类型的多分类响应变量有时会根据临床意义将其合并为二分类变量再进行二分类响应变量的logistic回归分析，如分娩方式合并为剖宫产和非剖宫产，尿失禁的类型合并为有尿失禁和无尿失禁，疾病的疗效合并为治愈和非治愈等。这种二分类化处理方式虽然简便易操作，但是将会损失很多有用的信息，而且将各个水平笼统的归为一类进行合并可能会影响临床意义的解释，例如压力性尿失禁、急迫性尿失禁、混合性尿失禁的性质不完全一样，笼统地归为一类也许会产生不符合预期目标的结果。而如果将其中每两类结果做两两比较的二分类响应变量logistic回归分析，则会增大犯第一类错误的概率。无序多分类响应变量的logistic回归和有序多分类响应变量的logistic回归就是为了解决这类问题而产生的。本部分将简要介绍无序多分类响应变量的logistic回归和有序多分类响应变量的logistic回归的基本原理和适用条件。

（一）无序多分类响应变量的logistic回归

对于无序多分类响应变量，如肺癌分型有腺癌、鳞癌和小细胞癌等不同亚型，病毒性肝炎可分为甲型、乙型、丙型、丁型和戊型，分娩方式有自然分娩、胎吸助产分娩和剖宫产分娩，ABO血型为A型、B型、AB型和O型，尿失禁的类型有4个水平，即压力性尿失禁、急迫性尿失禁、混合性尿失禁和无尿失禁，此时可以拟合广义logit模型（generalized logit model），进行无序多分类响应变量的logistic回归分析。

无序多分类响应变量logistic回归分析的基本原理是以响应变量中的任一类别结果作为参照组，其他各类结果分别与参照组比较，如果响应变量有k个类别，则可以拟合k-1个广义logit模型。当响应变量只有两个水平时，则只拟合一个logit模型，即为本章第一节介绍的二分类反响应变量的logistic回归方程。如果响应变量有3个水平（用a、b和c表示），则以某一个水平为对照组，拟合两个logit模型，两个模型相减即可以得到另外两个水平进行对比的logit模型，如以最后一个水平c作为参照组，其他2个水平亚组分别与其进行比较，可以拟合2个广义logit模型。

a水平与c水平比较的logit模型为：

$$\text{logit}P_{a/c}=\ln\left[\frac{P(Y=a|X)}{P(Y=c|X)}\right]=\beta_{a0}+\beta_{a1}X_1+\beta_{a2}X_2+\cdots\cdots+\beta_{ap}X_p \tag{12-18}$$

b水平与c水平比较的logit模型为：

$$\text{logit}P_{b/c}=\ln\left[\frac{P(Y=b|X)}{P(Y=c|X)}\right]=\beta_{b0}+\beta_{b1}X_1+\beta_{b2}X_2+\cdots\cdots+\beta_{bp}X_p \tag{12-19}$$

然后可以通过这2个logit模型彼此相减得到a与b水平之间比较的logit模型：

$$\begin{aligned}\text{logit}P_{a/b}&=\ln\left[\frac{P(Y=a|X)}{P(Y=c|X)}\right]-\ln\left[\frac{P(Y=b|X)}{P(Y=c|X)}\right]=\ln\left[\frac{P(Y=a|X)}{P(Y=b|X)}\right]\\&=(\beta_{a0}-\beta_{b0})+\sum_{j=1}^{p}(\beta_{aj}-\beta_{bj})X_j\end{aligned} \tag{12-20}$$

广义logit模型的参数估计通常采用极大似然估计法，有时也可采用修正的最小二乘法估计模型参数。无序多分类响应变量logistic回归方程中，偏回归系数的假设检验方法与二分类logistic回归方程相似。偏回归系数β_j的意义为：在其他各自变量固定不变时，自变量X_j每改变一个单位或等级，响应变量某一水平与参照水平的概率之比的对数值，即OR的对数值。k个水平响应变量的多分类响应变量logistic回归方程可以获得k–1个logit模型，每个自变量都有k–1个偏回归系数，可能同一自变量的偏回归系数在某个logit模型中有统计学意义，在其他logit模型中没有意义，所以一定要弄清楚各个自变量和响应变量的参照水平，否则很难解释偏回归系数的临床意义。

（二）有序多分类响应变量的logistic回归

当响应变量为有序多分类变量时，可拟合有序多分类响应变量logistic回归方程。有序多分类响应变量logistic回归也称为序数logistic回归。与无序多分类响应变量的logistic回归方程采用广义logit模型不同，有序多分类响应变量logistic回归是用累积logit模型（cumulative logit model）完成方程的构建。累积logit模型的拟合过程充分考虑了响应变量的等级顺序性，将k个等级的响应变量划分为多个二分类变量拟合k–1个累积logit模型，划分的方法是将小于分割点的各等级累积为一类，同时大于该分割点的各等级也累积为一类，在这两类的基础上定义的logit$P$表示属于前几个等级的累积概率与后几个等级的累积概率的比数之对数，故称之为累积比数模型，这是与广义logit模型的根本区别。

有序多分类响应变量logistic回归的偏回归系数β_j表示当其他自变量固定不变时，自变量X_j每改变一个单位或等级，响应变量改变一个或一个以上等级的累积概率优势比的对数值，即OR的对数值，描述了自变量x_j对响应变量落在等级i或小于i的等级的对数优势的效应。与广义logit模型不同的是，在拟合的所有累积logit模型中，同一自变量的偏回归系数是固定不变的，各累积logit模型只有截距项是不同的。也就是说，如果根据拟合的累积logit模型绘制响应变量的累积概率与自变量所对应的曲线，则各logit模型所对应的曲线是平行的，只有各条曲线的截距不同。在实际应用中，如果无法满足各条曲线的平行性要求，则说明响应变量的各等级之间的变化并非等距的，此时建议采用无序多分类的logistic回归分析。

二、自变量的不同类型和哑变量的设置

当自变量是连续型变量时可以直接纳入模型，偏回归系数表示当其他自变量固定不变时，自变量每改变一个单位，响应变量发生与不发生事件的概率之比的对数值。当然也可以将连续型自变量按照一定的标准分组，作为有序分类变量或二分类变量来处理，当然将连续型变量作为分类变量处理，是将连续型变量进行离散化的过程，会

损失资料的部分信息，但是其带来的优点是可能提升切合logistic回归结果在专业上的可解释性的解释，所以分析时应尽量根据专业意义确定是将连续型自变量离散化，还是直接采用原始的连续变量引入方程。

如果自变量为二分类变量时也可以直接纳入模型，其偏回归系数为两个水平发生事件情况的优势比之对数值。

但当自变量为无序多分类变量时，变量的各水平之间是相互独立的，既没有量的差别也没有等级变化趋势，因此与logit*P*之间不存在线性关系，此时需要对自变量设置哑变量（dummy variable），如果该自变量有*k*个水平，则需将该变量转化为*k*–1个哑变量，每个哑变量均为二分类变量，拟合模型后得到*k*–1个偏回归系数。

如果自变量为有序变量，可将其按照无序多分类变量设置哑变量处理，偏回归系数的解释与无序分类变量时相同；如果有序变量各等级间的程度相近，也可按照等级顺序将其各等级依次赋值为连续的数值，然后以连续型变量的形式进入模型，其偏回归系数的解释则与连续型自变量时相同。

SAS软件和SPSS软件等常用统计软件都有多种设置哑变量的方法。最常见的哑变量设置方法是采用表12-13的方法将*k*个水平的自变量设置*k*–1个哑变量，如某项研究中共有6个民族的受试者，在将民族这个6分类自变量纳入回归方程时可设置5个哑变量：

表12-13 哑变量的赋值情况

哑变量	赋值情况	哑变量	赋值情况
X1	回族=1；其他=0	X4	壮族=1；其他=0
X2	藏族=1；其他=0	X5	朝鲜族=1；其他=0
X3	蒙古族=1；其他=0		

没有对“汉族”这个水平设置哑变量，相当于以“汉族”为参照水平，各哑变量和自变量的对应关系如表12-14。

表12-14 自变量和哑变量的对应关系

民族	X1	X2	X3	X4	X5
回族	1	0	0	0	0
藏族	0	1	0	0	0
蒙古族	0	0	1	0	0
壮族	0	0	0	1	0
朝鲜族	0	0	0	0	1
汉族	0	0	0	0	0

线性回归、Cox回归等回归分析方法，通常也可采用这种方法设置哑变量。对于哑变量的赋值有多种处理方法，SPSS软件中默认的哑变量赋值方法与上例中的赋值方法相同。但是SAS软件中默认的哑变量赋值方法略有不同，SAS软件通常把作为参照水平的类别赋值为“-1”。如上例中，SAS软件默认的哑变量赋值方法是将汉族的5个哑变量X1-X5均赋值为“-1”。当然各个统计软件均可通过编程或改变选项选择其他的哑变量赋值方法，读者在运用软件要慎重。

三、样本量问题

当只有1个自变量时，可通过*OR*值来估算所需的样本量，或者根据自变量的类型采用率的比较或均数的比较等方式来估算样本量。但在多因素logistic回归中，由于自变量的数目较多，各自变量的交叉分层也很多，目前还没有公认的精确的样本量估算公式。但是由于logistic回归的结局变量是分类变量，所以logistic回归所需要的样本量通常比多元线性回归更多，而且不同于线性回归只对总样本量的数目有要求，logistic回归对样本量的要求更加严格，模型中分类响应变量的各分类的样本数目都要足够多，一般认为响应变量的各个类别的观察单位数都要达到在哑变量和自变量总数的10倍以上时才能获得较好的拟合效果，若能达到20倍以上，logistic回归方程将更加稳健。

此外除了尽量保证有足够多的观察单位数，还应尽量控制各自变量的分层数，避免因交叉分层太多而导致样本量不足。有时在拟合多因素logistic回归方程时，会出现某个或某些偏回归系数的标准误过大或者*OR*值的置信区间过宽，甚至于标准误或*OR*值的置信区间上限会出现无穷大的情况，这种情况极有可能是因为响应变量的某个水平的样本例数太少所致。所以，在logistic回归分析中，需要保证响应变量的每个水平分类都要足够大的样本量。

四、自变量的筛选

总的来说，logistic回归筛选自变量方法和线性回归类似，在样本量足够大时可以把所有没有明显数量依存关系的自变量一起纳入多因素logistic回归方程。在当自变量的数目众多而样本量不足时，可以先根据专业知识和单因素分析结果用较为宽松的标准构建自变量集，将单因素分析中可能有统计学意义的自变量和既往已被证实具有生物学或临床意义的变量可一并纳入多因素logistic回归方程。

当自变量众多，且没有明确的有肯定临床意义的专业知识可供参考，只是探索性地在数百甚至数千个变量中筛选可能的影响因素时，也可以用逐步回归方式简化筛选过程，只根据数理统计学的方法来选择有统计学意义的变量，不考虑专业知识，筛选的过程与线性回归基本相近，也分为向前法、向后法、逐步法等方法，在此不再赘述。

多数情况下基于不同筛选方法得到的回归结果是基本一致的，如果各个回归方程的偏回归系数或其诊断模型统计量差异巨大，应该进一步寻找原因，从可解释性、专业知识和统计学意义等多方面进行探索，以确定最合理的回归模型。

案例讨论

在一项研究中，通过对33家三级肿瘤医院开展的住院患者满意度调查，欲探讨三级肿瘤医院住院患者满意度的影响因素。

结局指标总体满意度为二分类指标（“非常满意”和“满意”赋值为1，“一般”、“不满意”和“非常不满意”赋值为0）。自变量有患者就医所在地区、患者性别、年龄、婚姻状况、户籍、教育水平、家庭年收入、医保类型等社会人口学信息，以及患者癌症类型、就诊时癌症分期、是否术后转移、是否伴随慢性病、自评目前健康状况、自评健康改善状况、住院天数、新冠肺炎疫情影响下住院诊疗是否被延后等疾病和诊疗信息。logistic 回归被用于探讨各因素和结局指标之间的关系。三级肿瘤医院住院患者总体满意度的多因素 logistic 回归分析结果见表 12-15。

logistic 回归分析结果显示：中部地区（OR=0.42）和西部地区（OR =0.32）、有城乡居民医疗保险（OR =0.28）和其他医保类型（OR =0.16）、乳腺癌患者（OR =0.26）、尚未确定是否有术后转移（OR =0.38）、自评健康状况恶化（OR =0.38）、疫情影响下住院诊疗被延后（OR =0.31）的住院患者就医总体满意度显著较低。

表 12-15　三级肿瘤医院住院患者总体满意度的多因素 logistic 回归分析结果

项目	变量	OR（95%CI）
地区	东部	1.00
	中部	0.42（0.18,0.97）*
	西部	0.32（0.15,0.69）**
医保类型	公费医疗/城镇职工	1.00
	城乡居民医疗保险	0.28（0.12,0.64）**
	其他医保类型	0.16（0.04,0.63）**

续 表

变量		OR（95%CI）
癌种	肺癌	0.52（0.23,1.21）
	结直肠癌	0.44（0.17,1.13）
	乳腺癌	0.26（0.12,0.53）***
	其他	1.00
术后转移	是	1.32（0.47,3.73）
	尚未确定	0.38（0.20,0.73）**
	否	1.00
自评健康改善情况	恶化	0.38（0.16,0.87）**
	未恶化	1.00
新冠肺炎疫情影响下住院诊疗被延后	是	0.31（0.16,0.60）***
	否	1.00

注：*P<0.05，**P<0.01，***P<0.001。

本章小结

logistic回归可以广泛地应用于队列研究、病例对照研究、横断面研究和实验性研究等各种设计形式。根据研究数据的性质和研究设计的类型，logistic回归可以分成不同的分支，即独立设计资料的非条件logistic回归和相关数据的配对设计下的条件logistic回归。根据响应变量的类型，独立设计资料的非条件logistic回归又可以进一步分为：二分类响应变量的logistic回归、无序多分类响应变量的logistic回归和有序多分类响应变量的logistic回归。在应用logistic回归进行数据分析时，应根据研究设计和响应变量的类型选择相应的logistic回归分析模型。

采用最大似然法估计logistic回归的偏回归系数β_j，它表示当其他自变量固定不变时，自变量X_j每改变一个单位或等级，响应变量发生与不发生事件的概率之比的对数值，即OR或RR的对数值。

对logistic回归模型中的偏回归系数的检验方法有Wald检验、得分检验和似然比检验。Wald检验多用于衡量单个自变量对模型的贡献是否有意义；得分检验的结果通常情况下与Wald检验结果基本一致；似然比检验是对模型的所有偏回归系数进行整体检验，即检验模型的整体拟合情况。

（徐　涛）

第十三章　生存分析与Cox回归

学习目标

1. 掌握　生存分析的几个基本概念：生存时间、删失、生存函数、风险函数。

2. 熟悉　生存率估计的Kaplan-Meier法和生存曲线比较的log-rank检验。

3. 掌握　Cox回归的基本表达式、风险比的解释以及Cox回归的用途。

医学随访研究中，有时观察结果并非在短期内能够确定，需做长期随访观察。例如对一些慢性病或恶性肿瘤的预后及远期疗效观察等。这种情况下，单纯的采用常用的疗效指标如有效率、治愈率并不全面，因为评价某种疗法对这些疾病的效果，不仅要看是否出现了感兴趣的终点事件（terminal event）（如有效、治愈、死亡等），还要考虑出现这些结局所历经的时间长短。生存分析（survival analysis）是将终点事件和出现这一事件所历经的时间（time-to-event）结合起来分析的一种统计分析方法，由于研究的终点事件通常为死亡而得名，可广泛地用于自然科学和社会科学等诸多研究领域，如疾病的发生和预后等，现已成为统计学的一个重要分支。

第一节　生存分析基本概念

大多数医学研究中，虽然研究期限是固定的，但观察对象在此期间的不同时间先后进入研究，然后随访直至某感兴趣的终点事件发生。因为通常不是所有的观察对象在同一个时间进入观察，观察对象不可避免地具有不同的最长观察期。随访研究中，我们通常关心从招募开始到发生终点事件之间的时间间隔。

例如某医院泌尿外科医师选择2006~2010年经手术治疗的膀胱肿瘤患者，记录从手术切除到死亡的时间，研究因素及分组见表13-1。随访截止日期为2010年12月30日，患者的生存结局通过查阅病历和随访的方式获得，其中6例患者的随访记录见表13-2。

表13-1 膀胱肿瘤患者生存资料变量赋值表

变量名称	分组及赋值
年龄	实际数值（岁）
肿瘤分级	Ⅰ级=1；Ⅱ级=2；Ⅲ级=3
肿瘤大小	＜3.0cm=0；≥3.0cm=1
是否复发	未复发=0；复发=1
手术日期	日期型（月/日/年）
终止观察日期	日期型（月/日/年）
生存时间	实际数值（月）
生存结局	删失=0；死亡=1

表13-2 6例膀胱肿瘤患者生存资料原始记录表

序号（1）	年龄（2）	肿瘤分级（3）	肿瘤大小（4）	是否复发（5）	手术日期（6）	终止观察日期（7）	生存时间（8）	生存结局（9）	结局（10）
1	62	1	0	0	02/20/2006	12/30/2010	59	0	存活
2	64	1	0	0	03/05/2006	08/12/2010	54	1	死亡
3	52	2	0	1	04/09/2006	12/03/2009	44	0	失访
4	60	1	0	0	06/06/2006	10/27/2010	53	0	死于其他
5	59	2	1	0	07/20/2006	06/21/2008	23	1	死亡
6	59	1	1	1	08/19/2006	09/10/2009	37	1	死亡

一、生存时间与删失

生存资料的主要特点就是考虑每个研究对象出现某一结局所经历的时间，即生存时间（survival time），可以广泛地定义为根据研究目的确定的观察起点到某一给定终点事件出现的时间。观察性研究中，观察起点可以是发病时间、第一次确诊时间或接受正规治疗的时间等，随机对照临床试验的观察起点通常是随机化入组的时间。终点事件可以是某种疾病的发生、某种处理（治疗）的反应、疾病的复发或死亡等。例如膀胱肿瘤患者从手术切除到死亡的时间；从开始接触某危险因素至某病发生所经历的时间；乳腺增生症妇女经药物治疗阳性体征消失至首次复发的时间；接种某传染病疫苗到该传染病发病的时间等。临床试验中常见的总生存期（overall survival，OS）和无进展生存期（progression-free survival，PFS）通常用于复合终点事件。前者一般指患者随机化分配治疗至因任何原因导致死亡的时间，后者一般指患者随机化分配治疗至事先规定的疾病进展（例如肿瘤远处转移/继发性肿瘤）或因任何原因导致死亡的时间（以先发生者为准）。发生终点事件也称为失效（failure），故生存时间也称为失效时间（failure time）。下面以表13-2数据为例介绍生存分析中的基本概念。

1. 完全数据　随访研究中，在规定的时期内，若观察到某些对象的死亡结局，则从手术到死亡所经历的时间，称为生存时间的完全数据（complete data）。表13-2前6例患者中，2号、5号和6号患者，结局都是死亡，提供的是准确的生存时间，属生存时间的完全数据。

2. 删失数据　随访研究中，在规定的时期内，由于某种原因未能观察到某些对象的死亡结局，提供的是从手术到终止观察的时间长度，并非确切的生存时间，称为生存时间的删失数据（censored data）。

产生删失数据的原因大致有：①研究结束时终点事件尚未发生，如表13-2中1号患者至随访结束时仍存活；②由于未继续就诊或搬迁而失去联系等失访，或中途退出试验，未能观察到其死亡结局，如表13-2中3号患者；③因死于其他原因终止观察，如表13-2中4号患者死于冠心病。不论删失数据的产生原因为何，删失时间均定义为规定的起点至删失时点（1号患者为研究结束时点；3号患者为最后一次随访时点；4号患者为死于冠心病时点）所经历的时间长度。删失数据常在其右上角标记“+”，表示真实的生存时间未知，只知道比观察到的删失时间要长，即常见的右删失（right censoring）。另外，通常假定删失的产生与终点事件的发生无关，即删失者与非删失者终点事件发生的风险相同。

生存时间的度量单位可以是年、月、日、小时等。多数生存分析方法建立在对生存时间排序的基础上，越精细的时间单位准确性越高。含有删失数据是生存资料的主要特点。另外，生存时间的分布也和常见的统计分布有明显不同，如呈指数分布、Wbeibull分布、对数正态分布、对数logistic分布、Gamma分布或更为复杂的分布，因此需有能分析这类数据的特殊统计方法。

二、生存概率与死亡概率

生存概率（probability of survival）表示某单位时段开始时存活的个体，到该时段结束时仍存活的可能性，即条件生存概率。如年生存概率表示年初尚存人口存活满一年的可能性。

$$p \approx \frac{\text{活满一年人数}}{\text{某年年初人口数}} \tag{13-1}$$

死亡概率（probability of death）表示某单位时段开始时存活的个体，在该时段内死亡的可能性。如年死亡概率表示年初尚存人口在今后1年内死亡的可能性。

$$q \approx \frac{\text{年内死亡人数}}{\text{某年年初人口数}} \tag{13-2}$$

若观察时段相同，则$p=1-q$。

三、生存函数与风险函数

生存函数（survival function）又称生存率（survival rate），指观察个体的生存时间T超过t个单位时段的可能性，记为$S(t)$，$0 \leqslant S(t) \leqslant 1$。如资料中无删失数据，直接法计算生存率的公式为：

$$S(t) = P(T > t) \approx \frac{t\text{时刻仍存活的例数}}{\text{观察总例数}} \tag{13-3}$$

若含有删失数据，须分时段计算生存概率。假定观察对象在各个时段的生存事件独立，应用概率乘法定理将分时段的生存概率相乘得到生存率。

$$S(t) = P(T > t) = P_1 \cdot P_2 \cdots P_t = S(t_{t-1}) \cdot P_t \tag{13-4}$$

式中：p_i（i=1，2，…，t）为各分时段的生存概率，故生存率又称累积生存概率（cumulative probability of survival）。

如终点事件为死亡，风险函数（hazard function）表示生存时间已达t的个体，在t到$t+\Delta t$这一很小的时间区间内死亡概率与Δt相比的极限值，即生存时间已达t的个体在t时刻的瞬时死亡率，又称条件失效率（conditional failure rate），记为$h(t)$。

$$h(t) = \lim_{\Delta t \to 0} \frac{P(t \leqslant T < t + \Delta t \mid T \geqslant t)}{\Delta t} \tag{13-5}$$

当$\Delta t=1$时，$h(t) \approx P(t \leqslant T < t+1 | T \geqslant t)$，可见$h(t)$近似地等于$t$时刻存活的个体在$t$时刻之后每单位时间的死亡风险。$h(t)=0$意味着没有死亡风险，$t$时刻$S(t)$平坦；大的$h(t)$意味着$S(t)$的快速下降，风险函数越大，生存函数下降越快。

生存函数与风险函数的关系如下：

$$S(t)=\exp\left[-\int_0^t h(u)du\right] \tag{13-6}$$

$$h(t)=-\left[\frac{dS(t)/dt}{S(t)}\right] \tag{13-7}$$

所有生存函数都具有单调非升的共同特征，其提供的信息有限。而风险函数可以是增函数、减函数、保持常量或者较复杂的函数，它比生存函数提供更多关于失效机制的信息。生存分析模型通常以$h(t)$的形式给出，如第三节的Cox回归便是基于特定形式的$h(t)$。

第二节　生存曲线的估计与比较

根据样本生存资料可估计生存率和其他有关指标，如中位生存期等，常用的方法是Kaplan-Meier法。进一步可采用log-rank检验对不同组别的生存曲线进行比较。

一、Kaplan-Meier法

例13.1　14例膀胱肿瘤小于3.0cm的患者和16例膀胱肿瘤大于或等于3.0cm的患者的生存时间（月）如下，试估计两组生存率。

肿瘤＜3.0cm：14，19，26，28，29，32，36，40，42，44^+，45，53^+，54，59^+

肿瘤≥3.0cm：6，7，9，10，11，12，13，20，23，25，27，30，34，37，43，50

以肿瘤小于3.0cm组生存率计算为例，14例生存时间资料为小样本且含有删失时间，Kaplan-Meier法估计生存率步骤如下：

（1）将生存时间（t_i）由小到大顺序排列，完全数据与删失数据相同者，删失数据排在完全数据的后面，见表13-3第（2）栏。

（2）列出时间区间［t_i，t_{i+1}）上的死亡数d_i和删失数c_i。见表13-3第（3）、（4）栏。

（3）计算期初例数，即恰在某一时刻t_i之前的生存人数n_i。计算时应减去小于t_i的死亡数和删失数，$n_i=n_{i-1}-d_{i-1}-c_{i-1}$。见13-3第（5）栏。

（4）计算死亡概率q_i和生存概率p_i，见表13-3第（6）、（7）栏。

（5）计算生存率$\hat{S}(t_i)$，见表13-3第（8）栏。膀胱肿瘤小于3.0cm患者14个月生存率为92.86%，19个月生存率为85.72%，以此类推。注意生存率在删失时间处不做变化，删失时间的影响只体现在期初例数的计算上。

表13-3 膀胱肿瘤小于3.0cm组生存率计算

序号i (1)	时间(月)t_i (2)	死亡数d_i(3)	删失数c_i(4)	期初例数n_i(5)	死亡概率q_i (6)	生存概率p_i(7)	生存率$\hat{S}(t_i)$(8)	生存率标准误$SE[\hat{S}(t_i)]$ (9)
1	14	1	0	14	1/14=0.0714	0.9286	0.9286	0.0688
2	19	1	0	13	1/13=0.0769	0.9231	0.9286×0.9231=0.8572	0.0935
3	26	1	0	12	1/12=0.0833	0.9167	0.8572×0.9167=0.7858	0.1097
4	28	1	0	11	1/11=0.0909	0.9091	0.7858×0.9091=0.7144	0.1207
5	29	1	0	10	1/10=0.1000	0.9000	0.7144×0.9000=0.6429	0.1281
6	32	1	0	9	1/9=0.1111	0.8889	0.6429×0.8889=0.5715	0.1323
7	36	1	0	8	1/8=0.1250	0.8750	0.5715×0.8750=0.5001	0.1336
8	40	1	0	7	1/7=0.1429	0.8571	0.5001×0.8571=0.4286	0.1323
9	42	1	0	6	1/6=0.1667	0.8333	0.4286×0.8333=0.3571	0.1281
10	44^+	0	1	5	0/5=0.0000	1.0000	0.3571×1.0000=0.3571	0.1281
11	45	1	0	4	1/4=0.2500	0.7500	0.3571×0.7500=0.2678	0.1233
12	53^+	0	1	3	0/3=0.0000	1.0000	0.2678×1.0000=0.2678	0.1233
13	54	1	0	2	1/2=0.5000	0.5000	0.2678×0.5000=0.1339	0.1130
14	59^+	0	1	1	0/1=0.0000	1.0000	0.1339×1.0000=0.1339	0.1130

二、生存曲线与中位生存期

以生存时间为横轴，生存率为纵轴，连接各个时间点所对应的生存率得到的曲线图称为生存曲线（survival curve）。Kaplan-Meier法生存曲线为阶梯形曲线。肿瘤小于3.0cm和肿瘤大于或等于3.0cm组（计算表略）生存曲线见图13-1。分析时应注意曲线的高度和下降的坡度。平缓的生存曲线表示高生存率或较长生存期，如图13-1中的肿瘤小于3.0cm组；陡峭的生存曲线表示低生存率或较短生存期，如图13-1中的肿瘤大于或等于3.0cm组。

中位生存期（median survival time）又称半数生存期，表示恰有50%的个体尚存活的时间。中位生存期越长，表示疾病的预后越好，反之，预后越差。生存曲线纵轴生存率为50%时所对应横轴生存时间即中位生存期。从图13-1中可以直观地看出肿瘤＜3.0cm组和肿瘤≥3.0cm组的中位生存期大约为36（月）和20（月）。利用线性内插法可以得到更精确的数值，其计算是找到与生存率50%相邻的上下两个生存率及其生存时间，利用线性比例关系求解中位生存期。若删失的数据个数太多，超过一半，

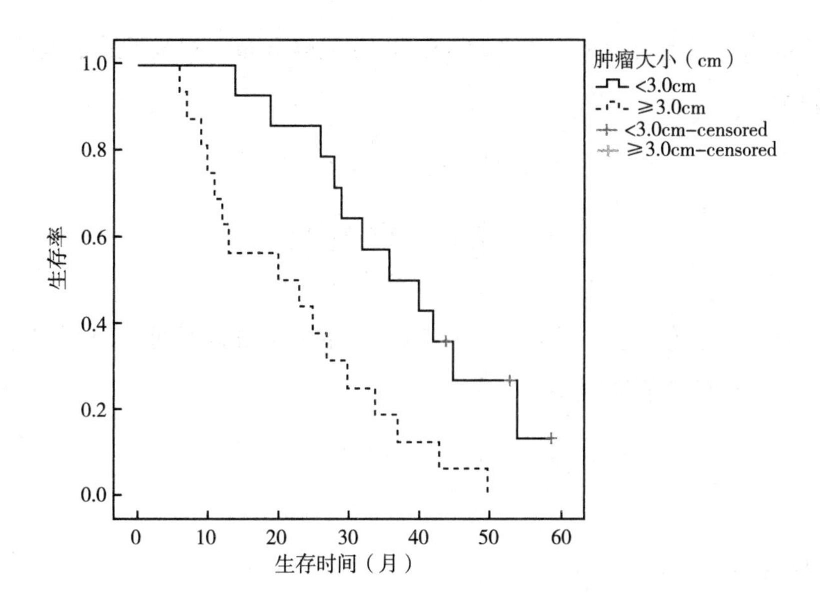

图13-1　肿瘤<3.0cm组和肿瘤≥3.0cm组生存曲线

则无法估计中位生存期。处理这种情况的常用方法是计算生存时间超过一给定时间长度（如1年、3年或5年）的概率或者计算限于给定时间的平均生存时间。

三、生存率的区间估计

从样本资料计算出的生存率$\hat{S}(t_i)$是总体生存率的点估计值，可据此进行总体生存率的区间估计。Greenwood生存率标准误近似计算公式为：

$$SE[\hat{S}(t_i)] = \hat{S}(t_i)\sqrt{\sum_{t_j \leqslant t_i} \frac{d_j}{n_j(n_j - d_j)}} \tag{13-8}$$

没有删失数据时，生存率的点估计和标准误估计退化为二项分布的结果。大样本时，生存率近似地服从正态分布，则总体生存率的（1–α）×100%置信区间为：

$$\hat{S}(t_i) \pm u_{1-\alpha/2} \cdot SE[\hat{S}(t_i)] \tag{13-9}$$

式中：$u_{1-\alpha/2}$取双尾α对应的标准正态分布界值，当α=0.05时，$u_{1-0.05/2}$=1.96。表13-3资料中$\hat{S}(t_4)$的标准误为：

$$SE[\hat{S}(t_4)] = 0.7144 \times \sqrt{\frac{1}{14\times13}+\frac{1}{13\times12}+\frac{1}{12\times11}+\frac{1}{11\times10}} = 0.1207$$

其总体生存率95%置信区间为0.7144±1.96×0.1207=（0.4778，0.9509）。

当$\hat{S}(t)$接近0或1时，由式（13-9）计算的置信区间可能会出现超出［0，1］范围的不合理情况，这是因为$\hat{S}(t)$接近0或1时为偏峰分布。对此可采用渐近正态分布对$\hat{S}(t)$作变换：

$$\hat{v}(t)=\ln[-\ln\hat{S}(t)] \tag{13-10}$$

$$SE[\hat{v}(t)]=\frac{SE[\hat{S}(t)]}{|\ln\hat{S}(t)|\cdot\hat{S}(t)} \tag{13-11}$$

利用$\hat{v}(t_i)$的近似正态性质，得到$\ln[-\ln S(t_i)]$的95%置信区间。

则$\hat{S}(t)$的95%置信区间为：

$$\hat{S}(t)^{\exp\{\pm 1.96SE[\hat{v}(t)]\}} \tag{13-12}$$

四、log-rank检验

图13-1中，仅凭观察，肿瘤小于3.0cm组生存率高于肿瘤大于或等于3.0cm组，但两组生存曲线差别有无统计学意义仍需通过假设检验来回答。两组或多组生存曲线比较是生存分析的主要内容之一，最常用的假设检验方法是log-rank检验，该检验能充分利用生存时间（包括删失数据），而且能对各组的生存曲线作整体比较，因此，在实际工作中应用较多。

例13.2 接例13.1，试比较膀胱肿瘤小于3.0cm患者和肿瘤大于或等于3.0cm患者的生存曲线是否有差别。

H_0: $S_1(t)=S_2(t)$，即两条总体生存曲线相同

H_1: $S_1(t)\neq S_2(t)$，即两条生存曲线不同

$\alpha=0.05$

log-rank检验是生存曲线比较的非参数方法之一，其基本思想是当H_0成立时，根据t_i时点的死亡率，可计算出t_i时点上各组的期望死亡数T_{gi}；将期望死亡数T_{gi}和各组在时间t_i上的实际死亡数d_{gi}作比较，就形成log-rank检验的χ^2统计量，

$$\chi^2=\frac{[\sum(d_{gi}-T_{gi})]^2}{\sum V_{gi}} \tag{13-13}$$

式中：V_{gi}为实际发生数与期望发生数之差的方差估计值，

$$V_{gi}=\frac{n_{gi}(n_i-n_{gi})(n_i-d_i)d_i}{n_i^2(n_i-1)} \tag{13-14}$$

H_0为真时，实际死亡数和期望死亡数应该比较接近，χ^2值比较小；H_0非真时，实

际死亡数和期望死亡数相差相对比较大，χ^2值相对比较大。检验统计量χ^2服从自由度为（组数-1）的χ^2分布，故可按相应自由度查χ^2界值表得到P值，作出推断结论。

例13.2两条生存曲线比较步骤如下：

（1）将两组资料统一按生存时间（t_i）由小到大排序，见表13-4第（2）栏。注意：排序时删失数据的处理同前。

表13-4　肿瘤＜3.0cm和肿瘤≥3.0cm组生存曲线比较的log-rank检验计算表

序号	时间（月）	肿瘤＜3.0cm组				肿瘤≥3.0cm组				合计	
i（1）	t_i（2）	n_{1i}（3）	d_{1i}（4）	T_{1i}（5）	V_{1i}（6）	n_{2i}（7）	d_{2i}（8）	T_{2i}（9）	V_{2i}（10）	n_i（11）	d_i（12）
1	6	14	0	0.4667	0.2489	16	1	0.5333	0.2489	30	1
2	7	14	0	0.4827	0.2497	15	1	0.5172	0.2497	29	1
3	9	14	0	0.5000	0.2500	14	1	0.5000	0.2500	28	1
…											
合计	—	—	11	17.5416	5.8064	—	16	9.4584	5.8064	—	27

（2）分别列出各组在时间t_i上的期初例数n_{gi}和死亡数d_{gi}，见表13-4第（3）、（4）及（7）、（8）栏。两组合计的期初例数n_i和死亡数d_i见表13-4第（11）、（12）栏。

（3）计算各组在时间t_i上的期望死亡数T_{gi}，计算公式同χ^2检验理论频数的计算。

$$T_{gi}=n_{gi}\frac{d_i}{n_i} \tag{13-15}$$

各时间t_i上都对应一个四格表，以第一个时间6（月）为例，见表13-5。

表13-5　log-rank检验理论频数计算表示例

组别	死亡数	未死亡数	合计
肿瘤＜3.0cm组	0	14	14
肿瘤≥3.0cm组	1	15	16
合计	1	29	30

肿瘤＜3.0cm组期望死亡数=14×1/30=0.4667；肿瘤≥3.0cm组期望死亡数=16×1/30=0.5333。各组在时间t_i上的期望死亡数计算结果见表13-4第（5）、（9）栏。

（4）计算各组合计的实际死亡总数与期望死亡总数。肿瘤＜3.0cm组实际死亡总数A_1=11，期望死亡总数T_1=17.5416；肿瘤≥3.0cm组A_2=16，T_2=9.4584。注意：

$A_1+A_2=T_1+T_2=27$，可用来核对计算。方差估计V_{gi}见表13-4第（6）栏和第（10）栏，两栏合计处$V_1=V_2=5.8064$。

（5）代入式（13-13）计算χ^2统计量。

$$\chi^2=\frac{(11-17.5416)^2}{5.8064}=\frac{(16-9.4584)^2}{5.8064}=7.369 \quad \nu=1$$

查χ^2界值表得，$0.005<P<0.010$，按$\alpha=0.05$水准，拒绝H_0，接受H_1，可认为两条生存曲线不同，且肿瘤＜3.0cm组的生存曲线高于肿瘤≥3.0cm组。

五、log-rank检验注意事项

（1）如果时间区间足够小，使得每个区间死亡数$d_{gi}\leqslant 1$，则对H_0的检验仅依赖于死亡出现的位次，而不依赖于死亡出现的时间。因此log-rank统计量是一个基于秩（rank）的检验统计量，log-rank检验也由此得名。

（2）需要注意在生存分析中随着随访时间的推移观察例数会逐渐减少，导致其对应的生存函数估计的标准误会较大，而log-rank检验在进行计算时对于每个区间是赋予了相同的权重的，故其对该标准误的变化相对敏感，导致log-rank 检验在处理单纯由于生存时间延长所导致的差异时效能较低，处理此类情况的方法时可对不同的生存时间段赋予不同的权重，最常用的方法是Breslow检验。

Breslow检验又称Wilcoxon检验，其χ^2统计量计算公式为：

$$\chi^2=\frac{[\sum w_i(d_{gi}-T_{gi})]^2}{\sum w_i^2 V_{gi}} \tag{13-16}$$

式中：d_{gi}、T_{gi}和V_{gi}意义同前，w_i为权重。Breslow检验取$w_i=n_i$，log-rank检验可看作$w_i=1$。n_i通常逐渐减小，所以Breslow检验赋予组间死亡的近期差别较大的权重，即对近期差异敏感；而log-rank检验赋予组间死亡的远期差别较大的权重，即对远期差异敏感。

例13.2采用Breslow检验，$\chi^2=7.631$，$0.005<P<0.010$，结论同log-rank检验。

（3）log-rank检验属单因素分析方法，应用条件是除比较因素外，影响生存率的其他因素组间均衡可比，否则应校正各因素的影响，可采用第三节介绍的Cox比例风险模型。

第三节 Cox比例风险模型

本书第十二、第十三章介绍了影响因素分析的多重线性回归和logistic回归。生存数据的特点是不光要考虑是否发生终点事件，还要考虑生存时间，而生存时间往往不服从正态分布，且可能含有删失数据，以上特点使得多重线性回归无能为力。剔除删失数据会导致信息损失和估计偏差，当删失比例较大时，会导致较大的偏差；另外，如将1年未死亡者的生存时间假定为1年的话，会明显低估生存时间，同样会造成大的偏差。logistic回归虽然以生存结局为因变量，但仅考虑了结局（死亡与否），未考虑出现该结局的时间长短，无论死亡发生在随访早期或晚期，对它们的处理均相同，而且，logistic回归不能充分利用删失数据所提供的不完全信息。因此传统回归分析方法不能同时处理生存结局和生存时间，也不能充分利用删失时间所提供的不完全信息，而Cox回归可以巧妙地解决这两个问题。

对生存资料的多因素分析，目前最常用的是Cox比例风险回归模型（proportional hazards regression model），简称Cox回归。该模型以生存结局和生存时间为因变量，可同时分析众多因素对生存期的影响，分析带有删失生存时间的资料，且不要求资料服从特定的分布类型。基于上述优良性质，该模型由英国统计学家D.R.Cox于1972年提出以来，在医学随访研究中得到广泛的应用。

一、模型结构与参数解释

1. 模型结构 Cox回归模型的基本表达式为：

$$h(t)=h_0(t)\exp(\beta_1X_1+\beta_2X_2+\cdots+\beta_pX_p) \quad (13\text{-}17)$$

式中：X_1，X_2，…，X_p为自变量或影响因素，一般包括研究开始时个体的年龄，性别，临床及生化指标等；$h(t)$为具有自变量$X_1,X_2,\cdots,X_p$的个体在t时刻的风险函数；$h_0(t)$为t的未知函数，即$X_1=X_2=\cdots=X_p=0$时t_2时刻的风险函数，称为基准风险函数（baseline hazard function）；β_1，β_2，…，β_p为各自变量所对应的偏回归系数，需由样本资料作出估计。

此模型假定个体在t时刻的风险函数为两个因子的乘积，第一个因子为基准风险函数$h_0(t)$；第二个因子为以p个自变量的线性组合为指数的指数函数，其中回归系数反映自变量的效应。Cox模型对第一个因子$h_0(t)$的内容不作任何设定，第二个因子却具有参数模型的形式，所以Cox模型实为半参数模型（semi-parametric model），这使得它在解决问题时兼具灵活性和稳健性。若$h_0(t)$的函数形式已知，则为参数模型，如指数回归、Weibull回归等。

由Cox模型表达式可知，变量X_1的作用是使个体的风险函数由$h_0(t)$增至$h_0(t)\exp(\beta_1)$，变量X_2的作用是使个体的风险函数由$h_0(t)$增至$h_0(t)\exp(\beta_2)$，p个自变量共同作用时，$h(t)=h_0(t)\cdot\exp(\beta_1X_1)\cdot\exp(\beta_2X_2)\cdots\exp(\beta_pX_p)$，风险函数由$h_0(t)$增至$\exp(\beta_1X_1)\cdot\exp(\beta_2X_2)\cdots\exp(\beta_pX_p)$倍，故Cox模型是一种乘法模型。

2. 参数解释 基于（13-17）式，任意两个个体i和j风险函数之比，即风险比（hazard ratio，HR）为：

$$
\begin{aligned}
HR &= \frac{h_i(t)}{h_j(t)} = \frac{h_0(t)\exp(\beta_1X_{i1}+\beta_2X_{i2}+\cdots+\beta_pX_{ip})}{h_0(t)\exp(\beta_1X_{j1}+\beta_2X_{j2}+\cdots+\beta_pX_{jp})} \\
&= \exp[\beta_1(X_{i1}-X_{j1})+\beta_2(X_{i2}-X_{j2})+\cdots+\beta_p(X_{ip}-X_{jp})]
\end{aligned} \tag{13-18}
$$

该比值HR与$h_0(t)$无关，在时间t上为常数，即模型中自变量的效应不随时间而改变，故称为比例风险假定（assumption of proportional hazard），简称PH假定，比例风险模型（proportional hazards model）由此得名。

式（13-18）又可表示为：

$$
\begin{aligned}
\ln HR &= \ln h_i(t) - \ln h_j(t) \\
&= \beta_1(X_{i1}-X_{j1})+\beta_2(X_{i2}-X_{j2})+\cdots+\beta_p(X_{ip}-X_{jp})
\end{aligned} \tag{13-19}
$$

即随着时间的推移，两个个体风险函数的对数应严格平行。

式（13-19）中，左边为风险比的自然对数，右边为自变量的变化量与相应回归系数的线性组合。故β_j（j=1，2，…，p）的实际意义是：在其他自变量不变条件下，变量X_j每增加一个单位所引起的风险比HR的自然对数，即：

$$\ln HR_j=\beta_j \tag{13-20}$$

或

$$HR_j=\exp(\beta_j) \tag{13-21}$$

当$\beta_j>0$时，$HR_j>1$，说明X_j增加时，风险函数增加，即X_j为危险因素；当$\beta_j<0$时，$HR_j<1$，说明X_j增加时，风险函数下降，即X_j为保护因素；当$\beta_j=0$时，$HR_j=1$，说明X_j增加时，风险函数不变，即X_j为无关因素。

二、参数估计与假设检验

由于在基线风险函数形式未被设定的情况下无法通过极大似然函数估计方法

对参数进行估计，故Cox回归系数β_1，β_2，…，β_p的估计需借助偏似然估计（partial likelihood）理论。偏似然函数（partial likelihood function）为：

$$L(\beta) = \prod_{i=1}^{n}\left[\frac{\exp(\beta_1 X_{i1} + \beta_2 X_{i2} + \cdots + \beta_p X_{ip})}{\sum\limits_{j\in R_i}\exp(\beta_1 X_{j1} + \beta_2 X_{j2} + \cdots + \beta_p X_{jp})}\right]^{\delta_i} \tag{13-22}$$

式中：R_i为t_i处风险集，j代表t_i时刻后风险集R_i中对似然函数有贡献的个体，δ_j=1和0分别表示死亡和删失。与logistic回归一样，为了简化计算，对式（13-22）取自然对数，求其关于β_j的一阶偏导数，并令其等于0，采用Newton-Raphson迭代法即可得到β_j的极大偏似然估计值。

偏似然估计的最大优点是不需确定h_0（t）的形式就能估计回归系数β，另一特性是估计值仅与生存时间的排序有关，与生存时间的数值大小无关。后一特性意味着生存时间的单调变换，如对生存时间加一个常数、乘以一个常数或取对数，都不会改变回归系数的估计值。

记回归系数β_1，β_2，…，β_p的估计值为b_1，b_2，…，b_p，相应的标准差为SE（b_1），SE（b_2），…，SE（b_j），β_j的95%置信区间估计公式为：

$$\beta_j: b_j \pm u_{1-0.05/2}\mathrm{SE}(b_j) \tag{13-23}$$

HR的95%置信区间估计公式为：

$$HR: \exp(b_j \pm u_{1-0.05/2}SE(b_j)) \tag{13-24}$$

类似于logistic 回归，常用的假设检验方法有似然比检验、Wald检验和Score检验，检验统计量均服从χ^2分布，自由度为模型中待检验的参数个数，均可用于对总模型的检验；单个回归系数的检验常采用Wald检验。

三、模型应用

类似于多重线性回归和logistic回归，Cox回归变量筛选的算法主要有前进法（forward）、后退法（backward）和逐步法（stepwise），检验水准α可取0.15或0.10（变量数较少或探索性研究）、0.05或0.01（变量数较多或证实性研究）等。多因素Cox回归分析可以在其他因素保持不变的情形下，考察某个或某些因素对生存时间的影响，具体用途包括以下3个方面。

1. 影响因素分析

例13.3　30例膀胱肿瘤患者的随访记录见表13-6第（1~9）列，试进行膀胱肿瘤患者预后的影响因素分析。

表13-6　30例膀胱肿瘤患者生存资料原始记录表

序号（1）	年龄（2）	肿瘤分级（3）	肿瘤大小（4）	是否复发（5）	手术日期（6）	终止观察日期（7）	生存时间（8）	生存结局（9）	预后指数（10）	生存率（11）
1	62	1	0	0	02/20/2006	12/30/2010	59	0	1.680	0.256
2	64	1	0	0	03/05/2006	08/12/2010	54	1	1.680	0.256
3	52	2	0	1	04/09/2006	12/03/2009	44	0	4.339	0.018
4	60	1	0	0	06/06/2006	10/27/2010	53	0	1.680	0.512
5	59	2	1	0	07/20/2006	06/21/2008	23	1	4.438	0.662
6	59	1	1	1	08/19/2006	09/10/2009	37	1	3.737	0.249
7	63	1	1	0	09/16/2006	10/20/2010	50	1	2.758	0.139
8	62	1	0	0	09/20/2006	09/18/2009	36	1	1.680	0.859
9	50	1	1	0	09/26/2006	03/22/2009	30	1	2.758	0.760
10	26	1	1	1	11/04/2006	05/25/2010	43	1	3.737	0.110
11	43	2	1	0	01/10/2007	11/08/2009	34	1	4.438	0.131
12	62	1	0	0	02/16/2007	11/10/2010	45	1	1.680	0.646
13	67	1	0	0	03/09/2007	08/18/2010	42	1	1.680	0.785
14	70	2	0	0	03/28/2007	07/20/2010	40	1	3.360	0.328
15	56	1	0	1	04/03/2007	11/10/2009	32	1	2.659	0.747
16	85	2	0	1	04/15/2007	11/20/2008	19	1	4.339	0.801
17	65	1	0	1	08/06/2007	09/28/2009	26	1	2.659	0.894
18	54	3	1	1	11/10/2007	12/09/2008	13	1	7.097	0.155
19	62	2	0	0	02/19/2008	07/20/2010	29	1	3.360	0.659
20	52	3	0	0	03/14/2008	07/02/2010	28	1	5.040	0.163
21	63	2	1	0	06/10/2008	09/01/2010	27	1	4.438	0.446
22	50	3	1	1	06/15/2008	04/14/2009	10	1	7.097	0.517
23	83	2	1	1	09/03/2008	09/20/2010	25	1	5.417	0.246
24	61	3	1	0	10/10/2008	06/13/2010	20	1	6.118	0.181
25	57	3	1	1	01/16/2008	12/20/2009	11	1	7.097	0.396
26	63	2	0	1	02/17/2009	04/20/2010	14	1	4.339	0.845
27	72	3	1	1	05/10/2009	05/12/2010	12	1	7.097	0.276
28	56	3	1	1	09/15/2009	06/17/2010	9	1	7.097	0.638
29	73	3	1	1	12/19/2009	07/26/2010	7	1	7.097	0.759
30	54	3	1	1	03/10/2010	09/20/2010	6	1	7.097	0.879

对每个备选的自变量作单因素Cox回归模型，得到表13-7所示结果。结果表明，在α=0.05水准上，有统计学意义的因素为肿瘤分级、肿瘤大小和是否复发。

表13-7　30例膀胱肿瘤患者单因素Cox回归分析结果

变量	b	$SE(b)$	Wald χ^2	P	HR（95%CI）
年龄	0.012	0.020	0.402	0.526	1.012（0.974，1.052）
肿瘤分级	1.531	0.335	20.947	＜0.001	4.625（2.400，8.911）
肿瘤大小	1.069	0.411	6.773	0.009	2.911（1.302，6.511）
是否复发	1.089	0.420	6.721	0.010	2.972（1.304，6.772）

进一步作多因素Cox回归，4个变量经Forward筛选，$\alpha_{引入}=0.05$，$\alpha_{剔除}=0.10$，Cox回归分析结果见表13-8。

表13-8　30例膀胱肿瘤患者多因素Cox回归分析结果

变量	b	$SE(b)$	Wald χ^2	P	HR（95%CI）	标准化b
肿瘤分级	1.680	0.382	19.385	＜0.001	5.367（2.540，11.340）	1.419
肿瘤大小	1.078	0.460	5.493	0.019	2.939（1.193，7.242）	0.546
是否复发	0.979	0.460	4.525	0.033	2.662（1.080，6.560）	0.498

表13-8结果显示：肿瘤分级、肿瘤大小和是否复发为膀胱肿瘤患者预后的独立影响因素。肿瘤分级、肿瘤大小和是否复发的回归系数为正值，提示这3个因素均为膀胱肿瘤患者死亡危险因素。调整肿瘤大小和是否复发后，肿瘤分级每增加1级，死亡风险增加到5.367倍；调整肿瘤分级和是否复发后，肿瘤大于或等于3.0cm者死亡风险是肿瘤小于3.0cm者死亡风险的2.939倍；调整肿瘤分级和肿瘤大小后，肿瘤复发者死亡风险是未复发者的2.662倍。

可通过标准化回归系数比较3个因素的影响大小。标准化回归系数的计算公式为：

$$b_j'=b_j \cdot S_j \quad j=1,2, \cdots, p \qquad (13\text{-}25)$$

式中：S_j为自变量X_j的标准差。由表13-8最后一列标准化回归系数的绝对值可知，3个因素的影响从大到小排序，依次为肿瘤分级、肿瘤大小和是否复发。

2. 多因素生存预测　由Cox回归分析结果得出风险函数的表达式为：

$$h(t)=h_0(t)\exp(1.680\times 肿瘤分级+1.078\times 肿瘤大小+0.979\times 是否复发)$$

若表达式右边指数部分取值越大，则风险函数$h(t)$越大，预后越差。线性组合的取值称为预后指数（prognostic index，PI）。

例13.3的预后指数为：

$$PI=1.680\times 肿瘤分级+1.078\times 肿瘤大小+0.979\times 是否复发$$

例如，1号患者肿瘤分级=1，肿瘤大小=0，是否复发=0，则预后指数PI=1.680×1+1.078×0+0.979×0=1.680；3号患者，肿瘤分级=2，肿瘤大小=0，是否复发=1，则预后指数PI=1.680×2+1.078×0+0.979×1=4.339。30例膀胱肿瘤患者的预后指数PI见表13-6第（10）栏。可按预后指数的百分位数将观察对象分成若干组（2~5组），如低危组、中危组和高危组，以考察预后指数范围不同时，其预后的差异，对制定合理的个体化治疗方案，正确指导病人的治疗，提高生存率有指导意义。

Cox模型估计的是个体t时刻的风险函数，具有自变量X_1，X_2，…，X_p的个体在t时刻的生存率可由下式估计：

$$\hat{S}(t)=[\hat{S}_0(t)]^{\exp(\sum b_j X_j)} \tag{13-26}$$

式中：$\hat{S}_0(t)$为基准生存率，可采用Breslow估计：

$$\hat{S}_0(t)=\exp[-H_0(t)] \tag{13-27}$$

$$\hat{H}_0(t)=\sum_{t_{(i)}\leqslant t}\frac{d_i}{\sum_{i\in R_i}\exp(\sum b_j X_j)} \tag{13-28}$$

式中：$t_{(i)}$为排序后第i个完全生存时间，d_i为t_i时间点死亡数，R_i为t_i时间点风险集。例13.3中30例患者所对应生存时间的生存率见表13-6第（11）栏。如1号患者，肿瘤分级Ⅰ级，肿瘤＜3.0cm，未复发，59个月生存率25.6%；3号患者，肿瘤分级Ⅱ级，肿瘤＜3.0cm，复发，44个月生存率1.8%。

3. 校正混杂因素后的组间比较

例13.4 一项治疗晚期非鳞癌非小细胞肺癌的随机、双盲、安慰剂对照、多中心Ⅱ期临床试验共纳入180例晚期非鳞癌非小细胞肺癌患者，试验组为甲磺酸新阿帕替尼片，对照组为安慰剂，主要评价指标为无进展生存期PFS。180例患者中163例发生肿瘤进展或死亡，17例删失（占9.4%），部分原始数据见表13-9。试分析试验组新药是否有效。

表13-9 180例晚期非鳞癌非小细胞肺癌患者生存资料原始记录表

序号	组别	年龄（岁）	性别	肿瘤临床分期	放疗史	基线ECOG评分	生命质量评分	疾病进展时间（天）	生存结局
1	1	49	1	4	0	0	45	262	0
2	0	69	2	3	0	0	51	65	0
3	1	56	2	4	0	1	50	62	1
4	0	73	2	4	1	0	48	121	1

续　表

序号	组别	年龄（岁）	性别	肿瘤临床分期	放疗史	基线ECOG评分	生命质量评分	疾病进展时间（天）	生存结局
…	…	…	…			…		…	…
180	1	54	1	3	0	0	45	142	1

注：组别：试验药=1，对照药=0；性别：女=1，男=0；肿瘤临床分期：Ⅳ期=4，Ⅲ期=3；放疗史：有=1，无=0；基线ECOG评分：能自由走动及从事轻体力活动，包括一般家务或办公室工作，但不能从事较重的体力活动=1，活动能力完全正常，与起病前活动能力无任何差异=0。结局：已进展或死亡=1，删失=0。

以组别为主效应（main effect），年龄、性别、肿瘤临床分期、有无放疗史、基线ECOG评分和生命质量评分为协变量，Cox回归模型结果见表13-10。结果表明，校正上述协变量对于结局的影响后，试验药组无进展生存率高于安慰剂组，即试验药有效。

表13-10　180例肺癌患者Cox回归模型结果

变量	b	SE（b）	Waldχ^2	P	HR（95%CI）
组别	−0.685	0.190	12.943	＜0.001	0.504（0.347，0.732）
年龄	−0.007	0.008	0.753	0.386	0.993（0.978，1.009）
性别	−0.271	0.160	2.874	0.090	0.763（0.558，1.043）
肿瘤临床分期	0.386	0.208	3.427	0.064	1.471（0.978，2.214）
放疗史	−0.211	0.323	0.428	0.513	0.809（0.430，1.525）
基线ECOG评分	−0.012	0.170	0.005	0.943	0.988（0.708，1.379）
生命质量评分	−0.001	0.009	0.008	0.927	0.999（0.981，1.017）

四、应用注意事项

1. PH假定的考察　Cox模型属比例风险模型族，其基本假定之一是PH假定。只有满足该假定的前提下，基于此模型的分析和预测才是有效的。正像我们所熟知的t检验中的正态分布假定一样，当使用比例风险模型时，比例风险假定应看作一个基本前提。

检查某自变量是否满足PH假定，最简单的方法是观察按该变量分组的Kaplan-Meier生存曲线，若生存曲线明显交叉，则提示不满足PH假定。建议绘制按该变量分组的$\ln[-\ln\hat{S}(t)]$对生存时间t的图，曲线应大致平行或等距，这是由于比例风险假定等价于$S_1(t)=[S_2(t)]^{HR}$，因此，$\ln[-\ln S_1(t)]-\ln[-\ln S_2(t)]=\ln(HR)$。图形法有一定的主观性，但由于图法简便、直观，实际中很常用。表13-6数据中，以肿瘤大小为例，$\ln[-\ln\hat{S}(t)]$对t的曲线见图13-2，图中曲线大致平行，说明该变量基本满足PH假定。另外，也可通过在模型中引入一个构造的时协变量，如$X\times\ln(t)$，即在模型中加入一个含时间的交互作用项，然后检验该交互作用项的显著性。如各变量满足或近似满足PH假定，可直接应用基本Cox模型；如有的变量不满足PH假定，可拟合各种扩展Cox模型，如分层Cox模型或含时协变量的Cox模型等。

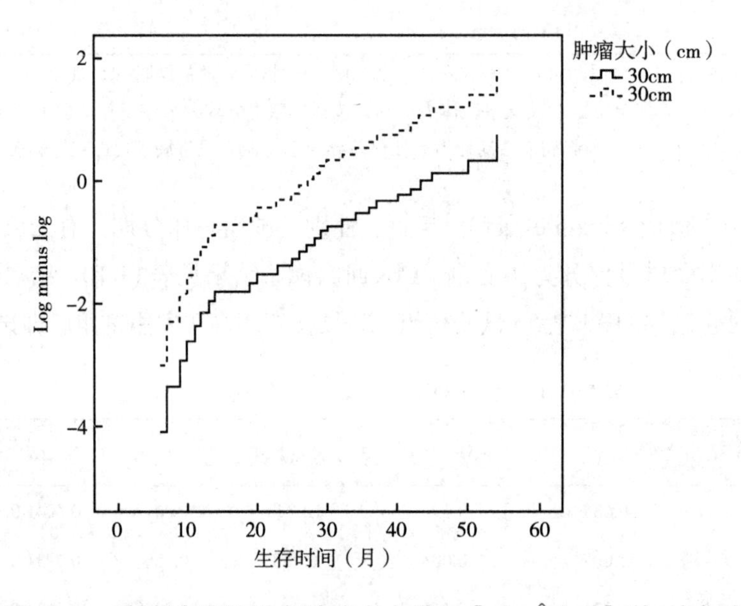

图13-2　膀胱肿瘤数据中肿瘤大小的$\ln[-\ln\hat{S}(t)]$对t的曲线

分层Cox模型将数据按该协变量分g层，不同层可以不具有比例风险，但是在每一个层内，比例风险假定仍适用。分层Cox模型表达式为：

$$h(t)=h_{0i}(t)\exp(\beta_1X_1+\beta_2X_2+\cdots+\beta_pX_p)\quad i=1,2,\cdots,g \tag{13-29}$$

注意：基准风险函数$h_{0i}(t)$可能对于每个层不同，但回归系数对所有的层相同。分层Cox模型一般针对研究中的非感兴趣变量，因为分层分析不能给出分层变量的强度估计及其假设检验结果。

带有时依协变量的Cox回归模型为：

$$h(t)=h_0(t)\exp[\beta_1X_1(t)+\beta_2X_2(t)+\cdots+\beta_pX_p(t)] \tag{13-30}$$

式中：$X_1(t)$，$X_2(t)$，…，$X_p(t)$可为固定协变量或时依协变量。t时刻的风险函数与这些变量t时刻的取值有关。观察期间取值不变或效应不变的协变量称固定协变量（fixed covariate），观察期间取值会发生改变或效应会发生改变的协变量称时依协变量（time-dependent covariate）。时依协变量可为离散型或连续型，离散型时依变量如骨髓移植患者的移植状态变量，移植前为0，移植后为1；连续型时依变量如血压、血脂、肿瘤大小等。

假设变量X_1不满足PH假定，可通过产生时依协变量建立分段Cox模型。方法如下：

$$\text{令}X_2(t)=\begin{cases}0 & t<\tau\\ X_1 & t\geqslant\tau\end{cases}\quad \text{即}\ h(t)=\begin{cases}h_0(t)\exp(\beta_1X_1) & t<\tau\\ h_0(t)\exp[(\beta_1+\beta_2)X_1] & t\geqslant\tau\end{cases}$$

该分段Cox模型表示时间τ之前，X_1=1与X_1=0相对的风险比为exp（β_1）；时间τ之后，X_1=1与X_1=0相对的风险比为exp（$\beta_1+\beta_2$），即时间τ之后风险比增加到exp（β_1）exp（β_2）。时间τ称为风险比的分界点（cut point，change point），一般采用尝试法，选最大对数偏似然对应的时间点为最佳分界点。

2. 样本量估算　利用Cox回归进行多因素分析要求样本量足够大，经验估算方法是至少需要相当于自变量个数10~15倍的阳性结局事件数。针对研究目的是考察某感兴趣变量X_1主效应的情况，即检验β_1是否等于0，Hsieh和Lavori（2000）给出的样本量估算公式如下：

$$n=\frac{(u_{1-\alpha/2}+u_{1-\beta})^2}{P(1-R^2)\sigma^2(\ln HR)^2} \tag{13-31}$$

式中：$u_{1-\alpha/2}$、$u_{1-\beta}$为给定检验水准和检验功效时的Z界值；P为研究结束时终点事件发生率；R^2为主效应变量X_1对其他协变量作回归分析时的决定系数；σ^2为X_1的方差；lnHR为X_1的对数风险比，即回归系数β_1。检验水准越小，预期要达到的检验功效越高，终点事件发生率越小，决定系数越大，方差越小，对数风险比越小，估计的样本量越大。以上参数需要研究者查阅文献、预调查或根据问题的背景确定。对于单个自变量的研究，R^2取“0”即可，即该公式也可用于log-rank检验样本含量估算。

例13.5　拟进行一项临床试验对一新药与标准药的抗肺癌疗效进行比较，假定研究结束时死亡率P=70%，服用药物的标准差为0.8，对数风险比为0.5（即标准药死亡风险是新药的$e^{0.5}$=1.65倍），服用药物对其他协变量作回归分析时的决定系数估计值为0.30，试问按照检验水准0.05，检验功效0.90，需要观察多少例肺癌患者？

已知：α=0.05，$u_{1-\alpha/2}$=1.96；β=0.10，$u_{1-\beta}$=1.282；P=0.70；R^2=0.30；σ=0.8；lnHR=0.5，代入公式（13-31）得：

$$n=\frac{(1.96+1.282)^2}{0.70\times(1-0.30)\times0.8^2\times0.5^2}\approx135$$

故至少需观察135例肺癌患者。

3. 多重线性回归、logistic回归和Cox回归的比较　多重线性回归、logistic回归和Cox回归作为常用的多因素回归分析方法，其异同见表13-11。

表13-11　多重线性回归、logistic回归和Cox回归的异同

项目	多重线性回归	logistic回归	Cox回归
因变量及分布	连续变量 正态分布	分类变量 二项分布	二分类变量和生存时间 无特定要求
自变量	连续变量、分类变量	连续变量、分类变量	连续变量、分类变量
删失	不允许	不允许	允许
模型结构	$\mu_Y = \beta_0 + \sum \beta_j X_j$	$logit(\pi) = \beta_0 + \sum \beta_j X_j$	$h(t) = h_0(t)\exp(\sum \beta_j X_j)$
变量筛选	前进法、后退法、逐步法	前进法、后退法、逐步法	前进法、后退法、逐步法
参数估计	最小二乘法	极大似然法	极大偏似然法
参数检验	F检验；t检验	似然比检验；Wald检验；Score检验	似然比检验；Wald检验；Score检验
参数解释	其他变量不变条件下，变量X_j每增加一个单位所引起的Y的平均改变量	其他变量不变条件下，变量X_j每增加一个单位所引起的优势比OR的自然对数	其他变量不变条件下，变量X_j每增加一个单位所引起的风险比HR的自然对数
应用	影响因素分析；校正混杂因素后的组间比较；预测（估计Y）	影响因素分析；校正混杂因素后的组间比较；预测（估计π）	影响因素分析；校正混杂因素后的组间比较；预测［估计$S(t)$］

案例讨论

评价A、B两种治疗方案对某病的治疗效果，A组（group=0）12人，B组（group=1）13人。病人分组后检查其肾功能（kidney），功能正常者记为0，异常者记为1。治疗后生存时间为time（天），生存结局status=0表示删失，status=1表示死亡。原始数据见表13-12。

表13-12　25例某病患者两种治疗方法的生存情况

序号	组别	肾功能	生存时间	生存结局	序号	组别	肾功能	生存时间	生存结局
1	0	1	8	1	13	1	0	180	1
2	0	0	852	0	14	1	0	632	1
3	0	1	52	1	15	1	0	2240	0
4	0	0	220	1	16	1	0	195	1
5	0	1	63	1	17	1	0	76	1

续　表

序号	组别	肾功能	生存时间	生存结局	序号	组别	肾功能	生存时间	生存结局
6	0	0	8	1	18	1	0	70	1
7	0	0	1976	0	19	1	1	13	1
8	0	0	1296	0	20	1	1	23	1
9	0	0	1460	0	21	1	0	1296	1
10	0	1	63	1	22	1	0	210	1
11	0	0	1328	0	23	1	0	700	1
12	0	0	365	0	24	1	1	18	1
					25	1	0	1990	0

甲医师以生存结局为观察指标，整理A、B两组死亡情况见表13-13。考虑到例数较少，采用Fisher确切概率法，得P=0.097＞0.05，说明两种治疗方法疗效差别无统计学意义。

表13-13　两种治疗方法疗效比较

分组	死亡数	未死亡数	合计	死亡率（%）
A	6	6	12	50.0
B	11	2	13	84.6
合计	17	8	25	68.0

乙医师以生存时间为观察指标，考虑到肾功能是否异常为可能混杂因素，采用多重线性回归进行校正混杂因素后的组间生存时间比较，结果见表13-14。说明校正肾功能是否异常后，两种治疗方法疗效差别无统计学意义，与甲医师的结论一致。

表13-14　25例某病患者多重线性回归分析结果

变量	b	$SE(b)$	t	P
常数项	914.817	211.229	4.331	＜0.0001
组别	−137.271	261.838	−0.524	0.605
肾功能	−821.701	291.346	−2.820	0.010

甲医师和乙医师所采用的统计分析方法是否恰当？为什么？针对原始数据和研究目的，给出正确的分析方法并说明理由。

本章小结

生存分析是将终点事件的出现与否和到达终点所历经的时间结合起来分析的一种统计分析方法，其主要特点就是考虑了每个观察对象到达终点所历经的时间长短。终点事件不限于死亡，可以是疾病的发生、一种处理（治疗）的反应、疾病的复发等。生存分析可用于生存曲线估计、生存曲线比较、影响因素分析和生存预测。

生存率的非参数估计法常采用Kaplan-Meier法。log-rank检验和Breslow检验是比较两条或多条生存曲线的非参数方法，由于检验能对各组的生存曲线作整体比较，实际工作中应用较多。前者对组间远期差异敏感，后者对组间近期差异敏感。

Cox回归模型属比例风险模型，其回归系数β_j的统计学意义是：其他变量不变条件下，变量X_j每变化一个单位所引起的风险比的自然对数，或使风险函数增至exp（β_j）倍。Cox回归可用于影响因素分析、多变量生存预测以及校正混杂因素后的组间比较。

（余红梅）

第五篇

数据管理和质量控制

Part 5

第十四章　数据处理及质量控制

学习目标

1. 掌握　数据标准化的目的、流程和方法。
2. 熟悉　数据核查方法和流程。
3. 了解　缺失值的处理和异常值的识别方法。

第一节　数据标准化

一、数据标准化的目的和原则

通过科学研究获取的数据，其展示形式主要是数据集（dataset），往往由数据表构成。如比较常见的Excel表格，其中每一行代表一个观测对象（或个体），每一列代表一个变量。即使是同一个研究，由于调查内容较多，涉及的人群来源多样，也可能产生多个数据集。为了保证研究数据内部一致性，便于数据集间的整合和后续的数据清洗与分析，需要保证数据具有统一的形式，即实现对研究数据的标准化。流行病学调查或实验室相关数据在收集阶段就需要考虑数据的标准化问题。数据标准化是数据质量控制的重要环节，主要是为了解决数据采集和分析过程中的可比性、完整性和有效性等问题，实现数据的规范化管理和科学应用。

（一）数据标准化的主要目的

1. 通过规范数据采集过程，实现数据集内部结构的一致性　对研究数据进行标准化的主要目的，是为了保证数据集在内部结构上的一致性，便于数据集的整合和后续的数据处理。数据标准化的工作应该在数据采集前便开始，包括统一数据库的建立、变量定义的一致性和规范性、变量名称的统一和规范用语的编制等。例如，在大型人群现场调查项目中，往往根据不同的人群特点设计不同的调查问卷，但其中基本都包括了社会学人口信息、健康相关生活方式信息和疾病信息等。在信息收集前制定统一的定义和标准，是数据收集准确性和实现标准化的基础。

2. 方便数据清洗和后续进行规范的统计分析 数据采集的规范化，数据集内部结构的标准化，使不同数据集结构之间通用和可比，可为后续的数据清洗工作提供便利条件，也是开展统计分析的前提。例如，现场调查数据在收集完成后需要进行数据清洗，可能涉及不同数据库/数据集的合并，数据库内部结构保持一致并有统一的变量定义和度量单位可以提高数据清洗的效率。例如，在横向合并数据集时，需要不同的数据集（问卷调查数据集、血液生化检测数据集等）间有唯一的、可关联的标识变量，如调查对象编号（ID），这时就要求ID在不同数据集的命名方式、变量类型一致，否则无法完成合并；在纵向合并数据集时，如合并不同调查地区的问卷调查结果，则不同地区的调查问卷应保持变量名称和类型的一致，否则也无法合并。

（二）数据标准化的主要原则

1. 可比性 数据集或者数据库内部的标准应保持一致。例如，同一数据集内部或不同数据集对“吸烟”“饮酒”的定义和分类标准应一致，以避免由此所导致的信息错分偏倚。

2. 通用性 在设计数据库时，数据采集的标准或类别应与其他较常用的外部数据保持一致，宜参考或使用现行或通用的卫生相关数据集标准，特别是需要与其他外部数据进行关联时。

3. 完整性 在进行数据标准化时，不应改变或减少拟采集信息的丰富性，而仅应对内部结构进行统一化和一致性的设置。例如，在定量数据和定性数据的标准化中，定量数据应保留其数据格式，不宜转换为定性数据（分组数据），避免信息损失。

4. 易用性 标准化的方法应尽量简明易懂，方便操作。标准化后的数据也尽量清晰易懂，方便进行进一步的数据清理和统计分析。

二、数据标准化的流程和主要方法

（一）数据标准化的流程

1. 数据采集前

（1）建立数据库：无论是利用流行病学专题调查还是监测数据平台进行数据收集，都需要事先完成数据库的设计，在数据采集前为数据标准化打好基础。数据库是按照数据结构来组织、存储和管理数据的仓库，它是以一定方式存储在一起，可为多个用户共享、具有尽可能小的冗余度、与应用程序彼此独立的数据集合。

数据库应具备以下特点：①独立性。反映不同调查内容、不同时间采集或不同来源的数据应在不同的数据库中单独存储。如队列研究中的基线数据库和随访数据库。②关联性。尽管不同数据存储时相对独立，但彼此之间应具备可供关联的唯一标识，如现场调查时调查对象的身份证号或者唯一的体检编号等，使不同数据之间能够建立关联。③简易性。体现在两个方面，一是不存放冗余和重复的数据，二是数据库里的变量命名应清晰易懂，无歧义，且不同数据库里共有的变量名应命名一致。

以中国国民体质与健康调查为例。2012—2021年，国民体质与健康调查项目在我国12个省（直辖市、自治区）开展了大规模的多民族人群现场调查。该调查涵盖了多种数据采集形式，形成了问卷调查、体格检查、心肺功能检查、血生化检测等若干个数据库。这些数据库以共同且唯一的标识（调查对象编码，不涉及调查对象的身份证号、姓名、电话号码等个人信息）相链接，在保证调查对象隐私的情况下，形成了既相对独立，又能精确合并的健康调查数据库。对于数据库中的变量命名，尽量采用其英文名称或缩写。变量的定义采用国际或国内惯用的标准，如吸烟可定义为每日吸烟至少1支，连续半年以上，或其他国内外研究中常用的定义。变量赋值时既考虑信息的完整性又要避免冗余（详见本章“2.数据赋值和编码”）。

建立数据库的方式与调查手段有关，同时也随着信息化手段的不断发展而日益增多。根据一定的研究目的而设计的流行病学专题调查，可以应用EpiData软件构建数据库，将纸质问卷收集的调查信息或其他健康信息录入该软件。借助平板电脑等电子设备开展的电子化问卷调查，可直接通过电子设备将调查数据转为便于读取和处理的数据库文件，如Excel文件。医院等医疗机构借助常规工作网络平台进行的数据收集，可根据不同的平台功能设计导出不同的文件，最终统一转换为便于数据清洗和分析的文件格式。

（2）数据类型标准化：在构建数据库过程中，可以为每个变量设置合适的数据类型。数据类型一般包括3种：数值型、字符型和日期型。数值型变量通常用于描述事物的数字特征，适用于各类计量的变量，取值为数值型数据。例如定量的检查指标，如人体身高、体重等数据。数值型数据又可进一步划分为整数型和小数型2类，前者如家庭人口数，后者如人体血红蛋白值等。在构建数据库时可根据不同指标/变量的定义和特征，设置不同的数值型数据的录入规范，如规定家庭人口数的录入必须为整数，再如设置身高和体重保留两位小数等。

字符型变量也可以用于定量数据的描述，例如统计分析软件SAS可以读取数据集中的字符型定量数据并实现部分计算功能，如均数计算或卡方检验等简单统计。字符型变量还可用于各类文字描述，如姓名、地址、诊断疾病的名称等。

日期/时间型变量适用于所有表示日期或时间的变量，如出生日期、调查日期、诊断日期等。

2. 数据采集后 数据采集后仍然有必要对收集的数据进行标准化处理，特别是需要进行数据共享，或多个数据库进行整合和关联时，需对不同数据库的数据进行标准化处理。数据标准化的内容包括以下几方面。

（1）数据类型的标准化：除了在建立数据库时需要考虑不同变量的数据类型，在合并多个数据集或数据库时，也要对相同变量但不同数据类型的情况进行处理。例如，在不同来源的数据库中，“性别”这一变量的数据类型，有可能是数值型（赋值为“1”，“2”），也有可能是字符型（赋值为“男”，“女”，或字符型的“1”，“2”），在进行数据库合并时需要先将数据类型进行统一。

（2）数据格式和值的标准化：为了保证数据库内部数据的统一性和规范性，根据研究需要，还需要将数据格式和数值进行标准化。对于有不同计量单位的数值，要将其标准化为统一的计量单位，如长度或身高单位统一为cm或m，血液生化检测指标里的血尿酸值统一为mg/dl或μmol/L。对于日期/时间型变量，应转化为统一的格式，如YYYY/MM/DD（年–月–日）。

（3）用标准方式生成新变量：对于一些衍生变量，即需要通过原始数据计算生成的新变量，如利用身高和体重数据计算出的体质指数（body mass index，BMI），在同一数据库和需要关联的不同数据库中都应采用统一的、规范的标准。再如，临床上常用的肾小球滤过率，其计算公式有多种，应注意不同数据库中计算公式的一致。

（4）编码的标准化：对于相同的变量，编码方式应统一，如疾病诊断，建议参考最新版的国际疾病分类（international classification of disease，ICD）进行编码。

（二）数据赋值和编码

数据赋值和编码是实现数据标准化的重要途径。数据赋值和编码根据不同的数据采集方式有所不同。根据数据来源，常用的数据采集方法包括专题现场调查、常规监测数据等。

1. 不同来源数据的数据赋值和编码

（1）专题现场调查数据：现场调查是流行学研究中的基本方法，是获取第一手数据资料的重要手段。现场调查前，往往会根据研究目的事先设计调查问卷和关键指标的收集方法与流程。问卷调查的形式有多种，既有传统的纸质版问卷，也可以采用电子问卷，如目前较常用的利用平板电脑进行问卷调查，或利用互联网技术开展电子问卷调查（如基于手机应用程序的信息收集等）。传统的纸质问卷应用简单、直观，方便现场进行查验，需要事先设计数据库并编写数据字典，为数据库中的变量设置变量名称、说明、变量类型和编码方式等，方便后续的数据清洗和分析。以国民体质与健康调查的问卷调查为例，调查内容包括了个人基本信息、健康相关生活方式、个人及家族疾病信息等，每部分的信息收集都由若干个变量构成，表14-1列举了部分变量的赋值与编码方式。不同数据类型的赋值和编码方式有所不同。字符型数据可事先限定输入长度，日期型数据可事先规定统一的录入形式，而数值型数据的赋值和编码情况则较为复杂。数值型数据分为定量数据（连续型变量或离散型变量）和定性数据（分类变量）。定量数据的赋值方式较为简单，只需要直接录入数值即可，可以事先设定统一的单位（如体重按kg录入）和上下限范围（如年龄在某个固定的区间），而分组数据则需要规定不同分组情况下的赋值标准。在数据收集过程中，为了便于后续的资料整理和统计分析，研究者往往会将数据转化为分组变量，如文化程度按照等级进行分组，家庭收入也可按照一定的标准进行划分。以文化程度为例，表14-1中的文化程度共设置了6个类别，代表不同的文化程度等级，每组分别以1、2、3、4、5、6来编码。

表14-1　国民体质与健康调查部分变量的赋值和编码情况

变量名称	变量说明	变量类型	赋值和编码情况
Birthday	调查对象的实际出生日期*	日期型	统一采用YYYY/MM/DD的赋值形式
Education	调查对象取得的最高学历	数值型（分组变量）	采用等级变量的赋值形式。文盲=1，小学=2，初中=3，高中/中专=4，大专/本科=5，研究生及以上=6
Sex	性别	数值型（分组变量）	男=1，女=2
Address	调查对象的现住址	字符型	直接录入调查对象的现住址，统一格式为XX省XX市XX县（区）XX乡（镇/街道）XXX
HTN	高血压个人疾病史	数值型（分组变量）	有=1，无=0，不详=99
Smoke	个人吸烟史	数值型（分组变量）	目前吸烟=2，曾经吸烟=1，从未吸烟=0
DBP	舒张压	数值型（连续变量）	直接录入舒张压值即可，不保留小数

注：*在现场调查中，使用身份证信息和个人询问相结合的方式确定调查对象的实际出生日期。

（2）常规监测数据：常规监测数据是指通过政府相关部门（卫生、社会保障、公安等）或社会组织当前运行的监测系统或常规工作中形成的资料和数据库，如疾病预防控制中心的全死因监测系统、医院的病案数据、医保管理系统和妇幼保健信息系统等，从中筛选出研究所需的信息，获取研究对象的健康状况。常规监测数据常用于队列研究中随访信息的获取，如死亡和疾病结局等。常规监测数据往往在设计时便已有了较完备的数据库和数据字典，数据采集后的编码和赋值问题主要体现在后续数据清洗过程中，如与其他数据库进行关联时，为保证数据内部结构的一致性而进行赋值和编码的调整等。

以上两类数据多数情况下可结合研究目的和可行性进行整合，提高研究的效率和既有资料的利用率，避免重复调查带来的资源浪费。例如大型人群队列研究在随访时，除了采用现场调查对调查对象进行重复测量外，也可以利用国家医保管理系统的数据对研究对象进行随访，降低失访率。

2. 统计分析阶段的变量赋值和编码 在数据清洗和统计分析阶段，可能还需要根据变量类型和分析方法对变量重新赋值，例如设置哑变量；也可能为了便于统计分析对变量进行处理，如将多分类变量转化为二分类变量。

知识拓展 / 哑变量

在回归分析中，有时需要对一些无序分组变量或者等级变量进行数量化。一些无序分组变量，如婚姻状况、季节、地理区域等，不存在自然的数量等级关系，按照连续数字对变量进行赋值不合理。即使是等级变量，如年龄组，如果各年龄组对研究结局的影响不是呈现出线性的递增或递减的关系，也建议对其设置哑变量。哑变量也叫虚拟变量，是以原始变量为基础衍生出来的新变量，变量的数目为原始变量下的分类数-1。以婚姻状况为例，假设共有未婚、已婚、离异、丧偶4个分组，则设置（4-1）=3个哑变量，分别为M1、M2、M3，每个变量都是一个二分类变量，且在回归分析中各有一个回归系数。3个哑变量的不同组合对应唯一的一种婚姻状况。具体设置方法如下：

未婚：M1=0，M2=0，M3=0

已婚：M1=0，M2=0，M3=1

离异：M1=0，M2=1，M3=0

丧偶：M1=1，M2=0，M3=0

案例讨论

国民健康状况可反映一个国家或民族的身体素质和健康水平，对经济发展和社会进步起着决定性作用。生理健康常数及标准存在着人种差异，由于我国尚缺少涵盖地区和人群范围广的，尤其缺少边远和少数民族地区健康参考和标准，我国在医学教育、研究和实践工作中仍长期使用和参考国外的数据。因此，为获得我国本土人群生理参数的本底数据，建立系统性、权威性和代表性的反映我国国民体质与健康的标准，在科技部支持下，由中国医学科学院基础医学研究所牵头，开展了覆盖我国12省、自治区、直辖市，10个民族，超过6万人的国民体质与健康调查。该调查历时10年，在我国贵州、新疆、内蒙古、云南、黑龙江、海南、陕西、青海、甘肃、河北、北京、广东等地区开展了人群现场调查，每名调查对象采集的健康指标超过200项，涉及问卷调查、身体成分测量、体格检查、血液生化指标检测等。

在现场调查的每个环节，项目组都十分重视数据收集的质量控制。在肺功能检查、骨密度测定、身体成分测量等体检环节均需要录入体检者的实足年龄并与年龄别参考标准进行比对，因此真实年龄的获取十分重要。由于部分调查人群，特别是农村地区的老年人群，存在实际出生日期和身份证登记出生日期不一致的情况，在体检的登记环节，为确保获得调查对象的真实年龄，项目组特意制作了“十二生肖对照表”，通过询问体检者的生肖并与身份证进行比对，明确其真实出生日期。

现场调查时，需要对问卷调查员进行统一的、规范化的培训，使调查员对每个问题的询问方式、填写口径等形成统一认识。此外，为避免关键信息缺失和误填，项目组在现场特意设置了问卷核查员，对每一份问卷进行逐项核对和查缺补漏，确保信息收集的准确性和完整性。

数据采集后的质量控制同样重要，且可与数据收集同步进行，以便及时发现问题。现场调查结束后，项目组当天将所有检查的原始数据进行初步的核查、拷贝，交由专人管理。某个省份的调查全部结束后，统一由项目组成员对原始数据进行清理、核查和录入。身体成分、心电图、心功能、肺功能等检查项目在现场调查时，使用激光扫描仪扫描调查对象问卷上的二维码，自动识别调查对象的ID号与身份证信息；并在当天调查结束后批量从仪器中导出数据，提高了数据的准确性和管理效率。

第二节　数据清洗和质量控制

一、数据清洗的意义和主要流程

（一）数据清洗的意义和原则

数据清洗是指从数据收集结束，到统计分析之前，需要对数据做的重新审查和检验的工作，旨在发现并纠正数据文件中存在的可识别的错误，是数据质量控制的关键环节。

数据清洗的原则包括：①完整性。数据清洗不应破坏数据的完整性，在没有充足理由时，不应擅自对数据进行删除或合并处理（如将多分类变量合并为二分类变量，或将定量数据转换为分类数据）。即使需要删除、合并数据，也应详细在数据清洗报告或记录中记录。②规范性。数据清洗应遵循一定的原则，最大程度保证数据的真实性、可靠性，所采用的技术方法应符合一定的逻辑准则和技术规范，这些准则或规范应在数据清洗计划中得以体现，并经统计相关技术人员审核通过。例如在对缺失数据应用统计学方法进行填补时，应对填补的方法、适用条件等进行检验，符合应用条件时方能进行统计学处理。

知识拓展 / 质性资料的数据清洗

在管理学相关研究中，学者常会用到质性研究方法，通过访谈等形式获得研究的原始资料。这些原始资料被称为“质性资料”。质性资料数据清洗和分析方法与定量资料存在较大差异，但总体原则基本一致，均需要保证数据的完整性和规范性。质性资料的质量和丰富性不仅和研究者本人的专业能力有关，同时也和研究者对社会问题的洞察力以及阅历等因素相关，具有较强的主观性。研究者往往通过录音、录像、文本描述等手段收集原始资料。音频和视频资料在数据清洗时，需要首先进行客观、全面地文本转述，其次，通过研究者对资料的反复查看，对非语言信息，如环境、情境等进行补充描述。目前已有多种软件可帮助研究者提高质性资料数据清洗和分析的效率，如Nvivo、ATLAS.ti等，可实现对质性资料的编辑、编码、主题提炼和分类等。

（二）数据清洗的主要流程

数据清洗的主要流程包括制订数据清洗计划、数据检查、问题识别和问题处置、撰写数据清洗报告/记录等。

1. 制订数据清洗计划 在进行数据清洗之前，应首先制订数据清洗计划，明确数据清洗的对象、过程、应用的主要方法和预期进度等。撰写数据清洗计划可以是动态的过程，在后续的数据清洗过程中，可根据发现的问题随时调整下一阶段的数据清洗计划，以保证数据处理的科学性、规范性和可行性。

2. 数据预处理和检查 撰写数据清洗计划后，对收集的数据进行预处理，包括数据格式的转换，使之成为便于利用专业软件进行数据清洗的格式。例如将EpiData软件采集的数据转换为Excel格式，或将Excel数据转换成SAS统计分析软件可读取的数据文件等。

3. 问题识别和处理　清洗中发现的主要问题包括重复值、缺失值和异常值。其中缺失值和异常值的发现和处理方法较为复杂，本章将其放在第三节详细讲解。

4. 撰写数据清洗报告/记录　数据清洗在启动时就应撰写数据清洗记录或备忘录，记录数据清洗的过程和发现的问题，及时对数据清洗计划进行调整和完善。在数据清洗完成后，及时撰写数据清洗报告，有助于研究者掌握数据质量控制的全过程。

二、数据清洗的内容

（一）数据核查

1. 数据核查的内容　数据核查是数据清洗的第一步，是指研究者对采用调查问卷或其他方式收集的原始资料进行初步审阅，修正其中存在的错填、误填、空白和严重缺项等问题的过程。例如，在中国国民体质与健康调查中，研究人员利用SAS软件完成了问卷收集数据和体检数据的数据核查工作，核查内容包括纳入排除标准核查、数据双录入后一致性检验（对不一致的记录查阅原始问卷进行源数据核对），对于缺项的重要信息变量采用电话问询等方式补齐等。在修改和完善原始数据库、核查无误后形成清理后的数据库。数据核查的内容主要包括。

（1）是否符合纳入和排除标准：一项研究在起始阶段便应根据研究目的，明确研究对象的纳入和排除标准，以保证研究对象能够最大限度地代表目标人群和源人群。尽管如此，现场调查时仍然可能存在少数不符合纳入标准的研究对象，或者有些研究对象只有在实验室检测结果给出之后才能判断是否需要排除。以国民体质与健康调查为例，研究对象的入组标准为年龄20~80岁，调查地居住时间超过1年；排除标准为严重的肢体和智力残障、妊娠期妇女、现役军人或警察。在数据清洗阶段，需要进一步按照纳入和排除标准对上述条件进行复核，以保证研究对象的代表性。

（2）是否存在数据错误：在数据采集和录入过程中，可能会出现错误，如小数点位置错误，同一指标度量单位不统一，数据记录串行、串列，将手写数字读取为电子数据时转换出错等。

（3）是否存在重复值、缺失值和异常值：同一调查对象的信息有时可能会被重复录入，可通过Excel中或其他数据库软件的查重功能实现重复值的查找。对于同一调查对象同一时间段的重复测量指标，可根据专业知识判断进行选取。在大规模的人群调查中，即使采取了严格的质量控制措施，仍然难以避免数据缺失的情况。关键变量的大量缺失会导致偏倚的产生，使研究结果不可信，因此在数据核查时应重点关注关键变量是否存在缺失。例如某队列研究拟分析吸烟和多种疾病结局的关系，吸烟状况便是该研究中的关键变量（关键暴露因素），吸烟信息的缺失会导致统计关联估计时样本量的损失，当数据缺失存在一定的选择性时（如某特定人群的缺失较多），则会导致选择偏倚。

2. 数据核查的主要方法

（1）人工核查：即由调查人员或者专门负责质量控制的人员对收集的原始数据进行核查。负责人工核查的工作人员需要熟悉整个研究的过程，特别是研究对象的纳入和排除标准、调查内容和数据规范化的要求，需要经过统一的培训之后才能胜任。在国民体质与健康调查过程中，项目组采用纸质问卷收集调查对象的信息，并在问卷中设置了问卷调查、体格检查和抽血环节的核对内容（例如，采血后由护士加盖印章表示该环节已完成）。调查对象在完成问卷调查后，由专门的问卷质控员进行信息核对，初步检查逻辑错误和避免漏项；全部检查结束后，由问卷回收处的工作人员查看问卷，确保无缺项、漏项后进行回收。

（2）逻辑检错：数据收集完成后，对调查数据是否符合逻辑规则进行核查，如男性不应存在月经史等信息；从不吸烟者不应有吸烟量信息等。为避免数据出现前后逻辑错误，在建立数据库时可制定一定的数据录入规则，如性别如果选“男”，则不能再填写月经史或孕产史等信息。数据收集后可制定一定的逻辑核查规则并利用统计分析软件编写和运行相关逻辑核查程序，从而发现存在逻辑错误的数据并进行纠正。

（3）统计专业检查：①统计分析比对。通过应用统计分析软件，可以查找人工核对和逻辑检查不易发现的问题。例如，一些统计指标可利用公式计算得出，如由农村移居至城市居住的年限（当前时间－移居至城市的时间）、吸烟时长（戒烟时间或当前时间－开始吸烟的时间）。通过计算这些指标的数值，判断是否存在缺失、逻辑错误和极端值。②图示法检查。应用统计图可以直观地反映出数据分布的特点，帮助研究者发现可能存在的问题。常用的统计图包括直方图、箱式图、散点图等。

1）直方图（histogram）：可用于描述连续变量的频数（或频率）分布。直方图中，可以将拟分析或核查的变量分为若干组区间，然后以这些区间构成水平轴刻度，确定每一组区间中观测值的频数或者相对频率，从而绘制出矩形图。直方图对大数据集的概括和整理非常有效，借助直方图可以直观地了解数据的分布形态，从而帮助研究者初步判断拟分析的数据有无异常值和严重的缺失。如图14-1所示，研究者可利用直方图了解国民体质与健康调查中研究对象收缩压的分布情况，对于极小和极大值通过对比原始记录，核对数据的准确性从而进行下一步处理。

2）箱式图：也叫做盒式图（box plot），和直方图一样用于计量资料分布情况的考

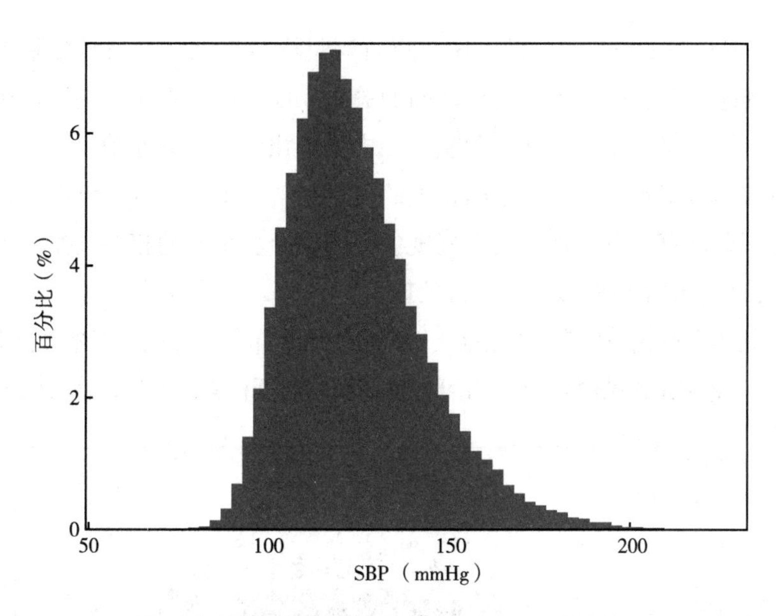

图14-1　国民体质与健康调查原始数据中调查人群的收缩压分布直方图

察。与直方图对一个连续变量分布进行描述有所不同，箱式图是利用均数、中位数、上下百分位数来描述数据分布的特征，比直方图有更多统计学上的重要信息，可以用来进行多组计量资料的数据特征描述与比较。如图14-2，图中箱子中间的横线代表中位数，箱子中间的“o”或“+”代表均数，箱子的高度代表数据的四分位数间距。方框外的上下两条横线分别为1.5倍的四分位数间距。大于3倍四分位数间距的数值为极端值，需要对原始数据进行核对，以判断是否为异常值。

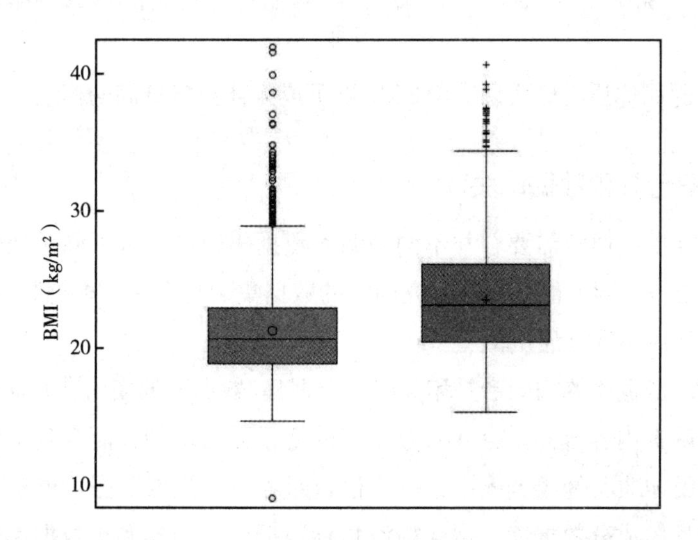

图14-2　国民体质与健康调查中30岁以下不同性别调查对象的体重指数分布箱式图

注：o 为男性，+为女性。

3）散点图（scatter plot）：散点图可以直观呈现数据点在直角坐标系中的分布情况，可用于描述两个（或多个）变量之间的关系。以二维散点图为例，横坐标和纵坐标分别代表一个变量，可在平面直角坐标系中描绘出每一对观察值的位置。如图14-3所示，身高与体重基本呈现直线正向相关的关系。若在图形上某一点严重偏离整体数据的趋势线，即远离散点，则会较大程度上影响两个变量间的相关关系，该点为离群值，需要查看原始记录核对数据后进行处理。

除了上述图形之外，还有描述数据是否符合正态分布的Q-Q图，考察数据分布中是否存在极端值的标准化残差图等。研究者可根据不同的数据核查目的选择适合的统计图形。

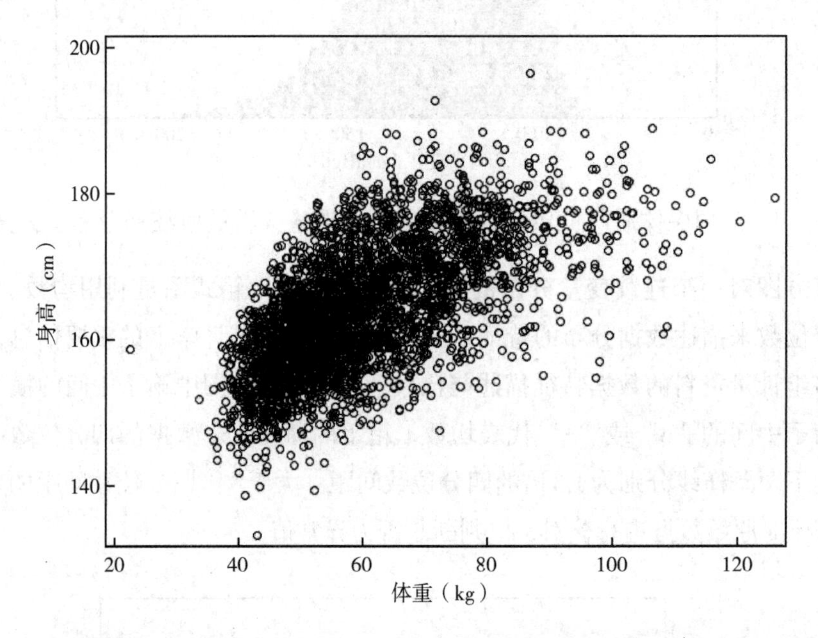

图14-3　国民体质与健康调查中30岁以下成人体重与身高的相对关系散点图

（二）数据合并和数据库关联

在医学研究中，通常需要合并不同来源的数据集，例如将不同时期的数据集进行关联、合并，或将不同人群、不同研究内容的数据集进行合并。根据数据合并的方向，可以分为横向合并和纵向合并。

1. 数据集/数据库的横向合并和关联　数据集/数据库的横向合并通常是将同一调查对象的不同调查内容合并。合并后数据库的变量数目增加，而观测个体的数量不增加。例如在国民体质与健康调查中，一个研究对象所产生的数据可能被分配在不同的数据库中，如身体成分数据库、生化检测指标数据库、问卷调查数据库等。在统计分析时，为了完整地呈现数据结构，描述数据分布，需要将这些数据集进行合并。另如在队列研究和临床试验研究中，还需要将随访数据库和基线调查数据库进行关联和合并。利用统计分析软件可以很方便地实现这一过程，如SAS软件中的“Merge”（合并）语句等。需要注意的是，这些数据集中必须都具有某个调查对象的唯一标识符，通过标识符将不同数据集/数据库中的同一个体关联起来。例如某个调查对象的体检编号或者住院编号，也可以是问卷编号等只有唯一数值的变量。

2. 数据集/数据库的纵向合并和关联　数据集/数据库的纵向合并通常是指不同研究对象相同调查内容的合并。例如不同地区调查人群问卷调查数据库的合并。合并后研究对象的数量增加，而数据库的变量数目不变。在数据集纵向合并时，需要注意保证各个数据集相同含义的变量在命名方式和变量类型方面统一，如同样是表示调查日期，不同数据集/数据库的日期格式可能不同，在纵向合并时需要统一为一种格式，如均为YYYY-MM-DD（年－月－日）。

实际应用时，特别是整理多个时间点的大规模调查数据时，往往既有横向也有纵向合并，研究者可根据不同软件的特点选择更加便捷的合并顺序。

第三节　缺失值和异常值的处理

一、缺失值的处理

在第二节的内容中已经提到，医学研究中的关键变量一旦存在较多的缺失值，将对数据质量和研究结果的可靠性造成较大影响。避免缺失值出现的质量控制工作应该起始于研究设计阶段，如通过数据采集软件设置关键变量为必填项，最大可能从源头减少缺失值的产生。

在数据收集和清洗阶段，一旦发现有重要变量的缺失，应尽可能回溯原始数据，如有条件应补充原始数据值，如调查对象的性别、年龄、文化程度、出生地等信息。如果调查时间久远无法回溯原始数据，或出现缺失值的变量有高度的时效性，现阶段已无法获取缺失值的真实情况，例如现场调查时的血液生化检测结果和血压水平等，可以考虑通过统计学方法进行缺失值的填补。

（一）补充原始数据

在条件允许的情况下，应尽可能补充原始数据，减少缺失值的数量。可以通过查阅原始记录来核对数据是否存在录入时的遗漏。原始记录也缺失的情况下，对于一些固定的或几乎不随时间变化的变量和特征，例如性别、年龄、文化程度等，可以通过电话回访、查阅相关历史资料等方式进行补充。如果是以现场调查的形式收集原始资料，在调查进行时就应随时查缺补漏，一旦发现重要变量存在缺失，及时通过负责招募调查对象的现场工作人员获得调查对象的相关信息。对于血液生化检测指标、体格测量等时效性较强的变量，在距离调查时间较短的范围内，尽可能通过重新测量的方式获得原始数据，并确保数据获取的环境条件与现场调查时一致。例如，某些研究对象的血液样本可能由于溶血等原因无法进行生化指标检测，可通知该人群尽快重新留取血样，并保证样本采集的规范性（如满足空腹检测等要求）。

（二）删除缺失值

当缺失值较少，无法通过回溯原始数据等方式补充数值时，可考虑将缺失值删除。然而简单删除缺失值可能带来样本量的减少，以及可能产生有偏倚的样本（当缺失为非随机缺失时）。有学者认为，即使缺失数据只占全体样本的5%，也不应简单将其删除。此时研究者可以考虑应用统计方法对数据进行填补。

（三）应用统计方法进行填补

目前应用较多的是多重填补法，它是利用数据集中的其他变量来预测具有缺失的变量值，模拟出缺失变量预测值的数据分布，从预测的分布中随机抽取数据作为缺失值的填补值。由于缺失变量有可能是其他变量的预测值，所以填补的过程需要重复多次，循环产生预测值并使用每次更新后的值，最终生成一个没有缺失值的数据集。需要注意的是，多重填补利用的是数据模拟分布和抽样技术，每次产生的填补值都是不同的。

二、异常值的识别和处理

（一）异常值的识别

异常值（outlier）严格来说应理解为离群值或极端值，只是习惯上称其为“异常值”。为方便读者理解和阅读，本书仍沿用“异常值”的译法。研究者可以首先把拟分析指标的分布情况以图形方式进行展示（散点图、箱式图、概率密度图等），帮助其大致了解数据分布特点。识别异常值的方法主要有参数法和非参数法两类。

1. 非参数法 非参数法中有代表性的为Dixon和Reed提出的Dixon-Reed法则。主要思路是：一组数据按大小排序后，如果极值（最大值或最小值）与其相邻数值的差值（difference，D）大于该组数据（包括该极值）极差（range，R）的三分之一，则判断为异常值，即D/R＞1/3则为异常值。虽然Dixon法则易于理解，但实际应用时存在一定的局限性。当数据一端存在多个异常值时，该法则存在“掩盖性”。例如，假设一组数据的极差（R）是1000，最大值为1000，相邻值分别为999，800，

450，430，420……，1000、999和800均为该组数据的异常值。D/R=（1000−999）/1000=0.001＜1/3，按照Dixon法则不能判断999为异常值，在这种情况下该法则失效。为了弥补这种局限性，有学者建议选择一个“切点”（例如上述例子中的800），计算该切点值是否为异常值，如果该数据是异常值，则大于（或小于）该值的数值均被视为异常值。但目前并没有相关指南或参考标准明确确定切点的具体方法。非参数法判断异常值的优势为不依赖数据的分布特点，易于理解，有广泛的适用性。

2. 参数法　参数法中有代表性的为Tukey提出的Tukey法则。与Dixon-Reed法不同，该方法要求数据满足正态分布，因此，是一种参数估计法。对于不满足正态分布的数据，首先要进行数据转换。将非正态数据转换为正态后，计算该组数据的四分位数间距（interquartile range，IQR）和第25、第75百分位数值（Q1，Q3），应用以下方法确定数据的上下限界值：

上限：Q3+1.5×IQR；下限：Q1−1.5×IQR

Tukey法的优点是不存在Dixon-Reed法则的异常值掩盖问题，但缺点是可能将一些本不属于异常值的数据误判为异常值。

（二）异常值的处理原则和方法

按照以上两种方法识别出异常值后，是否将其删除尚存在争议。除非有证据表明异常值为错误记录，否则不宜将其删除。事实上，在应用非参数法估计某种指标的参考区间时，是否删除异常值对结果几乎没有影响。由于无论Tukey法还是Dixon-Reed法则在识别异常值方面均存在一定的局限性，因此是否删除异常值，要结合研究目的与样本数据的特点谨慎选择。

本章小结

本章介绍了数据处理和质量控制的基本方法和相关注意事项，并以中国国民体质与健康调查为例对数据标准化的原则、流程和方法，数据清洗的方法和内容，以及缺失值和异常值的处理等进行了介绍。科学、规范地进行数据采集不同环节的质量控制是保证研究质量的重要前提，也是数据统计分析结果准确性的保证。在实践应用时，在数据真实性和方法合理性的前提下，研究者可以根据不同的研究设计类型和资料采集方法来选择不同的数据处理方式。

（何慧婧）

第十五章　数据管理及EpiData软件应用

学习目标

1. 掌握　不同类型数据的转换应用，调查表文件的建立、数据文件的产生和修改、核对文件的建立、数据输入、双录入比对功能。

2. 熟悉　常用数据库的管理方法，EpiData软件的选择项的设置；数据文件的合并及数据转入和转出等相关知识。

3. 了解　EpiData软件的功能，不同类型数据的基本特点。

伴随数据管理和应用而发展起来的新技术、新方法推动了现代信息学飞速发展。新的数据识别、管理方法和数据分析软件，具有高效率管理更大样本、分析多变量复杂数据的特点，广泛应用于解决医学乃至生命科学中不断涌现的各种问题，尤其是解决复杂疾病的多因素分析和更深层次的数据挖掘。近年来，随着大数据在信息化研究和信息管理及应用领域的快速发展，高性能计算机运算能力和运载量不断提升，数据管理与分析专业团队日益壮大，标示着已经进入了崭新的大数据时代。数据库种类越来越多，数据库管理和统计分析软件的功能也越来越强大，操作也更为复杂。对于一般的医学研究和数据管理而言，通过计算机软件建立数据库和处理数据并不十分复杂。本章主要介绍数据的类型与特点、数据库的基本结构，列举了几种常用数据库管理软件以及数据库转换软件StatTransfer的基本特点、应用以及数据库之间的连接。

录入调查表数据，建立数据库，是数据管理和分析的主要内容之一。本章专门介绍流行病学研究常用数据库录入与管理软件EpiData。

第一节　数据库概述

一、数据及其表达形式

信息（information）是客观事物特定时刻的表现形式，即其存在方式和运动状态的反映，如地区、时间、年龄、性别、疾病状态、症状与体征等。了解事物的内在规律则需要对其外在表现进行科学客观地观察并收集、记录有关信息。而数据（data）是客观事物存在方式和运动状态反映（即信息）的记录，是信息的载体，数据符号则是信息的具体表现形式，如年龄（岁）“36”、居住地“北京”等。

对于数字符号、文字符号、图形及影像等不同形式的信息内容，数据形式也是多样的，通常有以下几种类型：

（1）数值型数据（numeric data）：定量测量并记录的信息符号，如年龄、体重、血压等。

（2）字符型数据（string data）：通过语言描述事物的性质或特征，如姓名、居住地址、临床诊断、症状或体征的描述等。

（3）逻辑型数据（logic data）：对事物属性归属的描述，其简单的类型如布尔型（boolean），显示的是“true ”或“false”；或者用“是”<Y>与“否”<N>来表达，进行数据管理与分析时，也可以对应地赋值为“1”与“0”便于计算。

（4）日期型数据（date data）：中文习惯用“年/月/日”的方式表述具体日期，如以“yyyy-mm-dd”的形式进行数据输入。通常数据管理与分析软件中提供多种类型，如美国日期格式“mm-dd-yyyy”，欧洲日期格式“dd-mm-yyyy”。另外，也有简短的类型，如“mm-yyyy”或“yyyy-mm”等。根据需要，可以对日期型数据进一步计算时间间隔（日、月、年等）。

（5）特殊型数据：对事物具体特征或过程的记录，如视频、图像、声音等，也可以是这些记录的超级链接或查阅向导。

二、数据库的组成

（一）数据库与数据库系统

以一定的存取规则存放到载体上的数字化信息的集合，称为数据库（database）。

字段（field）是记录与存储信息的最小单位，数据库的常见字段类型有数值型、字符型、日期型及逻辑型等。

数据库广泛应用于对各种记录信息进行计算机数据处理。数据处理是指根据需要对记录数据进行采集、整理、加工、存储、传播和利用等一系列活动的总和。计算机数据处理过程大致可分为手工处理、形成文件系统和数据库管理系统（database management system，DBMS）3个阶段。数据库管理系统是以一定的组织方式将具有特定内在联系的数据集中存放。根据不同的数据模型分为层次型、网络型和关系型3种。数据库系统具有最大共享和最小冗余的特点，对数据统一管理和控制，使得数据具有独立性、安全性和保密性等特点。

（二）数据结构与数据的数学模型

由于观察对象的各种特征信息彼此之间常存在某种内在的联系，即数据之间可以按照一定的组织关系联系起来，就形成了一定数据结构，通过不同的数学模型可以对数据结构进行必要的描述。

数学模型是数据库系统的核心，其结构的合理性直接影响着数据库的使用性能。目前，常用的数据库数学模型主要有层次模型（hierarchical model）、网状模型（network model）、关系模型（relational model）和面向对象模型（object oriented model）。层次模型和网状模型是早期数据库使用的数学模型，目前应用较少。关系模型具有简单灵活的特点，是目前大多数数据库管理系统采用的模型。而随着声音、图像、视频采集和存储技术的发展，面向对象大数据模拟程序与方法的开发和应用正备受关注。

不同观察对象及其特征属性构成一张简单的“二维表格”，其所表现的就是一种关系模型。如表15-1所示，某厂安排职工在不同时间参加体检，其每一个对象的信息记录安排为表格中的一行，称之为一个记录（record）。表中的每一列称为一个字段，一般在表中每一列的最上面一行标示字段名称，大多数数据库软件（如Access）提供了字段属性的设置和编辑功能。在同一个数据库中不允许有重复字段名出现。通常还需要确定某个唯一识别字段（unique field）作为关键字段（如专属的数字编号或者身份证号），通过该字段的赋值可以唯一标识某个对象的记录；除了关键字段赋值不同外，记录的其他信息可以相同。

（三）关系数据库

在现代医学研究及其他专业机构的信息采集和管理中，如电子病案、社区健康档案、图像信息、大规模人群研究等资料的计算机处理，所应用的数据库设计、管理和操作多不相同。但从内在的数据关系来看，主要应用的是关系型数据库（relational database），其结构直观且能清楚地表示数据项之间的复杂关系。

表15-1　某厂体检职工登记表

职工编号	姓名	性别	年龄	工种
100010	甲	男	42	人事管理
100011	乙	男	44	销售
100012	丙	女	37	后勤
100013	丁	男	49	运输
100014	戊	女	36	生产管理

关系数据库是在可关联的表文件中的数据集合。一个关系数据库由若干个表（table）构成，每个表通过形成关系的关键（公共）字段与另外至少一个表相联系。表是由数据及表结构组成。以前也曾把表称之为数据库，但现在为了更清楚表明数据库的结构层次关系而加以区别。因此，如果记录的信息只是作为单一的表格录入与分析处理的话，只能称为“表格”而不是数据表。

如果表15-1的对象2000年体检已经完成，则其体检结果血压、血糖等构成一个新的表（表15-2）。

表15-2　2000年某厂职工体检结果

职工编号	性别	年龄	体检日期	收缩压（mmHg）	舒张压（mmHg）	血糖（mmol/L）
100010	男	42	12-Oct-2000	150	90	3.90
100011	男	44	21-Dec-2000	122	82	4.18
100012	女	37	13-Jul-2000	120	78	5.33
100013	男	49	25-Dec-2000	116	72	4.86
100014	女	36	26-Jul-2000	128	84	5.04

表15-1和表15-2可以根据职工编号而创建两表之间的关联关系，使具有独立性的各表之间有着相互联系，从而构成一个数据集合。而以后每一年该厂职工的体检信息也都可以继续关联，这样相关联的表集合（关系数据库）可以反映一段时间（若干年）复杂的更为全面的健康信息。

目前，多种关系数据库可以提供网络访问及编辑、修改等操作，使其具有高度的共享性，并允许多个用户访问。同时提供全面、完善的控制操作以保证数据存储和使用的安全性、完整性，并可进行并发性控制以防止多用户并发访问数据时由于相互干扰而产生的数据不一致。

三、数据库的设计

(一)数据库设计的原则

数据库的设计应该服从于应用的目的。不同研究目的和方法决定了原始信息获取的方式、数据结构的合理性，以及数据记录、存储和利用功能的有效性、准确性和灵活性。除了应用之外，设计一个组织合理的数据库，可以保证数据库的数据规范化（data Standardization）。

数据的规范化是设计关系数据库应遵循的重要规则。数据规范化的基本思想是逐步消除数据依赖关系中不合适的部分，并使依赖于同一个关系模型的数据达到有效的分离。根据不同的数据库软件的预设要求和关系数据管理与利用的要求，数据的规范化一般包括以下等级的内容：

（1）第一范式：消除重复字段，保证字段中的值是信息的最小单位，指定关键字段。对于原始记录表中的不同类别的类似字段，如疾病史中高血压的诊断时间，糖尿病的诊断时间或其他疾病的诊断时间，在确定字段名时即采取不同的名称以避免重复。如果原始问题是多选择项，在建立数据时，需要将每个选择项作为一个具体问题予以独立的字段，以保证字段值是信息的最小单位。同时需要指定关键字。关键字一般可以是一个关键字段，也可以是几个字段的组合。

（2）第二范式：保证表中的字段依赖的是整个关键字。

（3）第三范式：保证所有的非主关键字段都依赖于并只依赖于主关键字。

（4）第四范式：规定表中只有一个字段能与另外的表中的多行建立关系。

（5）第五范式：表中数据在表分解后能够重新构造。

完成数据规范化后，数据库具有占用空间更小，各个表之间的关系确定、组织结构清晰，数据易于访问，并能避免插入和删除错误等优点。但是数据库完全规范化可能会花费一定的时间，操作也比较复杂，一般只要达到第三范式即可满足医学研究的基本需要。

(二)数据库设计的步骤

在明确数据库设计的目的之后，需要将拟收集的有关信息按不同主题分类，并规划为不同的表。这样设计的优点是能够满足不同时间采集可能重复对象的随时间变化的数据，还能够便捷地浏览不同主题的信息并进行统计分析。

数据库设计有一个反馈和循环调试的过程，需要根据设计目的和数据分析的需求不断修改完善。一旦录入数据或对表单和报表连编工作完成后，再对数据库结构修改就较为困难了。因此，数据库的设计应该按照特定的程序并确保考虑全面。

数据库的设计一般遵循以下步骤：

1. 分析需求　根据实际研究问题的需要，确定数据库的对象、结构、内容及使用方法，并考虑到可能的远期应用。分析需求是数据库设计的第一步，也是最重要的步骤。对实际需求进行全面、详细分析是建立高质量数据库并高效率运行的必要保证。例如，临床患者管理系统，应该包括患者的基本特征如姓名、性别、年龄、职业等；同时在就诊时建立相关档案信息，如居民社会保障卡号/医保卡号、身份信息、住院号/登记号及登记（入/出院）时间，临床基本信息如主诉、症状、体征、体格检查等；患者进行各种检查如生化、血液、功能和影像学检查等；另外，还需要建立有关医疗服务过程和资源使用情况，如药物的种类、剂量，治疗开始时间及疗程等重要信息；也要考虑到再次就诊或住院信息的重复采集以及有关信息的可利用性等。

2. 建立数据库中的表　根据获得的原始数据来源而确定需要建立对应数据表是建立数据库的关键。如果信息量较大的话，则必须依据数据管理和利用的实际需求来合理地进行表的设计。如上述临床病人管理系统数据库的设计，就需要考虑根据不同的特征主题设置不同的表。

表的设计一般遵循以下原则：

（1）每个表最好只包含一个主题信息。

（2）表中不要包含重复信息。

（3）依次确定表中字段数及其数据类型。

（4）字段要具有唯一性和基础性，不应含有派生数据或计算数据。

（5）表主题的所有信息在全部字段中完整表述。

（6）字段不可再分，具有最小冗余性。

（7）表中字段应具有可扩展性。

3. 确定表的主关键字段　表的关键字段用于确定唯一的记录。通常用特定的编号作为关键字段，如职工号、身份证号、学号、社会保障卡号、住院号等，有时候可以是几个字段组合如姓名+性别+年龄这3个关键字段组成关键字用以识别特定的个体。临床患者一般有门诊号或住院号，一般不重复，因此，可以作为关键字段。

4. 确定表间的关联关系　在多个主题的表之间建立关联关系，能够通过关键字的连接而使数据库中的数据得到充分利用。同时，也可将复杂的问题分解，然后通过链接关键字段的方式进行关联。表与表之间常有3种关系：一对一关系、一对多关系和多对多关系。

5. 创建其他数据库对象　在医学研究和临床实践工作中，常常需要存储图像、视频、声音等资料，这些资料的存储必须与原始对象相链接，而且应该符合数据库管理和利用的需要。这就要求对这些资料按类别、特征整理并在数据库中提供特定的链接，以便使用。

第二节 常用数据库管理软件简介

目前，常用数据库管理软件主要有Access、Excel等办公软件、Epi Info、EpiData、FoxPro、SQL、Oracle等数据录入管理软件以及SPSS、SAS等有强大统计分析功能的数据库管理软件等。这些软件对数据库系统的管理功能基本能够满足医学研究和临床实践的需要。但有些公司编制的专门用于临床诊疗数据收集的数据库管理软件仅有简单的数据汇总和分类功能，不能获得有关对象的统计分析结果，如构成比、频数分布及均数等信息；因此，需要将数据库中的数据导出并应用专业的统计分析软件进行处理。此外，还存在一个更为普遍的问题，即用一般数据库软件如Excel录入的多维原始数据，常常不能够被专业统计分析软件读取。因此，在应用软件管理数据库时，不仅要考虑到数据库设计的基本要求，同时还要考虑到数据导出及分析的便捷性和可行性。本节简要介绍Access、Excel、Visual FoxPro等几种常用数据库软件的数据建立、结构特点以及数据的读入/导入与转换/导出等。

一、Access软件

作为Microsoft Office软件的重要组成部分，Access软件具有强大的数据录入和管理功能，并可以方便地利用各种数据源，生成窗体（表单）、查询和报表等，并包含应用程序模块。EpiInfo 2000及以上版本数据录入模块的建立也采用了Access数据库（.mdb）核心。Access软件系统有相应的提示和帮助功能，使用户能够很容易根据帮助功能实现相关操作。

Access建立一种关系型数据库，由一系列表组成，表又由一系列行和列组成，每一行是一个记录，每一列是一个字段，每个字段有一个字段名，字段名在一个表中不能重复。Access具有强大的数据管理功能，其数据库由表、查询、数据库图表、窗体、报表、页、宏和模块等8种对象组成。此外，Access和常用数据库软件如Excel、Visual FoxPro等都可以利用编程语言VBA，进行高级操作控制和复杂的数据操作。

下面简介Access 2003版本的初步应用。

（一）Access数据库建立

1. 建立数据库结构 采用Access 2003软件建立数据库的方式可以通过单击窗口

右侧的链接来实现（图15-1），共有6种方式可供选择，分别为建立一个空数据库、空数据访问页、使用现有的数据项目建立数据库、使用新数据的项目建立数据库、根据现有文件建立数据库以及使用特定模版建立数据库，新建的数据库文件名默认为db1.mdb。

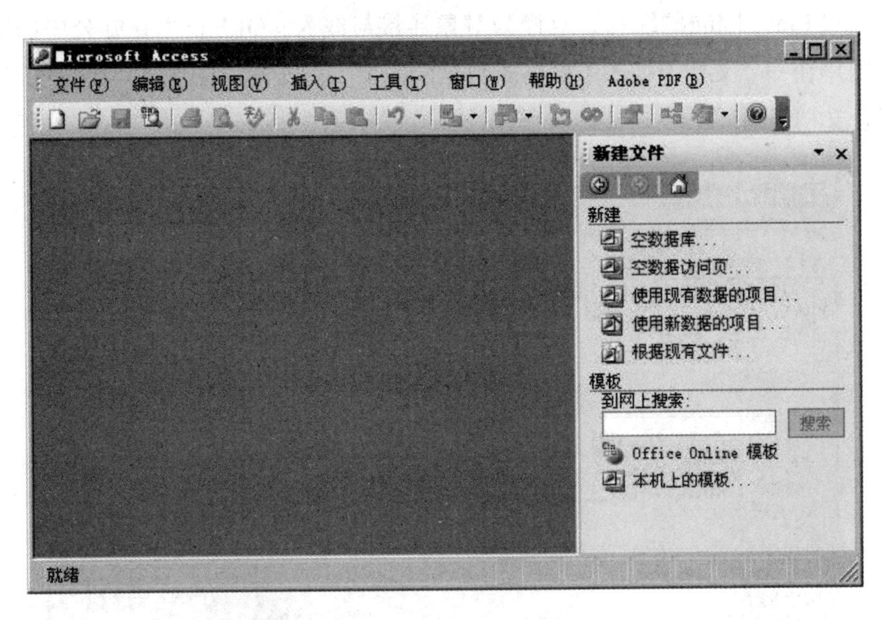

图15-1　Access 2003软件窗口

Access还可以建立工作组数据库文件（.mdw）或建立有加载宏的数据库文件（.mda）。建立的数据库对象有表、查询等8个对象，如图15-2。这里主要对Access数据库核心部分－表进行介绍。

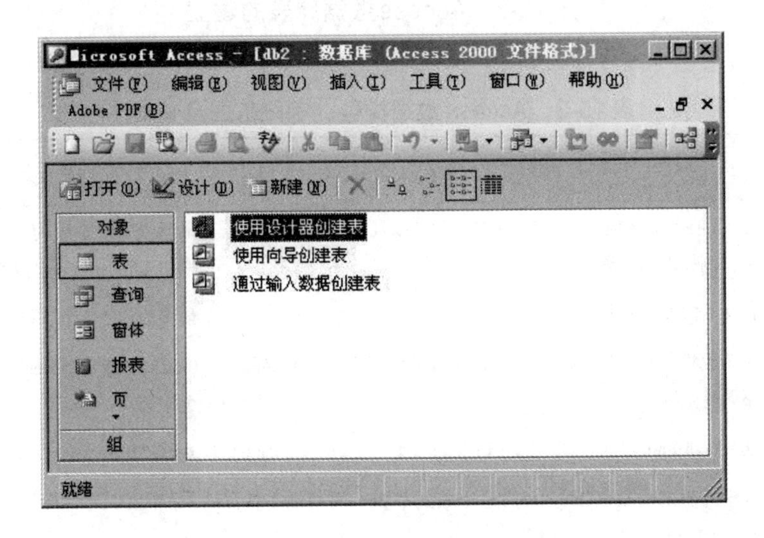

图15-2　Access 2003数据库对象

2. 新建表

（1）表的构成：单击“使用设计器创建表”，弹出表建立窗口（图15-3）。第一栏为变量名，第二栏为数据类型。数据类型有文本、备注、数字、日期/时间、货币、自动编号、是/否、OLE编号、超链接和查询向导等10种（表15-3）。OLE是Object Linking and Embedding的缩写，直译为对象连接与嵌入，OLE技术在办公中的应用就是满足用户在一个文档中加入不同格式数据的需要（如文本、图像、声音等），即解决建立复合文档问题。

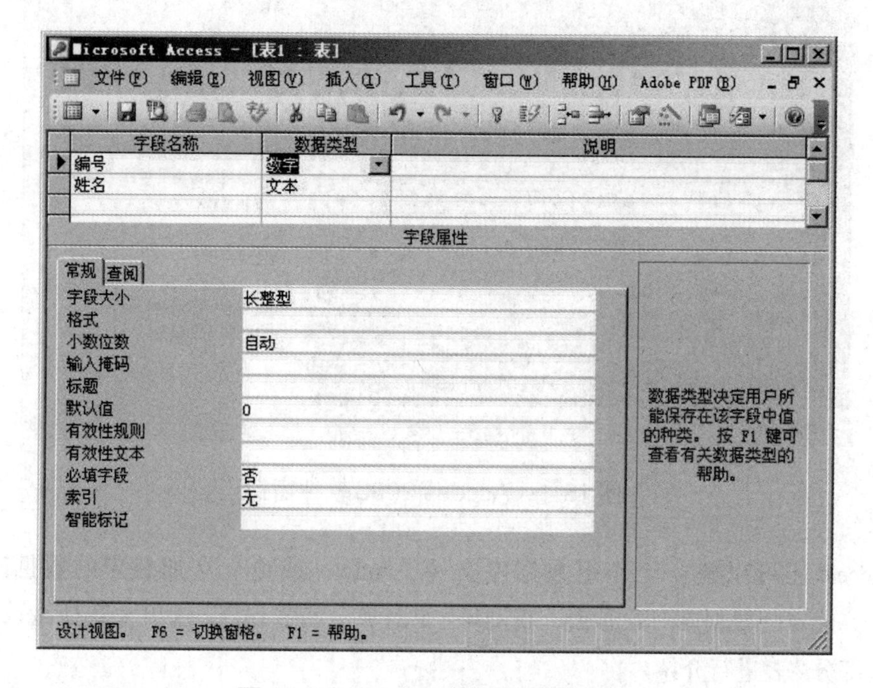

图15-3　Access数据库表的建立

表15-3　Access数据类型、字段范围及长度

字段类型	字段范围（定义）	长度
文本	（默认值）文本或文本和数字的组合，以及不需要计算的数字，例如电话号码	最多为255个字符，Access不为字段中未使用部分保留空间
备注	长文本或文本和数字的组合	最多为65535个字符
数字	用于数学计算的数值数据。不同数值类型不同，详见字段大小属性主题	0-225位整数，Replication ID为16个字节
日期/时间	从100到9999年的日期与时间值	8个字节
货币	数学计算的对象是带有1到4位小数的数据。精确到小数点左边15位和小数点右边4位	8个字节

续　表

字段类型	字段范围（定义）	长度
自动编号	每当向表中添加一条新记录时，由Access 指定唯一顺序号（每次递增1）或随机数。自动编号字段不能更新	4个字节（如字段大小设为重复ID则为16个字节）
是/否	“是”和“否”值，以及只包含两者之一的字段（Yes/No、True/False或On/Off）	1位
OLE对象	Access 表中链接或嵌入的对象（例如 Excel 电子表格、Word 文档、图形、声音或其他二进制数据）	最多为1G字节（受可用磁盘空间限制）
超链接	文本或文本和文本形式的数字组合用三种超链接地址	每种超链接仅包含2048个字符
查阅向导	创建字段，可用列表框或组合框选择另一个表或值列表值组成“查阅”字段。Access用该值来设置数据类型	与用于执行查阅的主键字段大小相同，通常为4个字节

注：以Access 2003为例，新版本软件字段类型和长度有所扩展。

（2）字段类型：在对每一个变量命名后，表的下方即会显示数据的常规设置，包括字段大小、有效性规则、是否必须输入及智能标记等多项设置。使用智能标记执行操作可节省时间。

当光标停留在字段名栏时，通过单击鼠标右键弹出编辑菜单，可以用来选择插入行还是删除行，也可以用以确定主键，指定关键字段与其他表相关联。

（3）字段生成器：Access提供了字段生成器，可以帮助用户快速设计字段名及其特征。

3. 建立表之间的关系　在Access数据库中，不同表中的数据之间可能存在一种对应关系，各表中的数据记录和数据库中唯一的主题相联系，使得对每一个数据的操作都成为数据库的整体操作。为了把数据库中表之间的这种数据关系体现出来，可通过“工具”菜单下的“关系”命令及其对话框，建立并编辑多个表之间的关系。具体操作参见系统帮助文件或相关专业书籍。

（二）Access数据文件读入与转换

1. 数据读入/导入　Access 2003可以读入多种格式的数据文件、查询文件以及数据源（表15-4）。Access 2003数据库支持对象（包含）最大个数为32768，每个表最大字段数为255个，表的大小为2G字节减去系统对象所需的空间。

通过Access 2003“文件”菜单中“打开”命令可以直接打开外部文件，也可以通过对象表导入外部文件，并增加了对Lotus 1-2-3文件（.wk？）和XML文件（.xml，.xsd）的支持。

2. 数据转换　Access数据库中的表可以通过“导出”命令转换为其他多种数据格

式文件（表15-4）。也可以“另存为”为窗体、报表和访问页。

表15-4 Access 2003读入和转换的数据类型

读入/导入	导出
Access文件（.mdb，.adp，.mda，.mdw，.mde，.ade等）	Access文件（.mdb，.adp，.mda，.mdw，.mde，.ade等）
Excel文件（.xl*）	Excel文件（.xl*）
网页文件（.htm，.html，.mht等）	网页文件（.htm，.html，.mht等）
文本文件（.txt，.csv，.tab，.asc）	文本文件（.txt，.csv，.tab，.asc）
Paradox 3.5和4.0（.db）	Paradox 3.5和4.0（.db）
Lotus1-2-3文件（.wk？）	Lotus文件1-2-3文件（.wk？）
ODBC文件（.odc，.udl，.dsn，等）	RTF文件（.rtf）
	ODBC文件（.odc，.udl，.dsn，等）

二、Excel软件

Excel是Microsoft Office软件中的一个使用方便的表格式数据综合管理与分析软件，用来制作电子表格、进行数据运算，并具有简单的统计分析功能和较强的图表制作功能。

利用Excel的表格处理功能，用户可以非常简便地对各种表格数据进行创建、编辑、访问、检索等。Excel中内置了大量的函数，利用这些函数可进行一些复杂的数学运算、统计分析等，而且利用表格中公式和函数可以确定一组单元格之间的逻辑关系，可以根据数据之间的逻辑关系来进行数据跟踪。利用Excel可以实现表、图、文三者的完美结合，系统提供了多种类型的图表，做图过程比较简单。

下面简介Excel 2003的初步应用。

（一）Excel软件窗口和数据录入管理

1. 主窗口 启动Excel 2003后，系统会自动打开一个临时标题为“Book1”的空白工作簿，屏幕上显示出以工作簿为核心的主窗口（图15-4），主要包括标题栏、菜单栏、工具栏、任务窗格、编辑栏、滚动条、工作表标签、状态栏和分割框等。右侧任务窗口提供在线帮助和任务搜索功能，可以按不同主题显示了电子表格启动和编辑等具体方法。

工作簿（workbook）是包含一个或多个工作表的文件（后缀名为.xls，也称xls文件），一个工作簿可以存储各种类型的工作表和图表等，可以看成是一个活页夹，用户可以利用其中的工作表来组织各种相关信息。工作表（sheet）则是Excel软件用于存储和处理数据的主要文档，也称为电子表格。工作表由排列成行或列的单元格组成。工作表总是存储在工作簿中，每个工作簿可包含多个工作表。

工作表的标签在窗口左下角显示，可以直接单击标签实现不同工作表之间的切换，双击标签则可以编辑工作表名称。系统默认每个新建的工作簿包含3个空白的工作表（Sheet 1-3）；将光标定位在工作表标签上，单击右键可“插入”新的工作表。

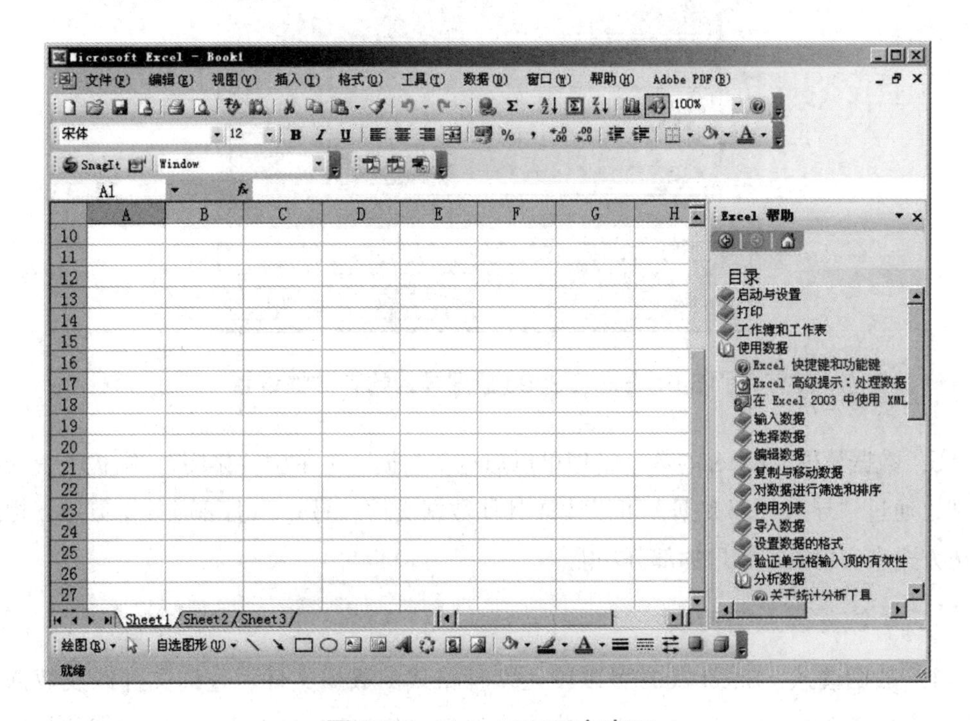

图15-4　Excel 2003主窗口

2. 单元格　单元格是Excel的最小操作单位，可以存放文字、数字和公式等。光标停留时，单元格被激活，电子表格左上会显示相应的具体位置，以行标和列标形式标记，如B8，表示该单元格位于B（2）列第8行；连续的单元格区域用R（行）×C（列）表示，如3R×2C表示连续的单元格共有3行2列，操作时光标仍显示选中区域的第1行第1列。另外，结合“Ctrl”键可以同时选择多个不同位置的单元格。

3. 数据录入　鼠标单击要录入数据的单元格可以直接输入数据。一般第一行录入变量名，第一列录入不同的分类。“Ctrl”+“；”和“Ctrl”+“Shift”+“；”可以分别录入当前日期和时间。

4. 录入数据的有效性设置　通过有效性设置可以限定输入数据的有效范围，如指定为特定数据类型、取值范围、限定输入的字符数（图15-5）。设定方法：选定单元格或单元格区域，用“数据”菜单中的“有效性”命令，并选中“设置”选项卡，在

“允许”下拉列表中进行选择。在选定整数时，“允许”下方的“数据”下拉菜单显示逻辑符号，“最大值”和“最小值”进行数值范围设置。此外，“输入信息”和“出错警告”可以为数据录入提供帮助信息，“输入法模式”可以在数据录入时自动切换输入法。

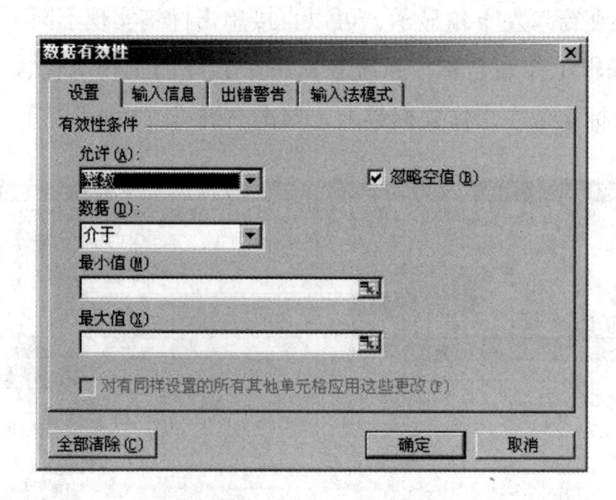

图15-5 Excel 2003数据录入的有效性设置

5. 数据管理 Excel的数据管理可以通过“数据”菜单中“排序”“筛检”等功能实现，通过“导入外部数据”可以读取其他数据文件。另外，也可通过窗口工具栏的快捷方式来实现数据管理的部分功能。

（二）数据读入与转换

1. 数据读入 Excel 2003可以读入多种格式的数据文件、查询文件以及数据源（表15-5）。Excel电子表格的一个工作表最多有65536行×256列，需要注意的是读入的数值型字段长度超过15位数字时不能正常显示，如身份证号等，此时可以将字段修改为文本类型读入。

表15-5 Excel 2003读入和转换的数据类型

读入	转换（保存）
Excel文件（.xl*）	Excel文件（.xl*）
XML文件（.xml）	XML文件（.xml）
所有网页文件（.htm，.html，.mht等）	所有网页文件（.htm，.html，.mht等）
文本文件（.txt，.csv）	文本文件（Unicode）（.txt，.csv，.prn）
Access文件（.mdb，.mde）	Lotus 1-2-3文件（.wk？）
Lotus1-2-3文件（.wk？）	DBF（Ⅱ-Ⅳ）文件（.dbf）

续　表

读入	转换（保存）
DBF文件（.dbf）	DIF数据交换文件（.dif）
所有数据源（.odc，.udl，.dsn，.mdb等）	查询文件（.wql，.iqy，.dqy，.oqy）
查询文件（.wql，.iqy，.dqy，.oqy）	SLYK（符号链接）
DIF数据交换文件（.dif）	

2. 数据转换　通过Excel 2003建立的工作表可以通过“另存为”转换成其他多种格式的数据文件。但是，如果所建立的工作簿包含多个工作表，则需要将每个工作表分别转换为单个其他类型的数据文件。此外，在数据转换的过程中，需要注意转出数据文件的版本格式。

三、Visual FoxPro软件

1989年，Fox公司正式推出FoxPro 1.0，它首次引入了基于DOS环境的窗口技术，支持鼠标，操作方便，是一个与dBASE、FoxBASE完全兼容的编译型集成环境式的数据库系统。1998年Microsoft公司发布了可视化编程语言集成包Visual Studio 6.0。与其他数据库管理系统相比，Visual FoxPro具有良好的集成环境、先进的面向对象模型、严谨的数据库结构以及友好的用户界面，并提供了一个功能强大的集成化开发环境，采用可视化和面向对象的程序设计方法，使数据管理和应用程序的开发更加简便。利用Visual FoxPro既可以开发单机环境的数据库应用系统，又可以开发网络环境的数据库应用系统。

下面简介Visual FoxPro 6.0的应用。

（一）窗口与数据录入管理

1. Visual FoxPro 6.0窗口　VisualFoxPro提供了一种图形用户界面（图15-6），用户可通过选择菜单项中的某个命令，借助对话框，通过与系统的对话来完成相应的数据库操作。

利用Visual FoxPro 6.0提供的命令和菜单等，用户可以方便地操纵数据表中的数据，如添加、删除、修改、查询和统计等。

除了窗口菜单式操作方式，VisualFoxPro还有命令与程序两种工作方式。命令方式是用户利用命令编辑器，根据系统的语法规则编辑命令并执行。程序方式是把多条命令以命令序列的形式集中起来，构成程序文件。在程序中的一行通常称为一条语句。如完成某项任务需要执行若干条命令，程序方式更为方便。

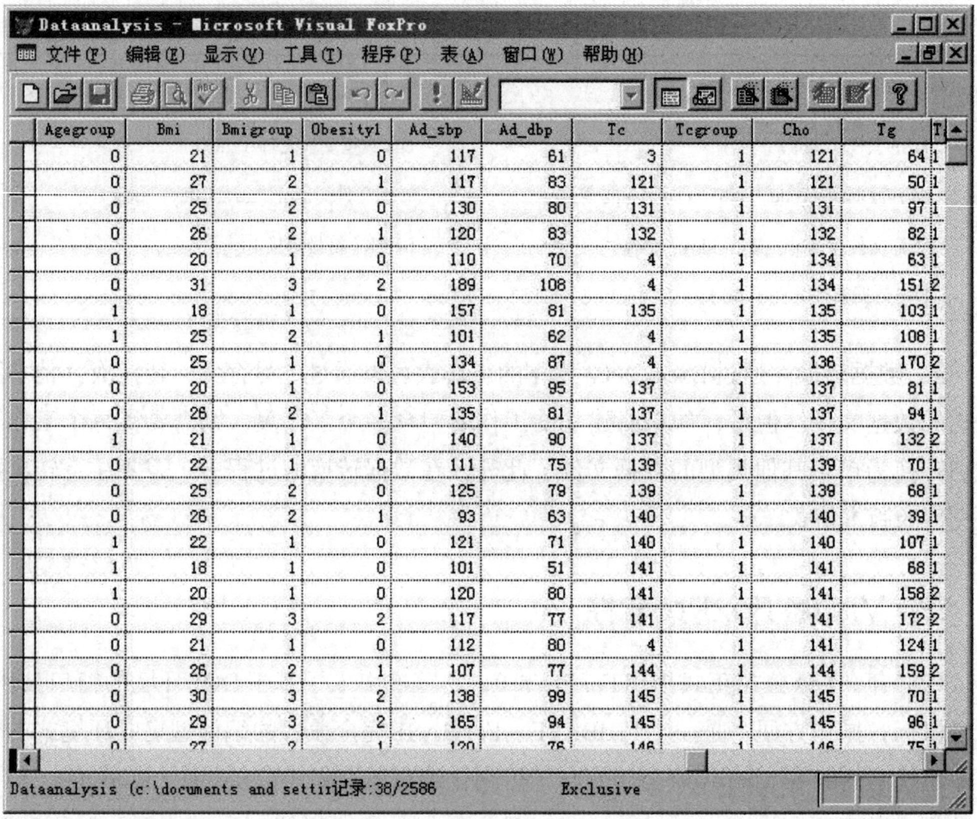

Dataanalysis - Microsoft Visual FoxPro

文件(F) 编辑(E) 显示(V) 工具(T) 程序(P) 表(A) 窗口(W) 帮助(H)

Agegroup	Bmi	Bmigroup	Obesity1	Ad_sbp	Ad_dbp	Tc	Tcgroup	Cho	Tg	T
0	21	1	0	117	61	3	1	121	64	1
0	27	2	1	117	83	121	1	121	50	1
0	25	2	0	130	80	131	1	131	97	1
0	26	2	1	120	83	132	1	132	82	1
0	20	1	0	110	70	4	1	134	63	1
0	31	3	2	189	108	4	1	134	151	2
1	18	1	0	157	81	135	1	135	103	1
1	25	2	1	101	62	4	1	135	108	1
0	25	1	0	134	87	4	1	136	170	2
0	20	1	0	153	95	137	1	137	81	1
0	26	2	1	135	81	137	1	137	94	1
1	21	1	0	140	90	137	1	137	132	2
0	22	1	0	111	75	139	1	139	70	1
0	25	2	0	125	79	139	1	139	68	1
0	26	2	1	93	63	140	1	140	39	1
1	22	1	0	121	71	140	1	140	107	1
1	18	1	0	101	51	141	1	141	68	1
1	20	1	0	120	80	141	1	141	158	2
0	29	3	2	117	77	141	1	141	172	2
0	21	1	0	112	80	4	1	141	124	1
0	26	2	1	107	77	144	1	144	159	2
0	30	3	2	138	99	145	1	145	70	1
0	29	3	2	165	94	145	1	145	96	1
0	27	2	1	120	76	146	1	146	75	1

Dataanalysis (c:\documents and settir记录:38/2586 Exclusive

图15-6 Visual FoxPro 6.0窗口

2．建立表和数据库

（1）建立表和数据库结构：运行Visual FoxPro 6.0后，通过向导建立数据库，可以选择单一表和一对多表；通过表单控件和属性设置控制器也可以进一步选择不同样表来确定或修改数据表结构，并可在数据库中添加、移去、修改数据表，建立数据表之间的联系等。数据库中包含了关于表、索引、关系、触发器等相关信息。

另外，通过项目管理器可以也建立数据库，并可以根据专业需要，建立查询、链接等其他应用程序文件，以提高数据录入与管理效率。

（2）建立表并编辑字段：使用VisualFoxPro 6.0的表设计器设置字段及其属性（图15-7）。字段类型有数值型（N）、浮点型（F）、字符型（C）、逻辑型（L）、日期型（D）、备注型（M）、通用型（G）等（图）。宽度为1~20；小数位数为0~11位，可以按升序或者降序排列。

字段变量一旦定义后，它的类型和宽度就不能随意改变，除非对表结构重新修改定义。

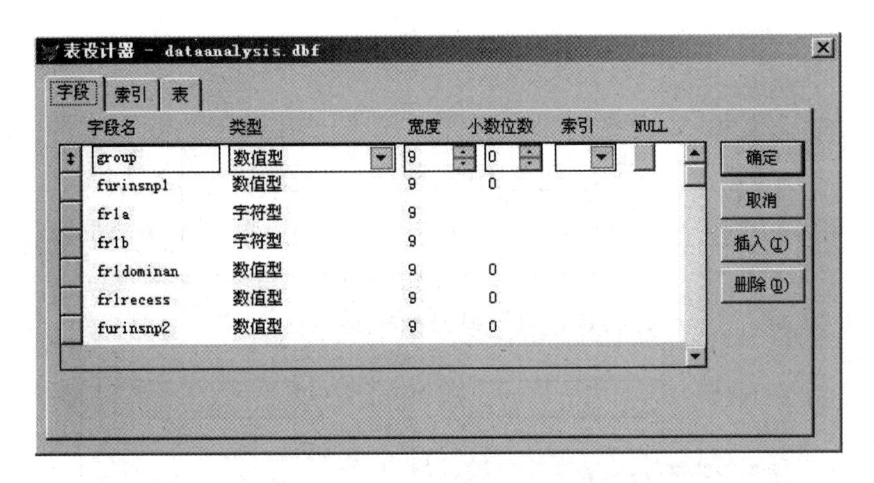

图15-7　Visual FoxPro 6.0表设计器

（3）内存变量：内存变量是独立于表文件的变量，有字符型、数值型、货币型、日期型、日期时间型和逻辑型等6种，内存变量无备注型、通用型、浮点型。内存变量通过表达式进行定义，其类型取决于接受的数据类型。设立内存变量有助于提高数据读取和计算的工作效率。

3. 数据录入　Visual FoxPro 6.0可以通过可视化的表单录入数据，使得录入数据的效率大大提高。在录入数据过程中，可以通过已经建立的连接实现不同表之间的动态数据录入。此外，也可以直接在表中录入数据，比较直观，但不足之处在于录入效率较低，且不便于录入核查。

4. 录入数据的有效性设置　在Visual FoxPro 6.0建立表的过程中，可以直接设置字段的有效性（图15-8）。系统提供了向导和设计器等可视化辅助工具，有效性设置直观、方便。录入数据时，系统自动检查数据表的完整性，以保证录入数据的正确性、有效性和相容性，同时还能控制多用户的并发操作。通过Visual FoxPro 6.0提供的命令，用户可以方便地建立和运行自己的程序，如果有效性设置中出现错误，系统还提供了调试功能，帮助用户排除程序中的错误。

另外，利用Visual FoxPro 6.0的表单设计器，用户可以方便快捷地建立美观、实用的用户界面，提高使用效率。

5. 数据管理　Visual FoxPro 6.0的数据管理可以通过运行窗口“表”菜单中的命令来实现，也可以通过命令或运行编写好的程序来完成。

（二）数据读入与转换

在Visual FoxPro 6.0窗口“文件”菜单中，分别可以通过“导入”与“导出”命令来实现数据的读入与转换。Visual FoxPro 6.0读入与转换的数据类型见表15-6。

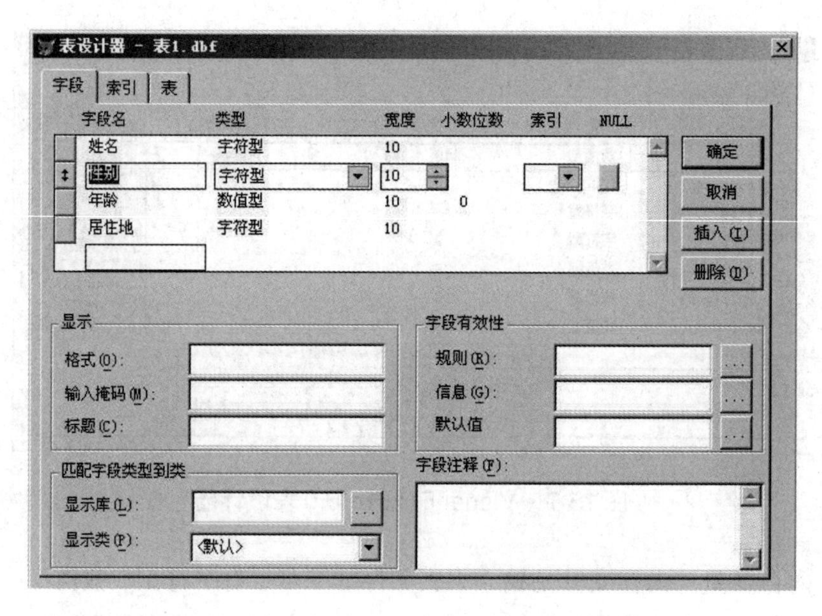

图15-8 Visual FoxPro 6.0字段有效性设置

表15-6 Visual FoxPro 6.0读入和转换的数据类型

读入	转出（保存）
Excel文件（.xl*）	Visual FoxPro 3.0（.dbf）
Lotus 1-2-3文件（.wk*）	FoxBASE+（.dbf）
文本文件（.txt，.csv）	dBASE Ⅳ（.dbf）
Paradox 3.5和4.0（.db）	Excel文件（.xl*）
Symphony（.wr1，.wrk）	XML文件（.xml）
FrameWork Ⅱ（.fw2）	Delimited Text
Multiplan 4.01（.mod）	Lotus 1-2-3文件（.wk？）
RapidFile（.rpd）	Symphony（.wr1，.wrk）
	Multiplan 4.01（.mod）
	DIF数据交换文件（.dif）
	System Data Format（.sdf）
	SLYK（符号链接）

Visual FoxPro 6.0能够支持的每个数据库的最大记录数为10亿，每条记录的最大字节数为65500，每条记录的最多字段数为255，字符型字段最多字符数是254，数值型字段为20，数值计算精度为16位。

Epidata软件能够输入和输出的数据格式就包括dBASE数据。此外，Epidata软件录入数据还可以转出为包括.txt、excel、dbase、stata、SAS和SPSS等多种数据格式。

四、SAS软件与SPSS软件

SAS和SPSS均为目前世界上著名的大型集成应用统计分析软件系统，具有完备的数据读取、数据管理、统计分析和数据呈现功能。目前SAS和SPSS均提供了Windows版本和Unix/Linux版本，其中Windows版本中，也都分别提供了窗口/交互式操作方式和编程操作方式。

尽管SAS和SPSS软件均提供了窗口/交互式操作，具有强大的数据管理能力，但两者录入数据的效率并不高。SPSS公司开发了Entry软件专门用于数据录入与管理。而需要录入大量数据时，一般考虑使用EpiData、Epi Info和Visual FoxPro等软件以提高录入效率和准确性，然后应用SAS或SPSS软件读入数据并进行统计分析。

第三节　数据的转换

在医学研究过程中，原始数据的录入往往不是在专门的统计分析软件中完成，而常用数据录入软件（如EpiData、FoxPro、Excel）往往不具有完备的统计分析功能，或者用户更愿意使用专业统计分析软件（如SPSS、SAS、Stata）进行数据统计分析。目前部分统计软件的数据格式相互之间仍存在不兼容的情况，如Stata软件无法直接读取或导入SPSS文件（.sav）的数据，需要借助第三方的命令。因此，在实际工作中就需要将数据录入软件建立的数据文件转换为专业统计分析软件能够识别的数据格式。本节重点介绍StatTransfer软件的数据转换功能。

一、StatTransfer软件

（一）StatTransfer软件的简介

StatTransfer（Stat/Transfer）是由Stata公司开发的一款操作简易的数据转换软件。该软件能够直接相互转换多种常用格式的数据文件，可以满足一般医学研究的需要。使用该软件直接读取数据库文件，转换的数据库文件系统默认存储在相同路径下。StatTransfer支持转换的数据格式见表15-7。

表15-7　StatTransfer软件支持转换的数据类型

文件类型	扩展名	文件类型	扩展名
Epi Info	.rec	Fox Pro	.dbf
SPSS	.sav，.sps，	SAS	.sd2
文本文件	.txt	Excel	.xls
Access	mdb	ODBC数据源	自定义
ASC Ⅱ	.txt或.csv	Matlab	.mat
SYSTAT	.sys	Stata	.sta
R	.rdata，R workplace	S-plus	
gretl	.dmg	JMP	.jmp

（二）StatTransfer软件的安装

用户可以从网站（http：//www.stattransfer.com）上下载该软件的体验（Demo）版本。该软件支持Window、Mac、Unix操作系统。StatTransfer最新版本（Version13）能够支持目前广泛应用的R软件数据（R workplace），并扩展了对SAS9.4、Excel2013、S-Plus8.2和Stata14数据的支持。

二、StatTransfer软件的运行

运行StatTransfer软件，打开Stat/Transfer对话框，点击Tranfer标签进入数据转换对话框界面。首先在Input File Type（输入文件类型）栏下拉菜单中选择需要转换的源数据库类型，在File Specification栏通过Browse按钮选择源文件的路径并确认源文件（图15-9）。中间的状态栏则会显示所选择文件的记录数（默认全部变量）。然后，在Output File Type（输出文件类型）栏选择转出数据库类型，并在相应的File Specification栏通过Browse按钮设置转换出数据库文件的存放路径及文件名。另外，点击输入及输出文件栏右侧的“？”按钮，可以获得有关不同数据库类型的帮助信息，包括数据格式读写方式、是否支持缺失值处理，文件的标准格式（扩展名）和输出字段（变量）的类型等。

点击File Specification栏下的View按钮，可浏览源数据库文件（图15-10）。

设置好输出路径和数据库文件名后，单击Transfer按钮执行数据转换。数据转换完成后，左下角的状态栏会显示完成了多少条记录转换。此时，Reset按钮激活，单击Reset按钮清空输入和输出栏设置，即可进行下一个数据库文件的转换。

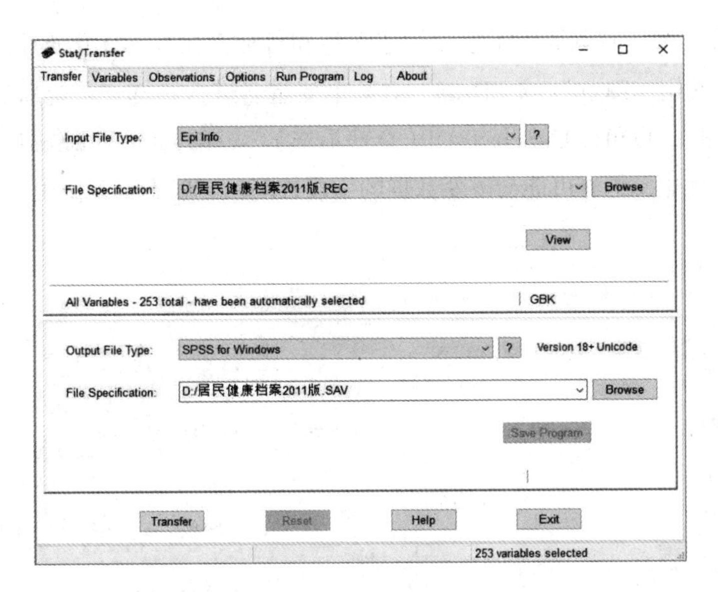

图15-9　StatTransfer软件运行界面

Stat/Transfer Data Viewer

	occupation	marriage	medicalpay	drugallerg	exposure	ht
1	5	2	3	1	1	2
2	5	2	3	1	1	2
3	8	3	3	1	1	1
4	6	2	3	1	1	2
5	5	2	3	1	1	2
6	8	3	3	1	1	2
7	8	3	3	1	1	2
8	8	2	1	1	1	1
9	8	2	3	1	1	1
10	6	2	3	1	1	2
11	5	2	3	1	1	2

Navigate To: 108　Go　Close Viewer　Stop

Records: 108　Variables: 253　Data have been read successfully

图15-10　StatTransfer软件数据预览

三、StatTransfer软件的选择项设置

（一）字段（变量）筛选-Variables

通过单击Variables标签进入字段筛选对话框界面，可以实现转出字段的筛选。对话框左侧列出了源数据库所有字段，可以通过单击鼠标左键勾选字段。中间显示选定

字段的名称及类型。右侧提供了字段快速选择和目标字段数据优化（压缩）功能（图15-11），可以使用“Keep”或“Drop”对某个变量名进行筛选。系统默认为Select All（选择所有变量），也可以UnSelect All（全部不选）。点击Optimizing按钮可以对转换的数据进行压缩优化，但有可能会改变数据的字段长度，一般不推荐使用。

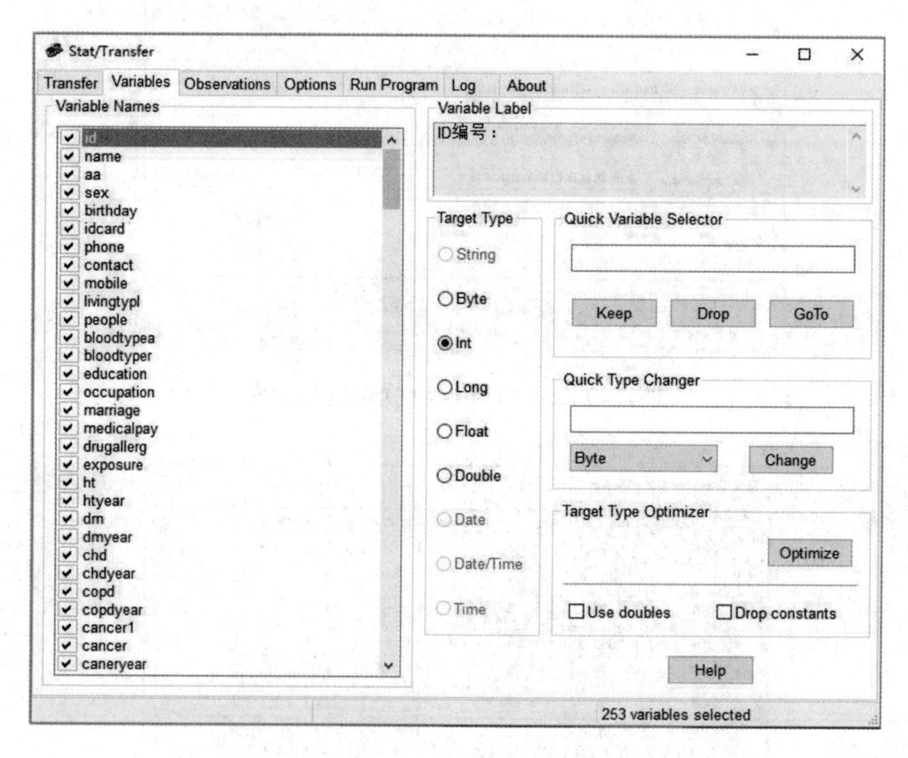

图15-11　StatTransfer字段（变量）转换筛选

（二）记录筛选-Observations

点击Observations标签，在记录筛选对话框下方的表达式栏中，可以通过条件表达式筛选需要转换的记录（图15-12）。具体用法参见对话框中Case Selection文字说明或帮助文件。

（三）选择项-Options

在Options对话框中可以对转换数据的变量特征、缺失值和时间进行设置。

1. 一般选项-General（图15-13）

（1）Ask permission before overwriting files询问是否允许覆盖原文件。Write new, numeric variable names写入新的数值型变量名。在不同数据转换过程中，由于接受软件识别的变量名长度有所限制（通常8个字节），在数据转换过程中将产生新的变量名，而原变量名将作为标签的形式存储。

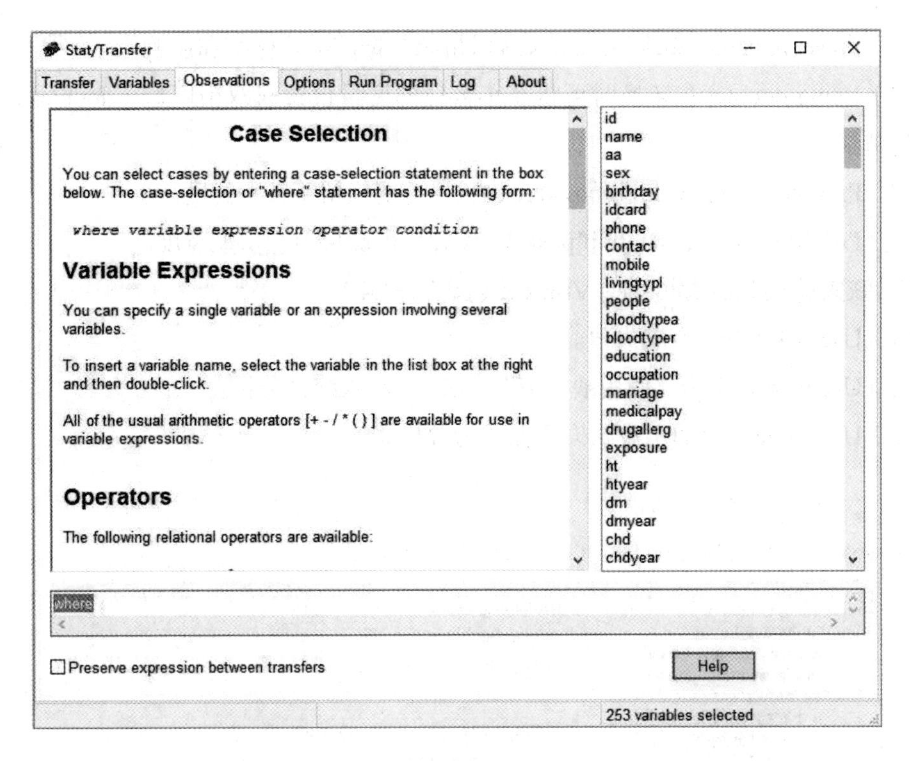

图15-12 StatTransfer记录转换筛选

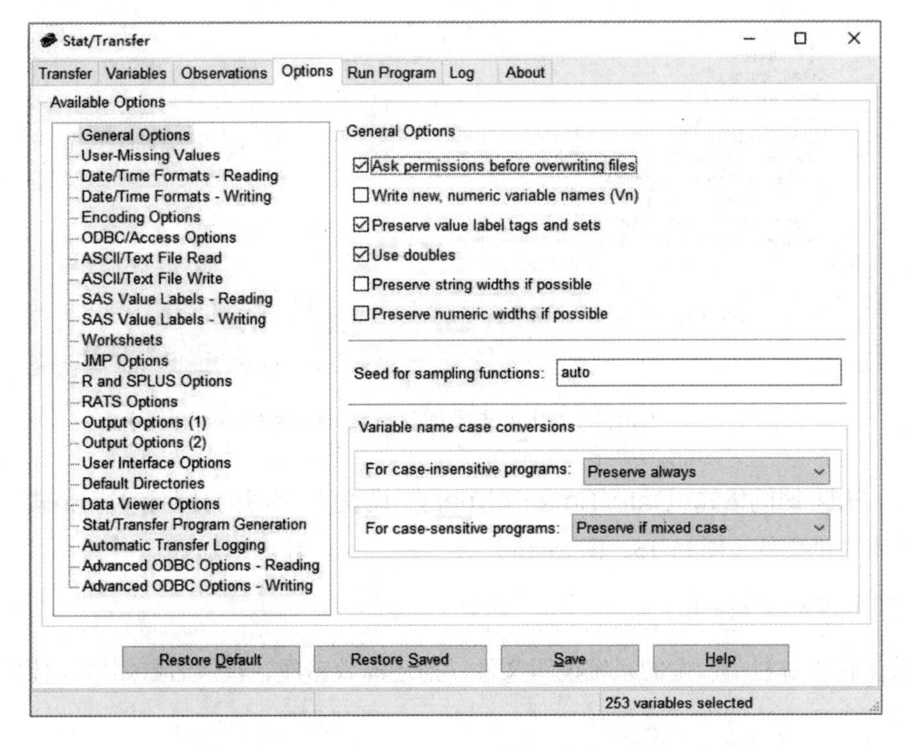

图15-13 StatTransfer选择项（General）

（2）Preserve value label tags and sets保留源数据的赋值标签和设置。

（3）Using doubles在转换时可将有小数位的变量设置成双精度型（double），保证数据的精度。

（4）Preserve string width if possible设置尽可能保留字符型宽度。

（5）Preserve numeric width if possible设置尽可能保留数值型宽度。

2. 缺失值-User Missing Values（图15-14）

（1）Use All允许所有缺失值。

（2）Use First转换为“使用缺失值”，将来不纳入统计分析。

（3）Use None所有的用户缺失值保留为源格式。

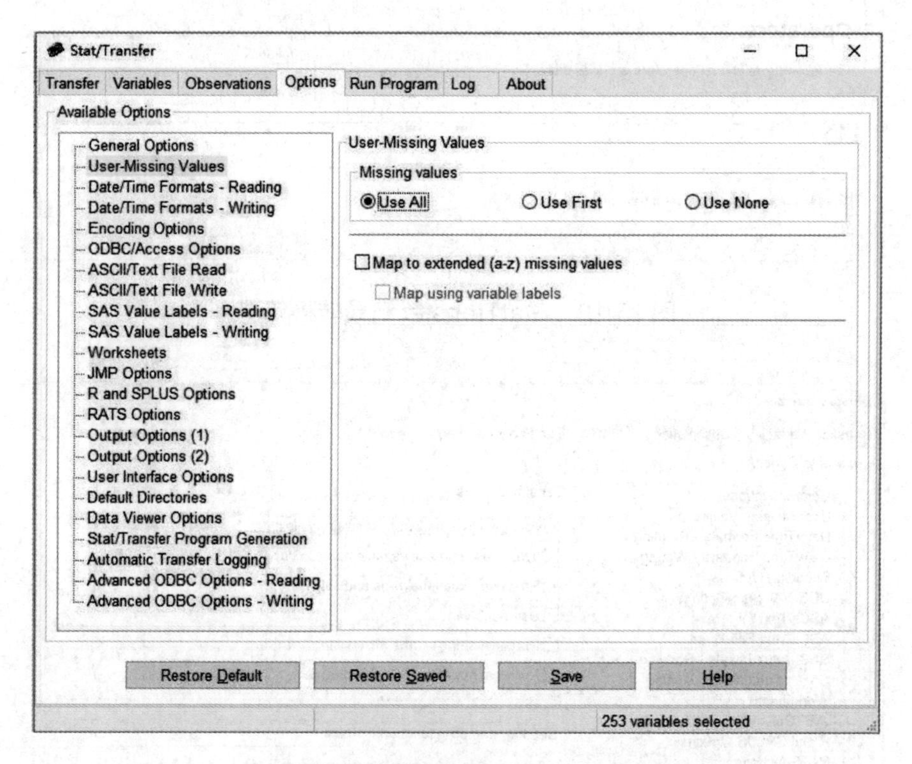

图15-14　StatTransfer选择项（User-Missing Values）

3. 日期/时间格式-Date/Time Formats　设置读/写时的日期和时间格式。具体用法参见帮助文件（图15-15，图15-16）。

（四）说明文件-Log

数据转换过程中产生的系统说明文件，描述源数据库、转换后数据以及转化设置等内容。

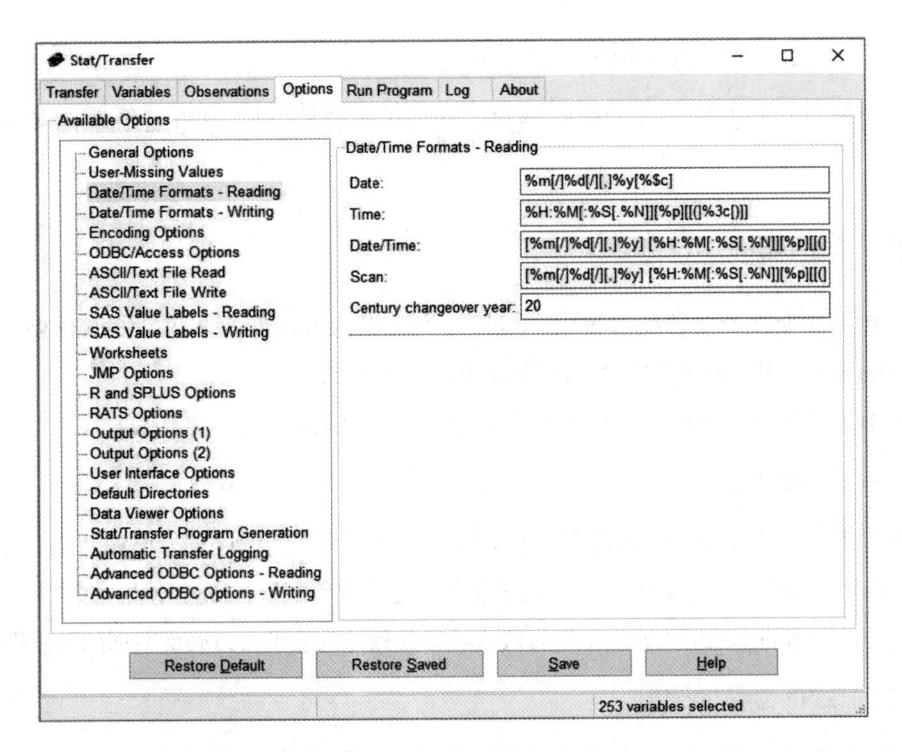

图15-15　StatTransfer选择项（Date/Time Formats-Reading）

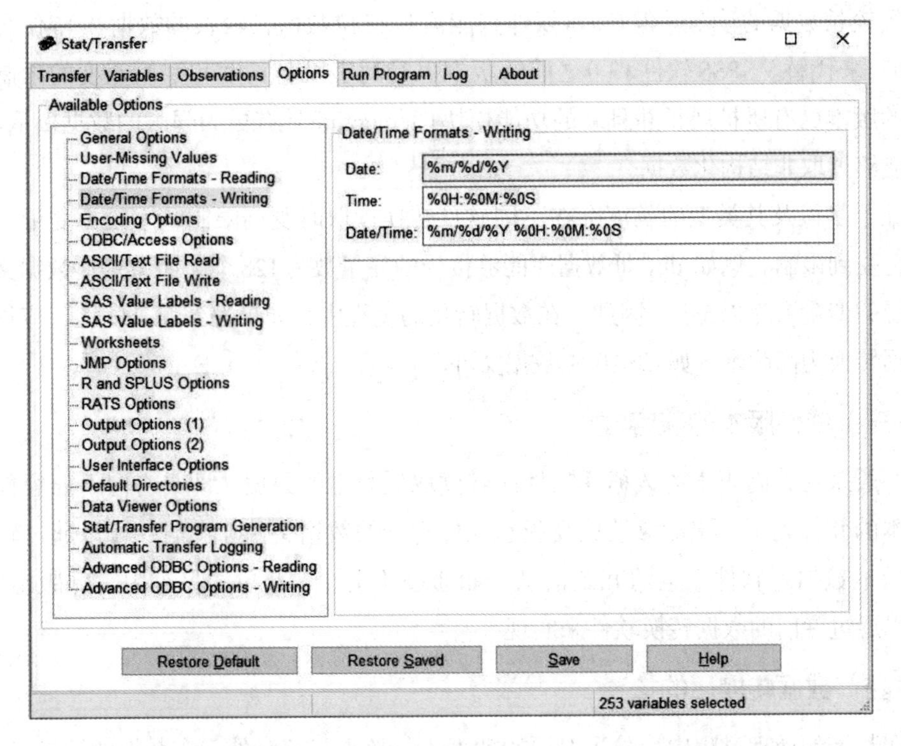

图15-16　StatTransfer选择项（Date/Time Formats-Writing）

（五）关于软件更新和授权-About

显示软件更新时间并注明授权状态，并提供了网址链接（http：//www.stattransfer.com）。

四、数据转换注意事项

在数据转换之前及转换过程中，应该注意数据的可读性、兼容性及软件版本对数据特征的要求，并随时对转换的数据和源数据进行比较。

本节简要阐述数据转换过程中需要注意的一些常见问题及其解决办法。

（一）可读性

原则上，部分软件可以识别字符型的数据而作为分类变量处理，但涉及复杂运算时需要进行定量处理，对于此类数据，最好在转换之前重新赋值，以避免读入过程中出现错误。另外，数据的排列格式亦应该符合读入或转换软件的要求，以确保数据的可读性。

（二）软件设置的限制

不同软件对数据的宽度与存储可压缩性的要求和功能不尽相同，如Access软件的字段名可以设为64位，数值字段长度可以是0-225位整数，能够满足身份证号、科学计数等较长数据的读写。但Excel软件只能读写15位数值，较长的数据在15位之后均用“0”来代替。SPSS软件13.0之前的版本也受到字段名长度和字段宽度的限制，目前新的版本已有所扩展，并且新的功能模块Clementine具有更为强大的数据读取功能，甚至能够读取非结构化数据。

除了字段及其类型的长度会在不同软件转换读取时受到限制，字段（变量）的个数也会受到限制。例如.dbf Ⅲ数据库能够接受的变量数为128个，而.dbf Ⅳ数据文件则能接受的变量数为255个。因此，在数据转化的过程中，如果遇到此类问题，应尽可能将数据转换为高版本（如.dbf Ⅳ）数据文件。

（三）软件版本的兼容性

一般来说，高版本的数据库软件能够读取低版本的数据，即具有向下兼容性。而低版本的软件则不一定能够读取高版本软件建立的数据文件。此时，可以通过转换去掉高版本数据库软件产生的冗余信息，如通过“文件”菜单“另存为”低版本数据，也可以通过专门的数据转换软件来实现。

（四）数据转换后的核查

在数据的处理过程中，除了对原始数据进行核查、校对外，在数据的转换过程中，应该及时对产生的新数据和源数据进行比较，注意数据的完整性与可读性。如果转换后数据与原数据的属性与可读性不符并且影响到统计分析时，应该及时改变策略重新转换，直至新数据与源数据相一致。

第四节　EpiData软件

EpiData软件可以帮助普通用户能将一张调查表“计算机化”，使得数据录入和管理工作变得容易。EpiData软件的基本设计思想是帮助用户根据调查表信息建立数据库以供统计分析，其主要功能包括调查表文件建立、数据录入、录入核对和数据导入、导出等，使用该软件可使数据录入工作变得简单易行。

一、EpiData软件的概述

1. EpiData软件设计　EpiData软件是由丹麦的Jens M、Michael B和英国的Mark M设计，编程者为丹麦的Michael B。其开发思路和原理基于Dean AG、Dean JA、Coulombier D等编写的Epi Info 6.0（CDC，Atlanta，Georgia，U.S.A.，1995）软件。

2. 软件下载和登记注册　EpiData软件可以从互联网上免费下载。用户可使用EpiData软件的帮助菜单/在线登记，登录www.epidata.dk网站后填写登记表进行注册。注册用户将收到反馈信息，包括版本更新、软件错误纠正情况等。

3. 版本信息与兼容性　EpiData 1.5发布于2001年2月，目前最新版本为2006年5月发布的EpiData 3.1，该版本与Epi Info软件兼容。用Rijndael/AES 强加密进行数据加密。可输出数据到有标识和缺失值定义SAS，DBF及CSV。本节主要介绍EpiData 3.1的应用。

4. 安装与系统要求　EpiData软件为基于Microsoft Windows环境下的32位软件，可在Microsoft Windows 95/98/NT/2000/XP版本操作系统下运行。EpiData的安装、运行不会依赖系统文件夹中的任何文件，也不会在系统文件夹中安装或替代任何.DLL文件。程序设置等参数被保存在EpiData.ini文件中。可以通过Setup.exe安装程序，也可以复制EpiData.exe文件到计算机中，直接运行。该软件目前有多种语言版本，包括中文、英文、法文等。

5. EpiData软件的文件组成　用EpiData软件进行数据录入和管理，将产生3种类型文件。每种类型文件具有固定的后缀，在数据录入和管理中发挥不同的作用。

（1）调查表文件：后缀为.QES。通过建立调查表文件，系统将会根据特定规则自动定义数据文件的结构，包括变量名、变量类型和长度等，用于数据录入。

（2）数据文件：后缀为.REC。数据文件包含录入的数据信息以及已经定义好的编码，可转出为其他类型数据文件（如.dbf、.xls和SAS、SPSS数据文件文件），用于数据的统计分析。

（3）核对文件：后缀为.CHK。通过建立核对文件，系统将定义数据录入的有效性规则，包括逻辑合法值的设定、是否必须输入、字段间跳转及其条件、自动赋值等。

6. EpiData软件的窗口介绍 运行EpiData 3.1后，界面包括菜单项、工具栏和显示窗口（图15-17）。

（1）菜单项：菜单项包括文件、数据录入质控、数据导入/导出、数据处理、工具、窗口设置和帮助等菜单。每个菜单在下拉菜单中包括若干个子菜单。

（2）工具栏：工具栏包括工作过程工具条和编辑工具栏。该工具栏显示EpiData软件的工作流程，非常直观，使操作更加简便。而编辑工具栏和其他软件的编辑工具栏类似。

（3）显示窗口：运行软件后，显示窗口呈灰色，处于未激活状态。当新建立或打开调查表文件后，窗口激活，成为EpiData编辑器，可在光标处输入字符或显示程序运行结果。

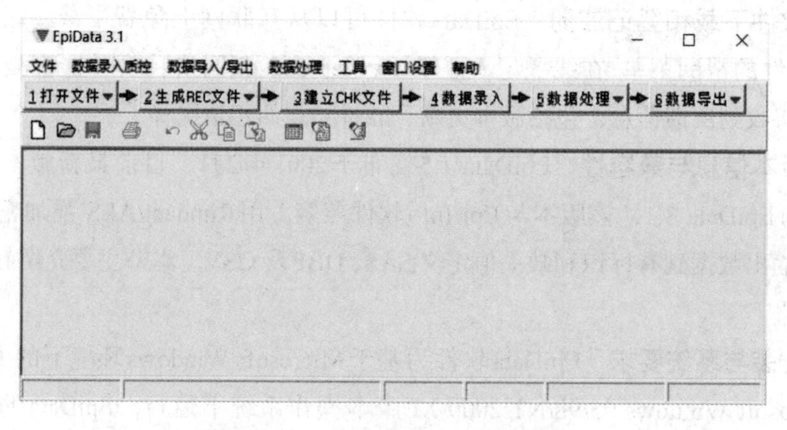

图15-17 EpiData 3.1的主窗口

二、数据录入及其核对

（一）调查表文件的建立

医学研究一般通过调查表或登记表来收集数据，其后将调查表数据录入计算机，建立数据库，以供统计分析。如何更好地将调查表数据快捷、方便、准确地录入计算机并进行必要的整理，对完成下一步的数据统计分析工作至关重要。

EpiData软件可根据调查表的格式建立调查表文件，并根据调查表文件格式生成数据文件结构，从调查表文字中产生变量名，并按调查表中插入的空格或特殊符号自动定义变量类型及长度，用于数据的录入和核对。

图15-18显示的为一模拟的“流行病学调查例表”，如何将用该调查表收集的信息录入计算机，建立数据文件呢？

流行病学调查表			
登记编号：□□□□□			
姓名：________　性别：①男　②女　□			
出生日期：□□□□（年）□□（月）；或年龄：□□周岁			
一、一般情况			
A1	您的民族	1 汉族 88 其他，请说明________ □	
A2	您的文化程度 □	1 未接受正规学校教育 2 小学没毕业 3 小学毕业 4 初中毕业 5 高中/中专毕业 6 大本/大专毕业及以上	
A3	您目前的婚姻状况 □	1 单身 2 同居 3 分居 4 在婚 5 丧偶 6 离婚 结婚年龄为□□周岁（选3-6者填）	
A4	您的职业 □	1 工人 2 农民 3 行政干部 4 科技、医务、教师 5 个体商企 6 家庭妇女 7 离退休人员 8 待业 9 学生　88 其他，请说明____	
二、吸烟情况			
B1	您现在是否吸烟？□	1 是的，每天吸……→ 2 是的，但不是每天吸……→ 3 不吸……→	B2 B3 C1
B2	您是从什么时候开始每天吸烟的？	□□周岁　9 记不清	
B3	您通常一天吸多少支？	□□	
B4	过去12个月里，您有没有为了尝试戒烟而停止吸烟达24小时或更长时间？	1 有 2 没有 ……→ 3 过去12个月未吸烟 …→	 C1 C1
B5	您有没有用过以下方法来帮助您戒烟？	1 没有使用任何戒烟方法□ 2 戒烟门诊□ 3 尼古丁贴片、口含片、口香糖等□ 4 盐酸安非他酮类药物（如“悦亭”等）□ 5 中药/针灸□ 6 戒烟热线□ 7 其他戒烟方法，请说明________	
三、饮酒情况			
C1	您现在是否饮酒？□	1 是的，每天饮……→ 2 是的，但不是每天饮……→ 3 不饮……→	C2 C3 D1

图15-18　流行病学调查例表

一个标准的数据文件由数据结构和原始数据两部分组成，文件结构由字段（或变量）名、字段类型、字段长度组成。由于数据结构文件由调查表文件内容决定，所以在编写调查表文件时，主要考虑如何对字段名、字段类型、字段长度进行设置。

1．字段名及其类型和长度

（1）字段名：与普通数据结构不同，EpiData软件能自动地根据调查表建立字段名，当遇到“____”或其他特殊字符时（如“##.##””、“<Y>”等），就在本行查找前面的“问题”文字，这些文字即为字段名的基础，这些“特殊符号”则定义了输入字段的类型。在EpiData中有两种字段命名方法：一种用“问题”（即特殊符号左面的文本）中的第一个单词作为字段名；另一种是按照Epi Info软件所使用的规则给字段自动命名。值得注意的是，EpiData设定字段名的最大长度为8个字符。

1）以调查表的第一个词作为字段名

如果在“文件”菜单“选项”，“生成REC文件”窗口中选择“以调查表的第一个词命名”（图15-19），那么系统就把“特殊符号”左面文本的第一个单词作为输入字段名。如果这个单词超过8个字符就使用前8个字符作为字段名。

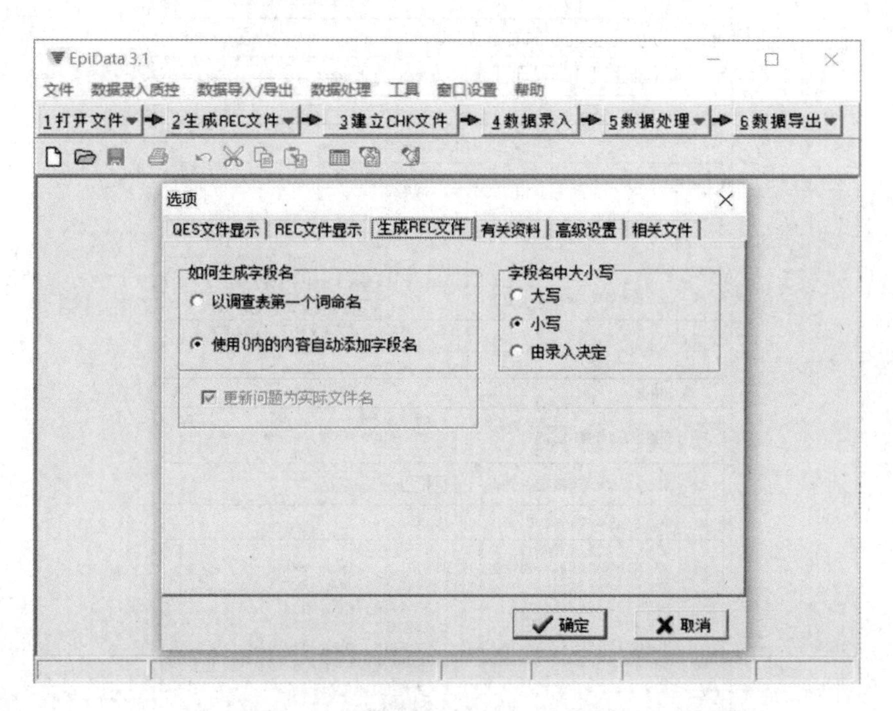

图15-19　EpiData选项中生成REC文件的字段设置窗口

例如：v1 Enter age of patient ###。特殊字符“###”定义了一个3位整数的输入字段，如果选择了“以调查表的第一个词命名”选择项，则字段名就是“v1”。

如果一个字段名已经被使用过，再次出现时系统会自动依次增加一个数字作为字段名。例如，“v1 Enter age of patient ###”和“v1 Height of patient ###”在同一个调查表中出现时，则第一个字段名将是“v1”，而第二个字段名则是“v2”，尽管后者的第一个单词是“v1”。

2）按EpiData的使用规则自动添加字段名

如在“文件”菜单“选项”，“生成REC文件”窗口中选择“使用{}的内容自动添加字段名”(图15-19)，EpiData将根据字段的“问题”(即“特殊符号”左面的文本)自动产生一个字段名，字段名是以英文字母(A-Z)开始，最长8个英文字符。其他国际字符将被跳过。字段名的产生从字段“问题”字母开始。在产生字段名时还遵循下列规则：①在普通文本中优先选择用大括号(定界符)括进的文本。如果问题是“{ my } first { field } ? ”，字段名将为MYFIELD；如果问题是“姓名 { name } ? ”，产生的字段名为name；②常见的通用单词(如What、Who、If等)不予考虑。如问题是“What did you do ? ”，产生的字段名为YOUDO；③如果字段前没有“问题”文本，字段名就取前一个字段名再加上一个数字。如果前一个字段名dMY，那么下一个字段名就是dMY1；如果前一个字段名是dV31，则下一个字段名就是dV32；如果不存在前一个字段名，则使用隐含字段名FIELD1；④如果第一个字符是数字则在数字前自动插入一个字母N。例如“3 little mice ? ”，产生的字段名为N3LITTLE；⑤字段名的大小写取决于文件菜单选择项的设置。

(2)字段类型和长度：EpiData的字段类型和Epi Info软件类似，共有6种。字段类型和长度的选择，可以通过运行“快速字段类型清单”进行。

1)快速字段类型清单

快速字段类型清单显示了EpiData中所有可以使用的字段类型，当快速字段类型清单打开时，可以选择一个字段类型插入当前窗口编辑器光标所在位置。字段类型的选择首先选取类型页，再设置该字段的属性，最后按插入键或回车键。打开快速字段类型选取清单有3种方法：直接按CTRL-Q键；在编辑器工具条上选择字段编辑器按钮(图15-20)；在编辑菜单中选择字段编辑器。

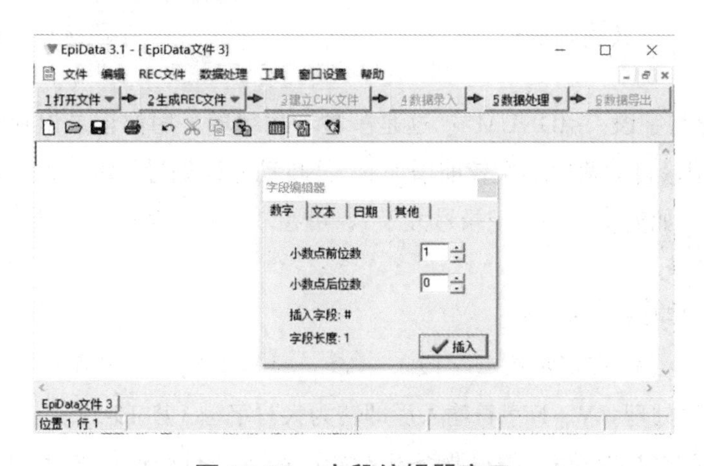

图15-20　字段编辑器窗口

2)字段类型介绍

数值型字段　##，###.##……仅接受数字和空格，不输按空格处理，分析时做缺失值处理，以“.”显示。数字位数由“#”个数决定，小数位数由小数点右边的“#”个数确定。最长可达14位，小数点按1个字符计算（图15-20）。

文本型字段　包括3种（图15-21），一种是常用的文本（或下划线、或底线）型字段：________；由连续下划线来定义，长度由下划线字符个数决定，最大值为80，字段内容空缺时，按缺失值处理。另一种为大写文本型字段：<A　>。第三种为加密字段：<E　>，设置有加密字段的调查表，在生成REC文件，建立CHK文件及数据输入等操作时，需要输入密码，才能进行操作。

日期型字段　包括两种（图15-22）。一种为常用日期字段：<MM/DD/YYYY>、<DD/MM/YYYY>及<YYYY /MM/DD>，输入时即进行合法性检验；只需输入日期，系统自动插入斜杠。另一种为自动插入日期型字段：<Today-DMY>、<Today-MDY>及<Today-YMD>，储存或修改数据时该字段自动输入系统日期，如系统日期正确，也即当天日期。

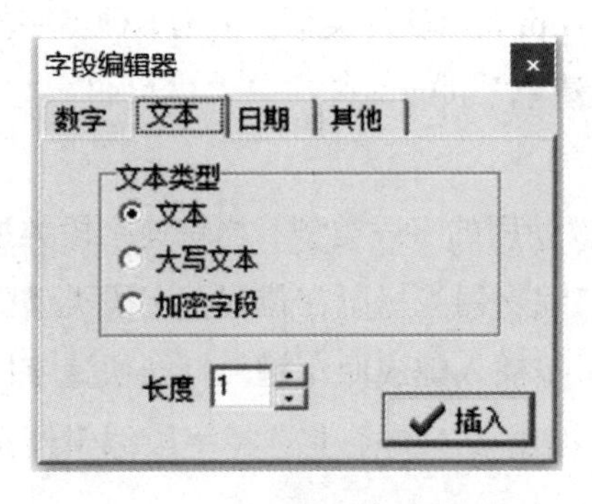

图15-21　字段编辑器文本型字段选项窗口

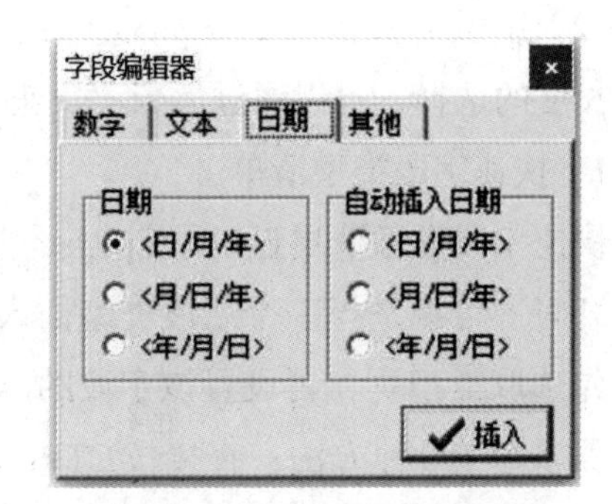

图15-22　字段编辑器日期型字段选项窗口

自动ID号型字段　<IDNUM>；这是一种专用字段，用作记录识别号，第一个记录为1，以后记录自动赋值顺次较前增加1，并自动保证编号的唯一性。输入数据时光标跳过此字段。如需使第一个记录号大于1，可在“文件”菜单“选项”中的“高级设置”中设置。

声音提示型字段　<S　>。

逻辑型字段（即布尔函数型字段）<Y>；只接受Y、N、0和1、空格或回车键。后两者作缺失值处理。Y、N字符输入后即转为大写字母（图15-23）。

2. 调查表文件的编写　编写调查表文件可用EpiData编辑器进行。也可用Word或其他文本编辑器编写。注意：必须以纯文本格式存盘，文件后缀名必须是“.qes”。

例如，用EpiData编辑器根据“流行病学调查例表”（图15-18）编写的调查表文件如图15-24：

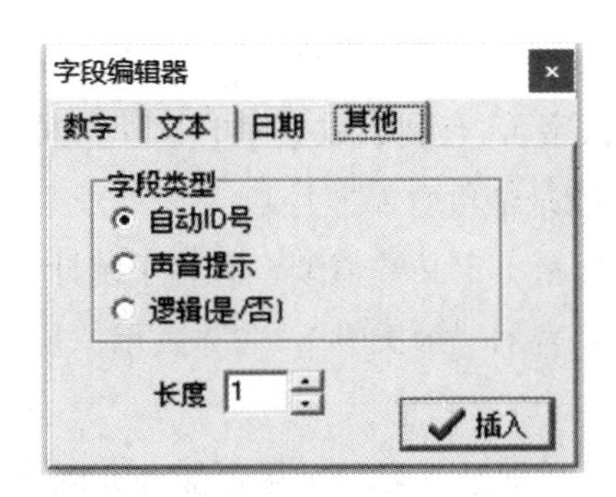

图15-23　字段编辑器其他型字段选项窗口

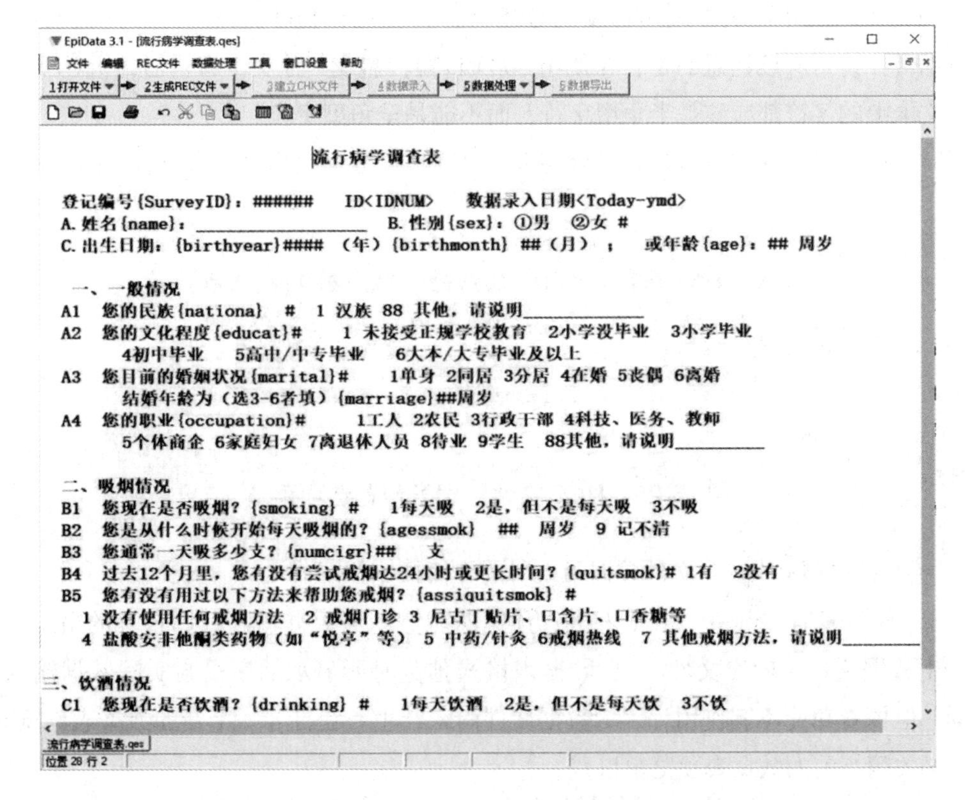

图15-24　EpiData编辑器编辑的调查表文件

编写时注意事项：

（1）编写过程中及时保存文件，文件类型为.QES文件，本例调查表文件名为"流行病学调查.qes"，在编辑器的左下方显示。

（2）系统只会根据"特殊符号"来定义一个输入字段（包括类型和长度），并根据符号前的字符给字段命名。建议在编写过程中利用"字段快速清单"插入"特殊符号"，即选择字段类型，定义好长度后，按"插入"图标，可避免由于"特殊符号"输入错误而不能产生有效的输入字段。

（3）调查表用中文编写时，可用定界符（“{}”）将字段名定义为英文字符（英文字母或英文字母+阿拉伯数字），有利于数据库的管理和其他软件的统计分析。注意：“{}”必须为半角型，而不能是全角型（“｛ ｝”）。

（4）尽可能把字段（变量）定义数值型，有利于统计分析。如吸烟史“smoking”可定义为数值型字段，“1”表示“每天吸”，“2”表示“是，但不是每天吸”，“3”表示“不吸”。

（5）调查表文件的格式（即录入界面）尽可能和原调查表一致，有利于直观地录入数据。

（6）如果用其他文本编辑器编写QES文件，在运行EpiData后，打开该QES文件即可编辑。特别应该注意的是：在使用EpiData编辑器或其他文本编辑器编辑QES文件时，文本中的字符都应该是半角型字符，而不能是全角型字符。

（7）调查表文件的编写是否符合要求，可通过“数据表预览”来查看（图15-25）。

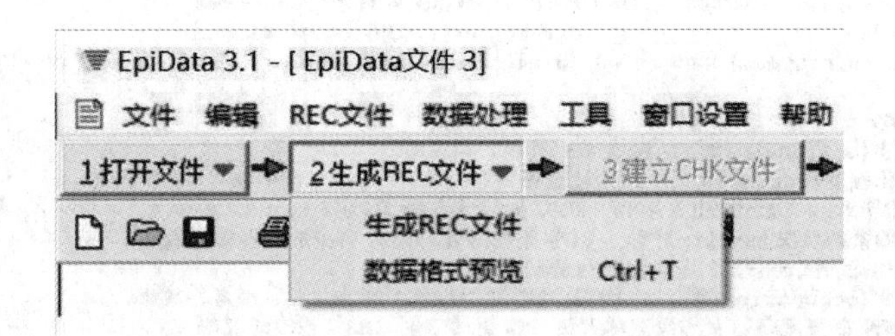

图15-25　REC文件数据表预览选项菜单

“流行病学调查.qes”文件数据录入时的界面预览如图15-26：

3. 数据表格式预览　数据表格式预览功能显示当数据输入时调查表的格式，但不产生数据文件（REC文件）。在数据表格式预览时所显示的字段与实际数据输入时相同。但核查功能不起作用，因为数据文件尚未产生。在打开一个新的数据表预览时，可不必关闭当前的数据表预览窗口。

在编辑调查表文件时，可通过以下5种方法预览数据表：按CTRL-T；在编辑工具条中按预览数据表按钮；在数据表菜单选择预览数据表；在弹出菜单编辑器中选择预览数据表；在工作过程按钮，产生数据文件中选择预览数据表。

4. 变量标签　变量标记是对数据字段内容的一种描述。在EpiData中变量标记会自动产生，它取决于QES文件中输入字段左面的文本内容。

如果设置了“以调查表的第一个词命名”，那么变量标记将是字段左面文本内容而不包括第一个单词，因为它已用作字段名。例如vab1 Name ###，“vab1”将作为字段名，而“Name”将作为变量标记。

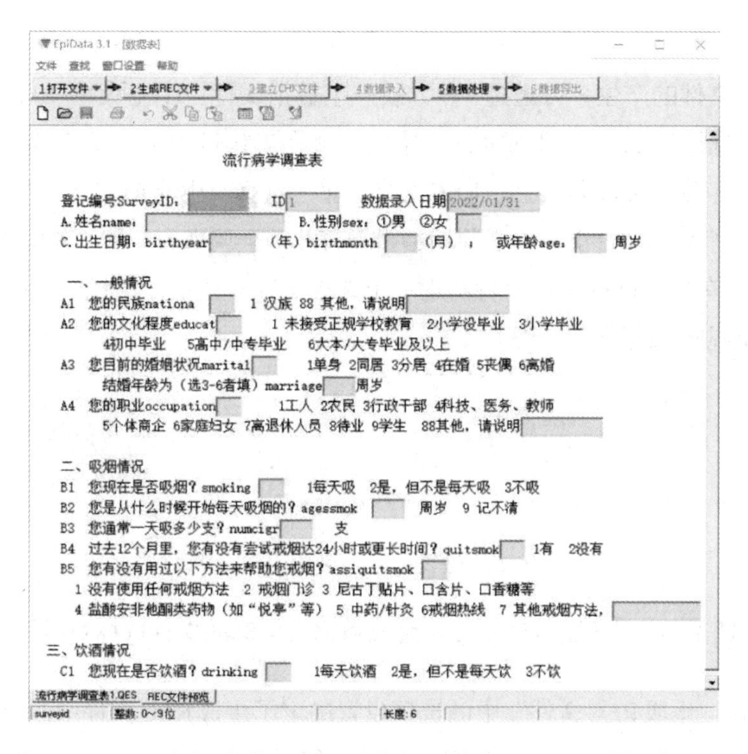

图15-26　"流行病学调查.qes"文件数据录入时的预览界面

5. EpiData编辑器的其他功能

（1）自动缩进：如果在EpiData使用编辑器时选择了"自动缩进"选择项，下一行将自动按前一行缩进。

（2）字段对齐：在使用编辑器编写QES文件时，可能要使用"字段对齐"功能。将光标放在含有输入字段的行，在编辑菜单选择"字段对齐"，即可使字段输入框对齐。对齐输入字段框的结果取决于字段命名选项的设置（"生成REC文件"选项）。使用了这个功能，数据输入表将变得更加清晰可读。

（3）跳格符@：当QES文件产生一个调查表的字段后，它的位置就由该字段前的文本位置所确定，这样可能会引起字段位置不能对齐。在编辑调查表文件时使用跳格符@，可以实现字段自动对齐。跳格符@对于数据文件的字段没有影响，只是改变字段在调查表中的位置。

在两个或两个以上字段变量符号（即"特殊符号"）前均插入@符号，可使得两行或多行输入框自动对齐。跳格停止位将以屏幕像素数决定，系统默认值是40个像素，可在"文件菜单/选项/REC文件显示/表：字段名与数据框间像素数"中设置。

（二）数据文件的产生和修改

调查表文件（.QES）建立后，必须在此基础上产生数据文件（.REC），才能开始下一步的数据录入。

1. 数据文件的产生 可通过3种方法产生数据文件：①主菜单→选择数据导入/导出菜单→“根据QES文件生成REC文件”；②在工作过程工具条按第二个按钮“生成REC文件”；③在编辑器菜单→REC文件菜单→选择“生成REC文件”。

在产生一个数据文件前，不必使用编辑器打开一个调查表文件（.QES文件）。如果在编辑器中没有打开QES文件，将出现一个选择文件对话框，选择一个QES文件后即可产生一个相应的数据文件（图15-27）。

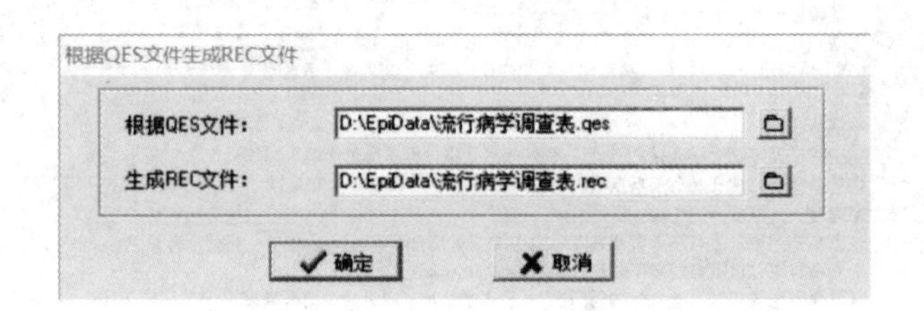

图15-27 根据调查表文件生成数据文件时的文件选择对话框

注意：在“生成REC文件”中的选项设置决定了生成REC文件中的字段名。数据文件将把QES文件名作为隐含文件名，只是后缀是.REC而不是.QES。但这不是必须的，只是推荐这样命名数据文件。

在图15-27对话框点击“确定”后，随即出现一个“REC文件标记”对话框（图15-28），提示输入一个50个字符以内的关于数据文件的简单描述-“数据文件标记（可省略）”。点击“确定”后，出现REC文件已经生成的提示（图15-29）。

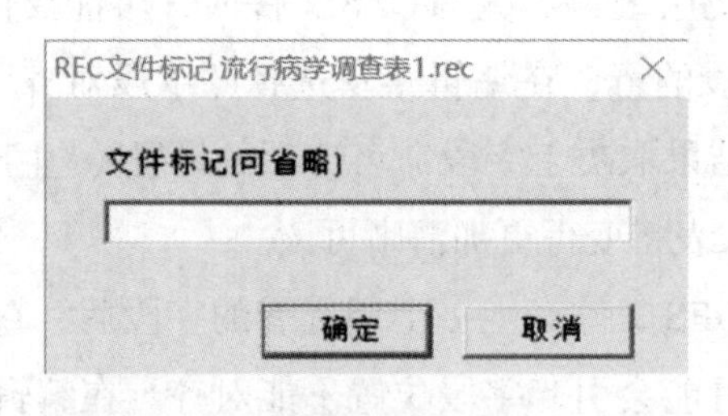

图15-28 数据文件标记对话框

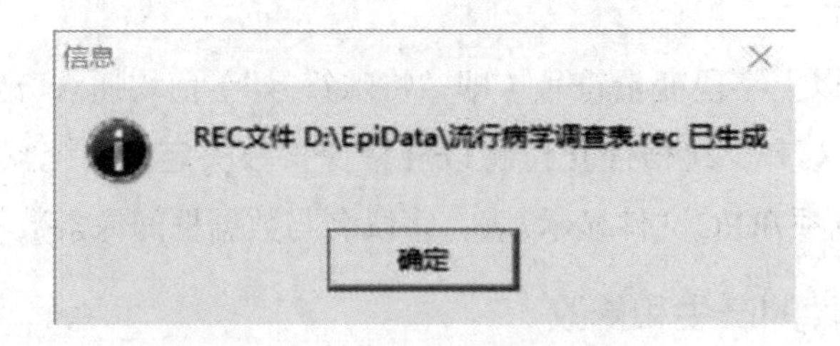

图15-29 REC文件生成提示

注意：在REC文件生成前可以进行预览；如果在产生一个新的REC文件时使用了一个与原来数据文件相同的名字，原来的数据文件将被覆盖，数据也将丢失。

2. 数据文件结构的修改　对一个已经包含数据的REC文件可以修改其结构（如增减字段、修改字段名或字段类型或长度）而不丢失数据。可按如下步骤进行：①打开数据文件对应的QES文件，然后修改它。如果QES文件不存在，在“工具”菜单中选择“根据REC文件生成QES文件”；②编辑QES文件，即增加新字段、去除字段或改变字段类型等；③存储QES文件并关闭编辑器窗口；④在工具菜单中选择“根据修改的QES文件更新REC文件”；⑤选择修改了的QES文件和要修改的REC文件（图15-30），点击“确定”。

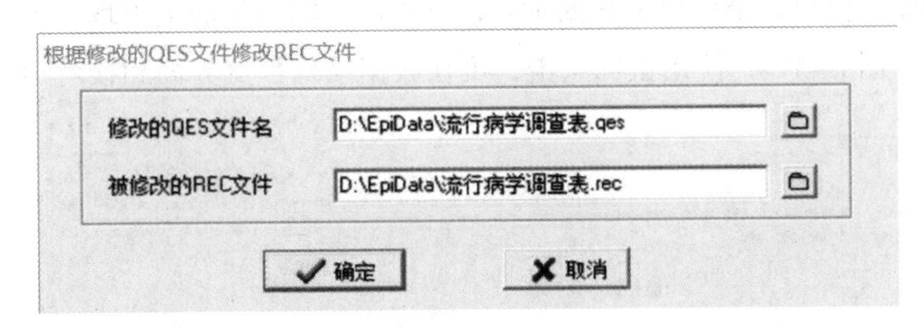

图15-30　根据修改的调查表文件修改数据文件时的文件选择对话框

注意：如果删除了某个字段或改变了字段名（改变输入字段框左面的文本），该字段已有的数据将会丢失！请仔细检查修改的数据文件，如果发生错误，原始数据文件可以恢复。原始文件被保存为原文件名.old.rec，并存放在与新文件同一目录中。另外，EpiData支持两种字段命名方法，如果改变了系统字段命名设置就意味着改变了字段名，也可能引起数据丢失。

（三）核对文件的建立

1. 核对文件介绍　核对文件，又称检查文件、CHECK文件或CHK文件。建立了核对文件后，可在数据录入过程中检查数据的有效性。如输入“性别（男=1，女=2）”，则可设定该字段只能输入“1”或“2”或不输入，但不能输入其他任何数字。

核对文件中包括对一个或多个录入字段进行有效性描述。核对文件还可包含一些命令，可以控制录入的流向，例如从一个字段向另一个字段自动跳转。

当运行“数据录入”时，如果CHK文件存在，CHK文件中的命令则自动装入内存发挥作用。注意：核对文件由系统自动命名，与数据文件名相同，只是后缀不同。

2. 核对文件的作用　核对文件的作用包括：限制录入数值型或日期型字段的数值或范围；设置字段必须输入；复制前一个记录的数据至新记录；根据一个字段的数据实现条件跳转功能；根据其他字段的数值计算当前字段的数值；复杂计算和条件操作

（IF-THEN操作）；对数据录入者提供帮助信息。

3. 核对文件的建立 当数据文件产生后，可通过两种方法产生CHK文件：一种是用主菜单中“数据录入质控”中“添加/修改录入质控程序”，一种是在工作过程工具条中点击第三个按钮-“3建立CHK文件”。两种方法均只能对字段的核对内容进行编辑，但对于字段以外的块（如Before file、label block等）则必须使用编辑器编写命令程序。

（1）建立CHK文件：运行主菜单中“数据录入质控”中“添加/修改录入质控程序”或点击过程工具条“3建立CHK文件”，弹出“请选择REC文件”对话框，提示选择需要建立CHK文件的数据文件（REC文件）。点击“打开”后，弹出“添加/修改录入质控程序”窗口，主窗口为数据录入预览界面，同时界面上出现一个浮动的核对功能对话框（图15-31），使用鼠标点击，可在数据录入预览界面和核对功能对话框间切换。

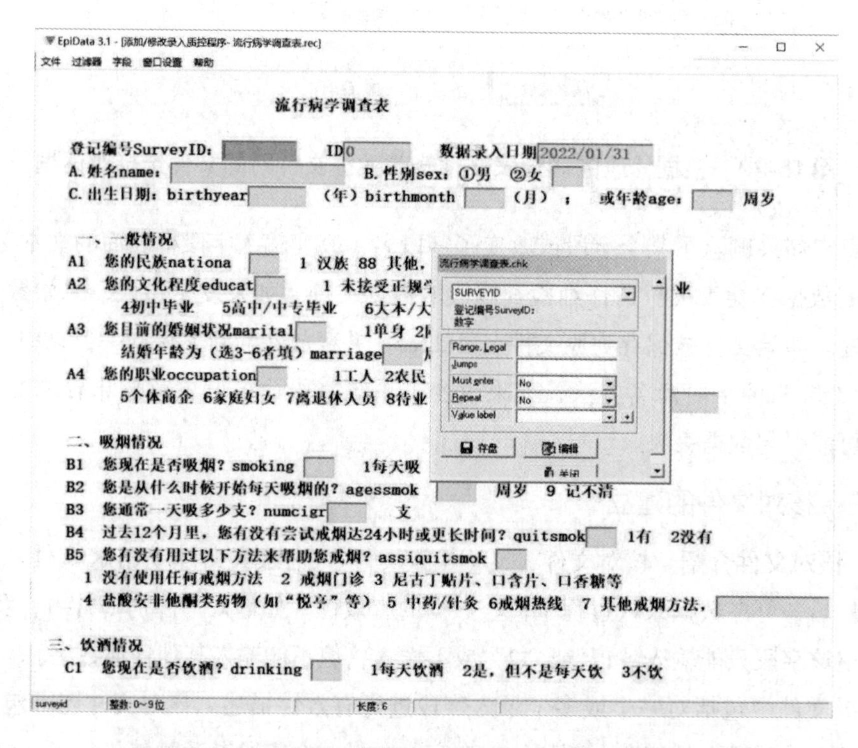

图15-31 REC文件添加/修改录入质控程序窗口

1）选择录入字段并为它添加有效性规则的方法：①在数据录入预览界面中选择字段，可使用鼠标点击或TAB键或用回车键移动至某个字段；②在核对功能对话框上部使用下拉字段列表进行选择；③当光标处于核对功能对话框的状态时，按CTRL+上箭头或下箭头。

2）如果光标位于数据录入预览界面中，使用复合键可以直接跳转至下述有效规则选择状态：①按CTRL+L改变当前字段的范围或合理值；②按CTRL+J改变跳转目的字段；③按CTRL+E设当前字段为必须输入字段（或解除该功能）；④按CTRL+R设当前字段为重复字段（或解除该功能）；⑤按CTRL+A为当前字段的标记（或解除该功能）。

（2）有效性规则的建立和修改

1）范围/合法值（Range/Legal）　选择某个字段后，在核对功能对话框中“Range，Legal”栏内进行设定。光标在栏内时，系统会显示一个备注页，提示设定方法。定义一个字段的范围，可用n1-n2设定，如1-3表示该字段只可输入1、2和3。如果只需对最大值进行限制，使用-INF（负无穷）为最小值；如果只需对最小值进行限制，使用INF为最大值。如输入-INF-5定义所有小于或等于5为合法值，输入0-INF定义所有正数为合法值。

使用逗号或空格可以定义单个合法值，如1，2，3，99限定当前字段中只可录入1，2，3或99。如果既要定义范围又要定义单个合法值，则必须先设定范围，再给出合法值，如1-3，99则将把1、2、3和99视为合法值；如定义成99，1-3，系统将提示错误。

2）跳转（Jumps）和跳转符号“>”　如果对当前字段设置跳转功能，在数据录入后跳转到哪个字段取决于当前字段录入的数据值。例如，如果当前字段为“您现在是否吸烟（SMOKING）（1=每天吸，2=是，但不是每天吸，3=不吸）”，则可定义：如果SMOKING字段输入“2”时，光标跳转至字段NUMCIGR（B3），而当SMOKING字段输入“3”时，光标跳转至DRINKING（C1）。

选定字段SMOKING，在Jumps栏内使用数值+跳转符号“>”进行设置；输入“2>”设置跳转起点值，把光标点到字段“NUMCIGR”自动读取跳转终点，完成一次跳转设置“2>numcigr”；以逗号“，”连接可以继续设置，输入“3>”设置跳转起点值，把光标点到字段“DRINKING”自动读取跳转终点，完成跳转设置“3>drinking”（图15-32）。

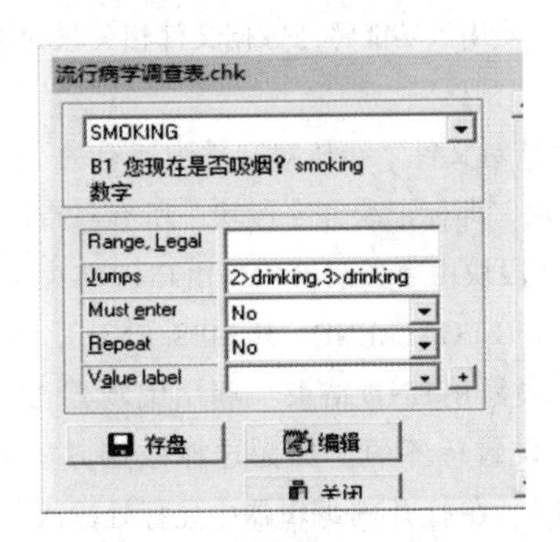

图15-32　跳转设置窗口

除了指定字段名外，跳转目的还可为：END和WRITE。END表示跳转至数据表的最后一个字段；WRITE意味着在输入当前字段数值后将当前记录存盘。

例如：1>V30，2>END，3>WRITE。程序将给出以下规则：如果输入“1”光标跳至字段V30，如果输入“2”光标跳转至数据表的最后一个字段，而输入“3”后，系统提示将当前数据存盘，并进入下一个记录。

此外，还可以通过AUTOJUMP命令设定自动跳转，即当前字段输入任何数据后光标都会跳至目标字段。

3）必须输入（Must Enter） 选择字段后，在Must enter栏选择项中选择“Yes”。如果当前字段必须输入数据，则需要使用这个规则。

4）重复输入（Repeat） 如果在Repeat栏选择项中选择“Yes”，则前一个记录中的设定字段输入值将自动出现在下一个记录的同一字段中。重复输入数据的值在数据录入过程中可随时改变，使用这个功能可减少数据录入工作量。

（3）编辑核对文件注意事项

1）编辑所有核对项 点击核对功能对话框中的“编辑”按钮，将打开一个编辑窗口，出现一个当前字段的字段块，可以直接对核对命令语句进行编辑。如果当前字段没有附加核对命令，编辑窗口中只出现字段名和END。编辑结束后，可以“接受并关闭”保存编辑内容，或按ESC取消保存。

注意：使用核对功能对话框中的“编辑”功能只能对单个字段块进行编辑。可以使用EpiData编辑器，对整个CHK文件的核对命令进行编辑。

2）核对命令运行检查 当“接受并关闭”核对文件编辑时，系统对核对命令自动进行检查。如果没有发现错误，编辑窗口关闭；如果发现错误，编辑窗口分成两部分，上半部显示核对命令，下半部分显示错误和产生错误行号。双击显示错误的行时，光标跳至相应的核对命令处，再次选择“接受并关闭”，错误将被更正。

3）清除所有核对项 使用该功能将与数据文件相关联的所有核对项被清除，且原核对内容不可恢复。

4）使用编辑器产生核对文件 在核对文件中所有的命令都是块命令的一部分。EpiData支持两个基本的块，即标记块和字段块。所有与指定字段有关的命令必须放在一个字段块中。一个字段块由字段名开始，由END结束（与命令的大小写无关）。某些命令是“自身块”（如LEGAL..END，JUMPS..END），而其他命令只有一行（如RANGE，GOTO）。所有块都用END结束。利用编辑器可以实现包括字段块在内的所有块的内容核对、设置标签值。如为选择戒烟方法设置标签值，选择戒烟字段（ASSIQUISMOK），在打开的编辑器中光标处输入“数字+空格+标签内容”（图15-33），即可完成设置。具体用法参见帮助文件。

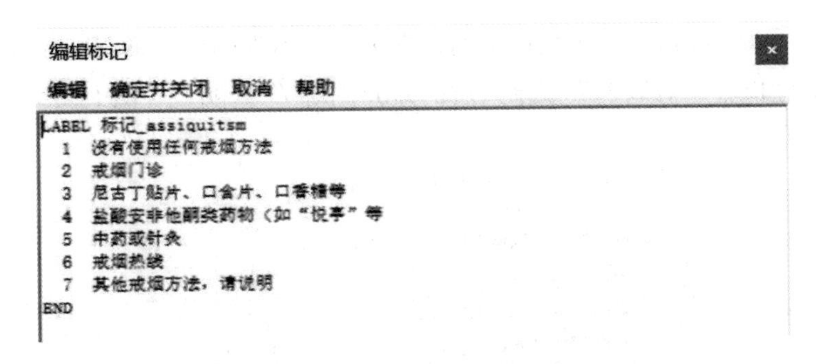

图15-33　编辑器设置赋值及标签

（四）数据录入

可通过4种方法进入数据录入界面开始数据录入：主菜单→选择数据导入/导出菜单→“数据录入/编辑”；在工作过程工具条按第4个按钮“数据录入”。当出现“打开”窗口后，选择相应REC文件进行数据录入。

（1）字段间导航

1）选择下一个字段可用：按Enter、按Tab、按下箭头键或鼠标选择字段。

2）选择前一个字段可用：按Shift+Tab、按上箭头键或鼠标选择字段。

3）在数据表中选择第一个字段按Ctrl+Home键；选择最后一个字段按CTRL+End。

（2）记录间导航：在数据表窗口的下面显示一个记录导航按钮（图15-34）。这些按钮的功能可以在“查找”菜单中找到。

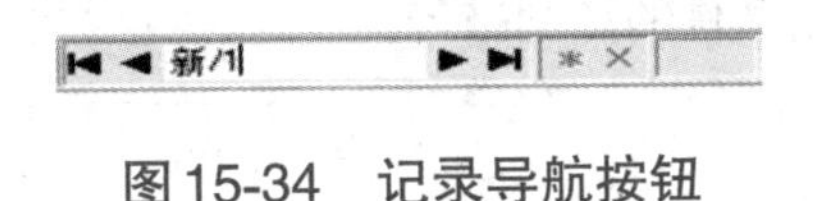

图15-34　记录导航按钮

图15-34显示当前记录是第一条记录，总共有2条记录。DEL表示当前记录已做删除标记。

⏮ 转至第一个记录；⏭ 转至最后一个记录

◀ 转至前一个记录；▶ 转至下一个记录

* 输入新记录；✕ 删除一个记录标记或解除临时删除标记

（3）查找记录：如果已知记录号，可使用“查找”菜单或按CTRL-G定位至目标记录。如果不知道记录号，可使用查找记录功能或按CTRL-F键，打开查找选择窗口，此时查找停留在当前字段上，可通过下拉菜单对字段进行选择，包括IDNUM字段。

（4）两次录入的一致性检验：为了提到高数据录入质量，除了通过建立核对文件设定录入有效性规则外，另一个质量控制措施是采用双轨录入（duplicate enter），即将同一批调查表信息录入两次，通过比较两次录入间的差异，控制和评价录入质量、修改录入错误。EpiData软件可对双轨录入数据进行一致性检验，通过运行主菜单-数据处理-“一致性检验（对调查表双录入后的差异比对）”来实现（图15-35）。

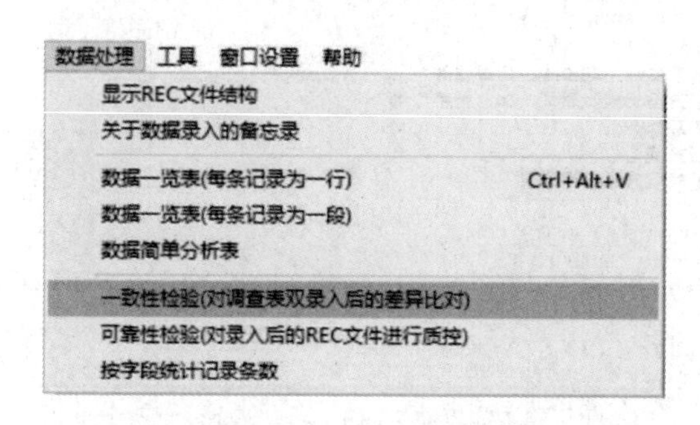

图15-35　两次录入的一致性检验菜单

1）确定关键字段　为了比较两个数据文件，通常要确定一个以上的关键（key）字段。关键字段，也称识别字段（ID字段），用于匹配数据文件1和数据文件2。关键字段必须是两次录入数据文件的公共字段且每个记录值是唯一的（unique）。

如果没有确定关键字段，两个数据文件就根据记录-记录进行匹配，也即数据文件1中的记录1与数据文件2中的记录1进行比较，因此，两个数据文件录入顺序必须相同才可比较。

2）选择项　在进行一致性性检验过程中设定不考虑已做了删除标记的记录。也可以设定不考虑文本字段的大小写，“Smith”与“sMiTh”一样。一致性检验完成后，系统会输出一份比较两个数据文件的详细报告。

三、数据文件的管理

（一）数据文件信息

在“数据处理”菜单中选择“显示REC文件结构”功能，将提供所选择的数据文件和输入字段的信息，可在编辑器窗口中显示或打印。

数据文件信息包括数据文件名、文件大小、最后一次更新的日期、字段数、记录数、是否使用核对功能。数据文件中的每个字段的信息则包括输入字段名、字段变量标记、字段类型、字段宽度和核对项清单等。

（二）数据输入提示

在使用EpiData进行数据录入时，常使用一些提示性注释（Notes），这些注释很难写进调查表中，可通过定义Notes函数来实现。Notes函数可在数据录入过程中使用，也可在数据文件尚未打开时使用。在数据录入过程中按F5键可调用Notes函数。

（三）数据文件标记

当建立一个数据文件时，系统会自动提示用户建立一个数据文件标记。数据文件标记为一个小于50个字符的文本，可作为数据文件（REC文件）的一部分而被存入。数据文件标记可使用“工具菜单/编辑REC文件标记”进行编辑。

（四）显示数据

在“数据处理”菜单中选择“数据一览表”来显示数据，分为“每条记录为一行”和“每条记录为一段”两种模式（图15-35）。“每条记录为一行”显示的是一个行×列二维数据表格，和Excel软件的数据表类似，每行表示一个记录，每列表示一个字段。在“显示”对话框，可以通过选择项设定显示内容。

（五）数据简单分析表

数据简单分析表位于“数据处理”菜单中（图15-35）。先选择要制作简单分析表的数据文件，弹出“数据简单分析表”选项对话框，对分析内容进行设定。

数据简单分析表显示数据文件的关键字段及数据的基本描述，包括记录数、删除记录的记录数；对数据文件的每一个变量显示变量标记、字段类型、选择核对命令及具有缺失数值的记录数（= blank字段）；对于数值型字段显示数值范围（不拒绝在核对文件中指定的范围）、均数和标准差或频数表。

（六）数据文件的导出和导入

1. 数据导出　EpiData 3.1软件只能输出数据简单分析表，不具有其他统计分析功能，建立好的数据文件可转成其他类型数据文件，以供其他统计分析软件对数据的读取。

点击工作过程工具条中的“数据导出”图标可实现数据文件的导出（图15-36）。

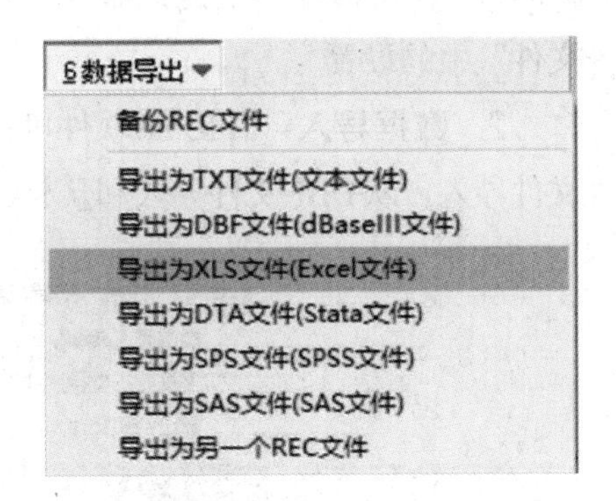

图15-36　工具栏数据导出菜单

（1）备份REC文件：用以备份、保存EpiData软件录入的数据文件，即REC文件。

（2）导出为文本文件：EpiData可以将数据文件导出为标准的文本文件（TXT文件），每行一条记录，可以通过选择分割符号将字段分割开。选择转出的文件后缀必须是.TXT。选择项包括：选择字段分割符、选择文本“标记”（如果选择此项，所有非数字字段将被双引号标记）和不转换已被删除的记录（如果选择该项，只有未被删除的记录被转换）。

（3）导出为dBaseIII文件：EpiData可以将数据文件导出为dBase III文件（DBF文

件）。DBF数据文件是目前最常用的一种数据文件类型，可被SAS、SPSS、STATA、Excel等多种数据管理和分析软件直接读取，兼容性最好。建议一般用户选择将REC文件导出为.DBF文件，以方便其他统计分析软件读取。值得注意的是：导出为dBaseIII文件时，限制字段数为128个，同时不导出已被删除的记录。

（4）导出为Excel文件：可以将一个数据文件导出成Excel 2.1版本，因为它相对简单，2.1版本的Excel文件（.XLS）可以被其他版本的Excel软件读取。注意：Excel软件对电子表格的行、列数有一定的限制。限制程度则随Excel的版本而不同，应注意仔细检查转出的文件，确认所有数据正确转出。

（5）导出为Stata数据文件：可以将一个数据文件转换成一个Stata文件（.DTA）；可在选择项中选择版本4、版本5或版本6，且一并导出数据文件标记、变量标记和数值标记。注意：Stata第4-5版的标记不能超过8个字符）。

（6）导出为SPSS文件：导出数据库到SPSS 命令文件（*.sps）和原始的数据文件（*.txt）。在SPSS中运行命令文件，将数据载入SPSS 程序，然后将打开的数据库另存为一个真正的SPSS 数据库。注意：在产生的SPSS *.sps 文件中，“RECORDS=”的涵义不同于其在EpiData 中的意义。在EpiData 中，records（记录）表示的是记录数；而在SPSS中，records 表示写下所有记录所需的行数。选择项设置类似于“输出到文本文件”中的设置。

（7）导出为SAS文件：导出数据库到SAS 命令文件（*.sas）和原始的数据文件（*.txt）。在SAS程序中提交命令文件，装载数据库。选择项设置类似于“输出到文本文件”中的设置。

2. 数据导入 EpiData软件可以将3种格式的数据文件导入为REC文件：从文本文件导入；从DBF文件导入和从SAS文件导入（图15-37）。

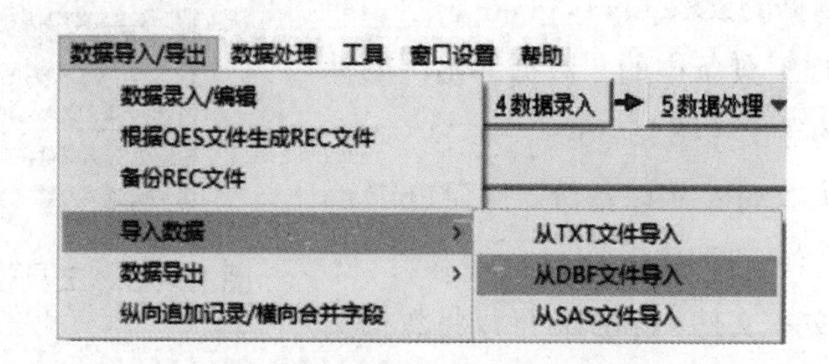

图15-37 数据文件导入菜单

（七）数据库的纵向追加与横向合并

EpiData软件可以对两个数据文件进行合并，形成一个新的数据文件。纵向追加（Append）是将两个数据结构完全一样或基本上一样的数据文件合并起来，两个数据库是“头对尾”(from top to bottom)连接，又称串联。横向合并(Merge)是将两个结构不同、但至少有1个共同的标识字段(ID字段或关键字段)的数据库合并。例如，一个数据库中录入的是问卷调查结果，而另一个数据库中录入的是同一批调查对象的实验室检查结果。两个数据库都含有一个可以确定调查对象的ID号。这样的两个数据库的合并是“肩并肩”或“边对边”(from side to side)连接，又称并联。

在“数据导入/导出”菜单中点击“纵向追加记录/横向合并字段”，弹出文件选择对话框，选择确定所要追加或合并的REC文件后，弹出“纵向追加记录/横向合并字段”对话框(图15-38)。

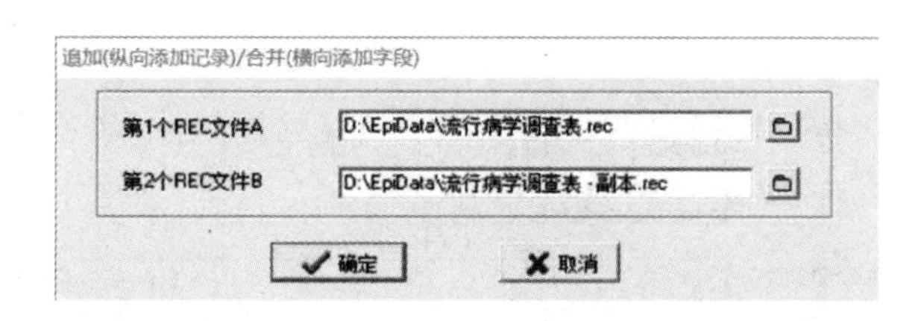

图15-38　纵向追加记录/横向合并字段对话框

(1)数据库的纵向追加：在“纵向追加记录/横向合并字段”对话框中显示两个数据库的情况。点击“追加/Append”切换卡进行纵向追加，键入合并后的新数据文件名。纵向追加的方式有两种(图15-39)：

1)追加后新建的数据文件结构与数据库A相同，即有相同的字段。至于数据库B中的数据，只有与数据库A相同的字段才会被追加到新的数据文件中，数据库A中没有的字段会被忽略。

2)新的数据文件中包括所有数据文件A中的字段和数据文件B中的字段。

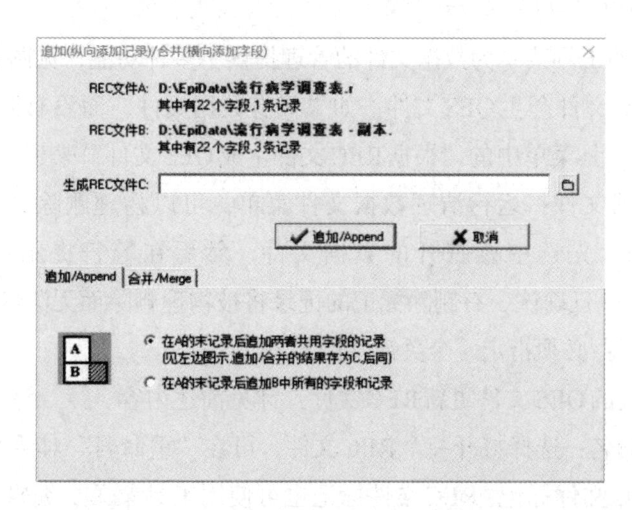

图15-39　纵向追加记录/横向合并字段对话框中追加选项卡

（2）数据库的横向合并：在“纵向追加记录/横向合并字段”对话框中点击“合并/Merge”切换卡进行横向。键入合并后的新数据文件名。合并功能要求两个数据文件都必须有一个或多个标识字段，以便匹配数据文件A和数据文件B 中对应的记录。最多可以选择3 个标识字段。标识字段不一定要设置为KEY或KEY UNIQUE，但必须在两个数据文件中都存在。横向合并的方式有两种（图15-40）：

1）只合并那些标识字段在数据文件A和数据文件B完全匹配的记录。

2）合并两个数据文件中的所有记录。此操作可能会使很多字段出现缺失值，因为来自数据文件B的一些记录，可能在数据文件A中没有可匹配的记录。

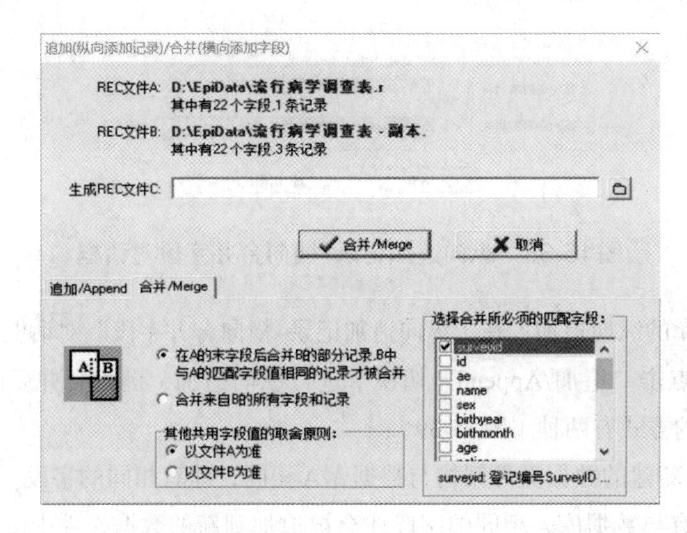

图15-40　纵向追加记录/横向合并字段对话框中合并选项卡

（八）EpiData软件的工具菜单

EpiData软件的工具菜单为数据文件的管理提供了多种功能，见图15-41。

（1）根据REC文件产生QES文件：如果只有数据文件，而没有调查表文件（QES文件），可以通过工具菜单中的“根据REC文件生成QES文件”来建立。

（2）清理数据文件：运行清理数据文件菜单，可以物理删除具有删除标记（逻辑删除）的记录。先选中要打开的数据文件，然后在警告提示里，选“OK”或“Cancel”。注意：一旦确认，有删除标记的记录将被物理删除而无法恢复。

（3）重建索引：必须指定一个关键字段。

（4）根据修改的QES文件更新REC文件：详见前述内容。

（5）字段重命名：选择打开一个REC文件，可在“重命名”对话框里修改字段名。

（6）编辑REC文件标记：REC文件标记也可使用工具菜单，编辑REC文件标记功能进行编辑。

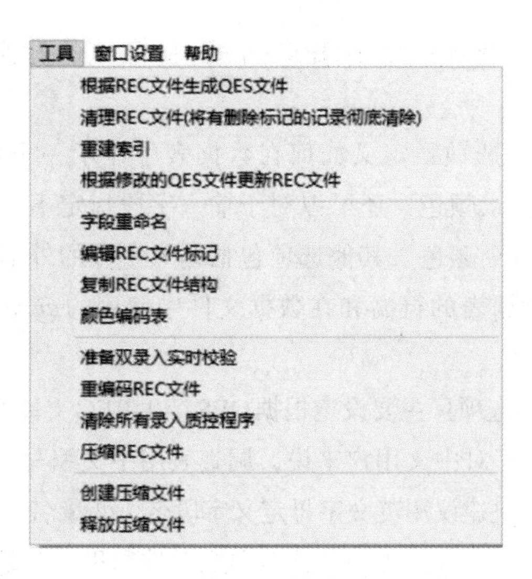

图15-41　EpiData软件的工具菜单

（7）复制REC文件结构：通过此菜单可以复制REC文件结构，即建立一个QES文件，也可选项同时复制CHK文件。一般在双轨录入数据或补充录入数据但又没有QES文件时常用。

（8）其他：除上述功能外还有颜色编码表、双录入实时校验、重新编码REC文件及压缩REC文件等多项功能。

四、EpiData软件的选项

EpiData程序选择项可通过选择“文件/选项”进行设定。点击“选项”，弹出选项对话框（图15-42），包括“QES文件显示”“REC文件显示”“生成REC文件”“有关资料”“高级设置”和“相关文件”6个选项卡，选中后设定。

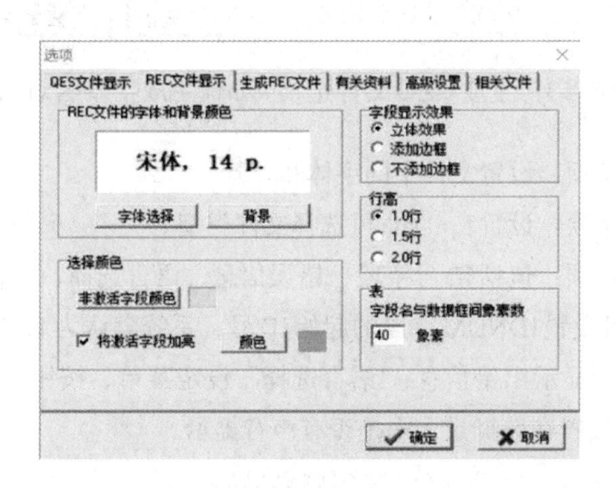

图15-42　EpiData软件的选项中REC文件显示设置窗口

（1）QES文件显示选项：设定QES文件编辑窗口的背景和中文字体、中文（GB2312）字符集。

（2）REC文件显示选项：定义如何在数据表中显示一个REC文件。可以设定数据表的中文字体和背景颜色，还可以对于输入字段指定不同的背景颜色，而当输入字段激活时选择另一个颜色。其他选项包括输入字段的外形（立体效果、添加边框或不添加边框），数据表的行高和在数据文件中使用的@空格键的像素数等（图15-42）。

（3）生成REC文件选项：主要设定根据QES产生REC文件时如何生成字段名（图15-43）。需要强调的是：对中文用户来说，调查表用中文编写，录入界面通常也和调查表一样是中文格式，但建议用英文字母定义字段名（变量名），有利于数据导出后进行管理和统计分析。所以，在“如何生成字段名”选项里，总是设定“使用{}内的内容自动添加字段名”。

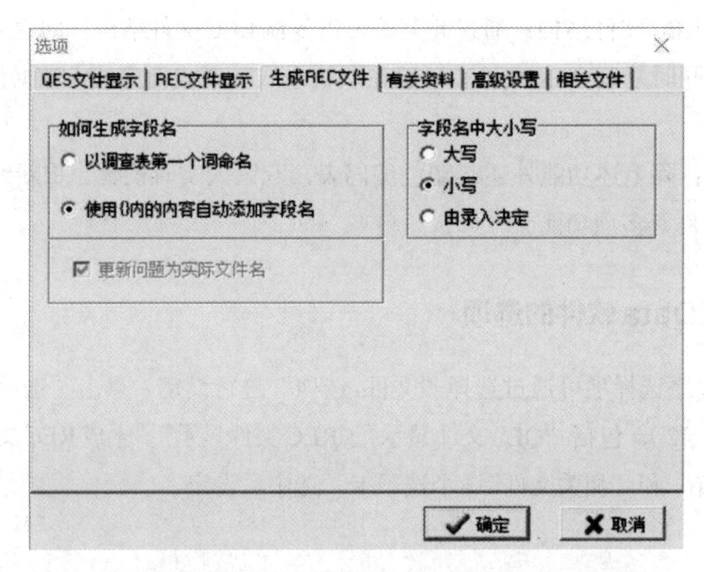

图15-43　生成REC文件选项－如何生成字段名对话框

（4）有关资料选项：设置文件中的字体和背景。

（5）相关文件选项：设置EpiData可选择文件类型。

（6）高级设置选项：包括ID号字段、错误信息、语言选择、声音提示4个内容。

“ID号字段”可设置IDNUM字段的起始ID号，系统默认为1；“错误信息”选项可设置系统出错时是否显示出错信息；“语言选择”设定菜单、按钮、错误信息等显示的语言；“声音提示”设置在数据录入中是否有声音提示。

本章小结

本章主要介绍数据的类型与特点、数据库的基本结构，以及常用数据库管理软件。并学习不同类型数据库转换的软件StatTransfer用于数据库之间的连接。通过介绍流行病学研究常用数据库录入与管理软件EpiData的录入调查表数据、建立数据库以及数据的读入/导入与转换/导出功能，提高大样本数据录入和管理能力。

（沈　冲）

第六篇

统计分析软件应用

Part 6

第十六章　SAS软件概述及其在医学研究中的应用

学习目标

1. 掌握　SAS程序的基本规则、数据集的创建、导入和基本编辑。
2. 熟悉　医学研究中常用的数据描述和统计分析方法的SAS实现。
3. 了解　SAS的常用函数、制表和绘图。

"通过数据，探索世界"——这是数据分析的终极目的

"THE POWER TO KNOW®"（SAS 标语，译：提供探知的力量）——这是SAS努力的方向

SAS（Statistical Analysis System）软件是目前世界上数据分析领域中享誉盛名的统计分析软件之一，在医学研究领域也被广泛地应用。与SPSS采用图形菜单界面驱动不同，SAS软件需要一定的编程技术。然而，SAS涉及的编程大多有固定的格式和选项，熟悉常用的命令、语句及基本的语法规则，就可以实现借助SAS软件完成医学研究中绝大多数的数据处理和统计分析。

第一节　SAS软件的概述

SAS是集数据管理和统计分析功能于一体的数据分析系统，最初是由美国北卡罗来纳州立大学于20世纪60年代编写的，软件开发者1976年成立了SAS公司负责SAS软件的维护、开发、销售和培训。随着SAS公司日益壮大，SAS版本不断完善，1985年发布运行在PC DOS的SAS 5，1988年推出运行在Windows操作系统的SAS 6，2000

年推出的SAS 8支持Linux系统，目前SAS软件最新版本为SAS 9.4，该版本具备诸多适应大数据时代新特征的高性能技术。

一、SAS版本和安装

（一）SAS版本

目前SAS软件的版本主要包括商用版和免费的云端统计分析平台。自2021年8月开始已经停用了SAS大学版。启动SAS软件时，在日志窗口内会呈现软件版本号及其相应模块的版本号信息。

1. 商用版 SAS商业版采用“只租不卖”的策略，按模块收取年费。公司将基础的功能模块（SAS/BASE，SAS/ACCESS，SAS/STAT，SAS/GRAPH）及其安装的数据文件打包，以租赁形式向用户提供软件安装包和许可文件；如果需要更多的功能模块，则需要在订单中追加相应的模块才能获得其安装介质和授权文件。

2. 免费的云端统计分析平台 SODA（SAS OnDemand for Academics）是SAS公司免费提供的云端统计分析平台，研究者可通过该平台SAS Studio界面编写和运行SAS代码，从而实现数据分析。但用户需要先在网站（http：//odamid.oda.sas.com）进行注册，收到含有登录SODA用户名的邮件即表明注册成功。值得注意的是SODA平台上所有运行的SAS代码和相关数据集，都只能存储在云端，只有SAS运行结果可下载保存在本地存储设备上，SODA平台为每个注册用户提供5120MB的存储空间。

（二）SAS安装

1. 操作系统和内存要求 SAS目前支持Windows、Linux等操作系统，SAS官网提供各个操作系统及其兼容SAS版本的查阅信息。安装时计算机内存至少2G，且SAS软件安装文件约40G，安装盘需要有足够的硬盘空间。MacOS系统目前没有相应的SAS版本，但可通过首先安装虚拟机软件，随后在虚拟Windows系统中安装SAS软件，进而实现本地计算机SAS软件的使用。

2. 软件安装和更新许可文件 SAS软件安装需要模块的安装数据文件和安装数据文件（SAS Installation Data，SID）文件。SID文件是一个文本文件，包含SAS版本、对应的操作系统平台等信息，最重要的是里面包含了PROC SETINIT过程，这个过程更新了所购买产品的模块编号、名称以及产品使用的期限。商用版SAS软件需要每年更新SID文件。更新SID文件方式：在“开始”菜单中，以管理员身份打开SAS中Renew SAS Software 9.4，进入SAS Deployment Manager界面，选择更新

SID文件。

二、SAS软件的特点

（一）软件结构

SAS软件结构包括SAS功能（SAS foundation）组件和Windows视窗管理系统，前者是主体结构，由SAS基础编程模块（即Base SAS模块）、数据管理和访问模块、数据分析模块、报告和图表模块、可视化和发现模块、商业解决方案模块、用户界面模块、应用扩展模块和Web应用模块等组成，Base SAS模块是SAS功能组件的核心。

（二）软件功能执行的设计思路和基础模块

SAS软件的功能，执行时需要在Base SAS基础上，配合使用其他特定的模块，才能共同完成指定的任务需求。例如拟利用SAS软件进行数据的统计分析，则需要在Base SAS模块的基础上结合统计模块（即SAS/STAT模块）共同完成。

Base SAS模块、SAS/STAT模块和图形模块（即SAS/GRPAH模块）是SAS软件的3个最基础模块，Base SAS模块是运行SAS必备的核心模块，SAS数据步、SAS程序步和SAS窗口相关的函数和命令等都包含在Base SAS模块中，可用于执行基础的统计描述和绘图等功能。SAS/STAT模块用于执行t检验、方差分析、线性回归分析、logistic回归分析、生存分析等统计分析功能。SAS/GRPAH模块主要用于执行统计绘图功能，绘制常见统计图形，如散点图、直方图、条形图等。

（三）SAS软件的主要特点

SAS软件把数据管理、统计分析和结果呈现有机地融为一体，主要特点包括以下几个方面。

1. SAS软件功能强大 它几乎囊括了医学研究涉及的基础统计描述、单因素分析和多因素模型等各类统计分析过程，算法相对成熟、计算结果稳健可靠。SAS软件可以通过调用过程实现统计分析的目的，很多过程提供多种算法和选项，供不同水平研究者根据不同的数据分析需求选择使用（例如回归分析中提供了STEPWISE，BACKWARD，FORWARD，RSQUARE等多种自变量选择的方法）。SAS采用模块式设计，可根据研究者的实际需求选择不同的模块组合。在当今的大数据时代，随着数据分析需求日益增加，SAS模块也不断完善改进和推陈出新，缩短了SAS版本升级的时间间隔。

2. SAS编程相对简洁易学、使用便捷，操作也较为灵活 应用SAS软件时，研究者只需要告诉SAS软件使用“什么数据”来“做什么”即可。通常情况下，SAS只需要简短的几条语句即可完成复杂的数据运算，而且SAS程序和语句大多有相对固定格式和选项，易于模仿、学习和掌握。SAS运行过程中遇到运行错误时，日志窗口尽可能给用户提示错误的原因，以及提供相应的解决方法。此外，SAS软件能自动修正一些拼写类错误（仅在日志窗口给出注释说明，不影响输出结果），也可以让研究者通过某些选项或程序语句，自主控制是否输出全部结果、或输出哪些结果、或是否将过程变量存储到指定文件等，这些为研究者的操作提供极大的方便。

3. 诚意满满的SAS帮助文档（SAS Help） SAS公司精心打造的帮助文档，体系完整、措辞规范、获取方便，称之为最权威的SAS教材，也使其与其他统计分析软件相比，SAS软件独具特色。使用者可以在SAS官方网站、SAS软件的本地安装软件中随时查阅，也可以在软件使用过程中随时获取联机帮助。

三、SAS的基本操作

（一）SAS主要视窗

SAS窗口环境（图16-1）是一个开发、调试和运行SAS程序的交互式图形用户界面。通过SAS窗口环境，用户可以交互式地编辑和执行SAS程序、查阅SAS日志、浏览SAS输出结果，也可以通过图形界面操作数据集和改变SAS系统设置。

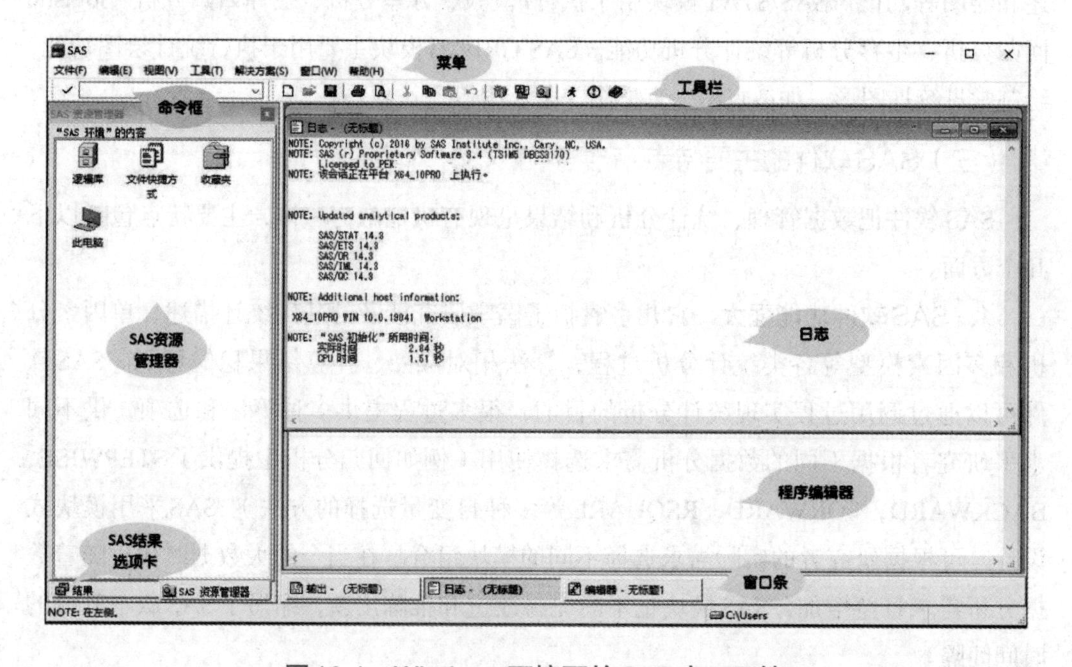

图16-1 Windows环境下的SAS窗口环境

SAS软件基本视窗包括：资源管理器、结果视窗和3种程序视窗（即程序编辑、日志、输出）。“SAS资源管理器”是管理逻辑库和SAS数据文件。“结果视窗”以树形结构呈现SAS程序执行后产生的输出结果列表。“程序编辑器”窗口用于输入、编辑和提交SAS程序代码，保存SAS程序并存储于本地指定文件夹内。该窗口内，SAS对不同语句自动赋值不同的颜色，便于使用者发现错误。例如，输入“proc freq”应呈现深蓝色，但如果输入“porc freq”，则“porc”变为红色，提示错误。“日志”窗口可查看当前SAS会话和SAS程序的运行消息。同时，在“程序编辑器”视窗内，可以以“/*……*/”形式添加注释或说明文本，此时SAS将注释文本自动标识为绿色。日志窗口有4种颜色字体：“黑色”字体内容是程序的重复呈现；“蓝色”字体内容是提示SAS运行的常规信息；“绿色”字体是“警告”作用，一般提示的是一些小错误（如拼写错误等），大多情况下SAS会自动修正，不影响程序运行；“红色”字体是提示“错误”，此时SAS无法继续运行，需要按照提示修改程序。“输出”窗口主要用于浏览SAS程序运行的输出结果。

（二）SAS菜单、命令栏和工具栏

SAS中可以通过点击菜单栏中的菜单项来执行相应的任务，例如，点击“文件”中“新建程序”创建SAS程序文件。同时，常用工具栏中的位图式按钮（图16-2中红色框）来执行相应的任务；还可以在“命令栏”中直接输入SAS命令，来执行相关任务操作。

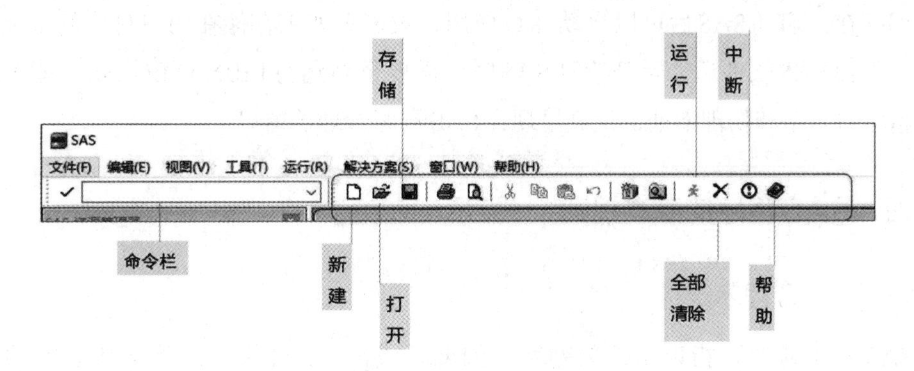

图16-2　SAS的常用命令栏

（三）SAS软件的逻辑库

SAS软件中，数据存储在“数据集”中，而“数据集”则存放在“逻辑库”中。SAS的逻辑库包括永久逻辑库和临时逻辑库两类。SAS自带永久逻辑库有：Maps、Mapsgfk、Mapssas、Sashelp以及Sasuser（图16-3）。临时逻辑库在SAS中以“work”

命名（图16-3中蓝框标识）。此外，使用者也可以自行建立一个永久逻辑库，指定该逻辑库在本地机器的存储路径。例如，自建一个永久逻辑库，命名为“Study”，存储在C盘中：其一通过工具栏创建（图16-3红色框及箭头标识）；其二利用libname语句创建，SAS语句为：libname study "C：；"。

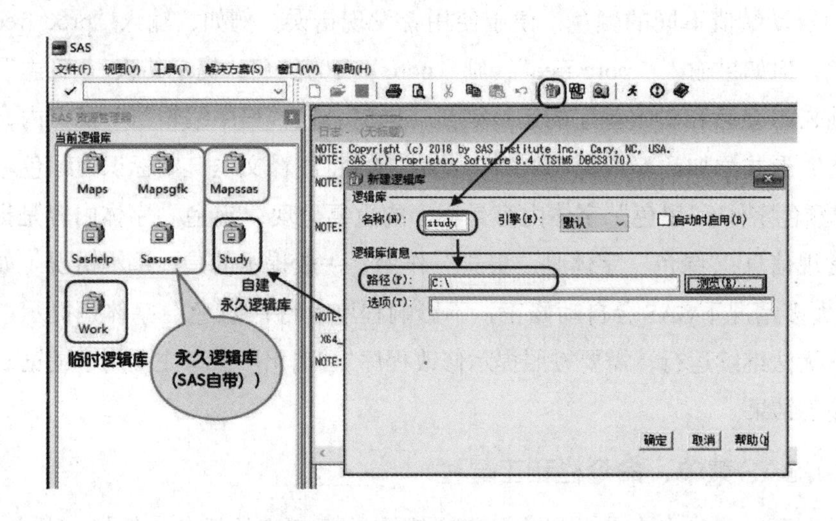

图16-3 通过工具栏创建自定义的永久逻辑库

值得注意的是，数据集如果存储在临时逻辑库中，关掉SAS软件后，数据集文件将会被自动删除；数据集如果存储在SAS自带的永久逻辑库中，SAS软件关掉后，文件仍旧存在，启动SAS后可以自动加载使用；数据集如果存储在用户自建的永久逻辑库中，关掉SAS软件后，重新启动SAS时，需要重新运行LIBNAME语句才能关联永久逻辑库的名字和物理地址，使其呈现在SAS资源管理器窗口。

四、SAS程序的基本规则

（一）SAS程序结构

SAS语句通常是指以SAS关键字（如data 或proc）开头，以英文状态下的分号（；）结束的代码行。SAS程序是由一系列SAS语句组成，主要包括：data步和proc步。这里“步”（step）是指以data语句或者proc语句开头；以run语句（即run；）、quit语句（即quit；）、新的data语句或proc语句结束的程序块。此外，SAS中也有一种程序是将DATA步和PROC步程序打包组合在一起（即宏程序），其本质是文本替代，用更少的文本（即SAS语句）替代更多的文本。SAS宏程序的创建和编辑需要有一定的编程基础，更适用于高级用户。

（二）SAS语法规则

SAS书写格式比较自由，语法规则包括两个方面：SAS语句和SAS名语法规则。

1. SAS语句语法规则　包括：①分隔单词的可以是一个空格或特殊字符（如加号、等号等），也可以是多个；②SAS程序可以从“程序编辑窗口”任何列开始，也可以在任何列结束；③单个语句可以写在多行，多个语句也可以写在一行。

2. SAS名　指为SAS中一些语言元素（如逻辑库、数据集、变量以及格式等）进行的名称标识。SAS名包括两大类SAS系统定义名和用户自定义名。SAS系统定义名，包括：①SAS自带的逻辑库名WORK、SASHELP等；②SAS中特殊的数据集名，如：_NULL_（不创建数据集）；③SAS中特殊的变量名，如_ALL_（所有变量）；④SYS开头的宏变量名，如SYSDATE（日期）。用户自定义名（即SAS命名）的基本规则：①不能与系统定义名相冲突；②符合SAS命名的语法规则：a. 只能由数字、字母和下划线组成；b. 首字符不能是数字；c. 长度限制各有不同，变量名或宏变量名最长可达32个字符，逻辑库名和数据集名最长只能有8个字符。

五、SAS制表与绘图概述

SAS的统计绘图系统从SAS 9.2版本开始引入ODS图形系统（ODS Graphics System）后就有了巨大改观。目前SAS 9.4版本里，可以通过SAS/GRAPH模块、SAS统计过程（部分统计过程自动输出统计图形）以及ODS图形系统绘制相应的统计图。其中，SAS统计过程自动输出的统计图形本质上也调用了ODS图形系统完成。

（一）SAS/GRAPH模块

SAS/GRAPH模块是SAS绘制统计图形的主力军，可以实现条图、饼图、散点图等图形的绘制。例如拟在数据集x中，绘制BMI变量与年龄变量的散点图，SAS程序如下：

```
proc gplot data=x;
plot BMI*age;
run;
```

结果视窗中输出的散点图如下（图16-4）：

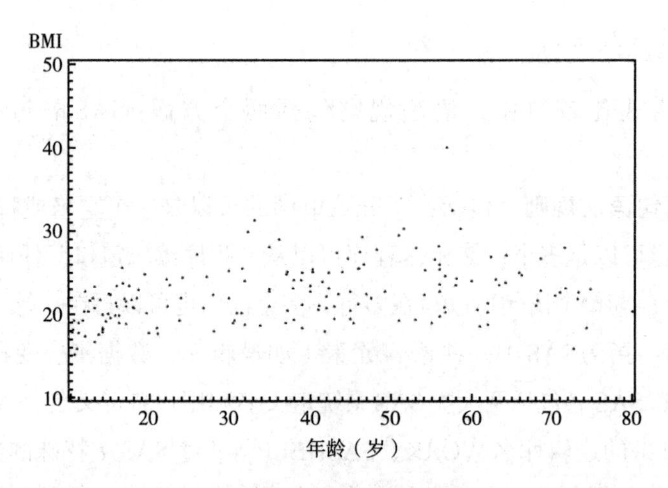

图16-4　SAS/GRAPH模块绘制年龄变量与BMI变量散点图

（二）统计过程的自动绘图

SAS 9.3及以后版本后台默认开启输出传送系统（output delivery system，ODS）图形系统，SAS自带的100余个统计分析过程会自动产生相应的统计分析图形。例如，拟调用proc univariate过程对数据集x中的BMI变量进行基本的统计描述，同时绘制BMI变量的直方图，SAS程序如下：

```
proc univariate data=x;
var BMI;
histogram BMI;
run;
```

结果视窗中的BMI直方图如下（图16-5）：

（三）ODS图形系统

ODS图形系统包括：统计图形过程步（SAS/GRAPH statistical graphics procedures）、图形模板化语言（SAS/GRAPH Graph template language，GTL）、图形编辑器（SAS/GRAPH ODS graphics editor）和图形设计器（SAS/GRAPH ODS graphics designer）。其中GTL是很强大的图形语言，可以定制个性化模板；图形编辑器和图形设计器都是单独软件模块包。图16-4中BMI变量和年龄变量的散点图，也可以通过ODS统计图形过程步进行绘制，主要的SAS程序如下：

```
proc sgplot data=x;
scatter x=age y=BMI;
run;
```

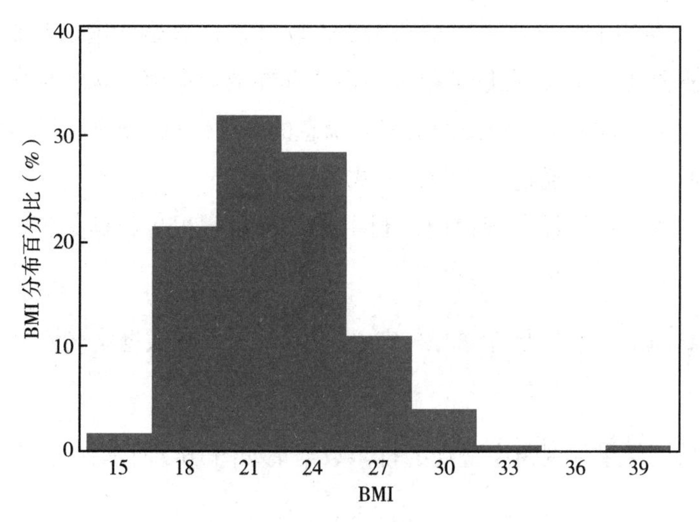

图16-5　proc univariate程序自动生成的直方图

六、数据分析的主要流程

利用SAS软件开展数据分析的主要流程可概述如下：首先，SAS通过读取各种来源的结构化数据，将其存储在SAS逻辑库内；其次，通过进一步的数据预处理和数据清洗，使其变成可以直接用于统计模型分析的数据；随后，通过SAS程序调用统计模型、进行统计分析，并呈现统计分析结果（图16-6）。上述过程中，数据处理和数据清洗过程通常由data步完成；而数据分析过程则通常由proc步完成的，即：data步整理数据、proc步分析数据。

外部数据
导入
SAS数据集
读取
data 步
数据处理
待分析
SAS数据集
proc 步
结果
报告

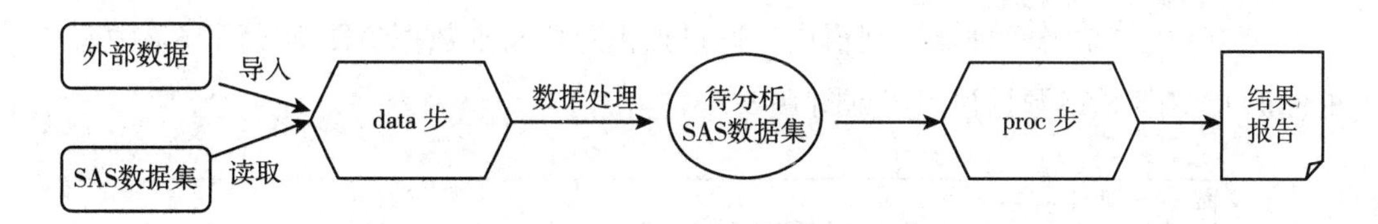

图16-6　利用SAS软件进行数据分析的主要流程图

此外，SAS也可以通过“SAS制表”等过程进一步将结果整理成表格、图片或者图文混排的报告；或通过ODS提取结果数据，便于后续的进一步统计分析。

第二节　SAS数据集

所谓“SAS数据集”是指存储于SAS逻辑库中，由SAS创建和处理的SAS文件，它是SAS存储数据的主要方式，也是利用SAS软件进行数据处理的基础。SAS数据集既包括以表的观测（行）和 变量（列）为形式存在的数据值，也包括用以描述变量类型、长度和创建该数据集时所使用的引擎等信息的描述信息（即数据集的属性信息）。

浏览SAS数据集可以通过以下两种方式：

其一，在“程序编辑器”视窗内，利用proc print过程将数据集打印在“结果”视窗内，程序如下：

```
proc print data=x.cin;/*x.cin 是存储在自定义逻辑库 x 内 SAS 数据集名称 */
run;
```

程序执行后“结果”视窗中呈现的打印数据集如图16-7所示：

Obs	Marker1	Marker2	Marker3	Marker4	Marker5	Marker6	gold	gold_label
1	2	1	2	2	2	2	0	宫颈正常
2	1	1	2	2	2	2	0	宫颈正常
3	2	1	2	2	2	2	0	宫颈正常
4	1	1	2	2	1	1	1	宫颈癌前病变
5	2	1	2	2	2	2	0	宫颈正常
6	1	1	2	1	1	2	1	宫颈癌前病变
7	1	1	2	2	2	2	0	宫颈正常
8	1	1	1	2	1	1	1	宫颈癌前病变
9	2	1	2	2	1	2	0	宫颈正常
10	1	1	2	2	1	2	1	宫颈癌前病变

图16-7　proc print过程打印的SAS数据集

其二，在“资源管理器”视窗内，通过点击对应SAS数据集图标（图16-8中蓝色框标识），浏览SAS数据视图（见图16-9）

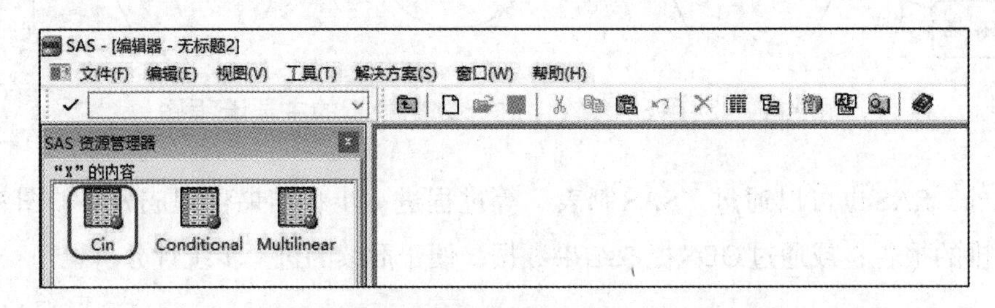

图16-8　资源管理器视窗内直接点击SAS数据集图标

在SAS中可以通过proc contents过程了解SAS数据集的属性信息，程序如下：

```
proc contents data=x.cin varnum;
run;
```

	Marker1	Marker2	Marker3	Marker4	Marker5	Marker6	gold	金标准结果
1	2	1	2	2	2	2	0	宫颈正常
2	1	1	2	2	2	2	0	宫颈正常
3	2	1	2	2	2	2	0	宫颈正常
4	1	1	2	2	1	1	1	宫颈癌前病变
5	2	1	2	2	2	2	0	宫颈正常
6	1	1	2	1	1	2	1	宫颈癌前病变
7	1	1	2	2	2	2	0	宫颈正常
8	1	1	1	2	1	1	1	宫颈癌前病变
9	2	1	2	2	1	2	0	宫颈正常
10	1	1	2	2	1	2	1	宫颈癌前病变

图16-9　SAS数据集

语句中选择项“varnum”是要求SAS呈现数据集变量信息时，按照其在数据集中排列顺序（即创建的时间顺序）依次呈现，SAS中默认是按照变量名顺序呈现。

程序执行后，SAS结果窗口中会呈现数据集信息、主机相关信息和变量信息。其中变量信息相关内容是数据分析中主要关注的信息。SAS数据集变量信息包含：变量名称、变量类型、变量长度和变量标签组成（图16-10）。

按创建时间排序的变量				
#	变量	类型	长度	标签
1	Marker1	数值	8	
2	Marker2	数值	8	
3	Marker3	数值	8	
4	Marker4	数值	8	
5	Marker5	数值	8	
6	Marker6	数值	8	
7	gold	数值	8	金标准
8	gold_label	字符	12	金标准结果

图16-10　SAS数据集属性信息中的变量信息

一、SAS数据集的创建

SAS数据集的创建主要有3种途径：①利用SAS程序代码直接创建SAS数据集；②利用“数据导入”，将外部数据（即通过其他数据软件创建的数据集）导入到SAS软件中生成SAS数据集；③在data步中利用set语句复制逻辑库中已有的SAS数据集，从而生成新的SAS数据集。

（一）通过SAS程序代码直接生成SAS数据集

创建SAS数据集的时候，首先需要考虑给SAS数据集命名，同时指定数据集在SAS中存储的位置。此外，如前所述，SAS数据集文件包含数据值和数据属性信息，这些信息需要在创建SAS数据集的时候予以明确定义。

1. 数据集的命名　SAS数据集通常包括两级名称，第一层级为逻辑库引用名，第二层级为数据集名称，两个层级之间用英文句点（.）分隔。逻辑库引用名、数据集名称都遵循前面介绍的SAS命名的标准规则。SAS数据集分为两类：临时SAS数据集和永久SAS数据集。前者默认保存在work逻辑库中，关闭SAS软件后会被删除；后者则存储于SAS的永久逻辑库（可以是SAS自带的，也可以是用户自定义的）中，关闭SAS软件时不会被删除。数据集命名时，临时数据集的逻辑库引用名可以省略不写，即以“数据集名称”形式命名；而永久数据集则必须以“逻辑库引用名.数据集名称”形式命名。

2. 数据属性信息 数据属性信息包括：变量名、变量类型、变量长度和变量名标签等。

变量名的语法规则如下：①由英文字母、数字、下划线组成；②第一个字符必须是字母或下划线“_”；③字母不区分大小写；④不能过长（超过32个字符长度）；⑤不能含有空格或特殊字符（如$，#，@，运算符号等）。

变量类型有两类：字符型和数字型。字符型的变量需要在变量名后增加“$”予以标识。日期、时间以及日期时间在SAS中其实是以数字存储的数值型变量。例如，日期变量的值为距离1960年1月1日的间隔天数，时间变量的值为距离当前日凌晨的秒数，日期时间的值为距离1960年1月1日凌晨的秒数。SAS中日期型数据的变量名后面增加日期格式的标，例如，“yymmdd10.”表示日期以10位数格式“2021-08-19”；或“yymmdd8.”表示日期8位数格式“21-08-19”。

变量长度可以通过在变量名后增加“w.d”（数值型变量）、“w.”（字符型变量）、“yymmdd10.”或“yymmdd8.”（日期型变量）等方式予以限定。值得注意的是，数值型变量中“w”为数值的总位数（含小数点），d数值小数部分的位数。此外，字符型变量可以再$后增加“w.”标识，表明字节数，注意“.”不能省略。SAS中创建数据集的时候，也可以不用预先定义变量的长度。

变量名标签是对变量名的注释。

3. SAS中利用data步创建SAS数据集的实例 拟在SAS中创建临时数据集，具体要求如下：数据集中有治疗分组（变量名：group；类型：字符型，其中“treat”为治疗组，“control”为对照组）和年龄信息（变量名：age；类型：数值型），数据集中有10个患者信息。data步程序如下：

```
data a;
input group$ age @@;
label group=”治疗分组” age=”年龄分组”;
cards;
treat 20 control 30 treat 31 control 22 treat 35
control 33 treat 40 control 41 treat 38 control 37
;
run;
```

上述程序中，由于创建的是临时数据集，临时逻辑库“work”可省略，故data步中数据集命名为“a”；input语句的主要功能是定义数据集变量名和变量类型，“group$”表明变量group的类型为字符型；label语句是为变量添加变量标签；cards语句表明下面内容是具体的数据值（SAS自动标识数据录入区域为黄色，以独立成行的英文逗号（；）标识数据值录入结束后）。此外，input语句中有的时候增加“@@”标识，用于表明数据录入时，不需要每条观测录入一行，可以连续录入。上述例子中每行是5条观测的数据信息。最终生成的a. sas7bdat数据集的变量属性信息（利用前面介绍的proc content过程查看）如下图（图16-11）所示：

按创建时间排序的变量				
#	变量	类型	长度	标签
1	group	字符	8	治疗分组
2	age	数值	8	年龄分组

图16-11　a.sas7bdat数据集的变量属性信息

（二）SAS数据集的导入

其他软件创建的数据文件（例如：SPSS中的.sav文件、stata的.dta文件、Excel文件、ACCESS文件等），可以通过“数据导入”的方式创建为SAS数据集。

1. **通过SAS菜单中“文件”导入**　具体导入方式详见图16-12。

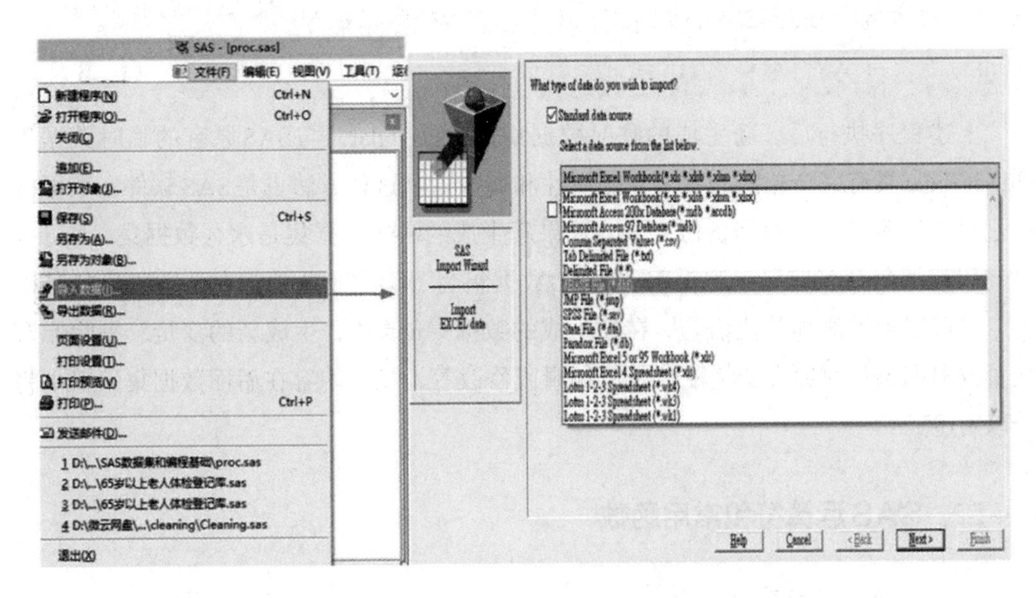

图16-12　通过SAS软件中菜单“文件”中“导入数据”的途径创建SAS数据集

2. **利用SAS中的proc import过程读取外部文件生成新的SAS数据集**　例如，拟读取利用Excel软件创建的temp.xls表单内的数据，生成一个临时数据集，命名为temp。SAS的基本程序如下：

```
proc import datafile ="C：\temp.xls" out= temp;
run;
```

proc import过程中datafile=”外部数据位置”，需要注意要包括文件的路径、文件名和后缀；out=SAS数据集名称，如果是永久数据集，则要以“逻辑库引用名.数据集名”形式命名。同时，该语句中还有其他不同功能选项：DBMS=外部数据文件标识，当DBMS=csv导入的为“*.csv”格式文件，当DBMS=xlsx（或xls）导入的为“*.xlsx”或“*.xls”格式文件，当DBMS=TAB导入的是“*.txt”格式文件。此外，proc import过程中其他有用的语句：“getnames=yes”（默认）或者“getnames=no”语句设置是否将数据第一行设置为变量名；“datarow=”设置从第几行开始导入数据；如果拟导入的是excel文件，还可以用“sheet=”语句规定导入哪个表单的数据。

（三）利用已有的SAS数据集创建

data步中利用逻辑库中存储的数据集，使用set语句通过复制的方式，生成新的SAS数据集。主要的SAS程序如下：

```
data new;/* 本例中，新生成的SAS数据集，命名为new*/
set old;/* 本例中，old是SAS的临时逻辑库中已经存储数据集 */
run;
```

上述程序执行后，新生成的临时数据集new.sas7bdat，与SAS原有的临时数据集old.sas7bdat具有完全相同的变量数据属性和变量值。这种方法也是SAS软件在数据处理过程中经常使用的数据备份方式。如果新生成的SAS数据集是永久数据集，则data语句中数据集命名应以“逻辑库引用名.数据集名”形式。此外，在上述程序的基础上，也可以通过添加其他语句，在新生成的数据集new中，生成新的变量、剔除原有变量或根据条件对原有变量赋值予以编辑或修改等，相关内容在后面数据集编辑中将予以阐述。

二、SAS运算符和常用函数

（一）SAS运算符

从功能上，SAS运算符包括3类，即：①用于算术运算的算术运算符（+, –, *, /）；②用于比较大小的比较运算符（如：>，<，=，^=）；③用于逻辑运算的逻辑运算符（如not，and，or，也可以表述为^，&，|）。在含有复合表达式的语句中，由于同时有多个运算符，需要注意运算的基本原则：①先算括号中的表达式，再算括号外；②较高优

先级的运算先被执行，优先级的顺序概括为“先算乘方、再算乘除、再算加减”；③相同优先级的运算符，左边的运算先做。

（二）SAS函数

与数学中函数的概念类似，SAS函数当给予输入值（即SAS的参数）时，它将反馈一个结果值，可见运用SAS函数可以提高编程和SAS代码执行效率。目前SAS软件中提供了上百种SAS函数，其中常用的SAS函数包括：求和函数SUM、取整函数INT、提取字符串SUBSTR等。以取整函数为例：a=INT（223.456），此时运行结果为：a=223。

三、SAS数据集的编辑

SAS数据集的编辑是数据处理的基础，针对编辑的对象不同，包括：数据集中变量的编辑、数据集中观测的编辑、数据集行列互换（即数据集转置）、不同数据集间合并、以及数据集的拆分等。

（一）数据集中变量的编辑

1. 变量的排序　指在SAS数据集中按照某个或某些变量的指定顺序，将数据重新排列。proc sort过程主要用于变量排序。例如，在SAS临时数据集a中，根据年龄变量（变量名：age），将数据按照年龄顺序由小到大重新排列，SAS的程序如下：

```
proc sort data=a;/*a 为待排序的临时数据集 */
by age;
run;
```

程序中“by语句”是用来指定排序变量，默认是按照由小到大排序，如果拟按照由大到小的顺序排列，则需要排序变量前增加descending，即“by descending age”（按照年龄由大到小排序）。

2. 生成新变量　如前所述，SAS软件可以在data步中，利用set语句复制已有的SAS数据集，并在此数据集上生成新变量。赋值的方式有两种，一种是统一赋值，既可以赋值为字符型，也可以赋值为数值型（例如，新增drug变量，类型为数值型，赋值为1）；另一种是条件赋值（例如，根据年龄变量，生成一个反映“年龄分组”的新变量）。其中，条件赋值是数据处理时最常使用的变量赋值方式，条件赋值语句为：“IF……THEN……；ELSE ……”。例如，在临时数据集a的基础上，新生成SAS临时数据集b，该数据集：新增drug（药物）变量，赋值为1；新增agegroup（年龄分组）变量，当年龄小于35岁时，agegroup赋值为1，大于或等于35岁时赋值为2。SAS的程序如下：

```
data b;
set a;
drug=1;
if age<35 then agegroup=1;
else agegroup=2;
run;
```

3. 数据集中保留或剔除变量 数据处理的时候，有时希望给数据集“瘦身”，即希望新生成SAS数据集只保留关键变量，或剔除一些中间变量或过程变量。SAS中data步中可通过“keep语句”（保留变量）或“drop语句”（剔除变量）予以实现。例如，拟在上述数据集b中保留分组变量（group）、药物（drug）和年龄分组变量（agegroup），则相应的SAS程序如下：

```
data c;
set b;
keep group drug agegroup;
run;
```

其中上述程序中，可将keep语句替换为“drop age；”表示剔除年龄变量（age）。

（二）数据集中观测的编辑

1. SAS数据集中选择符合条件的观测 SAS的数据步和过程步中，都可能遇到需要选择观测的情况。例如数据步中，拟在原有数据集中，选择符合条件的观测重新生成新的SAS数据集；或者过程步中，仅选择男性人群计算身高的均值等。SAS中常使用“if语句”和“where语句”选择观测。例如假设在数据集a的基础上，新生成数据集d中，仅读取年龄大于或等于35岁的个体，则SAS程序如下：

```
data d;
set a;
where age>=35;
run;
```

上述程序中，“where age>=35；”与“if age>=35；”二者作用相同，可相互替换。但if语句和where语句的使用需要注意以下两种特殊情况：

其一：SAS软件的过程步中筛选观测时，只能使用where语句，不能使用if语句。

其二：SAS软件的数据步中筛选观测时，当筛选变量是SAS数据集中已经存在的变量，此时既可以使用if语句，也可以使用where语句；但如果筛选变量是数据步中新生成的变量，则只能使用if语句。如图16-13所示，利用SAS中已有的临时数据集a，创建新的SAS临时数据集b，同时利用a中已有的“age”（年龄）变量新生成“agegroup”（年龄分组）变量，此时使用where语句选择观测日志窗口会报错。

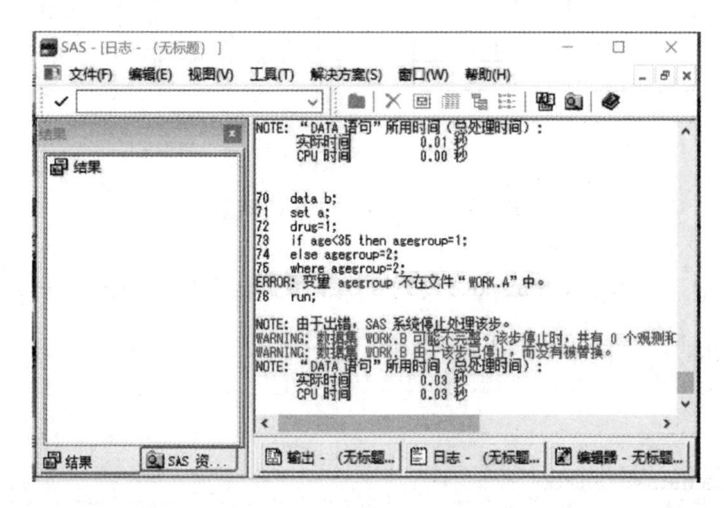

图16-13　在SAS数据步中筛选观测时误用where语句的范例

2. 从SAS数据集中剔除某些观测　通常可以通过两种途径实现：①在SAS数据步中，通过if语句或where语句读取符合纳入条件的观测，生成一个新的SAS数据集；②在SAS数据步中，通过if语句筛选符合剔除条件的观测，直接删除，SAS语句为“if …… then delete；”。

（三）数据集转置

所谓“数据集转置”是指在数据分析的时候，有时需要把行和列互换，从而实现把“长数据”结构变成“宽数据”（或把“宽数据”变成“长数据”）的目的。SAS中数据转置既可以在数据步中，利用数组和循环语句，通过编程来实现；也可以在过程步中，利用proc transpose过程实现。比较而言，数据步中进行数据转置，需要有一定的编程基础，较为复杂，本文不予以阐述；proc transpose过程简单方便，易于实现，下面着重介绍这种方法。

例如数据集A为每个个体3次收缩压的测量值（即数据中每个人的每次测量值各为一个观测，time代表为0、1和2次的测量，SBP为收缩压水平），拟将数据集A转换成数据集B的形式（即每个人为一个观测，每次收缩压测量值各为一个变量（time1， time2和time3)，见图16-14。

ID	time	收缩压(SBP)
1	0	145
1	1	154
1	2	161
2	0	110
2	1	108
2	2	115
3	0	153
3	1	160
3	2	158
……	……	……

数据集A

ID	收缩压(SBP)		
	time0	time1	time2
1	145	154	161
2	110	108	115
3	153	160	158
……	……	……	……

数据集B

图16-14　SAS数据集转置

上述例子中，利用proc transpose过程来实现数据集转置，SAS程序如下：

```
proc sort data=a;
by id;
run;
proc transpose data=a out=b;
var sbp;
by id;
run;
```

proc transpose过程中，需要通过“var语句”指定待转置的变量，通过“by语句”指定唯一识别变量(如本例中变量id)。值得注意的是：SAS的过程步中，如果使用了“by语句”，则需要提前使用proc sort过程，将SAS数据集按照该变量进行排序，这是SAS中的一个语法规则。因此，上述例子中，增加了proc sort过程，在该过程中利用by语句对变量进行了排序。

(四)数据集的合并

数据采集的时候，不同的数据信息可能会存储于不同的数据集内。进行数据处理的时候，需要将不同数据集拼接起来，整合成为一个数据集，这个过程即为数据集合并。数据集合并包括：纵向合并和横向合并。

1．纵向合并　当两个或多个数据集的结构相同或相似而观测不同时，此时数据合并的主要目的是追加观测(如图16-15)，则为纵向合并。SAS中可以利用数据步中的“set语句”实现数据集的纵向合并。以图16-15为例，纵向合并的SAS程序如下：

姓名编码	身高	体重
3324	170	80
1332	160	50
3563	172	76
6672	155	42

Data 1

姓名编码	身高	体重
1002	170	74
1200	163	52
1302	162	70
1342	165	52

Data 2

姓名编码	身高	体重
3324	170	80
1332	160	50
3563	172	76
6672	155	42
1002	170	74
1200	163	52
1302	162	70
1342	165	52

Data 3

图16-15　数据集的纵向合并

```
data data3;
set data1 data2;
run;
```

上述程序中，set语句后是待合并的SAS数据集，可以是两个或多个。纵向合并时需要注意如下几种情况：①如果待合并的数据集结构不同，则合并后的数据集即新增了观测，也新增了变量，未匹配的变量值为缺失值；②如果待合并的数据集中有部分观测相同，合并后的数据集会出现重复观测，而不会自动剔除重复观测；③合并后的数据集中字符型变量的长度为set语句中首个数据集内该变量定义的长度。

2. 横向合并　当两个或多个数据集的结构不完全相同（即数据集中变量信息不完全相同），但各数据集中至少有1个共同变量且该共同变量的变量值无重复（即唯一识别变量），数据集合并的主要目的是通过唯一识别变量，将不同数据集中相同观测的数据信息链接起来，这种是横向合并（如图16-16）。SAS中要求数据集横向合并之前，各个数据集首先需要根据唯一识别变量进行排序。SAS中可以利用“merge语句”联合“by语句”实现数据集横向合并。以图16-16为例，横向合并的SAS程序如下：

```
proc sort data=data1;by name;run;
proc sort data=data2;by name;run;
data data3;
merge data1 data2;
by name;
run;
```

姓名编码	性别	身高	体重
3324	男	170	80
1332	男	160	50
3563	女	172	76
6672	男	155	42

Data 1

姓名编码	收缩压	舒张压
3324	150	74
1332	130	90
3563	122	75
6672	165	110

Data 2

姓名编码	性别	身高	体重	收缩压	舒张压
3324	男	170	80	150	74
1332	男	160	50	130	90
3563	女	172	76	122	75
6672	男	155	42	165	110

Data 3

图16-16　数据集的横向合并

上述程序中，数据步中by语句中的变量即为数据合并的唯一识别变量，横向合并前各个数据集均需要按照该变量排序，故前面增加了proc sort过程。

（五）数据集的拆分

数据处理时，有时会根据需求将一个数据集拆分为两个或多个数据集。SAS中数据集的拆分可以通过以下途径实现。

1. 数据步中利用“if语句”或“where语句”按条件进行拆分　例如，拟将SAS临时数据集b，将治疗分组（group变量）为“treat”相关数据存储于SAS临时数据集b1中；将治疗分组为“control”相关数据存储于SAS临时数据集b2中。此时，可以通过如下的SAS程序实现：

```
data b1 b2;
set b;
if group="treat" then output b1;
if group="control" then output b2;
run;
```

2. 数据步中利用“select语句”“when语句”联合“end;”实现数据集的拆分　上述例子，如果利用“select语句”“when语句”联合“end;”拆分数据集，需要注意，SAS数据步这3个语句必须联合出现，缺一不可。SAS程序如下：

```
data b1 b2;
set b;
select (group);
```

```
when ('treat')output b1;
when ('control')output b2;
end;
run;
```

此外，通过在已有SAS数据集中根据条件选择观测，然后生成新的数据集的方式，也可以达到数据拆分的目的。

第三节　SAS软件在医学研究中的主要应用

医学研究的数据处理涉及统计描述和统计推断。研究中对纳入的研究对象进行基本特征的描述（如年龄和性别分布特征）属于统计描述的范畴；不同特征人群患病、发病或死亡风险比较，探讨不同疾病或健康状态的危险因素或预后因素等，这些都属于统计推断的范畴。医学研究数据在统计分析过程中，根据研究目的可将数据集中的变量划分为因变量（通常指结局变量）和自变量（通常是研究中关注的可能会影响结局的因素，既可能是危险因素或预后因素，也可能是混杂因素等）；根据分析中关注的是单一自变量还是多个自变量，统计分析划分为单因素分析和多因素分析。以病例对照研究为例，病例组和对照组基本特征（如年龄、性别、既往病史等）的描述与比较，这些都是单因素分析；由于疾病发生可能同时受两个或多个因素的影响，采用统计学方法探讨当控制了混杂因素后，解释变量对因变量的影响；或多个解释变量共同对因变量的影响大小，这些则是多因素分析。本节将利用医学研究的数据案例，结合研究中的数据分析目的，阐述如何利用SAS软件完成医学研究中常见的统计分析。

一、医学研究中常用的单因素分析

数据处理时根据主要结局变量的类型（定量变量或分类变量）不同，常用的单因素分析可大致划分为定量资料单因素分析和分类资料的单因素分析。医学研究中常用的定量资料单因素分析方法包括t检验、方差分析、非参数的秩和检验等；常用的分类资料单因素分析方法主要是指针对无序分类资料的χ^2检验以及结局变量为有序多分类时所采用的非参数秩和检验。此外，医学研究中研究对象的基本统计描述（如均数、频数分布等）也属于单因素分析的范畴。

（一）定量资料单因素分析的SAS实现

1. 定量资料的基本统计描述 以本书例11.1男性人群脂肪百分比影响因素研究为例，拟在数据分析中描述172例男性的体重指数（kg/m^2）、年龄、脂肪百分比（%）的分布特征。本例中体重指数、年龄和脂肪百分比均为连续型数值变量，分析时需要结合指标的分布特征，采用均数±标准差，或中位数（四分位数间距或全距）的形式进行基本统计描述。

SAS中proc univariate过程，既可以提供数据的基本描述信息结果，也可以绘制频数分布的直方图，也提供了正态性分布的统计检验结果，可以帮助研究者判断数据是否符合正态分布。本例数据导入SAS后创建了临时数据集x，SAS程序如下：

```
proc univariate data=x normal;
var x1 x2 y;/*x1体重指数;x2年龄;y脂肪百分比*/
histogram x1 x2 y/normal;
run;
```

proc univariate语句中“normal”选择项的主要作用是指定SAS输出变量的正态性检验的结果；var语句用于定义待描述的变量；histogram语句则是用于绘制指定变量的分布直方图，增加“/normal”参数是在直方图上拟合正态分布曲线。

以“脂肪百分比”（变量Y）指标为例，上述程序执行后，图16-17呈现了Y的基本统计描述信息；图16-18呈现了Shapiro-Wilk、Kolmogorov-Smirnov、Cramer-von Mises和Anderson-Darling 4种方法对变量Y进行了正态性分布的检验，如假定正态性检验的检验水准为0.05，则4种方法$P > 0.05$，变量Y的分布符合正态分布；图16-19是变量Y的直方图，数据也呈现正态分布，结合统计描述、图示法和正态性检验的结果，可以采用均数±标准差的形式对变量Y进行统计描述，即21.28±7.69。

矩			
数目	172	权重总和	172
均值	21.2814175	观测总和	3660.4038
标准差	7.68930915	方差	59.1254752
偏度	0.22387026	峰度	-0.2719464
未校平方和	88009.0377	校正平方和	10110.4563
变异系数	36.1315648	标准误差均值	0.58630433

基本统计测度			
位置		变异性	
均值	21.28142	标准差	7.68931
中位数	20.59091	方差	59.12548
众数	27.64706	极差	36.11111
		四分位间距	10.66986

图16-17 脂肪百分比的基本描述信息

正态性检验				
检验	统计量		p 值	
Shapiro-Wilk	W	0.98814	Pr < W	0.1576
Kolmogorov-Smirnov	D	0.043977	Pr > D	>0.1500
Cramer-von Mises	W-Sq	0.055349	Pr > W-Sq	>0.2500
Anderson-Darling	A-Sq	0.396604	Pr > A-Sq	>0.2500

图16-18　脂肪百分比的正态性检验结果

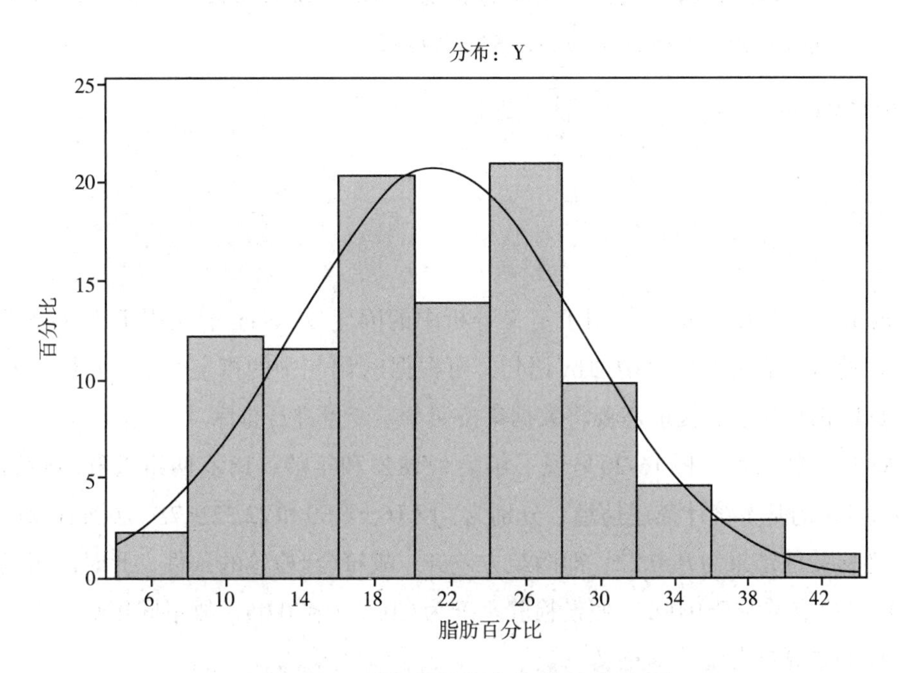

图16-19　脂肪百分比分布的直方图

此外，SAS中proc means过程也可以对数值型变量进行基本统计描述，主要的SAS程序如下：

```
proc means data=x n mean std p25 median p75 ;
var x1 x2 y;
run;
```

proc means过程中默认输出的是变量的样本量、均值、标准差、最小值和最大值信息；如需SAS输出其他信息，需要在proc means语句中增加选择项，例如上面程序中，指定SAS输出观测数目（n）、均值（mean）、标准差（std）、第25百分位数（*p*25）、中位数（median）和第75百分位数（*p*75）。

2. 定量资料的单因素分析

（1）t检验：以本书例11.1男性人群脂肪百分比影响因素研究为例，172例男性中43例年龄小于18岁，年龄分组（group变量）划分为未成年组（赋值为1），其余均划分为成年组（赋值为2），拟比较不同年龄分组人群脂肪百分比是否存在差异。由于脂肪百分比（变量Y）是数据分析时主要关注的因变量，只考虑年龄分组（变量group）单一因素对变量Y的影响，故为单因素分析。本例本质上为两个年龄分组人群的脂肪百分比（Y）的比较，故可以考虑采用t检验的方法。统计学上，t检验需要满足因变量Y呈正态分布，以及比较组间方差相同的前提。SAS中proc ttest过程可实现t检验以及进行比较组间方差齐性的统计学检验，SAS程序如下：

```
proc ttest data=y;
var y;
class group;
run;
```

proc ttest过程中：var语句用于定义分析中的因变量；class语句用于定义分析中的自变量。此外，有的时候也增加by语句，可根据by语句中的指定变量，将研究对象分层，但此时需要注意，提前需要将数据集按照分层变量进行排序。

SAS程序执行后，图16-20呈现了年龄＜18岁和年龄≥18岁两组人群的脂肪百分比（变量Y）的基本统计描述信息，分别为：18.16±6.60和22.32±7.77。图16-21可见，方差齐性检验的结果为P=0.22，即两组方差齐，故符合t检验的条件，此时两组间均值比较的t检验结果为P=0.002，假设检验水准为0.05，P＜0.05，故不同年龄分组人群脂肪百分比的差异具有统计学意义。

group	方法	数目	均值	标准差	标准误差	最小值	最大值
1		43	18.1632	6.5964	1.0059	5.6604	33.6364
2		129	22.3208	7.7689	0.6840	5.5556	41.6667
差 (1-2)	汇总		-4.1577	7.4963	1.3200		
差 (1-2)	Satterthwaite		-4.1577		1.2165		

图16-20　proc ttest过程输出的基本统计描述结果

（2）方差分析：以本书例11.1男性人群脂肪百分比影响因素研究为例，172例男性按照体重指数划分为：体重偏低组（BMI＜18.5）、体重正常组（18.5≤BMI＜24）、超重组（24≤BMI＜28）和肥胖组（BMI≥28），拟比较不同BMI分组（bmi_r变量）人群脂肪百分比是否存在差异。此时仅考虑了BMI单一因素对脂肪百分比（变量Y）

方法	方差	自由度	t值	Pr > |t|
汇总	等于	170	-3.15	0.0019
Satterthwaite	不等于	83.93	-3.42	0.0010

方差齐性				
方法	分子自由度	分母自由度	F值	Pr > F
折叠的F	128	42	1.39	0.2234

图16-21　proc ttest输出的t检验和方差齐性检验结果

的影响，故也属于单因素分析范畴。但由于BMI划分为4个组，分析的本质就是进行4组人群脂肪百分比均值比较，因此，需要考虑采用单因素方差分析，同时方差分析时也需要满足方差齐性的条件。另外，如果方差分析的结果提示不同BMI分组人群脂肪百分比可能存在差异，为进一步明确具体哪些组间脂肪百分比存在差异，还需要进一步进行两两组间的比较。SAS中proc anova过程或proc glm过程都执行方差分析。但前者仅适合做方差分析，而后者适用范围更广，除了适用于方差分析之外，也适用于协方差分析、多元线性回归等。

本例中，以proc anova过程为例，SAS程序如下：

```
proc anova data=x;
class bmi_r;
/*BMI分组变量 1=偏轻;2=正常;3=超重;4=肥胖*/
model y=bmi_r;
means bmi_r/hovtest snk;
run;
```

proc anova过程中："class语句"用于定义分组变量；"model语句"中"="左侧变量为因变量（即本例中脂肪百分比y），"="右侧变量是自变量（即本例中BMI分组变量bmi_r）；"means语句"中通过选择项"hovtest"指定了SAS输出方差齐性检验的结果，通过选择项"snk"指定SAS输出Student-Newman-Keuls Test（SNK检验）方法进行两两组间比较的结果，此外SAS中也提供了其他两两组检验的方法（如LSD，Bonferroni检验、Dunnett's检验等），研究者可以通过SAS帮助文件查阅相关内容。

程序执行后，SAS输出窗口中方差齐性检验F值为1.91，P=0.17，按照0.05的检验水准，$P>0.05$，故两组方差相同，符合方差分析条件（图16-22）；方差分析的结果显示不同BMI分组的组间比较，F值为13.18，$P<0.01$，提示不同BMI分组人群脂肪百分比的差异有统计学显著性（图16-23）。进一步采用SNK检验方法进行两两组间比较，

结果提示：体重正常组和超重组间脂肪百分比的差异无统计学显著性，但高于体重偏轻组，低于肥胖组（图16-24）。

ANOVA 过程

"Y" 的 Levene 方差齐性检验 组均值的平方离差 ANOVA					
源	自由度	平方和	均方	F 值	Pr > F
bmi_r	3	28111.7	9370.6	2.14	0.0972
误差	168	735941	4380.6		

图16-22　方差齐性检验的主要结果

ANOVA 过程

因变量: Y 脂肪百分比

源	自由度	平方和	均方	F 值	Pr > F
模型	3	1925.64370	641.88123	13.18	<.0001
误差	168	8184.81256	48.71912		
校正合计	171	10110.45626			

图16-23　方差分析的主要结果

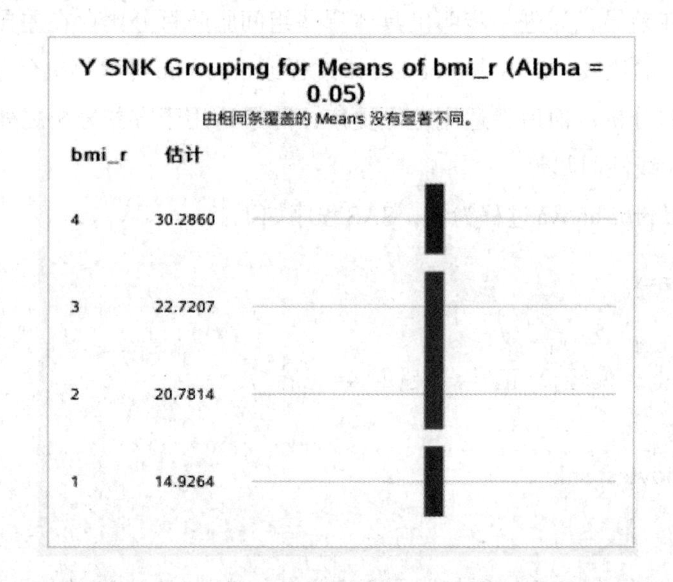

图16-24　Student-Newman-Keuls两两组间比较的主要结果

（3）非参数秩和检验：如前所述，无论是t检验和方差分析，都是属于参数检验，需要满足正态性和方差齐性的前提条件。如果数据分布为偏态分布，或者组间方差不齐，此时需要考虑非参数秩和检验的方法。仍以本书例11.1的研究数据，假设拟比较不同BMI分组人群的年龄是否存在差异，方差齐性检验的结果显示：F值为3.30，P=0.02，按照0.05的检验水准，P＜0.05，提示不同BMI分组的方差不齐，故此时不满足方差分析条件，考虑采用非参数秩和检验的方法。SAS中proc npar1way过程实现非参数秩和检验。主要程序如下：

```
proc npar1way data=x wilcoxon dscf;
var x2;
class bmi_r;
run;
```

上述SAS程序中，proc npar1way语句中选择项“wilcoxon”是指定SAS进行wilcoxon秩和检验；“var语句”用于定义分析的因变量（如本例中的年龄变量x2）；“class语句”用于定义分组变量（如本例中的BMI分组变量bmi_r）。

SAS程序执行后，由于本例中BMI划分为4组，SAS呈现了Kruskal-Wallis秩和检验结果，按照0.05的检验水准，$P<0.05$，提示不同BMI分组人群的年龄可能存在差异，进一步需要进行两两组间的年龄比较。

NPAR1WAY 过程

变量“X2”的Wilcoxon 评分（秩和）
按变量“bmi_r”分类

bmi_r	数目	评分汇总	H0 之下的期望值	H0 之下的标准差	均值评分
1	19	863.0	1 643.50	204.712660	45.421053
2	102	8 471.0	8 823.00	320.827282	83.049020
4	13	1 518.0	1 124.50	172.620522	116.769231
3	38	4 026.0	3 287.00	270.935793	105.947368

已将平均评分用于结值。

Kruskal-Wallis 检验	
卡方	24.0203
自由度	3
Pr > 卡方	<.0001

图16-25　BMI分组人群年龄比较的秩和检验结果

SAS中可通过两种途径实现非参数检验中两两组间比较，一种方式是在proc npar1way语句中增加选择项“dscf”，此时SAS将采用Dwass-Steel-Critchlow-Fligner（DSCF）方法进行的两两组间比较的结果；另外一种方式是利用各比较组的秩次数据，进行采用方差分析的两两比较方法。本例中，采用DSCF两两比较的方法，SAS输出结果（图16-26）提示，按照0.05的检验水准，BMI分组中，体重偏轻组的年龄分别低于体重正常组、超重组和肥胖组（各组均$P<0.05$）；而体重正常组、超重组合肥胖组间年龄的差异均无统计学显著性（各组均$P>0.05$）。

NPAR1WAY 过程

成对双侧多重比较分析			
Dwass、Steel、Critchlow-Fligner 方法			
变量: X2			
bmi_r	Wilcoxon Z	DSCF 值	Pr > DSCF
1 vs. 2	-3.1882	4.5088	0.0078
1 vs. 4	-3.4344	4.8569	0.0033
1 vs. 3	-4.1221	5.8296	0.0002
2 vs. 4	-2.3054	3.2604	0.0968
2 vs. 3	-2.5234	3.5686	0.0564
4 vs. 3	0.9294	1.3143	0.7891

图16-26　采用DSCF方法BMI分组人群年龄的两两组间比较结果

（二）定性资料单因素分析的SAS实现

1. 定性资料的基本统计描述　数据分析时，当研究变量为分类变量时，主要采用频数分布的形式进行基本的统计描述。以本书例12.1为例，拟对SAS临时数据集cin中200名女性人群宫颈脱落细胞中6个基因（变量marker1-marker6）的甲基化检测结果（阳性赋值为1，阴性赋值为2）以及金标准病理检查结果（变量gold，罹患宫颈癌前病变赋值为1，未罹患赋值为0）进行基本的统计描述。SAS中通过proc freq过程可实现基本频数分布的描述。SAS程序如下：

```
proc freq data=cin;/*cin 数据集名称 */
tables Marker1 Marker2 Marker3 Marker4 Marker5 Marker6 gold;
run;
```

上述SAS程序中，“tables语句”用于指定进行频数分布描述的变量。注意：当有多个变量时且变量名间彼此以空格分开（形式参见上述SAS程序中tables语句），此时SAS结果输出的是各个变量的频数分布表，以Marker1为例，SAS输出结果见图16-27，提示该甲基化基因阳性例数为83例，阳性率为41.50%。

FREQ 过程

Marker1	频数	百分比	累积频数	累积百分比
1	83	41.50	83	41.50
2	117	58.50	200	100.00

图16-27　proc freq过程基本频数分布的结果

2. 定性资料的单因素分析　以例12.1为例，假设拟探讨Marker1基因与宫颈癌前病变的关系（即比较罹患与非罹患宫颈癌前病变女性Marker1基因阳性率是否存在差异）。这里Marker1基因（变量marker1）是否阳性是所关注的暴露因素（自变量），是否罹患宫颈癌前病变（变量gold）为因变量，本质上是两组率的比较，可以考虑采用χ^2检验，属于定性资料的单因素分析的范畴。SAS中仍旧可通过proc freq过程实现。SAS程序如下：

```
proc freq data=cin;
tables marker1*gold/chisq norow nopercent;
run;
```

值得注意的是，“tables语句”中marker1变量和gold变量之间是以“*”连接，与前面基本的频数分布描述不同，此时输出的是双向频数表（即交叉表）。在结果的交叉表中，Tables语句中“*”左侧变量是行变量（本例中变量marker1），“*”右侧变量是列变量（本例中变量gold）（图16-28）。如果tables语句中有两个或更多“*”，则以最右侧的两个变量分别为交叉表行和列变量，前面的各个变量均为分层变量。同时，选择项“chisq”指定了SAS输出卡方检验的结果，选择项“norow”和“nopercent”则指定交叉表中不呈现“行百分比”和“百分比”信息。上述程序执行后，结果表明罹患宫颈癌前病变的女性marker1基因阳性率为74.63%，而未罹患的女性该基因阳性率为24.81%，两组比较χ^2值为45.54，$P<0.01$，按照0.05的检验水准，两组人群marker1基因阳性率的差异有统计学显著性（图16-28）。

FREQ 过程

频数
列百分比

Marker1-gold表			
	gold		
Marker1	0	1	合计
1	33 24.81	50 74.63	83
2	100 75.19	17 25.37	117
合计	133	67	200

表“gold-Marker1”的统计量

统计量	自由度	值	概率
卡方	1	45.5418	<.0001
似然比卡方检验	1	46.5241	<.0001
连续调整卡方	1	43.5130	<.0001
Mantel-Haenszel 卡方	1	45.3141	<.0001
Phi 系数		-0.4772	
列联系数		0.4307	
Cramer V		-0.4772	

图16-28　定性资料单因素分析的proc freq过程的结果

此外，proc freq过程中tables语句，其他常用的选择项还包括：agree（适用于配对卡方检验）、cmh（输出Cochran-Mantel-Haenszel统计量）、exact（Fisher精确检验）、relrisk（输出四格表的OR值或RR值）、trend（对趋势做Cochran-Armitage检验），norow（不输出行百分比）、nocol（不输出列百分比）和nopercent（不输出百分比）等，读者在应用时可以根据分析需要自行选择。

二、数据的常用多因素分析

医学研究中常用的多因素分析方法根据因变量的类型不同，包括：多元线性回归、logistic回归和Cox比例风险回归。因变量为数值型变量时常采用多元线性回归；因变量为分类变量时常用logistic回归；随访研究中不仅关注结局，也需要兼顾结局发生的时间，故适合采用Cox比例风险回归。前述章节中已经详尽介绍了多元线性回归、logistic回归和Cox比例风险回归的统计学原理和适用条件，本章仅从应用的角度阐述在SAS软件中如何实现这些多因素分析。

（一）线性回归的SAS实现

仍以本书例11.1男性脂肪百分比影响因素研究为例，考虑到体内脂肪百分比（变量y）可能同时受体重指数（变量x1）、年龄（变量x2）、基础代谢率（变量x3）、电阻抗值（变量x4）、舒张压（变量x5）和总胆固醇水平（变量x6）等多个因素的影响，或当探讨某一因素对因变量的影响时，需要控制混杂因素产生的混杂偏倚，而多因素分析的目的是控制混杂或探讨多个自变量对因变量的影响。本例中因变量“体内脂肪百分比”是定量变量，多因素分析适于采用多元线性回归。SAS中proc reg过程实现多元线性回归分析，SAS程序的基本结构如下：

```
proc reg data=x;
model y=x1 x2 x3 x4 x5 x6;
run;
```

model语句是proc reg过程中的必需语句，用于拟合自变量对因变量的关系，语句中“=”左侧的变量为因变量（本例中脂肪百分比y），右侧的变量为自变量，包括解释变量和控制变量（本例中x1-x6解释变量）。上述SAS程序运行后（图16-29），本例的回归模型检验F值为132.46，$p < 0.01$，按照0.05的检验水准，回归模型有统计学意义，模型决定系数为0.82；模型参数估计结果显示：体重指数（x1）、年龄（x2）、基础代谢率（x3）、电阻抗值（x4）和舒张压（x5）的偏回归系数参数估计值统计学检验，均为$P < 0.01$，提示这些因素与脂肪百分比相关，而总胆固醇水平（x6）的偏回归系数则没有统计学意义（P=0.64）。

方差分析					
源	自由度	平方和	均方	F 值	Pr > F
模型	6	8 372.25775	1 395.37629	132.46	<.0001
误差	165	1 738.19851	10.53454		
校正合计	171	10 110			

均方根误差	3.24570	R 方	0.8281
因变量均值	21.28142	调整 R 方	0.8218
变异系数	15.25131		

参数估计						
变量	标签	自由度	参数估计	标准误差	t 值	Pr > |t|
Intercept	Intercept	1	-49.50709	4.29972	-11.51	<.0001
X1	BMI	1	1.55488	0.08995	17.29	<.0001
X2	年龄	1	0.10637	0.01719	6.19	<.0001
X3	基础代谢率	1	-0.05416	0.01429	-3.79	0.0002
X4	电阻抗值	1	0.06157	0.00425	14.48	<.0001
X5	舒张压	1	0.06593	0.02449	2.69	0.0078
X6	总胆固醇水平	1	0.13767	0.29759	0.46	0.6443

图16-29　proc reg过程实现多元线性回归分析的结果

值得注意的是，上述proc reg过程中model语句中没有添加任何选择项，则SAS仅默认输出多元线性回归的回归模型、模型评价和全模型（即所有自变量都保留在回归模型中）的参数估计结果。数据分析的时候，有时希望进行自变量筛选，使得模型中仅保留对因变量有影响的变量，此时可以通过添加选择项“selection=”实现。SAS中proc reg过程提供了多种筛选自变量的方法，如逐步法（stepwise）、前进法（forward）、后退法（backward）、最优子集法（如maxR、Cp）等。本例中，拟采用逐步法筛选自变量后构建回归模型，则SAS程序如下：

```
proc reg data=x;
model y=x1 x2 x3 x4 x5 x6/selection=stepwise slentry=0.10 slstay=0.05;
run;
```

上述例子中，proc reg过程中model语句增加了选择项“selection= stepwise”用于指定自变量的筛选方法为逐步法，“slentry=”指定了变量入选的标准（本例中设定为0.10）；“slstay=”指定了变量剔除的标准（本例中设定为0.05）。采用逐步多元线性回归，设定自变量纳入模型的标准为p=0.10，剔除模型的标准为p=0.05，SAS的主要输出结果显示（图16-30）：总胆固醇水平未纳入模型中，而对脂肪百分比影响较大的变量依次为电阻抗值、BMI、年龄、基础代谢率和舒张压。

"逐步选择"的汇总									
步	进入的变量	删除的变量	标签	进入的变量数	偏R方	模型R方	C(p)	F值	Pr > F
1	X4		电阻抗值	1	0.1951	0.1951	604.486	41.21	<.0001
2	X1		BMI	2	0.5146	0.7097	112.617	299.57	<.0001
3	X2		年龄	3	0.0974	0.8071	21.1429	84.82	<.0001
4	X3		基础代谢率	4	0.0132	0.8202	10.5164	12.22	0.0006
5	X5		舒张压	5	0.0076	0.8279	5.2140	7.34	0.0075

图16-30　逐步法筛选自变量的参数估计结果

此外，proc reg过程中model语句中，也可以通过添加选择项，例如“vif”（方差膨胀因子）、“collin”（条件指数）、“tol”（容许度）等实现共线性诊断；添加选择项“influence”对异常点（或强影响点）进行诊断；添加选择项“std”计算标准化回归系数，上述命令的具体应用建议读者查阅相关的SAS帮助文档。

多元线性回归分析的时候，自变量既可以是定量变量，也可以是分类变量。但值得注意的是，如果是二分类的自变量，可以直接纳入模型中，即SAS的proc reg过程中在model语句中“=”右侧添加该变量。但如果是多分类的自变量（尤其是无序多分类的自变量）需要生成哑变量，然后将生成的哑变量纳入模型中。

例如假设SAS临时数据集a中存在血型变量（x），该变量的赋值为：1代表A型、2代表B型、3代表AB型和4代表O型血。由于4种血型之间彼此不存在等级关系，因此该变量赋值的1、2、3和4仅反映了血型的属性，数据分析时需要将该变量转换成三个哑变量（x1，x2和x3）。SAS软件可以在数据步中，在临时数据集a基础上，生成临时数据集b，以产生新变量的方式生成哑变量，SAS程序如下：

```
data b;
set a;
if x=2 then x1=1;else x1=0;
if x=3 then x2=1;else x2=0;
if x=4 then x3=1;else x3=0;
run;
```

上述SAS程序执行后，将血型变量x用一组（x1、x2和x3）哑变量替代，哑变量的赋值和含义见表16-1，即x1代表血型B，x2代表血型AB，x3代表血型O。当x1=0且x2=0且x3=0时，代表了血型A，即这里血型A为对照组。

表16-1　血型哑变量的赋值及含义

x1	x2	x3	代表血型
0	0	0	A型
1	0	0	B型
0	1	0	AB型
0	0	1	O型

数据分析的时候，将x1、x2和x3变量替代血型变量（x）纳入模型中，探讨血型对因变量可能的影响；而此时x1的偏回归系数含义为B血型的人与A血型（对照组）相比，因变量的改变量；x2的偏回归系数含义为AB血型的人与A血型（对照组）相比，因变量的改变量；x3则为O血型的人与A血型（对照组）相比，因变量的改变量。由于哑变量是用一组变量呈现原来的多分类变量的相关信息，故在多因素模型中哑变量要“同进同出”，以本例为例，如果最终的多元线性回归模型中，x1哑变量进入了模型，x2哑变量和x3哑变量无论偏回归系数的估计值是否具有统计学意义，都要保留在模型内，反之亦然。

（二）logistic回归的SAS实现

当因变量为分类变量时，拟利用多因素分析探讨多个自变量的影响，或者控制混杂因素影响，则需要考虑logistic回归。logistic回归根据因变量的类型不同，进一步可以划分为：二元logistic回归、有序多分类logistic回归和无序多分类logistic回归。其中二元logistic回归是最常用的logistic回归，也是本节主要阐述的内容，有序多分类logistic回归和无序多分类logistic回归的相关内容建议研究者查阅SAS帮助文档。此外，根据研究设计不同，二元logistic回归包括：针对独立资料的非条件logistic回归分析（例如频数匹配的病例对照研究）和非独立资料的条件logistic回归（例如个体匹配的病例对照研究）两类。

1. 非条件logistic回归　以本书例12.1的研究数据为例，拟在SAS临时数据集cin中，探讨6个基因的甲基化（变量marker1-marker6）与宫颈癌前病变（变量gold）的关系，由于因变量“是否罹患宫颈癌前病变”是一个二分类的变量；本研究设计中宫颈癌前病变和正常对照是相对独立的，故适合采用二元非条件logistic回归，SAS中可通过proc logistic过程实现，主要的SAS程序如下：

```
proc LOGISTIC data=cin descending;
class Marker1 Marker2 Marker3 Marker4 Marker5 Marker6/ref=last param=ref;
model gold= Marker1 Marker2 Marker3 Marker4 Marker5 Marker6;
run;
```

SAS中proc logistic过程默认是根据因变量（如本例中变量gold）中较小的值（gold=0）建立logistic回归模型。但是，本例中关注的是宫颈癌前病变与6中甲基化基因型的关系，即“罹患宫颈癌前病变”（gold=1）是研究中关注的结局，因此需要修改proc logistic过程根据因变量中较大的值（gold=1）建立logistic回归模型，因此proc logistic语句中添加了选择项“descending”（可缩写为“desc”）。

logistic回归中，自变量既可以是分类变量，也可以是定量变量，如果是分类型变量则需要使用“class语句”对指定分类变量和设定其中的参照组；未在class语句中出现的变量，则SAS默认是数值型变量。此外，如果自变量是多分类变量，利用class语句可直接生成哑变量。生成的方式添加“ref=”和“param=”选择项；其中“ref=”可指定“ref=first”、“ref=last”或ref=“某类别的赋值”作为参照组，“param=”是指定分类变量的参数估计方法。本例中，拟以6个基因的“阴性”（数据集中“阴性”赋值为2）作为参照，故class语句中设定了“ref=last”，同时通过“param=ref”的设置，将参照组（即阴性）赋值为0。proc logistic过程中model语句主要是用于构建多个自变量与因变量的关系，

本例中SAS输出的logistic回归模型的参数估计结果（图16-31）表明：以Marker1基因为例，偏回归系数的估计值为0.966，Wald检验P=0.045，OR值为2.626（95%CI：1.021~6.755），这提示当控制其他基因型的影响后，Marker1基因型为阳性的女性发生宫颈癌前病变的风险是该基因型为阴性女性的2.63倍。

最大似然估计分析

参数		自由度	估计	标准误差	Wald 卡方	Pr > 卡方
Intercept		1	-3.8590	0.6041	40.8053	<.0001
Marker1	1	1	0.9656	0.4820	4.0125	0.0452
Marker2	1	1	2.2980	0.5936	14.9886	0.0001
Marker3	1	1	1.5358	1.1831	1.6851	0.1942
Marker4	1	1	1.8427	0.8439	4.7677	0.0290
Marker5	1	1	1.2920	0.6383	4.0974	0.0429
Marker6	1	1	2.8436	0.6889	17.0405	<.0001

优比估计

效应	点估计	95% Wald 置信限	
Marker1 2-1	2.626	1.021	6.755
Marker2 2-1	9.954	3.110	31.861
Marker3 2-1	4.645	0.457	47.209
Marker4 2-1	6.314	1.208	33.008
Marker5 2-1	3.640	1.042	12.718
Marker6 2-1	17.178	4.453	66.273

图16-31　非条件logistic回归的参数估计结果及OR值

此外，与proc reg过程类似，proc logistic过程中，“model语句”中也可通过增加选择项实现自变量筛选、模型诊断（如：lackfit选择项用于Hosmer-Lemeshow 拟合优度检验）和模型评价（如“influence”选择项用于影响诊断）。

2. 条件logistic回归　个体匹配的研究设计是按照一定的匹配条件给每个病例选择一个或多个对照组，病例和对照组间是非独立的，需要采用条件logistic回归。以本书例12.2为例，在采用1∶1匹配设计的病例对照研究中拟探讨高尿酸血症的危险因素（数据中自变量的分类说明详见表12-9）。条件logistic回归在SAS中也可通过proc logistic过程实现。与非条件logistic回归不同之处在于需要增加“strata语句”，其功能主要是指定匹配号。SAS程序如下：

```
proc logistic data=x descending;
model hperuricemia=dyslipidemia HBP history obesity DM;
strata id;/* 变量id为配对号 */
run;
```

上述程序执行后，SAS输出的条件logistic回归模型的参数估计结果和OR值（图16-32）表明：血脂异常、高尿酸血症家族史、肥胖和糖尿病可能与高尿酸血症发病相关，各个偏回归系数检验，$P<0.05$；以血脂异常为例，当控制了其他因素影响后，血脂异常的人发生高尿酸血症的风险是血脂正常的人的6.48倍，95%CI为2.42~17.37。

条件最大似然估计的分析

参数	自由度	估计	标准误差	Wald 卡方	Pr > 卡方
dyslipidemia	1	1.8686	0.5030	13.8027	0.0002
HBP	1	0.3723	0.5558	0.4486	0.5030
history	1	1.5132	0.5151	8.6290	0.0033
obesity	1	1.6510	0.5900	7.8299	0.0051
DM	1	0.9690	0.4578	4.4792	0.0343

优比估计

效应	点估计	95% Wald 置信限	
dyslipidemia	6.480	2.418	17.365
HBP	1.451	0.488	4.313
history	4.541	1.655	12.463
obesity	5.212	1.640	16.568
DM	2.635	1.074	6.464

图16-32　条件logistic回归的参数估计结果和OR值

与非条件logistic回归相比，条件logistic回归模型中，无常数项。此外，本例中，由于自变量血脂异常（dyslipidemia）、高血压（HBP）、高尿酸血症家族史（history）、肥胖（obesity）和糖尿病（DM）均为二分类变量（有赋值为1，无赋值为0），故也可以不使用class语句定义分类变量。

（三）Cox比例风险回归的SAS实现

随访研究中当以“死亡”作为主要的观察终点时，如果随访时间足够长的话，可能绝大多数研究对象都会出现死亡；同时，随访过程中难以避免失访，随访时间越长，失访者的比例越高。然而，对于这些失访者的研究数据，尽管不完整，但至少在失访时间点之前尚未发生结局，这也能为随访研究提供有价值信息。因此，随访研究中研究者不仅关注结局，还需要考虑结局发生的时间，故传统logistic回归已不适用。由于考虑时间因素，而时间因素的分布往往不服从正态分布（大多为正偏态分布），有时甚至不知道它的分布类型，因此传统的多元线性回归也已不适用。Cox比例风险模型是一种半参数模型，主要目的是研究协变量（自变量）与观察结局之间的关系，其中的协变量可以是分类型变量，也可以是定量变量。

例16.1 拟探讨多发性骨髓瘤患者发病时的年龄、血清尿素氮、糖化血红蛋白、血小板和血钙浓度对多发性骨髓瘤预后的影响，对65例患者进行了随访观察，随访期内有48例患者死亡（表16-2）。

表16-2 多发性骨髓瘤患者的临床数据和随访结局

编号	生存时间（月）	生存状态	log 血尿素氮	糖化血红蛋白（g/L）	血小板是否正常	年龄（岁）	血钙（mmol/L）
1	1.25	1	2.22	2.45	1	67	2.50
2	1.25	1	1.94	2.55	1	38	4.49
3	2	1	1.52	2.48	1	81	3.74
…	…	…	…	…	…	…	…
49	4	0	1.95	2.49	1	59	2.50
50	4	0	1.92	2.48	1	49	3.24
51	7	0	1.11	2.56	1	48	2.50
…	…	…	…	…	…	…	…
65	77	0	1.08	2.61	1	60	2.99

注：生存状态：1死亡 0存活；血小板：1正常 0异常。

1. 验证是否满足比例风险（proportional hazards，PH）假定　本例中，采用Cox比例风险回归探讨多发性骨髓瘤患者的预后因子时，对于随访中仍旧存活的17例患者，其结局事件为删失。然而，特别需要注意Cox比例风险回归模型需要满足PH假定：即无论基线风险如何，在基线以后的任何时间点上，影响因素（协变量）的“暴露水平”与“非暴露水平”条件下的发生事件的风险比是恒定的，即影响因素对事件的效应不会随时间而发生改变。因此，在应用 Cox 模型之前，应该首先考察随访数据资料是否满足PH假定。

（1）利用生存曲线是否交叉检验是否满足PH假设：当协变量为分类变量时，通过观察自变量各个水平条件下的Kaplan-Meier生存曲线图是否存在交叉，如果存在交叉，则表示该定性自变量不满足比例风险假设；或者绘制生存分布函数估计值的对数的对数与生存时间的对数的关系图（LLS图），如果线段不平行，说明该自变量不符合比例风险假设。

本例中，自变量中“血小板”为二分类变量，可以采图示法判断是否满足PH假设。SAS中可以通过proc lifetest程序绘制血小板不同水平下的生存曲线图和LLS图，根据图形来进行判断。SAS程序如下：

```
proc lifetest data=Myeloma plots=(s,lls);
time Time*vstatus(0);
strata platelet;
run;
```

proc lifetest过程可以通过选择项“plots=”绘制生存曲线和LLS图并在结果中输出；“time语句”是必须语句，它用于指定生存时间与结局事件指示变量（0代表删失）；由于本例拟比较血小板正常和异常状态下，患者的生存曲线是否有交叉，血小板水平分层因素，“strata语句”指定需要考察该语句中的变量是否满足PH假定。本例中，上述SAS程序执行后，两组患者的生存曲线（图16-33）和LLS图（图16-34）提示：血小板正常的患者和血小板异常患者的两条生存曲线无交叉，LLS图两条线也大致平行，提示血小板变量满足PH假设。

（2）通过残差图判断是否满足PH假定：针对定量类型的自变量，可以通过绘制残差图判断是否满足PH假设。SAS中可以利用proc phreg过程，通过“assess语句”绘制累计得分残差与时间的图形，从而检验变量是否满足PH假设，本例中利用该途径判断是否满足PH假定的SAS程序如下：

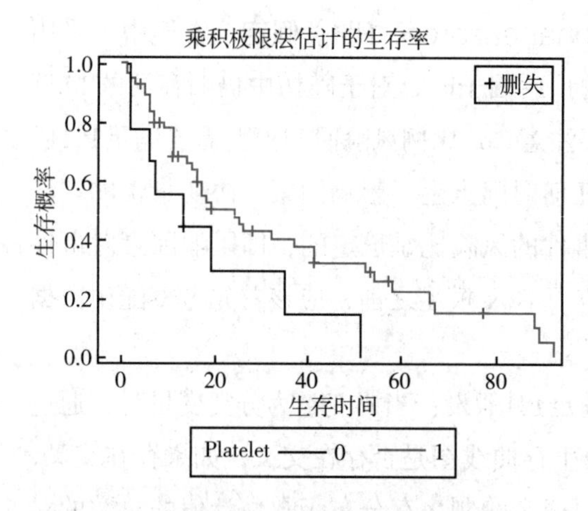

图16-33　不同血小板水平下的生存曲线

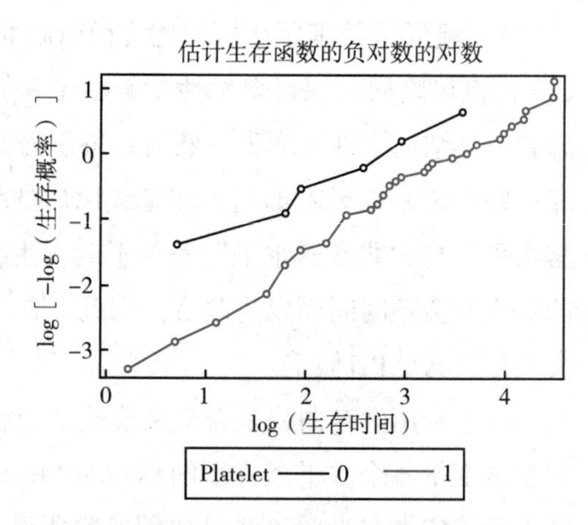

图16-34　不同血小板水平下的log［-log（生存函数）］与log（time）的变化趋势

```
proc phreg data=Myeloma;
class Platelet/param=ref ref=last;
model Time*vstatus（0）=LogBUN HGB Age SCalc Platelet/risklimits;
assess ph/resample=1000 seed=20210819;
run;
```

上述程序中“Assess语句”中通过选择项“ph”指定SAS进行比例风险假定的图形检验；选择项“seed=”设置种子数（随机设置即可），保证结果的重现性；选择项“resample=”设置了模拟次数并指定SAS输出Kolmogorov-type Supremum检验结果，该检验中，无效假设是满足风险假定，如果$P>0.05$，则不拒绝H_0假设，故满足比例风险假设。

SAS程序执行后，以糖化血红蛋白（变量HGB）为例，该变量的累计得分残差与时间的图形（图16-35）中虚线是20条满足等比例风险假定下模拟的标准化得分过程，实线是实际观察的标准化得分过程，将随机模拟路径与实际路径相比较，图形中实线落在20条模拟路径覆盖的范围内，表明糖化血红蛋白变量的实际路径处于随机模拟路径范围内，该变量可能满足比例风险假定；图16-35中右下角Kolmogorov-type Supremum检验结果显示P=0.63，按照0.05的检验水准，$P>0.05$，不拒绝H_0假设，因此满足比例风险假设。

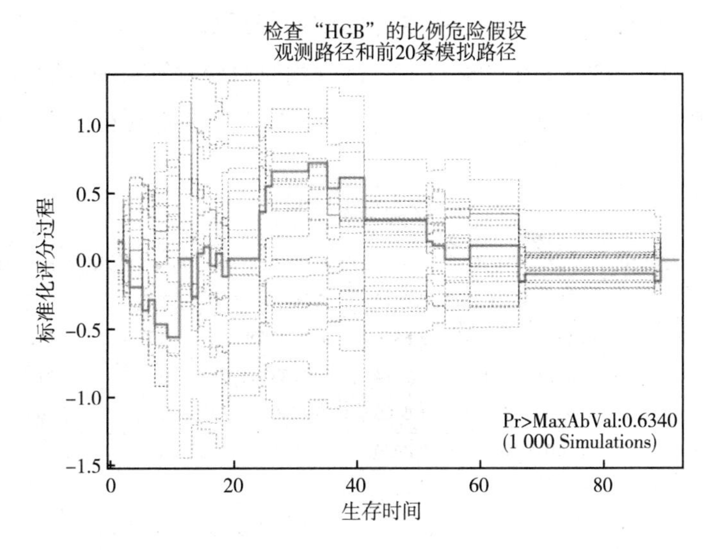

图16-35 proc phreg过程中Assess语句绘制的累计得分残差与生存时间的模拟路径图（变量HGB）

2. Cox比例风险回归的SAS实现 本例中，采用Cox比例风险回归探讨多发性骨髓瘤患者的预后因子时，对于随访中仍旧存活的17例患者，其结局为删失。前面通过图形法已经验证，数据中的自变量均符合PH假设，满足Cox比例风险回归的条件。SAS中可通过proc phreg过程实现Cox回归模型的构建和参数估计，主要程序如下：

```
proc phreg data=Myeloma;
class Platelet/param=ref ref=last;
model Time*vstatus(0)=LogBUN HGB Age SCalc Platelet/risklimits;
run;
```

Proc phreg过程中“model语句”是必须的语句，其中“=”左侧为结局事件发生时间（如本例中变量Time）与是否出现结局事件（如本例中变量vstatus）的乘积项，由于数据集中vstatus变量中1代表出现了死亡结局，0代表随访时未出现死亡结局（即为删失），故vstatus（0）表示删失变量；“=”右侧则为随访研究中关注的协变量；选择项“risklimits”指定SAS输出（Hazard ratio，HR）和HR95%置信区间。此外，通常需要用“class语句”进行定义分类型自变量（如本例中“血小板是否正常”变量platelet），但由于该自变量赋值为0或1的二分类变量，故上述SAS程序中“class语句”也可省略。

上述程序执行后，SAS输出结果中呈现了Cox回归的模型检验、模型拟合指标以及Cox回归中偏回归系数的估计、HR及其95%置信区间。本例中偏回归系数的估计值和HR结果（图16-36）提示：血尿素氮的偏回归系数为1.81，偏回归系数的检验，$P<0.01$；HR为6.13，95%CI为1.78~21.12，故发病时血尿素氮水平可能与多发性骨髓瘤患者的预后相关，发病时的血尿素氮水平越高，多发性骨髓瘤患者的死亡风险可能越高。

最大似然估计分析										
参数		自由度	参数估计	标准误差	卡方	Pr > 卡方	危险率	95% 危险率置信限		标签
LogBUN		1	1.81258	0.63140	8.2411	0.0041	6.126	1.777	21.117	
HGB		1	-0.13478	0.07030	3.6758	0.0552	0.874	0.761	1.003	
Age		1	-0.02217	0.01647	1.8114	0.1783	0.978	0.947	1.010	
SCalc		1	0.14055	0.10337	1.8485	0.1740	1.151	0.940	1.409	
Platelet	0	1	0.14015	0.48066	0.0850	0.7706	1.150	0.448	2.951	Platelet 0

图16-36　Cox比例风险模型的参数估计结果

上述Proc phreg过程“model语句”中没有选择项“selection=”，故默认所有的协变量都保留在模型中（即全模型）。此外，可通过“selection=”、“slentry=”和“slstay=”选择项进行自变量的筛选。本例中，假设拟采用逐步法进行自变量筛选，纳入模型的变量标准P=0.25，剔除模型的变量标准P=0.15，则SAS程序如下：

```
proc phreg data=Myeloma;
class Platelet/param=ref ref=last;
model Time*vstatus(0)=LogBUN HGB Age SCalc Platelet/risklimits selection=stepwise
slentry=0.25 slstay=0.15;
run;
```

最终模型的偏回归系数估计值及HR值如图16-37，结果显示：与全模型相比，逐步法筛选自变量后的模型AIC等模型拟合指标降低，提示模型有改善；血尿素氮水平越高，多发性骨髓瘤患者的死亡风险越高，HR及95%CI为5.34（1.61~17.71），而糖化血红蛋白水平越高，多发性骨髓瘤患者的死亡风险降低，HR及95%CI为0.89（0.79~0.99）。

最大似然估计分析										
参数		自由度	参数估计	标准误差	卡方	Pr > 卡方	危险率	95% 危险率置信限		标签
LogBUN		1	1.67440	0.61209	7.4833	0.0062	5.336	1.608	17.709	
HGB		1	-0.11899	0.05751	4.2811	0.0385	0.888	0.793	0.994	

图16-37　采用逐步法筛选自变量后Cox回归的结果

本章小结

医学研究中，数据处理和统计分析的主要目的是从看似杂乱的数据，阐明或发现事物内在联系和规律，帮助医疗决策者进行合理决策，提升医疗机构和健康服务机构的诊疗水平，进而促进人群的整体健康。而在数据处理和统计分析领域中，SAS是行业翘楚，一直享有盛誉。

为了帮助读者了解和熟悉SAS软件，本章节首先从实际应用的角度，着重介绍了在SAS中如何创建或导入数据集、如何对数据集的变量和观测进行编辑、如何合并或拆分数据集等基本语法规则和常用SAS程序等。随后，结合着医学研究中的数据分析目的和研究设计类型等，围绕研究实例介绍了常用的计数资料和定量资料的统计学描述、单因素分析（t检验、方差分析、非参数检验、χ^2检验）和多因素分析（多元线性回归、logistic回归和Cox比例风险模型）等在SAS中的实现过程。

（王艳红）

第十七章　SPSS软件应用

学习目标

1. 掌握　SPSS软件的数据管理、均数的比较、卡方检验、两变量相关分析、线性回归及二元logistic回归分析。

2. 熟悉　非参数检验、配对logistic回归分析、Kaplan-Meier法生存分析及Cox回归分析。

3. 了解　ROC曲线、偏相关分析、多分类logistic回归及寿命表法生存分析。

SPSS原为“Statistical Package for the Social Sciences”的简称，即“社会科学统计软件包”。1968年，美国斯坦福大学尼（Norman H. Nie），赫尔（C.Hadlai（Tex）Hull）和本特（Dale H. Bent）三位研究生开发出最早的SPSS统计软件并成立了SPSS公司，陆续推出了SPSS for Windows 的系列版本。随着SPSS产品服务领域的扩大和服务层次的加深，SPSS公司于2000年将英文全称更改为“Statistical Product and Service Solutions”，意为“统计产品与服务解决方案”。2009年7月28日，IBM公司宣布用12亿美元现金收购了SPSS公司，将SPSS更名为IBM SPSS。目前SPSS已更新至26.0版本。

SPSS是一个集数据整理、统计分析等功能于一身的组合式软件包，是目前公认最优秀的统计分析软件包之一。SPSS的基本功能包括数据管理、统计分析、图表分析、输出管理等。SPSS统计分析过程包括描述性统计、均值比较、一般线性模型、相关分析、回归分析、对数线性模型、聚类分析、数据简化、生存分析、时间序列分析、多重响应等几大类，每类中又分好几个统计过程，每个过程中又允许用户选择不同的方法及参数。SPSS也有专门的绘图系统，可以根据数据绘制各种图形。

SPSS分析结果清晰、直观、易学易用，而且可以直接读取Excel及DBF等数据文件，它和SAS、BMDP并称为国际上最有影响的三大统计软件，已经在我国的社会科学、自然科学的各个领域发挥了巨大作用。本章将介绍IBM SPSS 26.0版本在医学统计分析中的一般应用。

第一节　SPSS软件的数据管理

SPSS软件具有强大的数据管理功能。数据管理包括数据文件的建立、存取、核对和数据整理。数据管理主要借助于主窗口的File、Data、Transform等菜单完成。

通常有两种方式建立数据文件：一是通过SPSS数据编辑器录入数据；二是使用其他数据库软件建立数据库，使用SPSS读入已建立的数据库文件。

一、新建数据文件

运行SPSS程序，打开File菜单，选中New项中的Data，即可通过数据编辑器建立一个新的数据文件。建立新的数据文件包括：定义数据库结构（变量名、变量类型和长度）并录入数据。

（一）数据编辑器的组成

SPSS软件启动后，首先进入SPSS数据编辑器（IBM SPSS Statistics Data Editor），也称数据管理窗口（图17-1）。该界面和Excel软件数据工作表相似，由若干行和列组成，每行对应了一条记录（record或case），每列则对应了一个变量（variable）。没有录入或读入数据时，行、列的标号呈灰色，表示未激活。

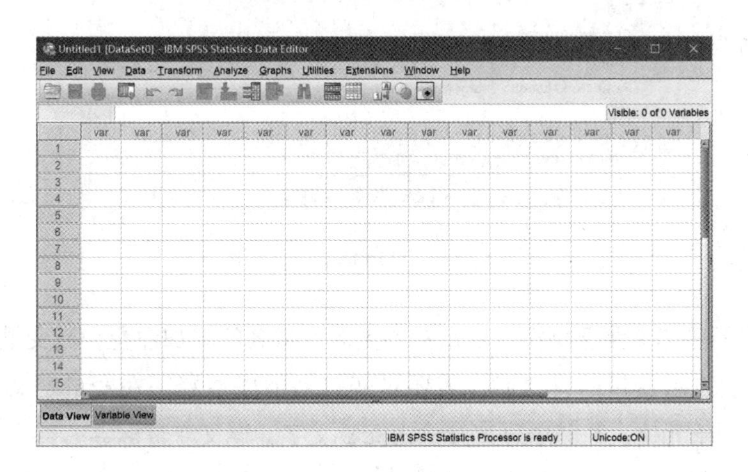

图17-1　SPSS的数据编辑器

（二）变量的定义

运行SPSS后，数据编辑窗口的左下角可见两个标签或称切换卡，可以通过鼠标点击切换，一个是Data View（数据视窗），用来浏览和编辑数据，另一个是Variable

View（变量视窗），用来浏览和定义变量名、变量类型和长度等。

1. 变量名 变量命名应该遵循以下原则：首字符必须是英文字母或汉字，其后可为字母或数字或除“？”、“！’和“*”以外的字符，不能以下划线“_”和圆点“.”作为变量名的最后一个字符。变量名不能与SPSS保留字相同。SPSS的保留字有ALL、AND、BY、EQ、GE、GT、LE、LT、NE、NOT、OR、TO、WITH。系统不区分变量名中的大小写字母。尽管SPSS 20.0版本支持超长变量名，变量名长度在64个字符以内，但变量名应尽量简洁。

2. 变量类型与长度 SPSS数据变量有3种基本类型：数值型、字符型、日期型。数值型变量又按不同要求分为6种，因此共可定义8种类型的变量。系统默认的变量类型为标准数值型变量（Numeric）。每种类型的变量由系统设定默认长度。所谓长度指显示该变量值所占的字节数，也就是用字符数表示的显示宽度。小数点占一个字节。

鼠标点击所选变量类型（Type）单元格时，会出现一个按钮，点击按钮会弹出变量类型（Variable Type）对话框，可用于定义或更改变量格式，包括变量类型、宽度和小数位数的设定（图17-2）。

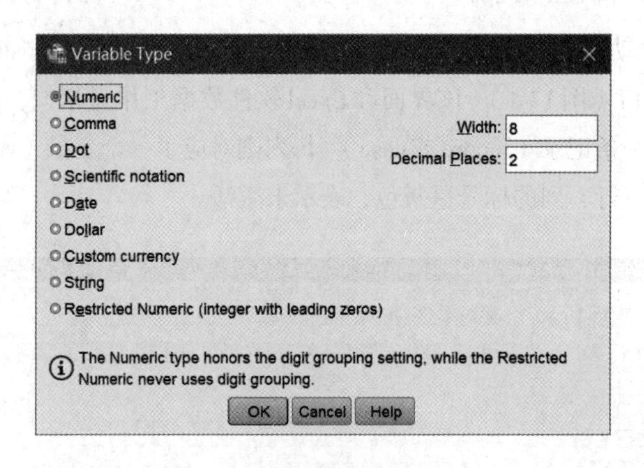

图17-2 变量类型对话框

3. 变量标签与变量值标签 变量标签是对变量名的附加注释。当变量比较多、变量名较短不能表示变量的含义时，需要对变量名加以注释。在变量定义窗口内选择Label列内一个单元格，在其中可直接输入标签文字，定义变量标签。

变量值标签（Values） 变量值标签是对变量的取值作进一步说明。对分类变量往往要定义其取值的标签。定义某变量值标签时，点击Values列单元格内时，会出现一个按钮，弹出变量值标签（Value Labels）对话框，在对话框内输入标签文字。如定义变量sex的标签为“性别”，变量值标签“2”定义为“女”，“1”定义为“男”（图17-3）。在结果输出窗口中变量名位置显示该变量的标签，变量值标签可使用中文，以增加输出结果的可读性。

二、打开数据文件

如果已存在SPSS数据文件或其他类型的数据文件，可以通过下述几种方式打开：

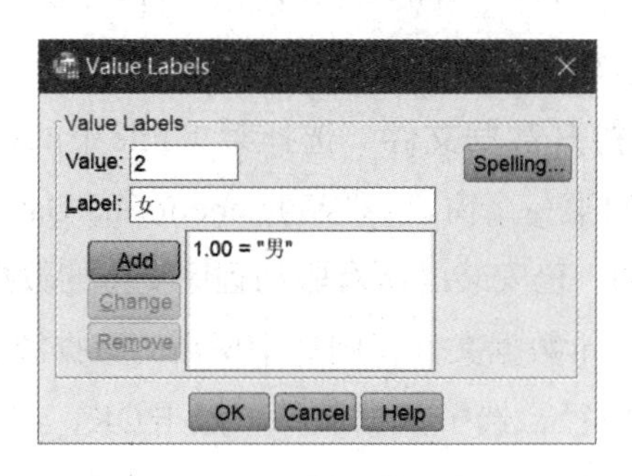

图17-3　变量值标签对话框

1. 通过SPSS软件运行开始时的对话框直接打开数据文件　该对话框不但可以用于建立新数据文件，打开最近用过的数据文件或其他任何类型的数据文件，同时也可以使用向导建立和运行数据库查询。

2. 通过运行File菜单下的Open命令或工具栏的图标打开数据文件　点击File菜单中Open项下的Data或直接点击工具栏上的按钮，弹出Open File对话框，单击“文件类型”列表框，即能浏览直接打开的数据文件类型（图17-4）。选择所需的文件类型，选中需要打开的文件，点击Open即可打开。如果打开的是.sav文件，数据编辑窗口顶行显示的是数据文件名。如果打开的是其他类型数据文件（例如.xls或.dbf数据文件），系统能自动将其转换成SPSS格式，此时，通过保存（Save）或另存为（Save As）可将其他类型数据文件转化为SPSS格式数据文件（.sav文件）。

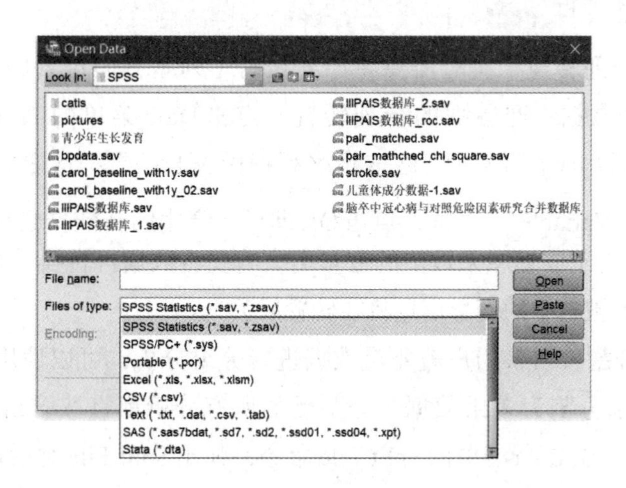

图17-4　打开数据文件类型下拉选项

SPSS软件能直接调用的数据文件类型有十余种，常用的有：SPSS（*.sav）：SPSS数据文件（6.0~26.0版）；Excel（*.xls）：Excel工作表数据文件（从4.0~2007版）；dBase（*.dbf）：dBase系列数据文件（从dBase Ⅱ~Ⅳ）；SAS（*.sd2，*.sas7bdat，）：SAS for Windows数据文件；Stata（*.dta）：Stata 系列数据文件；Text（*.txt）：纯文本格式的数据文件；Data（*.dat）：纯文本格式的数据文件。

3．使用数据库查询打开数据文件 选择菜单File中的Open Database项下的New Query，弹出数据库向导的第一个窗口 -“Welcome to the Database Wizard！”，其中会列出SPSS软件所能识别的、已安装的所有驱动程序支持的数据类型。

例如，要打开一个Excel数据文件，则选中所需的数据源，然后单击Next，选择要打开的Excel文件所在的路径，选中数据文件，点击OK，进入Select Data对话框，可对变量输出进行限制。也可以直接点出“Finish”输出数据到SPSS。同理可以用类似的方法打开或读入dBase、Access或其他类型的数据文件。

SPSS使用一种ODBC（Open Database Connectivity）的数据接口，该接口被大多数数据库软件和办公软件支持。通过ODBC接口，应用程序可以直接访问以结构化查询语言（SQL）作为数据库访问标准的数据库管理系统。

4．使用文本导入向导读入文本类型的数据 选择菜单中File项下的Read Text Data，弹出Open File对话框，打开文件类型自动跳到了Text（*.txt）。在Open File对话话框中选择相应的文件名后打开，系统即启动导入向导对话框 -Text Import Wizard。该向导共分6步，按照系统提示和原数据格式与特征进行选择，依次操作即可。

三、数据编辑

（一）数据的整理

1．数据的行列转置 有时需要将原先按行（列）方向排列的数据转换成按列（行）方向排列的数据，即数据的行列转置。点击Data菜单的Transpose命令，弹出Transpose对话框（图17-5），在变量名列框中选1个或多个需要转置的变量，点击➜钮使之进入Variable（s）框，点击OK即可。产生的新数据会在第1列出现一个case_lbl新变量，用于放置原来数值的变量名。若要将数据再转换回原来的排列方式，方法同前。但没有被选中的变量信息将在转置后丢失。

2．数据的分割 如果用户需要对数据进行分组分析，可以使用数据分割（Data Split）功能，可以分割为多组数据，分割后的所有分析都将按多组进行分析，除非取消数据分割。点击Data菜单的Split File命令，弹出Split File对话框（图17-6），选Compare groups或者Organize output by groups表示此后都按指定的分组方式进行分析，

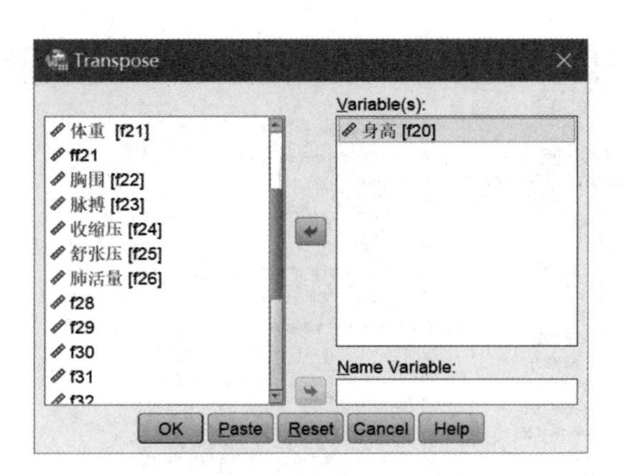

图17-5　Transpose对话框

可从变量名列框中选1个或多个变量进入Groups Based on框，作为分组依据。若要取消数据分割，可选Analyze all cases，do not create groups项。调用Split File命令完成数据分割后，SPSS将在主窗口下状态行的右下角显示Split File On。

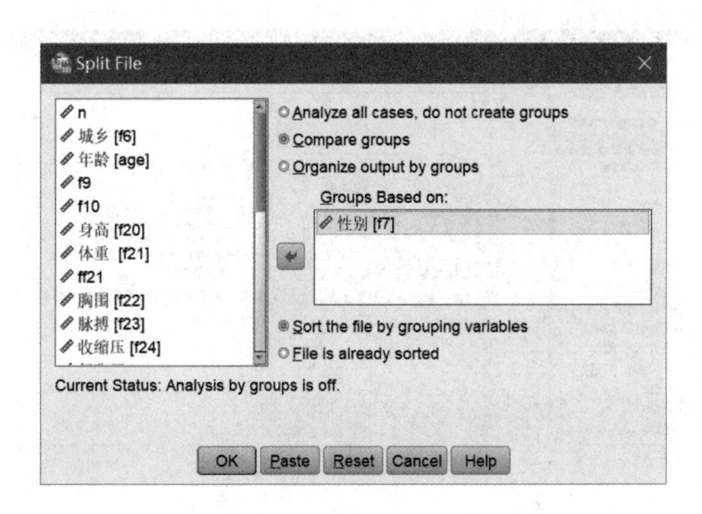

图17-6　Split File对话框

3. 数据的选择　如果只想从全部记录中选择特定部分的数据进行统计分析，则可以使用数据选择功能，例如，选择“gender（性别）=1（男）”的记录进行统计分析。点击Data菜单的Select Cases命令，弹出Select Cases对话框（图17-7），常见的有2种：

（1）All cases表示所有的记录都被选择，为系统默认状态。该选项也可用于解除先前的选择。

（2）If condition is satisfied 按指定条件选择，点击If钮，弹出Select Cases：If对话框（图17-8），先选择变量，然后定义条件。

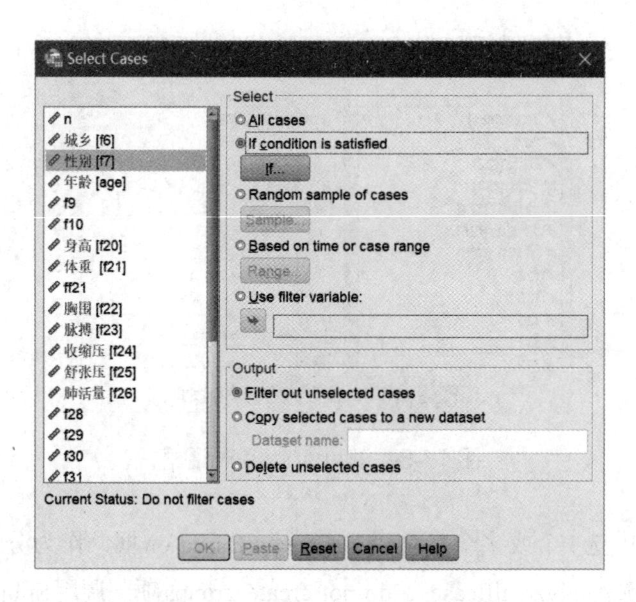

图17-7　Select Cases对话框

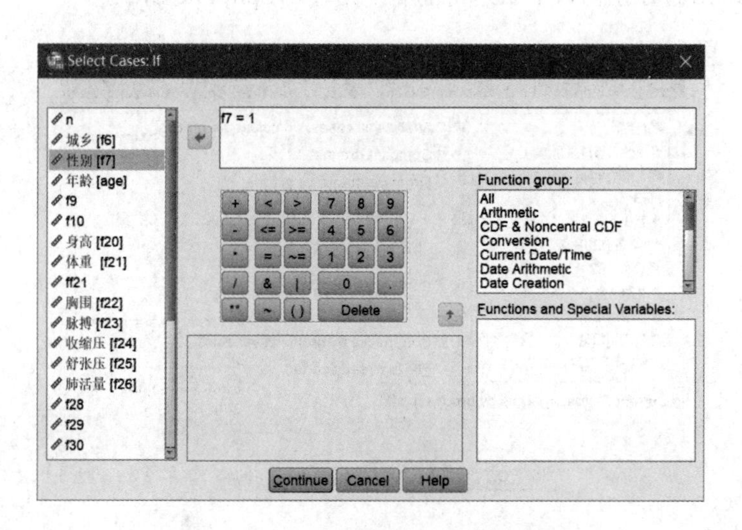

图17-8　Select Cases：If 对话框

其他还有Random sample of cases（对观察单位进行随机抽样）；Based on time or case range（顺序抽样）；Use filter variable（用指定的变量进行过滤）。

（二）数据的算术处理

1．**变量的加权**　点击Data菜单的Weight Cases命令，可对指定的数值变量进行加权。在弹出的Weight Cases对话框中（图17-9），Do not weight cases表示不做加权，可用于对做过加权的变量取消加权；Weight cases by表示选择1个变量做加权。在加权操作中，系统只对数值变量进行有效加权。

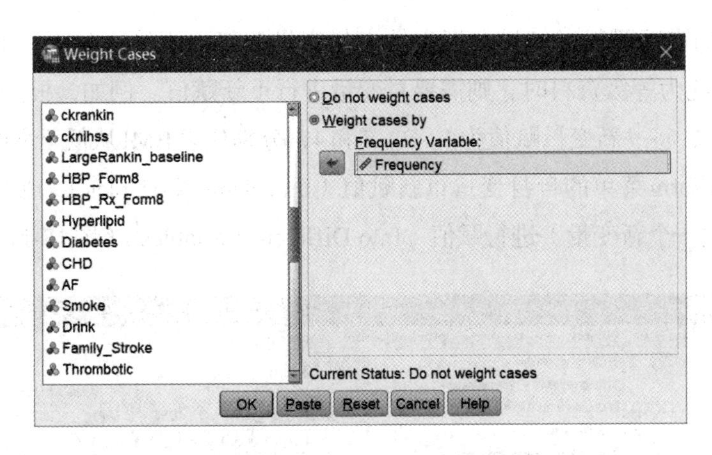

图17-9　Weight Cases对话框

对频数表资料进行χ^2检验时需要对变量进行加权（weight），一旦某变量做过加权操作，系统自动根据用户对已加权变量值的修改作加权变换。除非取消加权，否则即使改变变量名，系统依然对该变量进行加权操作。

2. 数据的运算与新变量的生成　运行Transform菜单中Compute命令，通过运算操作让系统生成新的变量。在弹出的Compute Variable对话框中（图17-10），先在Target Variable指定一个变量，然后点击Type & Label按钮确定是数值型变量，还是字符型变量。在Numeric Expression框中键入运算公式，系统提供计算器和82种函数（在Function group框内）供用户选择。若点击If.按钮，则弹出Compute Variable：If Cases对话框，用户可指定符合条件的变量参与运算。利用If对话框，用户可方便地实现对变量进行编码和赋值。

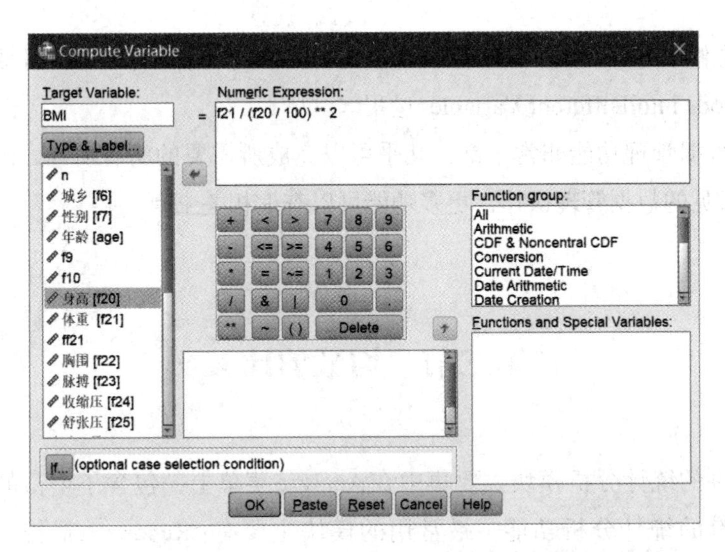

图17-10　Compute Variable对话框

3. 变量的重新赋值　如果数据文件中某变量的编码不符合分析要求，或者需要将计量资料转化为等级资料时，则需要对变量进行重新赋值。例如，根据“体质指数”（BMI）的大小，将一新变量赋值为1、2、3和4，分别代表BMI从低至高的分级。

调用Transform菜单的自身变量重新赋值（Into Same Variables），或对非自身变量（由该变量产生一个新变量）进行赋值（Into Different Variables）（图17-11）。

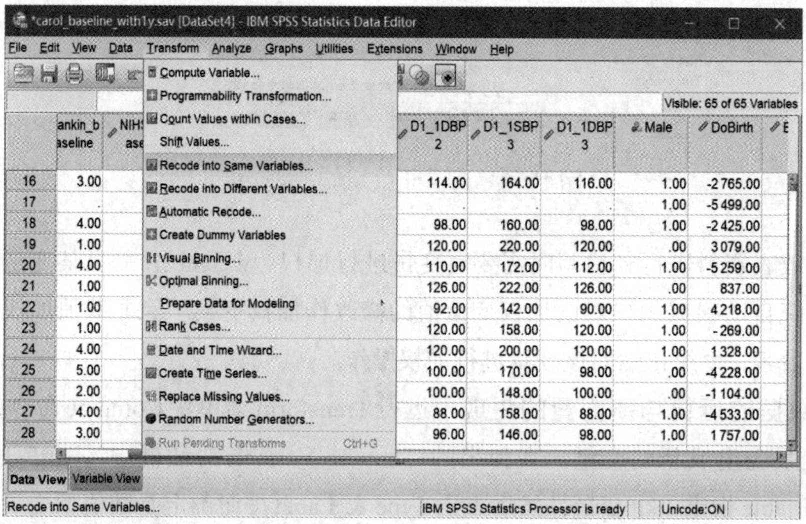

图17-11　Recode 命令项

如果调查表设计的病例出院转归的编码是“死亡=1，存活=2”，如要改为“存活=0，死亡=1”，则可选择对变量自身重新赋值，选择Recode into Same Variables过程。

如果不想修改原变量值，希望生成一个新的变量，则使用对非自身变量进行赋值方法，即Recode into Different Variables过程。

SPSS的数据管理功能非常丰富，几乎可以完成所需要的所有功能，限于篇幅，此处只列举了常见的数据管理操作，更多功能可以查询相关书籍。

第二节　均数的比较

SPSS软件的统计分析模块主要集中在Analyze菜单上，包含了丰富的模块，可以完成几乎所有的统计分析功能。最常用的模块主要有：Reports（报告）、Descriptive Statistics（描述性统计）、Tables（列表）、Compare Means（均数比较）、General Linear

Model（一般线性模型）、Generalized Linear Models（广义线性模型）、Correlate（相关）、Regression（回归）、Loglinear（对数线性模型）、Classify（分类）、Dimension Reduction（降维）、Scale（量表分析）、Nonparametric Tests（非参数检验）、Survival（生存分析）、Multiple Response（多重响应）、Missing Value Analysis（缺失值分析）、Complex Samples（复杂抽样）等模块。

对均数进行比较，常用t检验和F检验。Analyze菜单的Compare Means子菜单包括了主要有以下过程：Means（均数）、One-Sample T Test（单样本t检验）、Independent-Samples T Test（成组t检验）、Paired-Samples T Test（配对t检验）和One-Way ANOVA（单因素方差分析）等。对于两因素以上的方差分析，则需要使用General Linear Model（一般线性模型）子菜单下的Univariate（单变量）过程来完成。

一、成组t检验

成组t检验用于完全随机设计资料的两组均数比较，要求数据满足正态性、独立性、方差齐性的条件，使用Independent-Samples T Test过程来完成。

例17.1 有研究者使用病例对照研究方法，以冠心病患者为病例组，并在正常人群中选择了对照组，对血液一般生化指标进行了检验，试比较胆固醇（TC）、甘油三酯（TG）及血糖（BG）在病例组与对照组之间是否有统计学差异？

操作步骤：

（1）打开数据库，依次点击Analyze、Compare Means、Independent-Samples T Test；

（2）在变量列表中选择变量TC、TG及BG至Test Variable（s）框，再将变量group（病例组=2，对照组=1）选入Grouping Variable框（图17-12）；

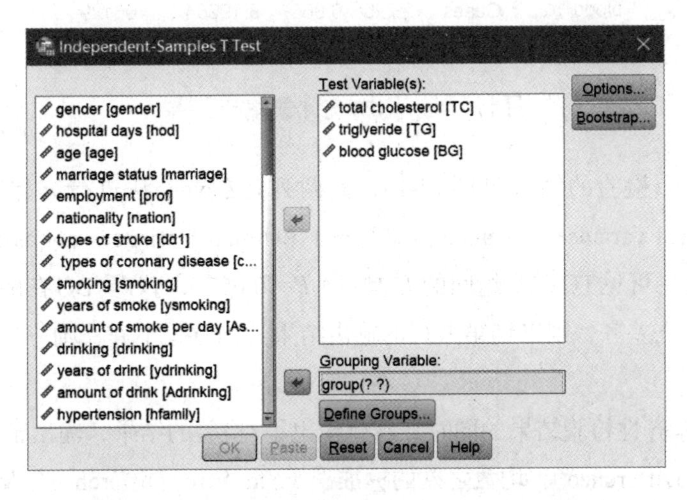

图17-12 Independent-Sample T Test对话框

（3）点击Define Groups按钮，在弹出的对话框中选择Use specified values单选项，在Group 1框输入对照组取值1，在Group 2框中输入病例组取值2，点击Continue返回（图17-13）；

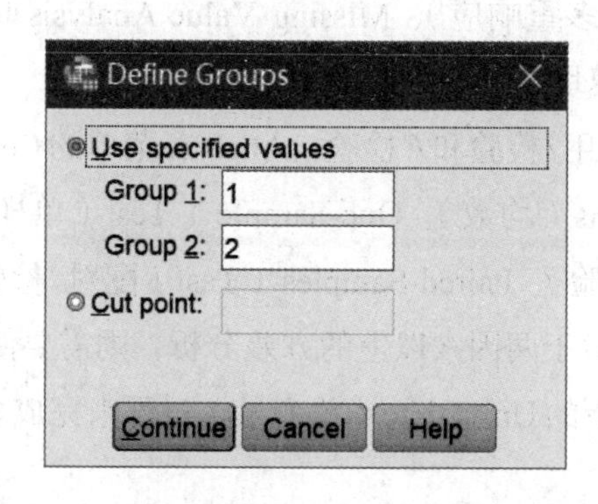

图17-13　Independent-Sample T Test：Define Groups对话框

（4）点击OK按钮执行程序。

结果解释：

（1）资料的统计描述：SPSS首先输出与样本有关的统计量，包括样本含量（N）、样本均数（Mean）、标准差（Std. Deviation）和标准误（Std. Error Mean）（图17-14）。

Group Statistics

	Group	N	Mean	Std. Deviation	Std. Error Mean
total cholesterol	Cases	1 709	5.160	1.19203	.02883
	Controls	2 771	4.370	1.22957	.02336
triglyeride	Cases	1 843	1.844	1.58149	.03684
	Controls	2 839	1.550	1.40086	.02629
blood glucose	Cases	2 725	6.866	3.19964	.06129
	Controls	3 085	5.744	2.49946	.04500

图17-14　样本统计量输出结果

（2）t检验：t检验的结果见图17-15，前两列是Levene法进行方差齐性检验的结果，对应于Equal variances assumed（方差齐）和Equal Variances not assumed（方差不齐）。从输出结果可见TC在两组间的方差齐（P= 0.057），TG及BG在两组间方差不齐（P＜0.05）。如方差齐，则采纳第一行的输出结果。如方差不齐，则应采纳第二行的输出结果。

在输出方差齐性检验结果的同时，右侧输出了t检验的结果，输出了t值、P值、均数之差（Mean Difference）、均数之差的标准误（Std. Error Difference）及总体均数之差的95%置信区间（95% Confidence Interval of the Difference）。

Independent Samples Test

		Levene's Test for Equality of Variances		t-test for Equality of Means						
									95% Confidence Interval of the Difference	
		F	Sig.	t	df	Sig. (2-tailed)	Mean Difference	Std. Error Difference	Lower	Upper
total cholesterol	Equal variances assumed	3.633	.057	21.117	4 478	.000	.78939	.03738	.71610	.86267
	Equal variances not assumed			21.272	3 702	.000	.78939	.03711	.71663	.86214
triglyeride	Equal variances assumed	10.525	.001	6.662	4 680	.000	.29389	.04411	.20741	.38036
	Equal variances not assumed			6.494	3 592	.000	.29389	.04526	.20515	.38262
blood glucose	Equal variances assumed	134.705	.000	14.973	5 808	.000	1.12157	.07491	.97473	1.26842
	Equal variances not assumed			14.750	5 134	.000	1.12157	.07604	.97250	1.27064

图17-15　Independent Sample T Test的输出结果

由输出的结果可知，TC、TG及BG指标在病例组与对照组间的差异均具有统计显著性（P值均＜0.05），这3个指标均值在病例组均高于对照组。

二、配对样本*t*检验

配对资料是医学研究中最常见的资料之一，其特点是两个观察值来自于属性相似的个体或同一观察单位的两次观察。配对设计方法通常可以获得更高的分析效率，其分析方法与成组资料比较的*t*检验不同，SPSS可通过Paired-Samples T Test过程实现。

例17.2　为观察急性缺血性脑卒中患者自发病至14天时血压的变化，有研究者对患者的血压做了连续测量，试分析第7天及第14天的血压与发病时相比的变化？

操作步骤：

（1）读入数据库，依次点击Analyze、Compare Means、Paired-Samples T Test；

（2）在变量列表中，先后点击D1_1SBP1和D7_1SBP1，使之高亮，再点击➡将D1_1SBP1-D7_1SBP1成对选入Paired Variables框；重复以上步骤，将D1_1DBP1-D7_1DBP1、D1_1SBP1-D14_1SBP1、D1_1DBP1-D14_1DBP1成对选入Paired Variables框（D1、D7和D14分别表示第1天、第7天和第14天）（图17-16）；

（3）点击OK按钮以执行程序。

结果解释：

（1）资料的统计描述：SPSS首先输出了与样本有关的统计量，包括样本含量（N）、样本均数（Mean）、标准差（Std. Deviation）和标准误（Std. Error Mean），见图17-17。

（2）*t*检验：对于每对变量的比较，SPSS给出了该对变量差值的均数（Mean）、标准差（Std. Deviation）、标准误（Std. Error Mean）、差值总体均数的95%置信区间（95% Confidence Interval of the Difference）及假设检验的结果。从输出的结果可见，患

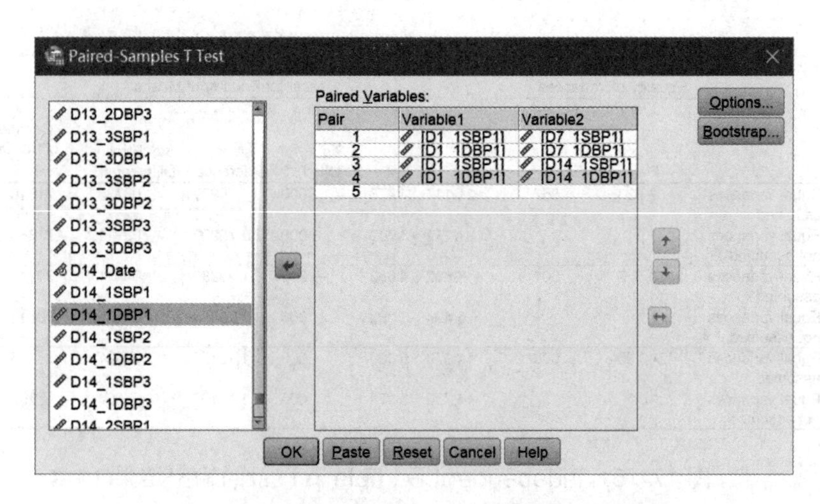

图17-16　Paired-Sample T Test的对话框

Paired Samples Statistics

		Mean	N	Std. Deviation	Std. Error Mean
Pair 1	D1_1SBP1	166.12	2009	17.860	.398
	D7_1SBP1	142.69	2009	14.798	.330
Pair 2	D1_1DBP1	96.98	2007	11.331	.253
	D7_1DBP3	84.88	2007	8.952	.200
Pair 3	D1_1SBP1	166.56	987	18.145	.578
	D14_1SBP1	139.88	987	14.218	.453
Pair 4	D1_1DBP1	96.68	987	11.451	.364
	D14_1DBP1	83.73	987	8.502	.271

图17-17　样本统计量结果输出

者的收缩压及舒张压第7天与第1天相比，以及第14天与第1天相比均有一定幅度的下降，差异均有统计显著性（P均<0.001）。见图17-18。

Paired Samples Test

		Paired Differences					t	df	Sig. (2-tailed)
		Mean	Std. Deviation	Std. Error Mean	95% Confidence Interval of the Difference Lower	95% Confidence Interval of the Difference Upper			
Pair 1	D1_1SBP1 - D7_1SBP1	23.428	19.721	.440	22.565	24.290	53.247	2008	.000
Pair 2	D1_1DBP1 - D7_1DBP3	12.102	11.841	.264	11.584	12.620	45.788	2006	.000
Pair 3	D1_1SBP1 - D14_1SBP1	26.682	20.666	.658	25.391	27.973	40.563	986	.000
Pair 4	D1_1DBP1 - D14_1DBP1	12.958	12.208	.389	12.196	13.721	33.348	986	.000

图17-18　Paired Sample T Test的输出结果

三、单因素方差分析

单因素方差分析用于多组定量资料的比较，要求资料满足正态性、独立性和方差齐性的要求。方差分析若拒绝H_0，可以进一步进行多重比较，以探索各组均数间的关系，SPSS通过One-Way ANOVA过程实现方差分析。

（一）单因素方差分析

例17.3 有研究者对冠心病患者的年龄与血清胆固醇的关系进行了研究，测量了研究对象胆固醇值，并按年龄大小分为4个年龄组，试观察不同年龄组间胆固醇水平是否存在差异？

操作步骤：

（1）读入数据库，依次点击Analyze、Compare Means、One-Way ANOVA；

（2）在变量列表中，选择变量TC至Dependent List框；

（3）选择变量age_group至Factor框；

（4）点击Options按钮，在对话框中勾选Descriptive和Homogeneity of Variance test项，点击Continue返回；

（5）点击OK按钮运行程序（图17-19）。

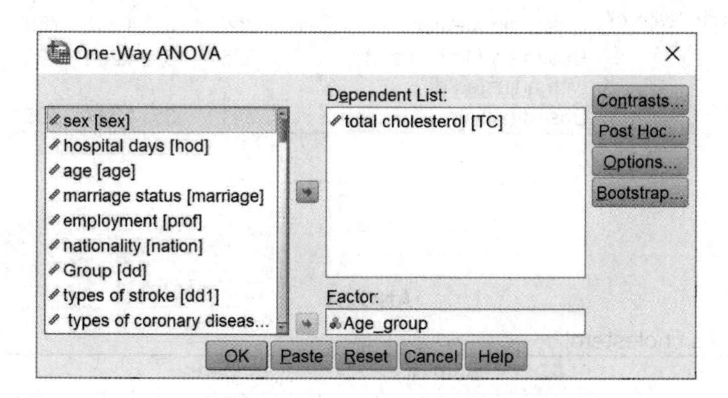

图17-19 One-Way ANOVA对话框

结果解释：

（1）资料的统计描述：输出结果见图17-20。SPSS首先给出4个年龄组TC变量的描述，包括样本含量（N）、样本均数（Mean）、标准差（Std. Deviation）、标准误（Std. Error Mean）、各组总体均数的95%置信区间（95% Confidence Interval for Mean），各组最小值（Minimum）和最大值（Maximum）。

Descriptives

total cholesterol

	N	Mean	Std. Deviation	Std. Error	95% Confidence Interval for Mean Lower Bound	95% Confidence Interval for Mean Upper Bound	Minimum	Maximum
<50	1 269	4.3733	1.22888	.0345	4.3056	4.4410	1.04	9.99
50~	1 275	4.6856	1.27178	.0356	4.6157	4.7555	.94	12.91
60~	1 034	4.8082	1.23738	.0385	4.7327	4.8837	1.57	9.99
70~	743	4.9116	1.29703	.0476	4.8182	5.0050	1.07	9.54
Total	4 321	4.6621	1.27114	.0193	4.6242	4.7000	.94	12.91

图17-20　样本均数的描述

（2）方差检验：图17-21给出了用Levene法进行方差齐性检验的结果，可见4个组间总体方差相等（P=0.810）；最后给出了单因素方差分析表（图17-22），包括各因素对应的离均差平方和（Sum of squares of deviation from mean）、自由度（df）、均方（Mean Square）；结果显示，4个年龄组间的TC的总体均数不等或不全相等（F=36.97，P＜0.001）。

Test of Homogeneity of Variances

		Levene Statistic	df1	df2	Sig.
total cholesterol	Based on Mean	.321	3	4 317	.810
	Based on Median	.358	3	4 317	.783
	Based on Median and with adjusted df	.358	3	4 298	.783
	Based on trimmed mean	.341	3	4 317	.796

图17-21　方差齐性检验

ANOVA

total cholesterol

	Sum of Squares	df	Mean Square	F	Sig.
Between Groups	174.857	3	58.286	36.97	.000
Within Groups	6 805.364	4 317	1.576		
Total	6 980.222	4 320			

图17-22　One-Way ANOVA输出结果

对话框主要内容解释：

（1）Post Hoc按钮：设定所需进行的方差分析后的多重比较（Multiple comparison）。

（2）Options按钮：选项有：Statistics复选框，用于指定需要的一些统计量。

Descriptive指定输出描述性统计量；Homogeneity of variance test指定进行方差齐性检验。

（二）均数间的多重比较

上述例子的方差分析结果显示4个年龄组间的TC均值不等或不全相等，若需进一步探索各个年龄组间的关系，进行两两比较，可以采用多重比较（Post Hoc）。在One-Way ANOVA对话框点击Post Hoc按钮，弹出Post Hoc Multiple Comparisons对话框（图17-23）。

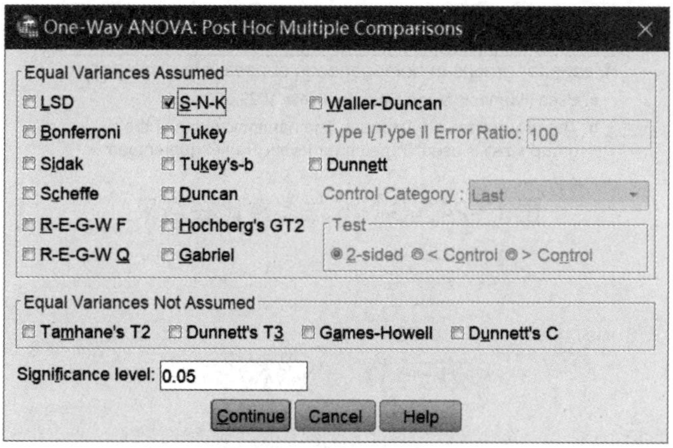

图17-23　One-Way ANOVA：Post Hoc Multiple Comparison对话框

在多组间方差齐性检验时，可以进行组间两两比较。SPSS提供了14种多重比较方法，在比较目的和应用条件上各有其侧重点。最常用的是S-N-K法。S-N-K法全称为Student-Newman-Keuls法，即通常的q检验。它实质上是根据预先指定的准则将各组均数分为多个子集，利用studentized range分布来进行假设检验，并根据所要检验的均数个数调整总的一类错误概率不超过α。上述对话框的Significance Level栏中还可以定义多重比较的检验水准，一般而言，默认0.05足以满足要求。

继续上例的资料，对4个年龄组的TC水平进行多重比较。

操作步骤：

（1）依次点击Analyze、Compare Means、One-Way ANOVA；

（2）将变量TC选入Dependent List框，将age_group选入Factor框；

（3）点击Post Hoc按钮，在弹出对话框中勾选S-N-K，点击Continue返回；

（4）点击OK按钮运行程序。

结果解释：

多重比较输出结果见图17-24。SPSS给出了以0.05作为检验水准后，用S-N-K法划分了子集，＜50组被单独划为第1组，50~被单独划为第2组，60~和70~组被划为第3

组。第1组、第2组及第3组之间，每两组间的差异均有统计学意义。第3组组内两个年龄组间的差异无统计学意义。

total cholesterol

Student-Newman-Keuls[a,b]

Age_group	N	Subset for alpha = 0.05		
		1	2	3
<50	1 269	4.3733		
50~	1 275		4.6856	
60~	1 034			4.8082
70~	743			4.9116
Sig.		1.000	1.000	.062

Means for groups in homogeneous subsets are displayed.

a. Uses Harmonic Mean Sample Size = 1029.509.

b. The group sizes are unequal. The harmonic mean of the group sizes is used. Type I error levels are not guaranteed.

图17-24　S-N-K法多重比较结果

第三节　χ^2检验

无序分类数据的假设检验可以通过调用Descriptive Statistics模块中的Crosstabs过程实现。使用Crosstabs过程除了可以完成完全随机设计的R×C表差异的假设检验外，还可以用于率或构成比的比较，实现配对四格表资料的差异性检验和相关分析。

一、四格表资料的χ^2检验

例17.4　有研究者对吸烟与脑卒中发病风险的关系进行了研究，使用了病例对照研究方法，调查了1783名病例及3152名对照，已完成数据录入，试分析吸烟与脑卒中是否存在关联？

操作步骤：

（1）读入数据库，依次点击Analyze、Descriptive Statistics、Crosstabs；

（2）从变量列表中分别选择变量smoking（吸烟）至Row（s）框，选择group（分组）至Column（s）框；

（3）点击Statistics按钮，在对话框中勾选Chi-Square以实现χ^2检验，勾选Nominal by interval中的Risk可实现OR（或RR）值的估计，点击Continue返回；

（4）如样本量太小，需要使用Fisher确切概率法计算，则可点击Exact按钮，在弹出的对话框中选择Exact，点击Continue返回。本实例中样本量较大，不需要这步

操作；

（5）点击OK按钮以运行程序，见图17-25。

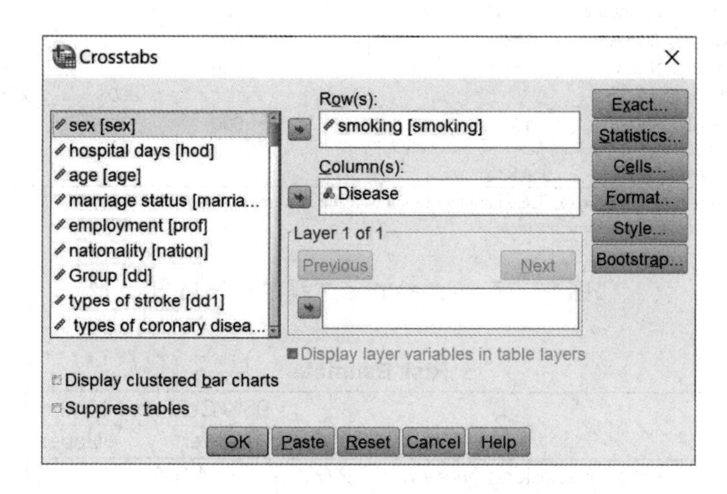

图17-25　Crosstabs对话框

结果解释：

（1）资料的统计描述：见图17-26，在输出结果中先给出了病例与对照组的标准四格表，显示了病例与对照组中吸烟与不吸烟者的样本量。如果需要显示病例与对照中吸烟者的构成比，则可点击Crosstabs对话框的Cell按钮，在弹出的对话框的Percentages中，勾选Row或Column，以显示构成比。

smoking * Disease Crosstabulation

			Disease		
			Cases	Controls	Total
smoking	yes	Count	693	735	1 428
		% within Disease	38.9%	23.3%	28.9%
	no	Count	1 090	2 417	3 507
		% within Disease	61.1%	76.7%	71.1%
Total		Count	1 783	3 152	4 935
		% within Disease	100.0%	100.0%	100.0%

图17-26　样本量及资料的构成

（2）χ^2检验：图17-27是Crosstabs过程的输出结果，第1行为未进行连续性校正的Pearson χ^2检验的结果，χ^2=134.944，df=1，P＜0.001，说明病例组与对照组间的吸烟的构成比不同。χ^2值上注解a提示本四格表没有理论频数＜5，无需进行连续性校正。

若勾选了OR值估计，则结果会给出OR值的大小及95%置信区间。此过程在病例对照研究中可以估计因素与疾病关系的OR值（图17-28）。

Chi-Square Tests

	Value	df	Asymptotic Significance (2-sided)	Exact Sig. (2-sided)	Exact Sig. (1-sided)
Pearson Chi-Square	134[a]	1	.000		
Continuity Correction[b]	133.1	1	.000		
Likelihood Ratio	131.3	1	.000		
Fisher's Exact Test				.000	.000
Linear-by-Linear Association	133.9	1	.000		
N of Valid Cases	4 935				

a. 0 cells (0.0%) have expected count less than 5. The minimum expected count is 515.93.

b. Computed only for a 2x2 table

图 17-27　Crosstabs过程的输出结果

Risk Estimate

	Value	95% Confidence Interval Lower	Upper
Odds Ratio for smoking (yes / no)	2.091	1.843	2.372
For cohort Disease = Cases	1.561	1.452	1.679
For cohort Disease = Controls	.747	.707	.789
N of Valid Cases	4 935		

图 17-28　Crosstabs过程的风险估计

从上述结果可知，病例组与对照组吸烟的构成比不同，可以推断吸烟与疾病有关联，OR值可以估计此关联的强度大小。此实例中，OR=1.882，说明吸烟者发生脑卒中的风险是不吸者的1.882倍。Crosstabs过程还可用于多个率或多个构成比的组间比较，操作方法类似。若需进行多个率的多重比较，可以考虑采用Bonferroni校正。

二、分层资料的 χ^2 检验

针对混杂因素，流行病学研究中经常需要采用分层分析，现简要阐述分层四格表资料的Mantel-Haenszel法。

例 17.5　从上述例结果来看，吸烟与脑卒中发病存在关联，已知年龄是脑卒中发病的危险因素，年龄越大发生脑卒中的风险越高，年龄可能是混杂因素，为消除混杂的影响，需要按年龄段分层分析。试对上述资料进一步分层分析？

操作步骤：

（1）数据库同上例，依次点击Analyze、Descriptive Statistics、Crosstabs；

（2）从变量列表中分别选择变量smoking（吸烟）至Row（s）框，选择group（分组）至Column（s）框，选择age_1（年龄分组）至Layer对话框；

（3）点击Statistics按钮，在对话框中勾选Chi-Square、Nominal by interval中的Risk和Cochran’s and Mantel-Haenszel Statistics复选框，点击Continue返回（图17-29）；

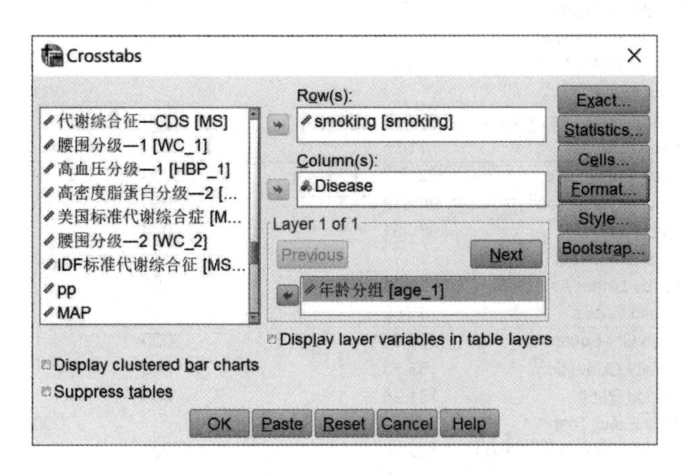

图17-29 Crosstabs对话框

（4）点击OK按钮运行程序。

结果解释：

（1）资料的统计描述：SPSS首先给出了以年龄分层的两个四格表的频数情况（图17-30）、以及各层资料的t检验统计量及P值（图17-31）。

smoking * Disease * 年龄分组 Crosstabulation

Count

年龄分组			Disease Cases	Disease Controls	Total
<50	smoking	yes	122	234	356
		no	95	624	719
	Total		217	858	1075
50~	smoking	yes	571	501	1072
		no	995	1793	2788
	Total		1566	2294	3860
Total	smoking	yes	693	735	1428
		no	1090	2417	3507
	Total		1783	3152	4935

图17-30 资料的分层及构成

（2）χ^2检验及风险估计：图17-31显示了 Chi-Square过程的结果，并以年龄分层的方式分别呈现，通过取第1行χ^2检验结果。结果显示2个年龄组的病例与对照间存在差别，P值＜0.001，统计学差异有显著性。图17-32显示了OR值及96%置信区间，此例以病例对照方法估计风险，故取第1行估计值，2个年龄组吸烟都存在风险。

Chi-Square Tests

年龄分组		Value	df	Asymptotic Significance (2-sided)	Exact Sig. (2-sided)	Exact Sig. (1-sided)
<50	Pearson Chi-Square	65.53[c]	1	.000		
	Continuity Correction[b]	64.228	1	.000		
	Likelihood Ratio	62.296	1	.000		
	Fisher's Exact Test				.000	.000
	Linear-by-Linear Association	65.467	1	.000		
	N of Valid Cases	1 075				
50~	Pearson Chi-Square	99.21[d]	1	.000		
	Continuity Correction[b]	98.479	1	.000		
	Likelihood Ratio	98.081	1	.000		
	Fisher's Exact Test				.000	.000
	Linear-by-Linear Association	99.181	1	.000		
	N of Valid Cases	3 860				
Total	Pearson Chi-Square	133.9[a]	1	.000		
	Continuity Correction[b]	133.13	1	.000		
	Likelihood Ratio	131.28	1	.000		
	Fisher's Exact Test				.000	.000
	Linear-by-Linear Association	133.86	1	.000		
	N of Valid Cases	4 935				

a. 0 cells (0.0%) have expected count less than 5. The minimum expected count is 515.93.

b. Computed only for a 2x2 table

c. 0 cells (0.0%) have expected count less than 5. The minimum expected count is 71.86.

d. 0 cells (0.0%) have expected count less than 5. The minimum expected count is 434.91.

图17-31 Chi-Square Tests 结果

Risk Estimate

			95% Confidence Interval	
年龄分组		Value	Lower	Upper
<50	Odds Ratio for smoking (yes / no)	3.425	2.518	4.657
	For cohort Disease = Cases	2.594	2.048	3.285
	For cohort Disease = Controls	.757	.699	.821
	N of Valid Cases	1 075		
50~	Odds Ratio for smoking (yes / no)	2.054	1.780	2.369
	For cohort Disease = Cases	1.492	1.385	1.609
	For cohort Disease = Controls	.727	.678	.779
	N of Valid Cases	3 860		
Total	Odds Ratio for smoking (yes / no)	2.091	1.843	2.372
	For cohort Disease = Cases	1.561	1.452	1.679
	For cohort Disease = Controls	.747	.707	.789
	N of Valid Cases	4 935		

图17-32 Chi-Square 过程的风险估计

（3）OR值的齐性检验：图17-33给出了层间OR的齐性检验结果（Test of Homogeneity of the Odds Ratio），Breslow-Day检验和Tarone’s检验的结果均拒绝H_0（P均＜0.05），说明层间OR不齐，故不能合并各层的OR值，这说明年龄可能是混杂因素，也同时具有效应修饰作用，说明不同年龄吸烟者对脑卒中发病其风险程度不同。假如此时齐性检验接受了H_0，则层间的OR值方差齐，则可以合并各层的OR值，结果显示在Mantel-Haenszel Common Odds Ratio Estimate中，同时SPSS还给出了OR对数值的标准误及95%CI，见图17-34。

Tests of Homogeneity of the Odds Ratio

	Chi-Squared	df	Asymptotic Significance (2-sided)
Breslow-Day	8.792	1	.003
Tarone's	8.789	1	.003

图17-33　OR的齐性检验

Mantel-Haenszel Common Odds Ratio Estimate

Estimate			2.243
ln(Estimate)			.808
Standard Error of ln(Estimate)			.066
Asymptotic Significance (2-sided)			.000
Asymptotic 95% Confidence Interval	Common Odds Ratio	Lower Bound	1.971
		Upper Bound	2.553
	ln(Common Odds Ratio)	Lower Bound	.678
		Upper Bound	.937

The Mantel-Haenszel common odds ratio estimate is asymptotically normally distributed under the common odds ratio of 1.000 assumption. So is the natural log of the estimate.

图17-34　Mantel-Haenszel 方法合并OR值及区间估计

三、配对四格表资料的 χ^2 检验

例17.6　有研究者对吸烟与脑卒中发病风险的关系进行了研究，使用了1∶1配对的病例对照研究方法，试分析吸烟与脑卒中的发病风险是否存在关联?

操作步骤：

（1）读入数据库，请注意，配对资料的χ^2检验，使用SPSS时对数据格式有一定要求，即研究对象是以对子数出现在数据表中，1个研究对象同时具有病例变量及对照变量。依次点击Analyze、Descriptive Statistics、Crosstabs；

（2）在变量列表中，分别选择变量Controls（对照）至Row（s）框和Cases（病例）至Column（s）框；

（3）点击Statistics按钮，在对话框中勾选chi-square，Risk 和McNemar，点击Continue返回，见图17-35；

（4）点击OK。

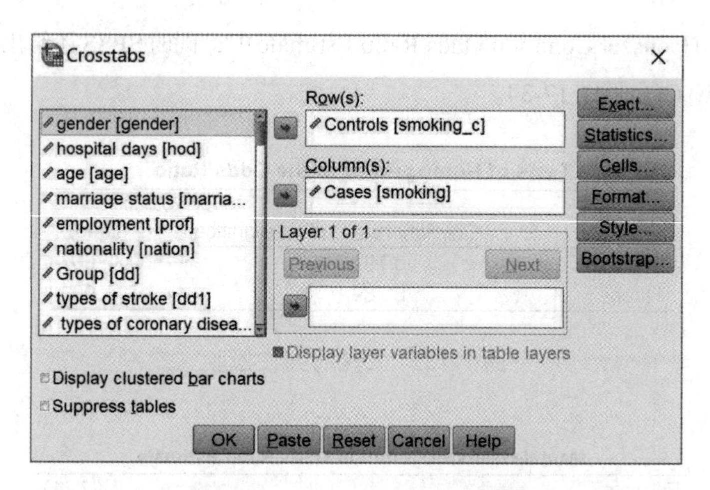

图 17-35　Crosstabs 对话框

结果解释：

SPSS先给出了资料的构成及样本数，然后给出了χ^2检验结果，再给出OR值及95%置信区间估计值。见图17-36及图17-37。由结果可知，病例与对照间的吸烟构成有差别，统计学上有显著性（$P<0.001$），McNemar法估计的OR值为1.370（95%CI，1.154，1.627），说明吸烟与脑卒中的发病有关，吸烟者发生脑卒中的风险是非吸烟者的1.37倍。

Chi-Square Tests

	Value	df	Asymptotic Significance (2-sided)	Exact Sig. (2-sided)	Exact Sig. (1-sided)
Pearson Chi-Square	13.0[a]	1	.000		
Continuity Correction[b]	12.67	1	.000		
Likelihood Ratio	12.89	1	.000		
Fisher's Exact Test				.000	.000
Linear-by-Linear Association	12.98	1	.000		
McNemar Test				.000[c]	
N of Valid Cases	2931				

a. 0 cells (.0%) have expected count less than 5. The minimum expected count is 286.21.

b. Computed only for a 2x2 table

c. Binomial distribution used.

图 17-36　Chi-Square Tests 检验结果

Risk Estimate

	Value	95% Confidence Interval Lower	Upper
Odds Ratio for Controls (yes / no)	1.370	1.154	1.627
For cohort Cases = yes	1.271	1.116	1.447
For cohort Cases = no	.927	.889	.967
N of Valid Cases	2931		

图 17-37　Crosstabs 过程 McNemar 法估计 OR 值

第四节 非参数检验与ROC曲线

若资料为等级资料，或虽然是定量资料，但不满足t检验和F检验的应用条件，此时可以使用非参数检验。非参数检验位于Analyze菜单的Nonparametric Tests模块下。包括Chi-Square（基于χ^2统计量的拟合优度检验）、Binomial（基于二项分布的检验）、Runs（游程检验）、1-Sample K-S（单样本Komogrov-Smirnov检验）、2 Independent Samples（2独立样本非参数检验）、K Independent Samples（多个独立样本非参数检验）、2 Related Samples（配对非参数检验）和K Related Samples（多相关样本非参数检验）等8个过程。本节仅介绍常见的两独立样本、多独立样本、配对非参数检验和单样本Komogrov-Smirnov检验。

一、两个独立样本检验

例17.7 有研究者使用病例对照研究方法，以冠心病患者为病例组，并在正常人群中选择了对照组，对血液一般生化指标进行了检验，试比较高密度脂蛋白及低密度脂蛋白在病例组与对照组之间是否有统计学差异？

操作步骤：

（1）依次点击Analyze、Nonparametric Tests、Legacy dialogs、2 Independent Samples；

（2）在变量列表中，选择变量hdlc（高密度脂蛋白），ldlc（低密度脂蛋白）至Test Variable List框；

（3）选择变量group至Grouping Variable框，再点击Define Groups按钮，在弹出对话框中的两个格子里分别输入1和2，定义试验组和对照组的group取值。可以在Option按钮弹出的对话框中勾选Descriptive和Quartiles；

（4）返回Two-Independent-Samples Tests对话框，在Test Type复选框中勾选Mann-Whitney U检验；

（5）点击OK（图17-38）。

结果解释：

输出结果见图17-39及图17-40。SPSS首先给出编秩的结果，Mean Rank为平均秩，Sum of Ranks为秩和；然后给出了Mann-Whitney U统计量和Wilcoxon W统计量，从结果列表可知，高密度脂蛋白和低密度脂蛋白在病例组及对照组间的差异有统计学意义（$P<0.001$），故可以认为高密度脂蛋白和低密度脂蛋白在病例组与对照组间不同。

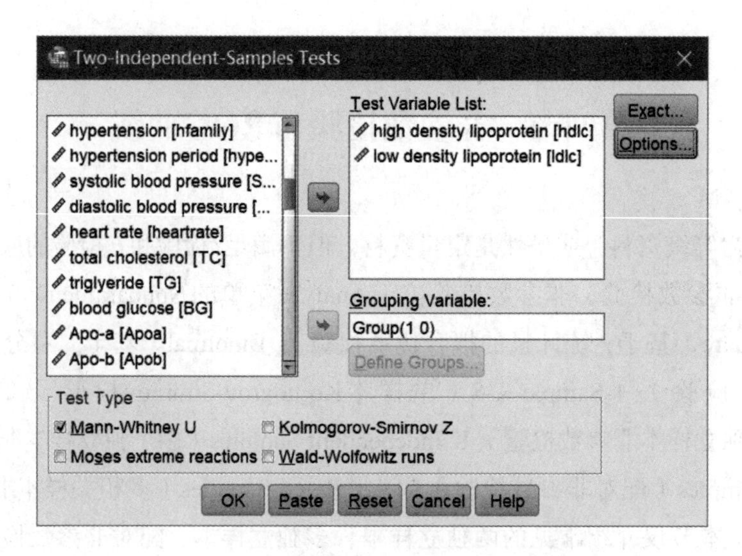

图17-38　Two-Independent-Samples Tests对话框

Ranks

	Group	N	Mean Rank	Sum of Ranks
high density lipoprotein	Controls	2 799	2 194.37	6 142 034.00
	Cases	1 743	2 395.36	4 175 119.00
	Total	4 542		
low density lipoprotein	Controls	2 675	1 850.48	4 950 037.00
	Cases	1 536	2 551.00	3 918 329.00
	Total	4 211		

图17-39　Mann-Whitney Test 统计量

Test Statistics[a]

	high density lipoprotein	low density lipoprotein
Mann-Whitney U	2 223 434.000	1 370 887.000
Wilcoxon W	6 142 034.000	4 950 037.000
Z	-5.024	-17.999
Asymp. Sig. (2-tailed)	.000	.000

a. Grouping Variable: Group

图17-40　Two-Independent-Samples Tests的输出结果

二、多个独立样本检验

与多组均数比较使用方差分析一样，多组资料的秩和检验不能借助Wilcoxon两组间的秩和检验完成，需要使用Kruskal-Wallis检验。

例17.8 有研究者对某一人群一般生化指标进行了检验，并按年龄将研究对象分为4组。试比较高密度脂蛋白及低密度脂蛋白在不同年龄组研究对象之间是否有统计学差异？

操作步骤：

（1）依次点击Analyze、Nonparametric Tests、Legacy dialogs、2 Independent Samples；

（2）在变量列表中，选择变量hdlc（高密度脂蛋白），ldlc（低密度脂蛋白）至Test Variable List框；

（3）选择变量Age_group至Grouping Variable框，再点击Define Groups按钮，再点击Define Range按钮，在弹出对话框中的Minimum和Maximum两格里分别输入1和4，定义分组变量的最小值和最大值；可以在Option按钮弹出的对话框中勾选Descriptive和Quartiles；

（4）返回Two-Independent-Samples Tests对话框，在Test Type复选框中勾选Kruskal-Wallis H检验（图17-41）；

（5）点击OK。

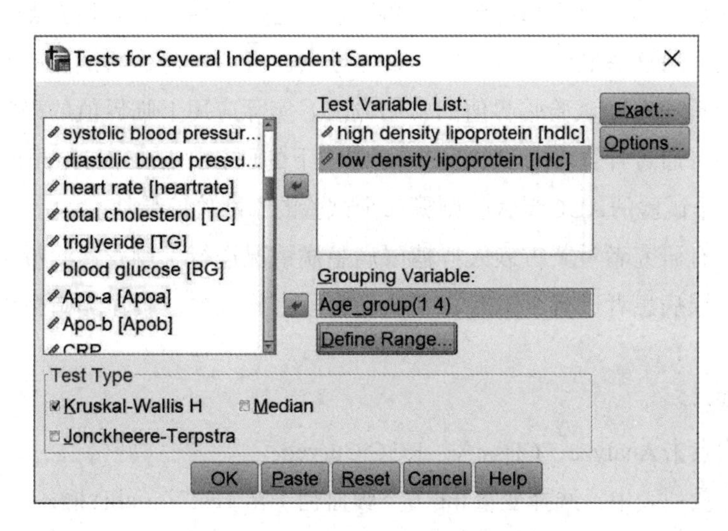

图17-41 Tests for Several Independent Samples对话框

结果解释：

输出结果见图17-42。SPSS首先给出各中心的平均秩（Mean Rank），再给出了Kruskal-Wallis H检验结果，从结果可知，高密度脂蛋白与低密度脂蛋白在不同年龄组间不同，$P<0.001$。可以认为这两个指标在不同年龄组间不同，差异有统计显著性。

Test Statistics[a,b]

	high density lipoprotein	low density lipoprotein
Kruskal-Wallis H	15.430	133.105
df	3	3
Asymp. Sig.	.001	.000

a. Kruskal Wallis Test

b. Grouping Variable: Age_group

图17-42　K Independent Samples输出结果

三、ROC曲线

受试者工作特性曲线（receiver operator characteristic curve，ROC curve）可以用来确定连续变量测量值的最佳临界点。它是以假阳性率（1-特异度）为横坐标，以真阳性率（灵敏度）为纵坐标绘制而成的曲线，可表示灵敏度和特异度之间的相互关系。随着灵敏度增加，特异度下降，即1-特异度的值增加。在ROC曲线上离左上角垂直距离最短的一点，其灵敏度和特异度之和最大，这一点称为最佳临界点，点上的值称为最佳临界值，除这一最佳临界点外，其邻近点也可以作为诊断试验的参考值。目前ROC曲线法是确定诊断试验临界值的常用方法。实际应用上临界值的确定应与研究目的相结合。亦可通过计算多个试验的ROC曲线下的面积（area under curve，AUC）进行比较，哪一个试验的AUC最大，则哪一个试验的诊断价值最佳。

例17.9　有研究者对蒙古族人群糖尿病患病情况进行了调查，测量了空腹血糖等指标，并对糖尿病患者进行了诊断，现欲确定蒙古族人群空腹血糖指标诊断糖尿病的最佳临界值？

操作步骤：

（1）依次点击Analyze、Classify、ROC Curved；

（2）在变量列表中，选择变量fpg（空腹血糖）至Test Variable框；

（3）选择变量diabetes（糖尿病）至State Variable框，在Value of State Variable中填写“1”（1=糖尿病），同时勾选Display下面的4个复选框，见图17-43；

（4）点击OK运行程序。

结果解释：

SPSS首先给了数据概况，糖尿病190例，非糖尿病852例。图17-44是ROC曲线，对角线是参考线，其曲线下的面积大小表明了诊断试验准确度的大小。AUC反映了诊断试验的价值，曲线下面积越接近1.0，其诊断的真实度越高，鉴别有病及无病的区分能力越强；而ROC曲线越接近对角线，其曲线下面积越小，则诊断的真实度

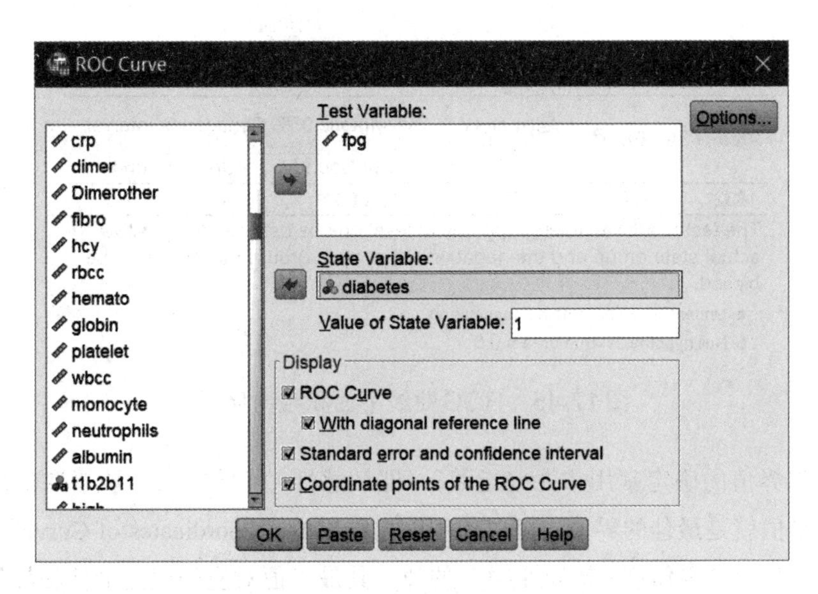

图17-43　ROC Curve对话框

越低，鉴别能力越差。图17-45是对ROC曲线下面积的检验，曲线下面积为0.832，$P<0.001$，有统计学意义，说明空腹血糖对糖尿病的诊断有意义。该曲线的诊断价值比较好。

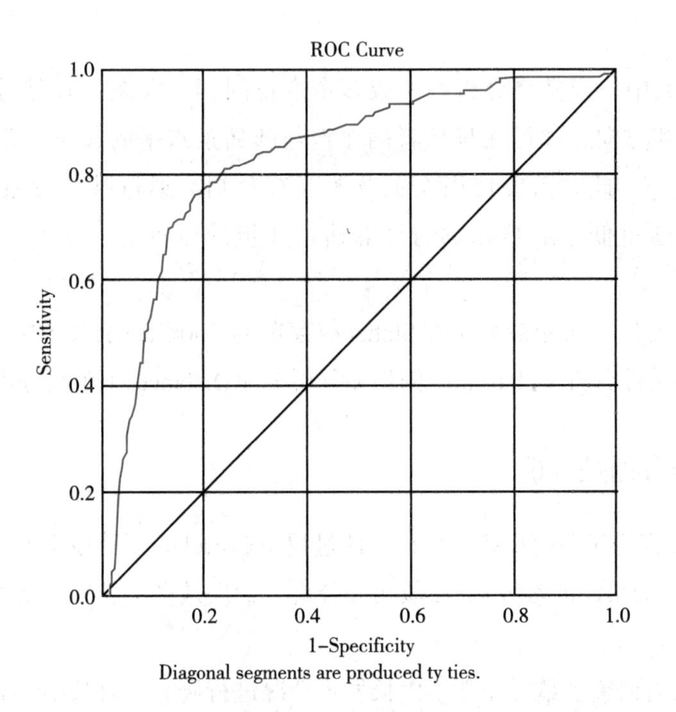

图17-44　ROC 曲线

Area Under the Curve

Test Result Variable(s): fpg

Area	Std. Error[a]	Asymptotic Sig.[b]	Asymptotic 95% Confidence Interval	
			Lower Bound	Upper Bound
.832	.017	.000	.800	.865

The test result variable(s): fpg has at least one tie between the positive actual state group and the negative actual state group. Statistics may be biased.

a. Under the nonparametric assumption

b. Null hypothesis: true area = 0.5

图17-45 ROC曲线下面积检验结果

最佳临界值的确定常用“尤登指数”，即敏感性+特异性-1，该指数值的最大值对应的变量值就是最佳的界值。可以使用输出结果的“Coordinates of Curve”来计算，求得各个坐标点“灵敏度+特异性-1”的值，其最大值对应的就是最佳临界值。由于“Coordinates of Curve”表格过长，此处略过。

第五节 相关分析

在医学研究中，经常要分析两个或多个变量间相互关系。有时需了解变量间联系的密切程度和方向，如糖尿病患者的血糖与胰岛素水平的关系、儿童青少年身高与体重的关系等，此时需要使用相关分析。有时则需通过某个变量对另一个变量进行估计，如通过低年龄组儿童的月龄估计儿童的体重等，则需要通过回归分析实现。

SPSS的相关分析功能被集中在Statistics菜单的Correlate子菜单中，包括Bivariate（两个变量的相关性分析）、Partial（偏相关分析）和Distances（距离分析）3个过程。

一、两变量相关分析

Bivariate过程用于两变量相关分析，此过程是Correlate子菜单中最为常用的一个过程，也用于多个变量间的参数/非参数相关分析，如果是多个变量，则给出两两相关分析结果。

例17.10 有研究者欲对小学生生长发育情况进行研究，对某小学的小学生发育情况进行了调查，试分析小学生的身高与体重之间有无相关关系？

操作步骤：

（1）读入数据库，依次点击Analyze、Correlate、Bivariate，打开Bivariate Correlations对话框；

（2）在变量列表中选择变量“体重”“身高”至Variables框；

（3）在Correlation Coefficients选项中勾选“Pearson”，在Test of Significance选项中点选“Two-tailed”；勾选“Flag Significant Correlations”；

（4）点选Options按钮，钩选Statistics下的Means and standard deviations，点击Continue按钮返回，点击OK（图17-46）。

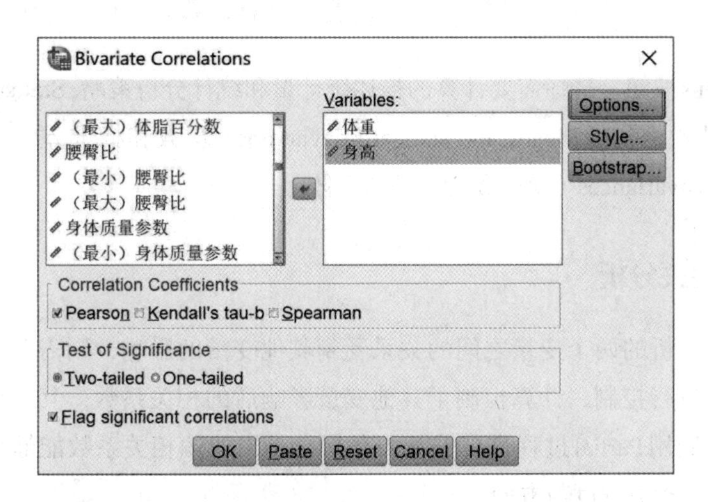

图17-46　Bivariate Correlations对话框

结果解释：

（1）SPSS先给出了各变量均数的统计描述，结果会列出体重与身高的均数、标准差及样本含量等。

（2）图17-47显示了相关分析结果，各变量间两两相关系数以方阵的形式显示，每行和每列的两个变量交叉所对应的格子即为两个变量相关分析结果。本例题结果分别列出Pearson 相关系数、双侧检验P值和样本含量。结果显示，身高与体重之间呈正相关关系，相关系数r=0.740，$P \leqslant 0.001$，统计学有显著性。

对话框主要内容解释：

（1）Variables框：用于选入需要进行相关分析的变量，至少需要选入两个。

（2）Correlation Coefficients复选框组：选择需要计算的相关分析指标，其中Pearson复选框是积差相关分析，即最常用的参数相关分析，一般要求两个变量均满足正态分布。

（3）Flag significant correlations：确定是否在结果中用星号标记有统计学意义的相关系数，$P < 0.05$的系数值旁标记一个星号，$P < 0.01$则标记两个星号。

Correlations

		身高	体重
身高	Pearson Correlation	1	.740**
	Sig. (2-tailed)		.000
	N	1 011	1 011
体重	Pearson Correlation	.740**	1
	Sig. (2-tailed)	.000	
	N	1 011	1 011

**. Correlation is significant at the 0.01 level (2-tailed).

图 17-47　相关系数方阵结果

（4）Options按钮：选择需要计算的描述统计量和统计分析策略，Statistics复选框组：选择描述统计量，包括Means and standard deviations（均数和标准差）、Cross-product deviations and covariances（交叉积和、协方差阵）。

二、偏相关分析

如果相关分析的两个变量之间的关系受到其他变量的影响，则需要通过偏相关分析对其他变量进行控制，计算控制了其他变量影响后的相关系数，其分析思想和协方差分析类似。利用Partial过程进行偏相关分析，得出的偏相关系数能够准确地反映两个变量之间真实相关程度与方向。

例 17.11　接上例，在对小学生身高与体重的相关性分析后发现，小学生的身高与体重呈正相关，但年龄可能对身高与体重的关系产生影响，需要进行偏相关分析，即分析控制年龄后身高与体重之间是否仍存在相关关系？

操作步骤：

（1）读入数据库，依次点击Analyze、Correlate、Partial；

（2）在Partial Correlations对话框中，选择变量身高、体重至 Variables框；选择变量年龄至Controlling for框；

（3）在Test of Significance选项中点选“Two-tailed”；勾选“Display actual Significance level”；

（4）在Partial Correlations：Options对话框中，勾选Statistics两项后返回；

（5）点击OK（图17-48）。

结果解释：

（1）SPSS先给出了分析变量的一般性情况描述，列出各变量的均数、标准差与样本例数。

（2）图17-49上半部分显示包括协变量在内的所有变量的相关方阵（Control

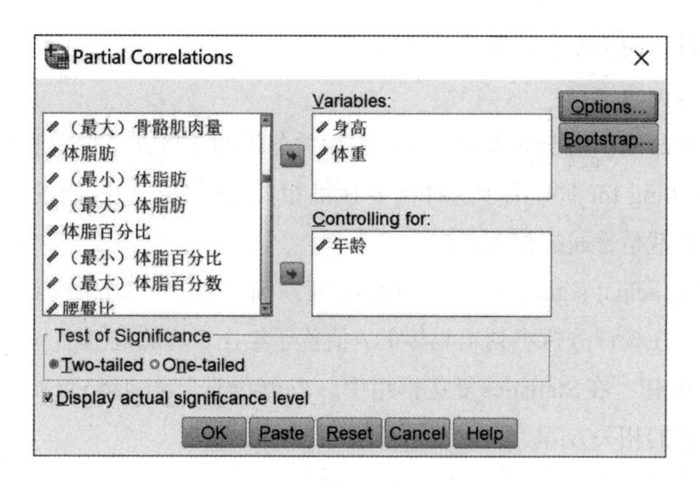

图17-48　Partial Correlations对话框

Variables：-none-），结果显示身高与体重有正相关性（r=0.740，P＜0.001），身高与年龄有正相关（r=0.703，P＜0.001），年龄与体重有正相关性（r=0.506，P＜0.001），说明3个变量中每2个变量间都呈正相关，统计学有显著性。

Correlations

Control Variables			身高	体重	年龄
-none-[a]	身高	Correlation	1.000	.740	.703
		Significance (2-tailed)	.	.000	.000
		df	0	1009	1009
	体重	Correlation	.740	1.000	.506
		Significance (2-tailed)	.000	.	.000
		df	1009	0	1009
	年龄	Correlation	.703	.506	1.000
		Significance (2-tailed)	.000	.000	.
		df	1009	1009	0
年龄	身高	Correlation	1.000	.627	
		Significance (2-tailed)	.	.000	
		df	0	1008	
	体重	Correlation	.627	1.000	
		Significance (2-tailed)	.000	.	
		df	1008	0	

a. Cells contain zero-order (Pearson) correlations.

图17-49　相关系数方阵结果

（3）图17-49下半部分输出了控制年龄影响之后体重与身高之间的相关关系，结果显示在控制年龄的影响后，体重与身高之间仍然呈正相关（r=0.627，P＜0.001），与没有控制年龄的相关系数相比，控制年龄后体重与身高之间的相关系数降低，此结果更能真实地反映身高与体重之间的相关关系，偏相关分析的方法在控制其他变量的情况下能够更好地反映两个变量的相关关系。

对话框主要内容解释：

（1）Variables框：用于选入需要进行偏相关分析的变量，至少需要选入两个。

（2）Controlling for框：用于选择需要在偏相关分析时进行控制的协变量，如果不选入，则进行的就是普通的相关分析。

（3）Display actual significance level复选框：确定是否在结果中给出确切的P值，一般要求选中，在统计分析中列出具体的P值优于给出P值的范围。

（4）Options钮：在Statistics复选框组中，Zero-order correlations表示给出包括协变量在内所有变量的相关方阵。

第六节　回归分析

回归分析是处理两个或两个以上变量间数量依存关系的统计方法，我们常需要从易测的变量对未知或难测的变量进行估计，以达到预测的目的，回归分析就是研究从一个变量随另一个变量的变化，以及来预测另一个变量的方法。例如，研究血液中凝血酶浓度与凝血时间的依存关系，分析血压、年龄、性别、吸烟、家族史、病情与疾病远期结局的关系等。根据资料的性质和分析目的不同，回归分析种类很多，在SPSS统计软件中包含9个过程，主要有Linear Regression（线性回归）、Curve Estimation（曲线拟合）、Binary Logistic Regression（二分类结果变量Logistic回归）、Multinomial Logistic Regression（多分类结果变量Logistic回归）、Ordinal Logistic Regression（多项有序分类变量Logistic回归）、Probit（剂量-反应关系分析）、Nolinear Regression（非线性回归）等。

一、线性回归

线性回归可使用Linear Regression过程来完成，可以进行二元或多元线性回归分析。一个自变量与一个应变量之间的回归称为简单线性回归，简单线性回归分析是回归分析中最简单的一种形式；一个应变量与多个自变量之间的回归称为多元线性回归，研究者可以根据需要，选用不同筛选自变量的方法（如逐步回归法、前进法、后退法等）。

例17.12　有研究者对儿童生长发育情况进行了调查，欲了解年龄、身高及体重与肺活量的关系，已建立数据库，试用线性回归方法分析？

操作步骤：

（1）依次点击Analyze、Regression、Linear；

（2）在Linear Regression对话框变量列表中，选择变量“肺活量”至Dependent框；选择变量“身高、体重、年龄”至Independent（s）框；

（3）点击Method框下拉列表，选择Enter；

（4）点击Statistics按钮，在弹出下面的对话框中勾选Model fit、Descriptives和Collinearity diagnostics；在Residuals选项中，勾选Casewise diagnostics；点击Continue返回（图17-50）；

（5）点击OK。

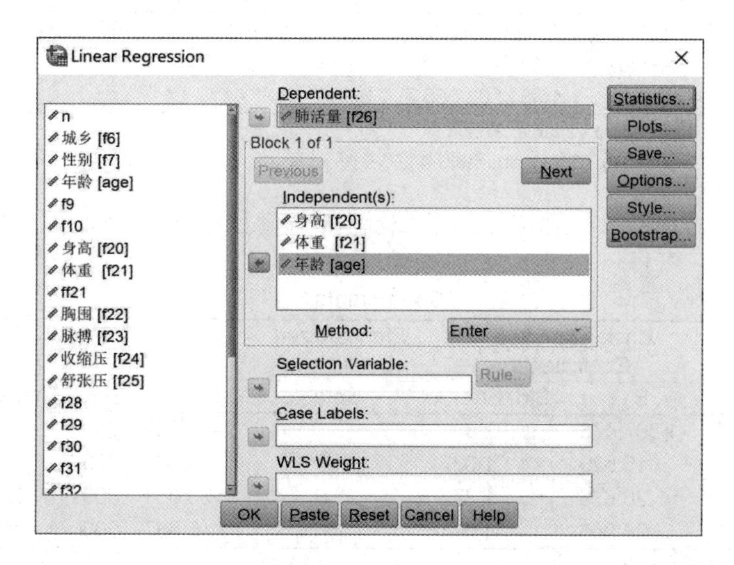

图17-50 Linear Regression对话框

结果解释：

（1）一般描述性分析：SPSS先给出一般描述性结果，显示均数、标准差、样本量信息。

（2）回归模型的描述和显著性检验：先给出采用强制法（Enter）建立回归模型的提示。然后给出模型小结，包括复相关系数（R）=0.879，决定系数（R^2）和调整决定系数（adjusted R^2），此处两者相等，都是0.772（图17-51）；同时给出模型显著性检验结果，F=4446，P≤0.001，提示模型具有统计学意义（图17-52）。

（3）自变量进入模型后每个自变量系数的显著性检验：图17-53显示了每个自变量的非标准化的回归系数（Unstandardized Coefficients）和标准化回归系数（Standardized Coefficients），其中标准化的回归系数用于衡量各自变量对应变量的贡献大小（主要用于消除不同自变量的度量衡单位不同）。结果显示，对肺活量贡献的自变量从大到小依次为体重（0.450）、身高（0.357）及年龄（0.096），回归系数显著性检验的结果显示，3个自变量均进入回归方程（P均＜0.001）。

Model Summary[b]

Model	R	R Square	Adjusted R Square	Std. Error of the Estimate
1	.879[a]	.772	.772	282.814

a. Predictors: (Constant), 年龄, 体重，身高

b. Dependent Variable: 肺活量

图17-51　回归模型的描述

ANOVA[a]

Model		Sum of Squares	df	Mean Square	F	Sig.
1	Regression	1 066 925 998.2	3	355 641 999	4 446	.000[b]
	Residual	314 577 087.537	3 933	79984.004		
	Total	1 381 503 085.7	3 936			

a. Dependent Variable: 肺活量

b. Predictors: (Constant), 年龄, 体重，身高

图17-52　回归模型的显著性检验

Coefficients[a]

Model		Unstandardized Coefficients		Standardized Coefficients	t	Sig.	Collinearity Statistics	
		B	Std. Error	Beta			Tolerance	VIF
1	(Constant)	-1 367.475	92.341		-14.809	.000		
	身高	15.520	1.037	.357	14.961	.000	.101	9.853
	体重	28.676	1.375	.450	20.851	.000	.125	8.032
	年龄	23.966	4.071	.096	5.887	.000	.219	4.557

a. Dependent Variable: 肺活量

图17-53　回归系数及其显著性检验结果

（4）多元共线性诊断（Multicollinearity diagnostics）结果：图17-53和图17-54显示，容忍指数（Tolerance）最小值为0.101，条件指数（Condition index）最大值（最高维度）为76.66，说明各自变量间未发现有严重的多重共线性。如果存在多重共线性，需要先采用其他的统计学方法进行预分析，如主成分分析等。注意：在具体的资料分析中，如果发现多个自变量间存在多元共线性，则多个自变量不能同时纳入方程进行分析，必须采用其他的统计学分析方法，如主成分分析、岭回归分析、通径分析等。

（5）残差分析的结果：残差分析是多元线性回归分析中考察原始数据中是否存在异常值的主要参考依据，主要指标是标准化残差值（Standardized predicted value）和学生化残差值（Student residual）的最小值和最大值，分析前可以事先规定残差的诊断标准（如3倍标准差以内）；本例中无论标准化残差值和学生化残差值均在3倍标准差以内，说明原始数据中不存在异常值或者极端值（图17-55）。

Collinearity Diagnostics[a]

Model	Dimension	Eigenvalue	Condition Index	Variance Proportions (Constant)	身高	体重	年龄
1	1	3.947	1.000	.00	.00	.00	.00
	2	.044	9.429	.02	.00	.09	.01
	3	.008	21.885	.01	.00	.33	.82
	4	.001	76.661	.97	1.00	.57	.17

a. Dependent Variable: 肺活量

图17-54　多元共线性诊断结果

Residuals Statistics[a]

	Minimum	Maximum	Mean	Std. Deviation	N
Predicted Value	856.88	3 485.76	1941	520.642	3937
Residual	-834.467	845.195	.000	282.707	3937
Std. Predicted Value	-2.082	2.967	.000	1.000	3937
Std. Residual	-2.951	2.989	.000	1.000	3937

a. Dependent Variable: 肺活量

图17-55　残差分析结果

对话框主要内容解释：

（1）Linear Regression对话框：Dependent框，选入回归分析的应变量；Block自变量分组，由Previous 和Next两个选钮组成，用于对Independent 框中选入的自变量进行分组，或者根据自变量选入方式的不同，相应地按不同层选入不同的自变量；Independent（s）框，用于选入回归方程的自变量；Method 下拉列表，设置筛选自变量的方法，包括Enter-强制法（系统默认，即把所有自变量一次性引入方程）和Stepwise-逐步回归法（根据Options框中设定的纳入和排除标准进行变量筛选）。

（2）Statistics按钮及Statistics对话框：①Regression Coefficients选项：定义回归系数的输出情况，Estimates定义输出回归系数B及其标准误，t值和P值，还有标准化的回归系数β；Confidence Intervals定义输出每个回归系数的95%置信区间；Covariance matrix定义输出各自变量的相关系数矩阵和方差、协方差矩阵，可供后续多元共线性诊断时参考。②Descriptives选项：设置输出各变量的一般情况描述，如例数、均数和标准差等。③Collinearity diagnostics 多元共线性诊断选项，显示用于，如特征根（Eigenvalues）、方差膨胀因子（Variance inflation factor，VIF）、容忍度（Tolerance）、条件指数（Condition Index）等。④Residuals选项：选择输出残差诊断的信息，可以利用该结果判断异常点等。

二、二分类logistic回归

所谓logistic模型，就是对分类的应变量拟合一个回归方程。应变量的概率取值范围在0-1之间，直接进行回归分析会出现0~1范围之外的不可能结果，因此通过logit变换，使应变量的取值范围变成整个实数集，从而建立logistic回归方程。随着logistic模型的发展，在最早的两分类logistic回归模型的基础上，发展了很多其他的模型，如配对logistic模型、多分类logistic模型等。

二分类logistic回归模型（Binary Logistic regression model）是指对应变量为二分类变量进行回归分析，如发病与否、患病与否、生存或死亡、复发或未复发、感染或未感染等。其统计分析原理和列联表资料的χ^2检验不一样，但结果一般非常接近，广泛应用于医学研究中。

例17.13 有研究者采用病例对照研究方法，探索收缩压与脑卒中的发病关系，分别对病例组及对照组人群进行了调查，调查了包括血压在内的诸多危险因素。在分析收缩压与脑卒中发病关系时，需要考虑年龄等诸多因素，试用二分类logistic回归模型进行分析？

操作步骤：

（1）打开已建好的数据库，依次点击Analyze、Regression、Binary Logistic；

（2）在Logistic Regression对话框的变量列表中，选择变量Group（病例与对照）至Dependent框；选择变量SBP_1（收缩压）、age、sex、smoking、drinking、TC、TG、BG、hdlc及ldlc至Covariates框；

（3）点击Method下拉列表，选择Enter；

（4）点击Options按钮，在对话框中勾选CI for exp（B）和Classification plots；点击Continue返回；

（5）点击Categorical按钮，此处SBP_1为分类变量，必须要用该按钮将其指定为分类变量，选择SBP_1至Categorical Covariates 对话框中，contrast选择Indicator，在Reference Category选择项点选 Fisrt（此处是指定分类变量的第1个值为对比组），点击Continue按钮返回；

（6）返回到Logistic Regression对话框，点击OK执行程序，见图17-56。

结果解释：

（1）一般描述分析：依次显示下列结果，数据处理的汇总表（Case Processing Summary），列出参与分析的记录数、缺失值数等信息；分类变量编码表（Categorical Variable Coding），见图17-57，可以看到收缩压以分类变量存在，按血压高低分为5个水平组，＜130、130~139、140~159、160~179及>=180，SPSS按顺序指定了各组识别编码，即SBP、SBP（1）、SBP（2）、SBP（3）、SBP（4）。注意：Binary Logisitic过程默认以应变量取值较大的概率P（Y=1），而不是以P（Y=0）建立模型。

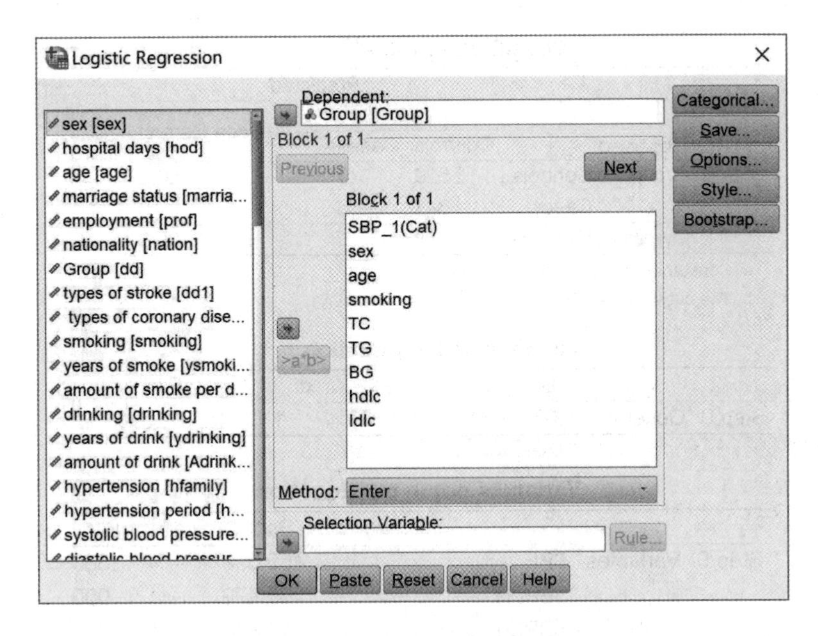

图17-56　Logistic Regression对话框

Categorical Variables Codings

		Frequency	Parameter coding			
			(1)	(2)	(3)	(4)
SBP	<130	687	.000	.000	.000	.000
	130~139	1 129	1.000	.000	.000	.000
	140~159	882	.000	1.000	.000	.000
	160~179	587	.000	.000	1.000	.000
	>=180	585	.000	.000	.000	1.000

图17-57　Categorical Variable Coding 编码表

（2）在Block 0：Beginning Block标题下，显示不含任何自变量（只有常数项，无效模型）的输出结果。首先是应变量分类表（Classification Table），模型中不含任何自变量时，所有观察对象皆被预测为未发病，总的预测准确率为65.3%，系统默认The cut values is 0.500。其次是模型的检验结果，因为模型中只有常数项（Step 0），该结果有无统计学意义关系不大。最后显示：输出模型外的各自变量，如果纳入模型，其拟合优度的改变是否具有统计学意义，提示下一步进入回归方程的自变量；结果显示除了sex外，其他11个变量均有统计学意义（P均＜0.001），见图17-58。

（3）在Block 1：Method = Enter标题下，显示模型拟合的主要结果：首先显示模型参数的综合检验（Omnibus Tests of Model Coefficients）结果，方法为似然比检验，本例中12个统计量及假设检验的结果是完全等价的，即χ^2=940.802，P＜0.001，说明在引入的12个自变量中，至少有一个对模型是有统计学意义的；其次显示Model

Classification Table[a,b]

Observed			Predicted Group Controls	Predicted Group Cases	Percentage Correct
Step 0	Group	Controls	2 529	0	100.0
		Cases	1 341	0	.0
	Overall Percentage				65.3

a. Constant is included in the model.

b. The cut value is .500

Variables in the Equation

		B	S.E.	Wald	df	Sig.	Exp(B)
Step 0	Constant	-.634	.034	352.699	1	.000	.530

Variables not in the Equation

			Score	df	Sig.
Step 0	Variables	SBP	455.398	4	.000
		SBP(1)	99.479	1	.000
		SBP(2)	18.476	1	.000
		SBP(3)	74.407	1	.000
		SBP(4)	182.600	1	.000
		sex	1.478	1	.224
		age	69.859	1	.000
		smoking	141.815	1	.000
		total cholesterol	409.111	1	.000
		triglyceride	40.203	1	.000
		blood glucose	194.307	1	.000
		high density lipoprotein	44.541	1	.000
		low density lipoprotein	255.193	1	.000
	Overall Statistics		849.174	12	.000

图 17-58　不含任何自变量时的模型输出结果

Summary，列出似然比统计量和决定系数（R Square）；随后，显示引入有统计学意义的自变量后的模型对应变量的分类预测情况，从结果可以看出预测准确率从Block 0时的65.3%提高到73.9%，说明有统计学意义的自变量对改善模型预测效果的确有意义（图17-59）。

图17-60列出了logistic 回归分析最重要的结果，包括模型的变量及常数项的系数值（B）、标准误（S.E.）、Wald卡方值（Wald）、自由度（df），P值（Sig.）、Exp（B）（即OR，odds ratio）等。结果显示，在12个变量中，有4个变量在模型中没有显示统计学意义（$P > 0.05$），其他8个变量显示了统计学意义，除了sex外，自变量的系数均为正值，OR值大于1及95%CI的范围都超过1，说明这些因素都和脑卒中的发生呈正关联。关联强度（OR值）分别1.993（1.035~3.610）、7.807（4.670~13.051）和6.544（4.064~10.537）。

Omnibus Tests of Model Coefficients

		Chi-square	df	Sig.
Step 1	Step	940.802	12	.000
	Block	940.802	12	.000
	Model	940.802	12	.000

Model Summary

Step	-2 Log likelihood	Cox & Snell R Square	Nagelkerke R Square
1	4 053.514[a]	.216	.298

a. Estimation terminated at iteration number 5 because parameter estimates changed by less than .001.

Classification Table[a]

Observed			Predicted		
			Group		Percentage Correct
			Controls	Cases	
Step 1	Group	Controls	2 186	343	86.4
		Cases	666	675	50.3
	Overall Percentage				73.9

a. The cut value is .500

图17-59　Block 1：Method = Enter时模型拟合主要结果

Variables in the Equation

		B	S.E.	Wald	df	Sig.	Exp(B)	95% C.I.for EXP(B)	
								Lower	Upper
Step 1[a]	SBP			250.888	4	.000			
	SBP(1)	.611	.144	18.011	1	.000	1.843	1.390	2.444
	SBP(2)	1.360	.144	89.416	1	.000	3.896	2.939	5.165
	SBP(3)	1.683	.153	120.735	1	.000	5.382	3.986	7.267
	SBP(4)	1.970	.154	163.798	1	.000	7.173	5.305	9.700
	sex	-.355	.080	19.544	1	.000	.701	.599	.821
	age	-.002	.003	.346	1	.557	.998	.992	1.004
	smoking	.871	.086	102.593	1	.000	2.390	2.019	2.829
	total cholesterol	.445	.059	57.520	1	.000	1.560	1.391	1.750
	triglyceride	-.054	.032	2.877	1	.090	.948	.891	1.008
	blood glucose	.132	.016	65.495	1	.000	1.141	1.105	1.178
	high density lipoprotein	.150	.102	2.188	1	.139	1.162	.952	1.418
	low density lipoprotein	.050	.064	.615	1	.433	1.051	.928	1.191
	Constant	-5.736	.309	344.104	1	.000	.003		

a. Variable(s) entered on step 1: SBP, sex, age, smoking, total cholesterol, triglyeride, blood glucose, high density lipoprotein, low density lipoprotein.

图17-60　进入回归模型中变量的回归系数及其显著性检验结果

对话框主要内容解释：

（1）Logistic Regression对话框：①Dependent框，应变量框，选入二分类的应变量。②Block自变量分组：选入分组变量，同Linear Regression对话框。③ Covariates框：用于选入自变量，又称为“协变量（covariates）”，中下部的> a*b > 按钮可用于选入分析交互作用的变量。④ Method下拉列表：用于选择自变量进入回归方程的方法，与Linear Regression对话框相似。

（2）Categorical按钮：用于设置全哑变量模型中各哑变量的取值方式，特别在自变量是无序多分类变量时，必须要用该按钮将其指定为分类变量，系统将自动产生K-1个哑变量（K为该变量的水平数或分类数）。① Categorical Covariates框：用于选入分类变量，默认情况下所有的字符型自变量均被选入该对话框。② Change Contrast选项：用于设置每个变量的哑变量组中的对照组以及如何取值，Contrast下拉列表用于选择哑变量取值情况，Reference Category单选框用于设置对照组的水平（Last或First）。

（3）Options按钮：通过Options对话框可以对回归模型作精确的定义，同时还可以选择模型预测情况的描述方式。① Correlations of estimates选项：列出模型中参数估计值的相关系数阵。②CI for exp（B）选项：非常重要的单选框，设置在结果中输出*OR*值的95%的置信区间，该数值由β（回归系数）的95%置信区间换算而来（$OR=e^{\beta}$）。

三、配对logistic回归

配对logistic回归模型又称为条件logistic回归模型，适用于通过配对方法收集的资料，主要目的是控制影响结果变量的混杂因素，在统计效能上优于成组设计logistic回归模型，如流行病学的病例对照实验中采取1∶1或者1∶R 配比的方法来选择对照，使得病例和对照在一个或多个混杂因素方面尽可能相同。这种试验设计的数据应当使用配对logistic 回归模型，常见的配比形式是1∶1，这里主要介绍1∶1配对设计logistic回归模型，1∶M设计logistic回归模型原理同1∶1设计。

SPSS软件中没有为配对logistic回归模型提供直接拟合的方法，可借助分层COX模型来拟合，1∶1配对或1∶R配对时都可以使用，分析得到的参数估计和检验结果也完全相同，但变量的设置及数据库的结构方面要有所改变，需要增加病例和对照配对及虚拟生存时间变量等。

例17.14 某研究者对血压与脑卒中的发病关进行研究，病例组为脑卒中病例，采用1∶1配对病例对照研究方法从正常人群中选择对照，对调查所得资料建立了数据库，试对血压与脑卒中发病关系进行分析?

操作步骤：

（1）读入数据库，注意数据库中有一个配对变量，此处是Match_id，Group（病例=1，对照=0）、Outcome（虚拟生存时间，病例=1，对照=2）。数据库格式见图17-61。

SBP	DBP	heartrate	Group	Outcome	match_id
120	80	74	.00	2.00	5.00
160	90	72	1.00	1.00	5.00
190	95	138	.00	2.00	15.00
180	110	80	1.00	1.00	15.00
90	60	92	.00	2.00	20.00
190	120	83	1.00	1.00	20.00
135	105	110	.00	2.00	21.00
180	100	72	1.00	1.00	21.00
110	80	92	.00	2.00	25.00
150	100	76	1.00	1.00	25.00
120	70	80	.00	2.00	32.00
130	85	78	1.00	1.00	32.00

图17-61　数据整理格式

（2）依次点击Analyze、Survival、Cox Regression；

（3）在Cox Regression对话框变量列表中，选择变量outcome（虚拟生存时间）至Time框；

（4）选择Group，发送至Status框，再点击Status框下面的Define Events按钮，在Define Events for Status Variable对话框中点选Single value框，输入数值“1”，按Continue返回；

（5）选择变量SBP（收缩压）、TC（total cholesterol）、TG（triglyceride）、hdlc（high density lipoprotein）、ldlc（low density lipoprotein）、BG（blood glucose）至Covariates框；选择“match_id”（配对变量）至Strata框；在Method下拉列表中，选择Enter；

（6）点击Options按钮，在对话框中Model Statistics选项中勾选CI for exp（B）95%，点击Continue返回，见图17-62。

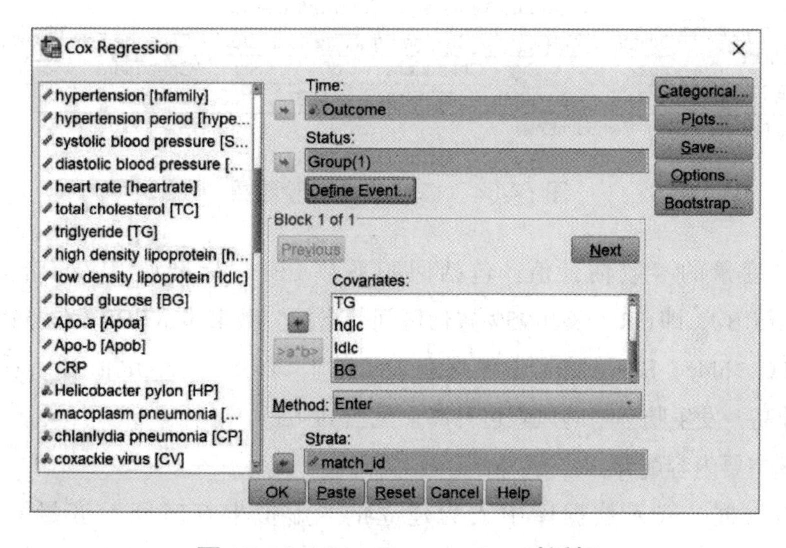

图17-62　Cox Regression对话框

（7）此处SBP是以多分类变量形式放入Covariates中，需要指定参照组，点击Categorical，在对话框中将SBP选入Categorical Covariate框中，在Contrast下拉菜单下选择Indicator，Reference Category中选择First，点Change按钮确定选择项，点Continue返回。

（8）返回主对话框后，点击OK以执行程序。

结果解释：

（1）一般情况描述：列出分析数据汇总表（Case Processing Summary）及分层状态（Stratum Status）。如果有多分类变量，则给出多分类变量的编码形式，结果可知，SBP分为5个级别，以最低水平为参照组，图17-63。

Categorical Variable Codings[a]

		Frequency	(1)	(2)	(3)	(4)
SBP[b]	.00=<130	716	0	0	0	0
	1.00=130~139	1 169	1	0	0	0
	2.00=140~159	934	0	1	0	0
	3.00=160~179	623	0	0	1	0
	4.00=>=180	647	0	0	0	1

a. Category variable: SBP (SBP_1)

b. Indicator Parameter Coding

图17-63　分类数据编码表

（2）模型总体检验结果：对模型中是否所有的协变量回归系数（常数项除外）全为0进行检验，结果显示（图17-64），χ^2=351.671，*df*=9，*P*＜0.001，说明拟合的模型具有统计学意义。

Omnibus Tests of Model Coefficients[a]

-2 Log Likelihood	Overall (score)			Change From Previous Step			Change From Previous Block		
	Chi-square	df	Sig.	Chi-square	df	Sig.	Chi-square	df	Sig.
1 025.859	351.671	9	.000	422.818	9	.000	422.818	9	.000

a. Beginning Block Number 1. Method = Enter

图17-64　模型总体检验结果

（3）自变量的参数估计值：包括回归系数（B）、标准误、Wald卡方值、*P*值（Sig.），Exp（B）（即OR）及其95%置信区间等指标。结果显示SBP（包括第2、3、4、5等级）、TC、hldc、BG与脑卒中发病有关（*P*均＜0.05）。从OR值可以看出，随着SBP等级升高，发生脑卒中的风险也升高，见图17-65。

对话框主要内容解释：

（1）Time框：选入数据库中人为建立的“虚拟生存时间”变量（如本例的outcome）。注意，此变量赋值时，不能用1、0来分别代表病例、对照；因为是虚拟生

Variables in the Equation

	B	SE	Wald	df	Sig.	Exp(B)	95.0% CI for Exp(B)	
							Lower	Upper
SBP			125.811	4	.000			
SBP(1)	.710	.192	13.746	1	.000	2.035	1.398	2.962
SBP(2)	1.193	.195	37.371	1	.000	3.298	2.250	4.835
SBP(3)	1.736	.212	67.354	1	.000	5.677	3.750	8.595
SBP(4)	2.127	.221	92.975	1	.000	8.392	5.446	12.932
total cholesterol	.427	.079	29.456	1	.000	1.532	1.313	1.787
triglyceride	-.066	.045	2.153	1	.142	.936	.857	1.022
high density lipoprotein	.295	.148	3.998	1	.046	1.344	1.006	1.795
low density lipoprotein	.042	.085	.240	1	.624	1.042	.883	1.231
blood glucose	.126	.024	26.750	1	.000	1.134	1.081	1.190

图17-65 自变量的参数估计结果

存时间，病例的生存时间比对照的生存时间短，所以病例取值为1，对照取值为2，或者只要对照的生存时间赋值大于病例即可。

（2）Status框：选入数据库中人为建立的“虚拟生存状态”变量（如本例中的outcome）。病例取值全为1，称为完全数据，对照取值全为0，为删失数据，在分析过程中可通过点击Define Events按钮对“虚拟生存状态”进行定义。

（3）Strata框：定义分层变量，是配对logisitc回归分析中必须要设置的一个对话框。计算机在执行程序时，只有通过分层变量才能对资料进行配对分析；本例中的配对号match_id为分层变量。

四、无序多分类logistic回归

在应用logistic回归模型时，如果应变量的水平数大于2，且水平之间呈等级关系时，Binary logistic回归模型就显得无能为力。对于这种无序多分类应变量，则采用广义logit模型（generalized logits model），例如，应变量有K个水平，则除一个对照水平外，拟合K-1广义logit模型。广义logit模型的拟合可通过SPSS软件中的Multinomial Logistic过程来实现。

例17.15 某研究者对脑卒中住院病例进行了2年的随访观察，欲研究发病时血压与远期结局之间的关系，将2年随访时结局分为无残疾、脑卒中再发、心血管事件及死亡，在调查了入院血压、相关因素等基线资料及随访资料后建立了数据库，试分析病例入院时的血压及相关因素与研究结果的关系？

操作步骤：

（1）依次点击Analyze、Regression、Multinomial Logistic；

（2）在Multinomial Logistic Regression对话框中，选择变量Outcome_1（无残疾、

脑卒中再发、心血管事件、死亡）至Dependent框，点击Reference Category，在弹出的对话框中选择First Category，即指定第一个分类为比较组（无残疾）。

（3）选择分类变量SBP_g（收缩压分级，此处分为3个级别）、Sex、Hyperlipid、Diabetes、CHD（冠心病）、Smoke、Drink至Factor（s）框；选择连续变量Age至Covariate（s）对话框。

（4）点击Statistics按钮，在对话框中勾选Classification table；点击Continue，返回；

（5）点击OK运行程序（图17-66）。

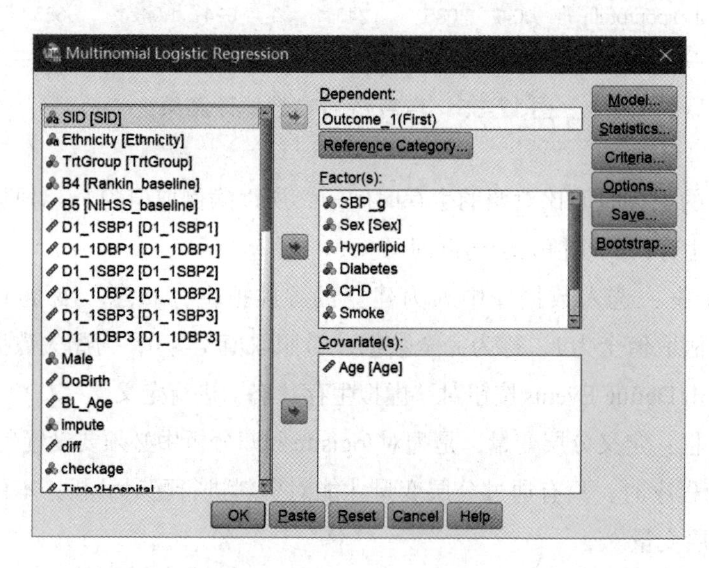

图17-66　Multinomial Linear Regression对话框

结果解释：

（1）一般情况描述：首先，列出了模型中相关变量的一般情况，包括各分类的样本量及缺失值的比例等。之后列出了总模型的似然比检验结果，从结果可以看出最终模型与只含有常数项的无效模型相比，-2 Log Likelihood数值有一定程度下降，似然比χ^2检验结果差异有显著性（$P<0.001$），说明模型中至少有一个自变量系数不为0，包含收缩压分级、年龄、性别等自变量的模型其拟合优度好于仅包含常数项的模型，模型有统计学意义（图17-67）。

Model Fitting Information

Model	Model Fitting Criteria	Likelihood Ratio Tests		
	-2 Log Likelihood	Chi-Square	df	Sig.
Intercept Only	3535.245			
Final	3225.688	309.557	30	.000

图17-67　总模型的似然比检验

（2）模型似然比检验：结果显示年龄、收缩压级别对模型的作用有统计学意义（$P<0.001$），其他变量的作用均无统计学意义（图17-68）。

Likelihood Ratio Tests

Effect	Model Fitting Criteria -2 Log Likelihood of Reduced Model	Likelihood Ratio Tests Chi-Square	df	Sig.
Intercept	3 225.688[a]	.000	0	.
Age	3 409.203	183.515	3	.000
SBP_g	3 251.252	25.564	6	.000
Sex	3 233.416	7.728	3	.052
Hyperlipid	3 228.802	3.114	3	.374
Diabetes	3 230.607	4.919	3	.178
CHD	3 232.793	7.105	3	.069
Smoke	3 228.809	3.121	3	.373
Drink	3 233.275	7.587	3	.055
Family_Stroke	3 233.141	7.453	3	.059

The chi-square statistic is the difference in -2 log-likelihoods between the final model and a reduced model. The reduced model is formed by omitting an effect from the final model. The null hypothesis is that all parameters of that effect are 0.

a. This reduced model is equivalent to the final model because omitting the effect does not increase the degrees of freedom.

图17-68 模型中变量的似然比检验结果

（3）模型参数估计结果：图17-69为输出模型参数估计结果。由于反应变量有4个，因此会建立3个广义的logit模型，每个模型都有1个常数项。在分析时可以指定反因变量的参照组，这里指定了以第一个组（无残疾）为参照组，系统默认自变量以赋值比较高的类别作为参考水平，其中SBP_g为多分类，在分析中被拆分成了2个哑变量（即SBP_g取值1、2），分别与SBP_g=3的组进行对比。

从结果可以看出，年龄、入院时收缩压级别与3种结局均有关，而吸烟、饮酒、CHD、家庭史等在不同结局中的作用有差别。如在脑卒再发结局中，SBP_1（即收缩压最低）组的*OR*值为0.682，可以理解为在调整了年龄、性别、吸烟等混杂因素后，相比于SBP_g=3（收缩压最高）组，脑卒中再发的风险是0.682倍（P=0.028），同时男性的脑卒中再发风险是女性的1.451倍（P=0.02）。同理，可以解释其他结局与因素的风险关系。

（4）实际观察与模型预测的分类交叉表：图17-70显示，模型预测的正确率为54.1%，准确性不高，说明该方法主要用于影响因素的筛查，对分类预测不理想。

对话框主要内容解释：

（1）Multinomial Logistic Regression对话框：① Dependent框，选入应变量；可点击下面的Reference Category按钮设置分类方式。② Factor（s）框，用于选入分类自变量，可以是有序或无序多分类，系统会自动把它们生成若干个哑变量。③ Covariate（s）框，用于选入连续性的自变量，作为调整的协变量。

Parameter Estimates

Outcome_1[a]		B	Std. Error	Wald	df	Sig.	Exp(B)	95% Confidence Interval for Exp(B) Lower Bound	Upper Bound
脑卒中再发	Intercept	-4.486	.564	63.322	1	.000			
	Age	.044	.007	46.024	1	.000	1.045	1.032	1.059
	[SBP_g=1.00]	-.382	.174	4.800	1	.028	.682	.485	.961
	[SBP_g=2.00]	-.201	.169	1.412	1	.235	.818	.587	1.139
	[SBP_g=3.00]	0[b]	.	.	0	.	.	.	.
	[Sex=1.00]	.372	.160	5.438	1	.020	1.451	1.061	1.984
	[Sex=2.00]	0[b]	.	.	0	.	.	.	.
	[Hyperlipid=.00]	.239	.283	.713	1	.398	1.270	.729	2.213
	[Hyperlipid=1.00]	0[b]	.	.	0	.	.	.	.
	[Diabetes=.00]	-.298	.167	3.202	1	.074	.742	.535	1.029
	[Diabetes=1.00]	0[b]	.	.	0	.	.	.	.
	[CHD=.00]	.072	.228	.100	1	.752	1.075	.687	1.681
	[CHD=1.00]	0[b]	.	.	0	.	.	.	.
	[Smoke=.00]	.249	.161	2.371	1	.124	1.282	.934	1.760
	[Smoke=1.00]	0[b]	.	.	0	.	.	.	.
	[Drink=.00]	.201	.173	1.357	1	.244	1.223	.872	1.716
	[Drink=1.00]	0[b]	.	.	0	.	.	.	.
	[Family_Stroke=.00]	.456	.181	6.339	1	.012	1.578	1.106	2.250
	[Family_Stroke=1.00]	0[b]	.	.	0	.	.	.	.
心血管事件	Intercept	-5.957	.644	85.506	1	.000			
	Age	.069	.007	85.094	1	.000	1.072	1.056	1.087
	[SBP_g=1.00]	-.817	.200	16.723	1	.000	.442	.298	.653
	[SBP_g=2.00]	-.199	.180	1.216	1	.270	.820	.576	1.167
	[SBP_g=3.00]	0[b]	.	.	0	.	.	.	.
	[Sex=1.00]	.273	.172	2.517	1	.113	1.314	.938	1.842
	[Sex=2.00]	0[b]	.	.	0	.	.	.	.
	[Hyperlipid=.00]	.464	.338	1.877	1	.171	1.590	.819	3.086
	[Hyperlipid=1.00]	0[b]	.	.	0	.	.	.	.
	[Diabetes=.00]	-.336	.185	3.296	1	.069	.714	.497	1.027
	[Diabetes=1.00]	0[b]	.	.	0	.	.	.	.
	[CHD=.00]	-.333	.223	2.224	1	.136	.717	.463	1.110
	[CHD=1.00]	0[b]	.	.	0	.	.	.	.
	[Smoke=.00]	.081	.182	.201	1	.654	1.085	.760	1.549
	[Smoke=1.00]	0[b]	.	.	0	.	.	.	.
	[Drink=.00]	.495	.203	5.923	1	.015	1.640	1.101	2.442
	[Drink=1.00]	0[b]	.	.	0	.	.	.	.
	[Family_Stroke=.00]	.267	.197	1.839	1	.175	1.306	.888	1.922
	[Family_Stroke=1.00]	0[b]	.	.	0	.	.	.	.
死亡	Intercept	-6.855	.688	99.330	1	.000			
	Age	.088	.008	108.59	1	.000	1.092	1.074	1.111
	[SBP_g=1.00]	-.706	.215	10.799	1	.001	.494	.324	.752
	[SBP_g=2.00]	-.310	.200	2.400	1	.121	.734	.496	1.086
	[SBP_g=3.00]	0[b]	.	.	0	.	.	.	.
	[Sex=1.00]	.378	.187	4.076	1	.044	1.459	1.011	2.106
	[Sex=2.00]	0[b]	.	.	0	.	.	.	.
	[Hyperlipid=.00]	-.126	.313	.163	1	.687	.881	.477	1.628
	[Hyperlipid=1.00]	0[b]	.	.	0	.	.	.	.
	[Diabetes=.00]	-.152	.210	.528	1	.467	.859	.569	1.295
	[Diabetes=1.00]	0[b]	.	.	0	.	.	.	.
	[CHD=.00]	-.509	.229	4.948	1	.026	.601	.384	.941
	[CHD=1.00]	0[b]	.	.	0	.	.	.	.
	[Smoke=.00]	.244	.202	1.465	1	.226	1.277	.860	1.896
	[Smoke=1.00]	0[b]	.	.	0	.	.	.	.
	[Drink=.00]	.395	.225	3.099	1	.078	1.485	.956	2.306
	[Drink=1.00]	0[b]	.	.	0	.	.	.	.
	[Family_Stroke=.00]	.070	.209	.112	1	.737	1.073	.712	1.616
	[Family_Stroke=1.00]	0[b]	.	.	0	.	.	.	.

a. The reference category is: 无残疾.

b. This parameter is set to zero because it is redundant.

图 17-69　模型参数估计最终结果

Classification

Observed	Predicted				
	无残疾	脑卒中再发	心血管事件	死亡	Percent Correct
无残疾	887	4	24	9	96.0%
脑卒中再发	289	3	25	19	0.9%
心血管事件	221	6	27	11	10.2%
死亡	153	4	32	24	11.3%
Overall Percentage	89.2%	1.0%	6.2%	3.6%	54.1%

图17-70 实际观察与模型预测分类交叉表

（2）Model按钮：主要进行模型的精确确定（如可以设置分析主效应和各级交互效应），一般很少用，具体参见相关统计学书籍。

（3）Statistics按钮：可在Statistics对话框中设置模型（Model）输出结果、参数（Parameters）、定义亚组人群等。一般情况下无需改变系统默认设置。

五、有序多分类logistic回归

当应变量有两个以上的结果时，如研究结局分为痊愈、有效、好转、无效，健康自评中分很好、好、一般、差、很差5个等级等，对类似这样的资料应采用多等级logistic回归模型（Multiple Ordinal Logistic Regression Model）。该模型也称为累加logit模型（Cumulative Logits Model），可用于分析自变量（暴露因素、混杂因子、交互作用项等）对应变量的影响。

例17.16 某研究者对脑卒中住院病例进行了观察，欲研究入院血压与出院时残疾程度及死亡的关系，使用生活自理能力量表对残疾程度进行判断，将研究结局定义为无残疾、轻度残疾、重度残疾及死亡。在调查了入院血压、相关因素及随访资料后建立了数据库，试分析病例入院时的血压及相关因素与研究结果的关系？

操作步骤：

（1）读入数据库，使用Ordinal过程进行分析。依次点击Analyze、Regression、Ordinal；

（2）在Ordinal Regression对话框的变量列表中，选择变量Outcome（无残疾、轻度残疾、重度残疾及死亡）至Dependent框，选择分类变量SBP_g（收缩压分级，此处分为3个级别）、Sex、Hyperlipid、Diabetes、CHD（冠心病）、Smoke、Drink至Factor（s）框；选择连续变量Age至Covariate（s）对话框。

（3）点击OK（图17-71）。

结果解释：

（1）一般情况描述及模型的似然比检验结果：首先输出Case Processing Summary；

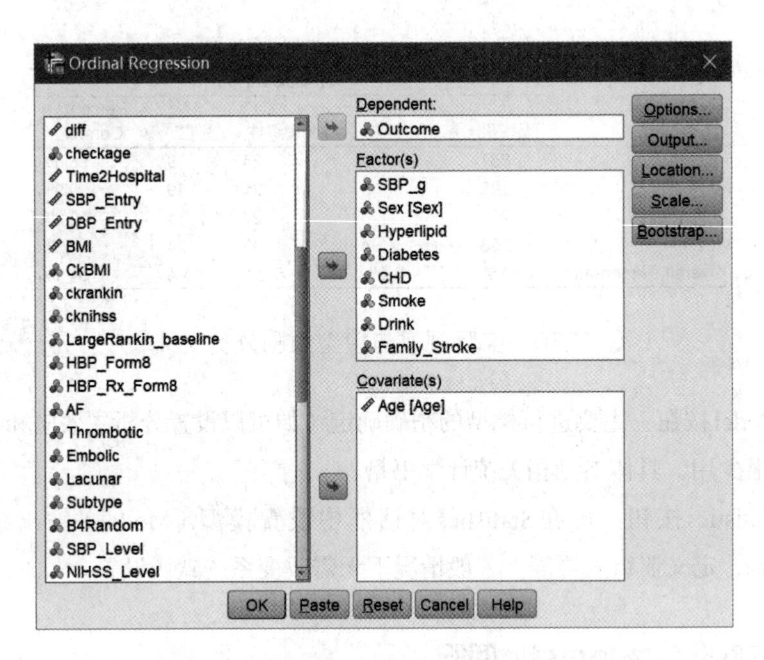

图17-71　Ordinal Regression对话框

然后是模型引入自变量后对模型中是否所有自变量偏回归系数全为0进行似然比检验，结果$P<0.001$，说明至少有一个自变量的偏回归系数不为0。说明包含年龄、性别、糖尿病、冠心病、吸烟、饮酒及入院时收缩压共9个自变量的模型其拟合优度好于仅包含常数项的模型，见图17-72。

Model Fitting Information

Model	-2 Log Likelihood	Chi-Square	df	Sig.
Intercept Only	6 055.378			
Final	5 780.657	274.721	9	.000

Link function: Logit.

图17-72　模型似然比检验结果

（2）模型拟合优度检验结果：分别为Pearson 检验和Deviance检验，但是，这两个检验结果不如上图的似然比检验结果稳健，尤其是纳入的自变量存在连续型变量时，如本例中年龄为连续变量，可信度下降严重，因此推荐以似然比检验结果为准。

（3）模型中参数估计结果：图17-73 输出模型参数估计结果。由于本例反应变量水平数为4，因此会建立3个回归方程，故有3个常数项。阈值（Threshold）对应的Outcome=1，2，3 三个估计值（Estimate），分别是3个二元logistic回归的常数项。位置（Location）中8个变量对应的参数估计值为自变量的估计值。其中SBP_g为多分类，在分析中被拆分成了2个哑变量（即SBP_g 取值1、2），分别与SBP_g=3的组进行对比。且有序多分类logistic回归假定拆分的多个二元回归中自变量系数均相等，因此结果只给出了一组自变量系数。

Parameter Estimates

		Estimate	Std. Error	Wald	df	Sig.	95% Confidence Interval Lower Bound	Upper Bound
Threshold	[Outcome = 1.00]	1.389	.244	32.285	1	.000	.910	1.868
	[Outcome = 2.00]	3.921	.253	239.634	1	.000	3.425	4.418
	[Outcome = 3.00]	5.502	.262	440.181	1	.000	4.988	6.016
Location	Age	.041	.003	174.546	1	.000	.035	.047
	[SBP_g=1.00]	-.352	.085	17.342	1	.000	-.518	-.186
	[SBP_g=2.00]	-.164	.082	4.030	1	.045	-.324	-.004
	[SBP_g=3.00]	0[a]	.	.	0	.	.	.
	[Sex=1.00]	.164	.076	4.625	1	.032	.015	.313
	[Sex=2.00]	0[a]	.	.	0	.	.	.
	[Diabetes=.00]	-.134	.083	2.613	1	.106	-.297	.029
	[Diabetes=1.00]	0[a]	.	.	0	.	.	.
	[CHD=.00]	-.157	.102	2.374	1	.123	-.357	.043
	[CHD=1.00]	0[a]	.	.	0	.	.	.
	[Smoke=.00]	.127	.077	2.740	1	.098	-.023	.278
	[Smoke=1.00]	0[a]	.	.	0	.	.	.
	[Drink=.00]	.230	.082	7.870	1	.005	.069	.390
	[Drink=1.00]	0[a]	.	.	0	.	.	.
	[Family_Stroke=.00]	.156	.082	3.621	1	.057	-.005	.316
	[Family_Stroke=1.00]	0[a]	.	.	0	.	.	.

Link function: Logit.

a. This parameter is set to zero because it is redundant.

图17-73　模型中参数估计结果

从结果可以看出，年龄、入院时收缩压级别、性别及饮酒4个自变量与结局有关，统计学有显著性（$P<0.05$）；而糖尿病、吸烟、冠心病及脑卒中家庭史与结局无关，统计学无显著性（$P>0.05$）。注意：SPSS在结果中没有直接列出OR值，可根据$OR=e^{\beta}$进行计算。SBP_g=1系数估计值（Estimate）为−0.352意味着，在调整性别、吸烟等其他变量的情况下，SBP_g=1（即收缩压最低）的组，相比于SBP_g=3（收缩压最高）组，发生残疾至少高一个等级的可能性是exp（−0.352）= 0.70倍。其他系数解释相同。

对话框主要内容解释：

Ordinal Regression对话框的设置及功能与Binary Logistic Regression对话框相同。

第七节　生存分析

生存分析通常采用寿命表法、Kaplan-Meier法等非参数方法计算生存率，采用logrank方法进行单因素比较；采用Cox比例风险回归模型等半参数方法考虑多个因素对生存情况的影响。寿命表适用于区间数据，通过计数落入区间时间内的失效和删失的观察例数来估计该区间上的死亡概率和生存概率。Kaplan-Meier（K-M法）又称乘积限法（product-limit method，P-L法），适用于小样本或大样本未分组资料生存率估计和组间生存率比较；Cox比例风险回归模型是专门用于生存时间的多变量分析方法。

一、寿命表法

例17.17 有研究者对缺血性脑卒中病例进行了随访调查，收集病例出院后至1年时病例的生存状态，时间以30天为组段，结局定义为死亡和存活（删失），这里结局Yr1_Death，1为死亡，0为删失，将调查资料录入数据库。

操作步骤：

（1）读入数据库，依次点击Analyze、Survival、Life Tables，打开主对话框；

（2）在变量列表中选择变量Yr1_Death_time至Time框，在Display Time Intervals生存时间上限框（0 through）内填入“360”，在生存时间组距框（by）内填入“30”，设定输出结果中显示每年的生存率；将变量Yr1_Death选入Status（生存状态）框，此时按钮Define Event被激活，单击该按钮，弹出定义失效事件标记值对话框，点选Single value，并输入本例失效事件（死亡）的标记值“1”，点击Continue返回；

（3）点击Options按钮，在弹出对话框中勾选Life table（s），在Plot复选项中勾选Survival，设置输出累积生存函数曲线，点击Continue返回；

（4）点击OK（图17-74）。

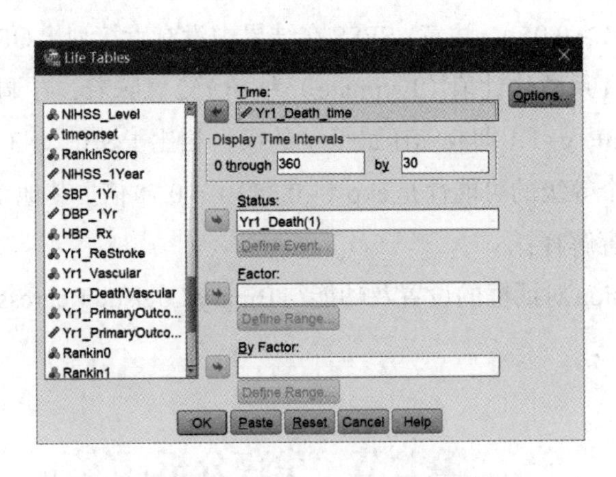

图17-74 Life Tables对话框

结果解释：

（1）寿命表数据结果：结果见图17-75，Life Table显示出缺血性脑卒中患者寿命表，表中Interval Start Time为生存时间的组段下限，Number Entering Interval为进入该组段的观察例数，Number Withdrawing during Interval为进入该组段的删失例数，Number Exposed to Risk为暴露于危险因素的例数，即有效观察例数；Number of Terminal Events则是出现失效事件的例数，即死亡例数；Proportion Terminating为失效事件比例，即死亡概率；Proportion Surviving为生存概率，等于1−死亡概率；Cumulative Proportion Surviving at End of Interval表示至本组段上限的累积生存率，由各组的生存概率累积相乘所得；Std. Error of Cumulative Proportion Surviving at End of Interval为累积生存率的标准误；Probability Density为概率密度，即所有个体在时点t后单位时间内死亡概率的估计值；Std. Error of Probability Density作为概率密度的标准误；Hazard Rate为风险率，表示活过时点t后单位时间内死亡概率的估计值，Std. Error of Hazard Rate为风险率的标准误。

Life Table[a]

Interval Start Time	Number Entering Interval	Number Withdrawing during Interval	Number Exposed to Risk	Number of Terminal Events	Proportion Terminating	Proportion Surviving	Cumulative Proportion Surviving at End of Interval	Std. Error of Cumulative Proportion Surviving at End of Interval	Probability Density	Std. Error of Probability Density	Hazard Rate	Std. Error of Hazard Rate
0	1738	0	1738.000	60	.03	.97	.97	.00	.001	.000	.00	.00
30	1678	0	1678.000	31	.02	.98	.95	.01	.001	.000	.00	.00
60	1647	0	1647.000	23	.01	.99	.93	.01	.000	.000	.00	.00
90	1624	0	1624.000	14	.01	.99	.93	.01	.000	.000	.00	.00
120	1610	0	1610.000	14	.01	.99	.92	.01	.000	.000	.00	.00
150	1596	0	1596.000	14	.01	.99	.91	.01	.000	.000	.00	.00
180	1582	0	1582.000	11	.01	.99	.90	.01	.000	.000	.00	.00
210	1571	0	1571.000	8	.01	.99	.90	.01	.000	.000	.00	.00
240	1563	0	1563.000	6	.00	1.00	.90	.01	.000	.000	.00	.00
270	1557	0	1557.000	9	.01	.99	.89	.01	.000	.000	.00	.00
300	1548	0	1548.000	11	.01	.99	.88	.01	.000	.000	.00	.00
330	1537	0	1537.000	8	.01	.99	.88	.01	.000	.000	.00	.00
360	1529	1525	766.500	4	.01	.99	.88	.01	.000	.000	.00	.00

a. The median survival time is 360.0000

图17-75 寿命表数据结果

（2）累积生存率曲线：见图17-76。

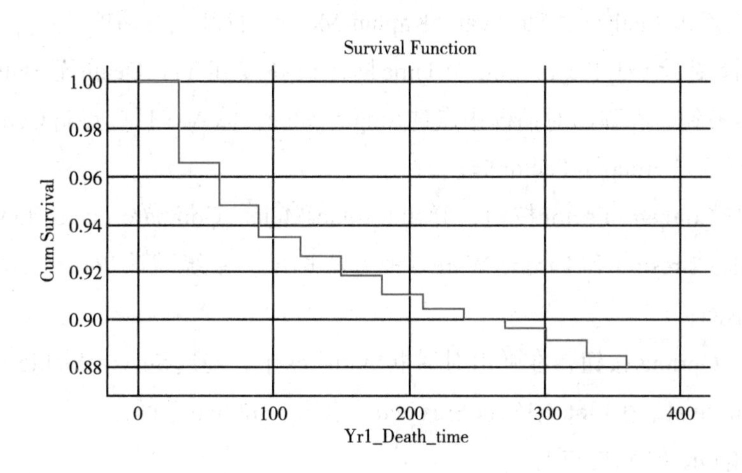

图17-76 累积生存率曲线

对话框主要内容解释：

（1）Time框：选入生存时间变量。

（2）Display Time Intervals框：定义欲输出的生存时间范围及组距，在by前面的框内填入生存时间上限，在by后面的框内填入生存时间的组距。

（3）Status框：选入生存状态变量，并定义失效事件的标记值。当选入生存状态变量后，按钮Define Event被激活，单击该按钮弹出定义失效事件标记值对话框。

（4）Factor框：定义第一层因素，通常是希望研究的因素。选入变量后，按钮Define Range被激活，用来定义分层变量的取值范围、最小值（Minimum）和最大值（Maximum）。

（5）Options按钮：设置需要输出的寿命表、统计图类型和统计学检验。① Life table（s）：输出寿命表，系统默认。② Plot选项：设置输出统计图类型，共5种，可复选，包括Survival（累积生存函数曲线）、Log survival（对数累积生存函数曲线）、Hazard（累积风险函数散点图）、Density（密度函数散点图）和One minus survival（累积“死亡”函数曲线）。

二、Kaplan-Meier法

例17.18 某研究者欲观察某感染因子与脑卒中预后的关系，对缺血性脑卒中病人入院时感染因子进行了检测，按感染因子水平（Infec_Level）由低到高分为G1、G2、G3及G4共4个组，收集临床相关资料，并对病例进行了随访，收集1年内病例死亡情况，结局以死亡表达（死亡=1，存活=0）。对资料录入数据库保存，试分析某感染因子水平与脑卒中发病后1年期死亡的关系？

操作步骤：

（1）依次点击Analyze、Survival、Kaplan-Meier，打开主对话框；

（2）选择变量Yr1_Death_time至Time框；选择变量Yr1_Death至Status框，点击Define Events按钮，在弹出对话框中点选Single value，输入“1”，点击Continue返回；

（3）选择变量group至Factor框；

（4）点击Compare Factor按钮，弹出Kaplan-Meier：Compare Factor Levels对话框，点选Log-rank、Breslow和Tarone-Ware 3种方法选项，系统默认Pooled over strata，点击Continue返回；

（5）点击Options按钮，在弹出对话框Statistics中，勾选Survival table（s）和Mean and median survival；在Plots中勾选Survival，点击Continue返回；

（6）点击OK（图17-77）。

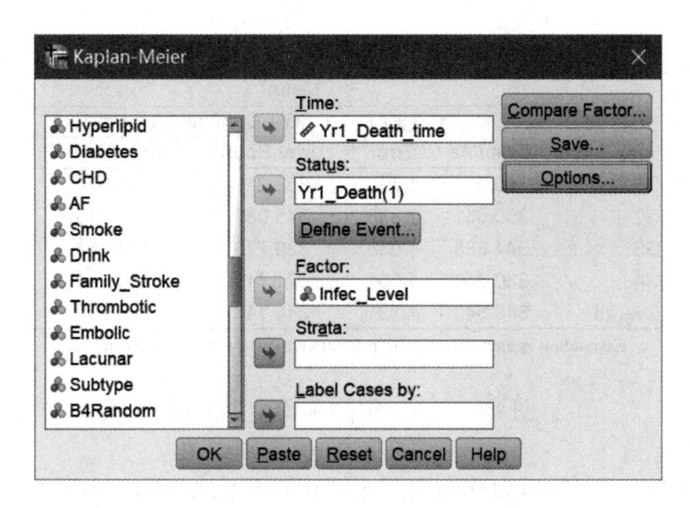

图17-77　Kaplan-Meier 对话框

结果解释：

（1）一般情况描述：输出了感染因子4个水平组的观察例数、死亡数、截尾数和截尾百分比。

（2）生存率估计：见图17-78，此处图只显示了一部分。Time、Status、Cumulative Proportion Survival、Standard Error、N of Cumulative Events和Number Remaining分别表示生存时间、生存结局、生存率、生存率标准误、累积死亡数和期初例数。

Survival Table

Infec_Level		Time	Status	Cumulative Proportion Surviving at the Time Estimate	Cumulative Proportion Surviving at the Time Std. Error	N of Cumulative Events	N of Remaining Cases
G1	1	3.000	1.00	.998	.002	1	423
	2	13.000	1.00	.995	.003	2	422
	3	25.000	1.00	.993	.004	3	421
	4	109.00	1.00	.991	.005	4	420
	5	142.00	1.00	.988	.005	5	419
	6	147.00	1.00	.986	.006	6	418
	7	276.00	1.00	.983	.006	7	417
	8	338.00	1.00	.981	.007	8	416
	9	365.00	.00	.	.	8	415
	10	365.00	.00	.	.	8	414
	11	365.00	.00	.	.	8	413

图17-78　生存率估计表

（3）生存时间估计：图17-79显示了感染因子水平由低到高4组平均生存时间、标准误及其95%置信区间。本例的生存时间以天为单位计算。从结果可以看出，感染因子G4（最高水平组）平均生存时间最短，G3、G2次之，G1水平组（低水平组）最长。

Means and Medians for Survival Time

Infec_Level	Mean[a]			
	Estimate	Std. Error	95% Confidence Interval	
			Lower Bound	Upper Bound
G1	360.597	1.723	357.219	363.974
G2	350.651	2.838	345.089	356.213
G3	344.688	4.038	336.773	352.603
G4	330.240	4.501	321.419	339.061
Overall	346.540	1.731	343.147	349.932

a. Estimation is limited to the largest survival time if it is censored.

图17-79　三组的平均生存时间

（4）组间比较：图17-80为感染因子水平由低到高4组间比较的检验结果，3种检验统计方法均显示，3组生存率的差别有统计学意义（$P < 0.001$）。

Overall Comparisons

	Chi-Square	df	Sig.
Log Rank (Mantel-Cox)	46.814	3	.000
Breslow (Generalized Wilcoxon)	47.015	3	.000
Tarone-Ware	46.920	3	.000

Test of equality of survival distributions for the different levels of Infec_Level.

图17-80　感染因子4个水平组间比较的检验

（5）生存曲线：感染因子4个水平组生存曲线如图17-81，3条线反映的生存率差异有统计学意义。

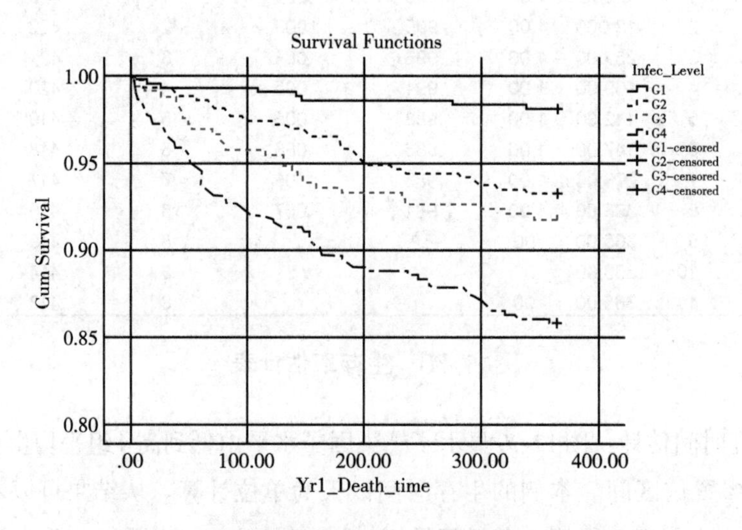

图17-81　感染因子4个水平组的生存曲线

对话框主要内容解释：

（1）Time框：选入生存时间变量。

（2）Status框：选入生存状态变量，用法同Life Tables过程。

（3）Factor框：选入分组变量。

（4）Strata框：定义分层因素。该因素一般为混杂因素，系统按照分层方式输出结果。

（5）Compare Factor按钮：设置组间比较，可选择具体的统计学检验方法。Log-rank法赋予各时间点权重大小相等，是最常用的方法。

（6）Saves按钮：设置将计算结果保存为新变量，分别为Survival（累积生存函数或生存率估计值）、Standard error of survival（累积生存率估计值的标准误，可用于构造总体生存率的置信区间）、Hazard（累积风险率估计）和Cumulative events（累积终点事件发生数）。

（7）Options按钮：选择需要输出的统计量和统计图。① Statistics：设置输出统计量，可复选，包括Survival table（s）（生存率估计表）、Mean and Median survival（平均生存时间和中位生存时间）、Quartiles（生存时间的第25、50和75百分位数）。② Plots：设置输出统计图，可复选，包括Survival（累积生存函数曲线）、One minus survival（累积“死亡”函数曲线）、Hazard（累积风险函数散点图）和Log survival（对数累积生存函数曲线）。

三、Cox回归

例17.19 有研究者为了解某感染因子与缺血性脑卒中预后的关系，对符合入组条件的病例测量了入院时的感染因子水平，调查了其他预后相关因素，并在出院后进行了1年期的随访，研究结局以死亡表示，生存时间Yr1_death_time以天为单位，Yr1_death表示随访结局（死亡=1，存活为=0）。感染因子按水平由低至高分为G1、G2、G3及G4 4个组，试对此数据作Cox回归。

操作步骤：

（1）依次点击Analyze、Survival、Cox Regression，打开主对话框；

（2）将变量Yr1_death_time选入Time框，将变量Yr1_death选入Status框，点击Define Events按钮，在弹出对话框中点选Single value，输入“1”，点击Continue返回；

（3）将变量Infec_Level（感染因子水平，此处分为4个组）、sex、age、SBP_Entry（入院收缩压）、Smoke、Drink、Diabetes、CHD（冠心病史）选入Covariates框，点击Method选项下拉菜单，选择Forward：LR（基于偏最大似然估计的前进法）；

（4）点击Categorical按钮，将Infec_Level选入Categorical Covariates中，并在下方的Reference Category中选择Fist，点出Change按钮，指定感染因子最低水平组为参照组，点击Continue返回；

（5）点击Plots按钮，在Plots Type项里勾选Survival；按Continue返回；

（6）点击Options按钮，在Model Statistics里勾选CI for exp（B）：95 %，在Display model information里点选At last step，其他选项为系统默认设置，点击Continue返回；

（7）点击OK（图17-82）。

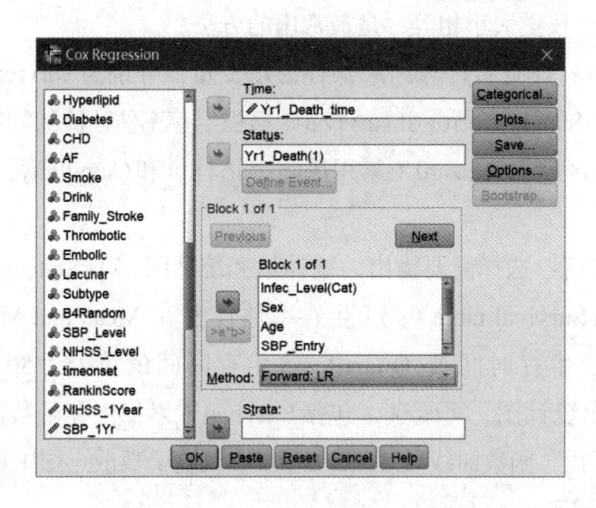

图17-82　Cox Regression对话框

结果解释：

（1）一般情况分析：系统最先输出了Case Processing Summary，列出了总例数、删失例数、失访例数及各自比例等结果。

（2）似然比检验：在结果Block 0：Beginning Block部分，Omnibus Tests of Model Coefficients显示，在模型中不引进任何协变量时的–2倍对数似然比值。本例协变量进入模型的方法为LR法，且只要求输出最后一步的情况，故在Block 1：Method = Forward Stepwise（Likelihood Ratio）部分，系统只显示了第二步（Step 2）的结果，对模型中协变量回归系数（常数项除外）是否全部为零进行了统计检验（图17-83）。本例结果显示，β_i不全为0。

（3）回归方程的参数估计：图17-84显示回归方程各参数的估计，其中B为偏回归系数，SE为偏回归系数的标准误；Wald统计量用于检验总体偏回归系数与0有无显著性差异。Exp（B）为相对危险度，即*RR*值。从上表给出的逐步回归结果显示，对缺血性脑卒中生存率有影响的因素是患者年龄和感染因子水平。随年龄增长，患者死亡风险会增加，年龄每增长1岁，1年时死亡风险将增加5%。调整年龄的影响后，感染因

Omnibus Tests of Model Coefficients[a]

Step	-2 Log Likelihood	Overall (score) Chi-square	df	Sig.	Change From Previous Block Chi-square	df	Sig.
2	1 767.743	79.923	4	.00	84.317	4	.000

a. Beginning Block Number 1. Method = Forward Stepwise (Likelihood Ratio)

图17-83　模型似然比检验结果（第二步）

子水平与1年时死亡有明显的联系，与G1组相比，G2、G3及G4组风险是G1组的3.27、3.47及5.90倍，且随着感染因子水平升高，风险可能有上升趋势（剂量反应关系需要统计学验证）。本研究结果提示，感染因子水平与缺血性脑卒中病后1年时死亡有关联，且随着感染因子水平升高，死亡风险可能有增加的趋势。

Variables in the Equation

		B	SE	Wald	df	Sig.	Exp(B)	95.0% CI for Exp(B) Lower	Upper
Step 2	Infec_Level			25.682	3	.000			
	Infec_Level(1)	1.184	.400	8.771	1	.003	3.268	1.493	7.155
	Infec_Level(2)	1.243	.405	9.413	1	.002	3.468	1.567	7.674
	Infec_Level(3)	1.775	.380	21.881	1	.000	5.902	2.805	12.418
	Age	.049	.009	31.968	1	.000	1.051	1.033	1.069

图17-84　回归方程的参数估计

（4）图17-85显示未被选入方程的变量。包括了Sex等6个变量未入选模型，说明这些变量与缺血性脑卒中患者病后1年时死亡没有关联，即不对该疾病的预后产生影响。

（5）累积生存函数曲线：图17-86输出了在各协变量均值水平时的累积生存函数曲线，其意义在于研究样本所在总体人群总的生存率变化情况。本例缺血性脑卒中患者生存率随时间逐渐下降，1年时的生存率超过90%。

Variables not in the Equation[a]

		Score	df	Sig.
Step 2	Sex	.020	1	.889
	SBP_Entry	2.495	1	.114
	Smoke	.923	1	.337
	Drink	1.650	1	.199
	Diabetes	.000	1	.990
	CHD	.187	1	.665

a. Residual Chi Square = 5.130 with 6 df Sig. = .527

图17-85　未被选入方程的变量

对话框详解：

（1）Time框：定义生存时间变量。

（2）Status框：定义生存状态变量，用法同Life Tables过程。

（3）Covariates框：选入自变量或协变量。

（4）Method框：选择自变量进入Cox回归方程的方法，包括Enter（强制法，即

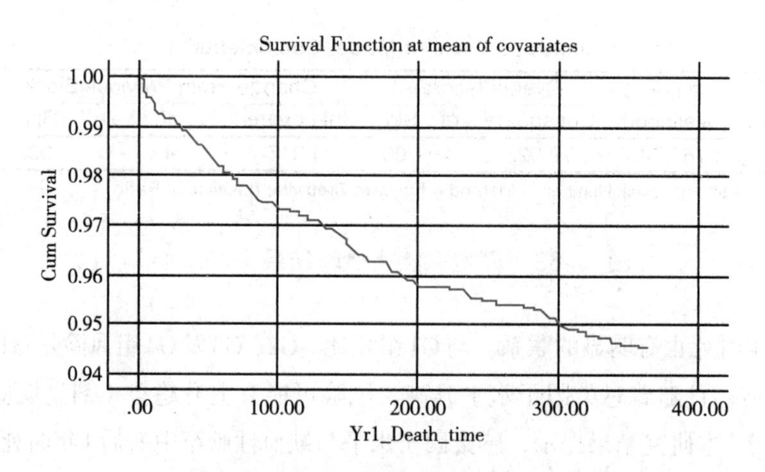

图17-86 基于各协变量均值的生存曲线

选入Covariates框内全部变量)、Forward：Conditional（基于条件参数估计的前进法）、Forward：LR（基于偏最大似然估计的前进法）、Forward：Wald（基于Wald统计量的前进法）、Backward：Conditional（基于条件参数估计的后退法）、Backward：LR（基于偏最大似然估计的后退法）和Backward：Wald（基于Wald统计量的后退法）。

（5）Categorical按钮：定义分类变量。可将数值型变量指定为分类变量，系统将自动把它们拆分为n-1个哑变量进行分析（n为该变量的水平数）。

（6）Plots按钮：设置输出统计图类型，包括Survival（累积生存函数曲线）、Hazard（累积风险函数散点图）Log minus log（对数累积生存函数乘以-1后再取对数）、One minus survival（生存函数被1减后的曲线图）和One minus survival（累积“死亡”函数曲线）。

（7）Save按钮：用于将计算结果保存为新变量，其中Survival用于提供一些和生存函数有关的指标，可复选，包括Function（累积生存函数或生存率估计值）、Standard error（累积生存率估计值的标准误）和Log minus log（对数累积生存函数乘以-1后再取对数）。

（8）Options按钮：选择需要输出的统计量和统计图。Model Statistics是模型统计量，包括CI for exp（B）（相对危险度的置信区间，系统默认95%置信区间）、Correlation of estimation（回归系数的相关阵）。

本章小结

SPSS是目前公认的实用性强的统计分析软件包之一，几乎可以实现所有的统计分析功能。SPSS的窗口操作简单方便，不需要熟悉命令行操作就可完成统计分析。SPSS包含的内容十分庞大，限于篇幅，本章着重介绍了SPSS软件的数据管理、结果的输出、均数的比较、χ^2检验、非参数检验、相关分析、回归分析及生存分析等，这些统计方法是医学科研实践中经常用到的方法。为帮助读者快速领悟，所使用的实例数据库是真实科研工作中的数据库，便于读者对号入座，降低学习难度。通过模仿实例，可以完成常见的科研数据分析工作。SPSS软件的使用是建立在对统计学方法正确理解的基础上的，本章不对统计学理论做过多的解释，需要读者进一步掌握相关统计学知识，才能理解和正确使用SPSS软件，给出令人满意的分析结果。

（许　锬）

第十八章　Meta分析及软件应用

学习目标

1. 了解　Meta分析的基本概念。
2. 掌握　Meta分析的基本原理，基本步骤。
3. 熟悉　Meta分析的基本软件操作。

第一节　Meta分析的概述

循证医学（evidence-based medicine，EBM）是近年来迅速兴起的一门新兴学科，它的出现对临床医学研究和实践产生了巨大影响。由经验医学向循证医学转变是21世纪临床医学的一场深刻革命，也是现代医学发展的必然趋势。“循证”思想已渗透到临床医疗、护理、预防、卫生经济、卫生决策、医疗保险、医学教育等医疗卫生各个领域，以研究的科学证据为基础，运用循证医学的基本思想和方法来指导各自领域的实践。

一、循证医学

循证医学，即遵循证据的医学。1996年，著名的临床流行病学家和循证医学的先驱David Sackett将循证医学定义为：“谨慎、准确和明智地应用现有的最佳的研究证据，同时结合临床医生的个人专业技能和多年的临床经验，并考虑患者的权利、价值和期望，将三者完美地结合以制订出患者的治疗措施”。

循证医学要求系统地搜寻、评价和应用当前研究成果的医学方法，并以此作为临床决策的依据。制订医疗决策时，要诚实、尽责、明确、不含糊、明智、果断地利用当前的最佳证据。循证医学实践就是通过系统研究，将个人的经验与所能获得的最佳外部证据融为一体。证据是循证医学的基石，它主要来源于医学期刊的研究报告，特别是随机对照试验（randomized controlled trial，RCT）等设计合理、方法严谨的临床研究，以及对这些研究所进行的系统评价（systematic review，SR）或Meta分析（Meta analysis）。

二、系统评价

系统评价（SR），又称“系统综述”，是由已故流行病学家Archie Cochrane在1979年提出的一种全新的文献综合方法，是指针对某一医学问题（如病因、诊断、治疗或预后等），系统、全面地收集全世界所有已发表或未发表的研究，采用临床流行病学的原则和方法严格评价文献，筛选出符合质量标准的文献，进行定性或定量合成，得出综合可靠的结论。系统评价可以是定性的（qualitative systematic review，定性系统评价），也可以是定量的（quantitative systematic review，定量系统评价）。当系统评价用定量合成方法对资料进行统计学处理时称为Meta分析，故Meta分析是系统评价的一种类型，但系统评价不一定都是Meta分析。

三、Meta分析

Meta分析是对具有相同目的且相互独立的多个研究结果进行系统的综合评价和定量分析的一种研究方法，即Meta分析不仅需要搜集目前尽可能多的研究结果，并进行全面、系统的质量评价，而且还需要对符合选择条件（纳入标准）的研究进行定量合并，即一种定量的系统评价方法。

Meta分析本质上是一种综合运用流行病学、生物统计学原理和方法所进行的观察性研究，因此也遵循科学研究的基本原则，包括提出问题、搜索相关文献、制定文献的纳入和剔除标准、提取资料信息、统计学处理、报告结果等基本过程。与一般研究不同的是，Meta分析利用已经存在的（发表与未发表）各独立研究结果资料，而不需要对各独立研究中的每个观察对象的原始数据进行分析。

Meta分析的目的主要有以下几个方面：增加统计学检验效能；定量估计研究效应的平均水平；解决或调和各研究结果的不一致性或矛盾，定量综合评价效应大小；发现某些单个研究未阐明的问题，寻找新的假说和研究思路；通过亚组分析，得出一些新的结论。

近年来，Meta分析在整个医学领域都受到广泛的重视，尤其是Cochrane协作网推出Meta分析的软件RevMan 4.2后，Meta分析复杂的合并计算过程变得简单。

第二节　Meta分析的实施

Meta分析是一项非常严格的统计分析方法，在实施前需要制定详细的研究计划，一般在研究过程中遵循以下步骤（图18-1）。

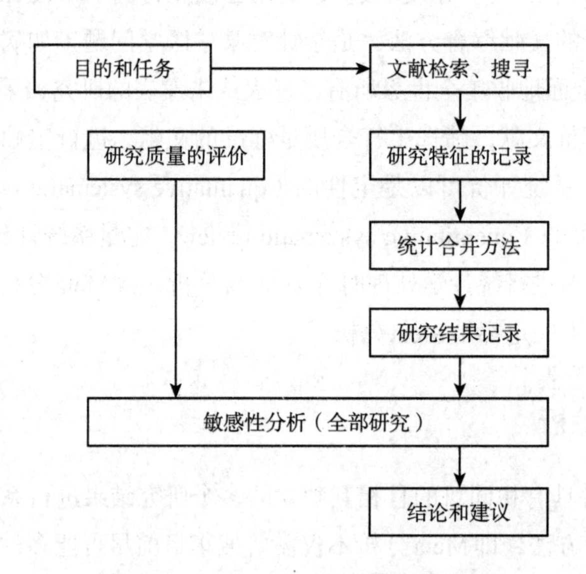

图18-1　Meta分析的基本步骤

一、提出问题，拟定研究计划

Meta分析首先应提出需要解决的问题，然后针对需要解决的问题拟订一个详细的研究计划书。内容包括：阐明本次Meta分析的目的和意义、研究假设、需特别关注的亚组、确定和选择研究的方法和标准、提取和分析资料的方法和标准、文献质量的评价及敏感性分析等。

二、检索文献资料

Meta分析需要多途径、多渠道、最大限度地收集与研究问题相关的所有文献。文献检索策略一般为：①先进行预检索，大致确定检索范围，根据预检索的结果修改、完善检索策略；②检索时可进行必要的限定，如研究对象、语种、出版年限、出版类型等；③保证较高的查全率最为重要，因为漏检了重要文献可能直接影响Meta分析结论的可靠性和真实性；④计算机检索与手工检索相结合，并重视所得文献的参考文献；

⑤文献来源包括：计算机检索（Medline、PubMed、CBMDISC等）、参考文献的追溯、手工检索、灰色文献（会议、学位论文、专著、制药工业报告等）、请教相关领域的专家、再版杂志Cochrane协作网RCT登记系统等。

三、选择符合纳入标准的研究

根据研究计划书中提出的文献纳入和剔除标准，对检出的相关文献进行仔细的筛选，选出符合要求的研究进行Meta分析。对存有疑问的文献可以先纳入，待联系原文作者获取相关信息或分析评价后再做取舍。

制定文献纳入和剔除的标准是为了保证进入Meta分析的各个独立研究具有较好的同质性，因此应该综合考虑研究对象、研究设计类型、暴露或干预措施、研究结局、研究开展的时间或文献发表的年份和语种、样本大小以及随访年限等因素，以尽可能地减少选择偏倚。如考虑研究对象的疾病类型、年龄、性别、病情严重程度均要作出相应的规定。纳入和剔除标准制定得过严或过宽都存在一定的弊端。如果标准很严，尽管进入Meta分析的各研究间同质性很好，但可能符合要求的文献很少，失去了做Meta分析增加统计学功效、定量估计所研究效应平均水平的意义；如果标准太宽，则有可能增加研究间异质性，从而可能大大降低了Meta分析结果的可靠性和有效性。

四、纳入研究的质量评价

按照临床流行病学的文献质量评价方法，对每个纳入研究的内在真实性、外在真实性和影响结果解释的因素等进行全面评价，其中内在真实性的评价主要是考察各独立研究是否存在偏倚及其影响程度，包括患者是否随机分配、试验组和对照组是否具有可比性、是否采用盲法判断疗效等。

目前纳入研究的质量评价方法也比较多，但没有统一的标准，一般采用权重表示，也可以用量表或评分系统进行评分。各种评分标准的真实性和可靠性有待在实践中验证和完善。

五、提取纳入文献的数据信息

一般可以设计表格记录从每个符合纳入要求的文献中摘录用于Meta分析的信息，应包括基本信息、研究特征、结果测量等内容，所提取的信息必须可靠。对于缺乏原始数据的文献，在与原作者联系后仍然没有数据的，应该删除。

六、资料的统计学处理

统计学处理是Meta分析最重要的步骤之一，其主要过程如下。

（1）制定统计分析方案：根据获取的文献资料，制定详细的分析方案来分析效应指标。

（2）选择适当的效应量指标：效应量（effect size，ES）是指临床上有意义或实际价值的数值或观察指标改变量。当观察指标为计数资料时，可采用相对危险度（relative risk，RR）、比值比（odds ratio，OR）、绝对危险降低率（absolute risk reduction，ARR）、需要治疗的病人数（number needed to treat，NTT）等指标及其95%置信区间；当观察指标为计量资料时，可采用加权均数差值（weighted mean difference，WMD）、标准化差值（standardized mean difference，SMD）等来表示效应的大小。

（3）纳入研究的齐性检验（homogeneity test）：齐性检验（也称同质性检验）的目的是检查各个独立研究的结果是否具有一致性（可合并性）。由于各独立研究的设计、试验的条件、试验所定义的暴露及测量方法的不同，以及协变量的存在均可能产生异质性。如纳入Meta分析的各研究结果是齐性的，可以采用固定效应模型（fixed effect model，FEM）计算合并后的综合效应；当各研究结果存在异质性时，应分析其来源及其对效应合并值产生的影响。如果影响较小，可按相同变量进行分层合并分析（亚组分析）或采用随机效应模型（random effect model，REM）进行合并分析；如果各研究间异质性特别大且来源不知，应考虑这些研究结果的可合并性，或放弃Meta分析。

（4）模型选择及统计分析：根据齐性检验的结果，选择固定效应模型或随机效应模型，计算效应合并值的点估计及其区间估计。

（5）效应合并值的假设检验与统计推断。

（6）采用图表表示各个独立研究及效应合并值的点估计、区间估计。

七、敏感性分析

（1）按不同的研究特征，如不同的统计方法、研究的方法学质量高低、样本量大小、是否包括未发表的研究等，对纳入的文献进行分层Meta分析，比较合并效应间有无显著性差异。

（2）采用不同模型计算效应合并值的点估计和区间估计，比较合并效应间有无显著性差异。

（3）从纳入研究中剔除质量相对较差的文献后重新进行Meta分析，比较前后合并效应间有无显著性差异。

（4）改变研究的纳入和剔除标准后，对纳入的研究重新进行Meta分析，比较合并效应间有无显著性差异。

八、形成结果报告

按照论文写作的格式要求写出Meta分析的总结报告。

（1）材料与方法：此部分要写明检索关键词、检索数据库、文献入选和排除标准、资料来源、统计分析方法等。

（2）结果：此部分一般先要对入选文献的基本情况加以描述，再进行各研究结果的合并和彻底的敏感性分析。可以采用比较直观的森林图表示Meta分析的结果。

（3）讨论：此部分应可以从以下四个方面进行分析和讨论：①当纳入Meta分析的研究结果存在异质性时，讨论异质性的来源及其对效应合并值的影响，为医学研究者提供进一步研究的方向；②如果有些因素对纳入研究的结果或效应大小有影响，是否考虑亚组分析；③对Meta分析过程中可能出现的偏倚如何识别和控制；④此次Meta分析的实际意义，在此结果的解读时要小心谨慎，不要脱离专业背景。譬如，在对某种药物或治疗方案临床疗效进行Meta分析时，报告应当详细阐述结果的真实性，以帮助临床医生对疗效作出正确的判断，进一步指导临床实践。

第三节　Meta分析常用的统计方法

Meta分析方法可以分为固定效应模型和随机效应模型。其中，固定效应模型假定各个研究的效应指标统计量是齐性的（即各个研究之间的效应指标理论值是相等的），因此，在使用前需要对各个研究间的效应指标统计量做齐性检验。由于有些研究存在一些随机因素影响的效应指标，无法满足固定效应模型的使用前提条件，此时可用随机效应模型进行Meta分析。随机效应模型的代表方法为DerSimonian and Laird法。一般而言，固定效应模型的检验效能要高于随机效应模型。但当各个中心的效应指标非齐性，则用固定效应模型对效应指标进行加权平均是没有意义的，此时一般采用随机效应模型或应用Meta回归控制影响因素使其达到同质的效果。

一、倒方差法（inverse-variance methods）

倒方差法可以用于计算二分类的变量对数优势比（log*OR*）、对数相对危险度

（logRR）或者率差（RD），计算连续性变量的平均差（mean differences，MD）和标准化平均差（standardized mean differences，SMD），也可以用于通用模型中的合并效应指标估计（combining intervention effect estimates in the generic method）。在通用模型中，倒方差法得到的效应指标统计量为$\hat{\theta}_{IV}$，可以表示logOR、logRR、RD、MD、SMD或者其他效应指标估计。个体研究的效应大小根据其方差的倒数进行加权。假设需要对n个研究的效应指标进行合并，第i个研究的权重为：

$$w_i = \frac{1}{(SE\{\hat{\theta}_i\})^2} \tag{18-1}$$

倒方差法得到的效应指标统计量为：

$$\hat{\theta}_{IV} = \frac{\sum w_i \hat{\theta}_i}{\sum w_i} \tag{18-2}$$

倒方差法得到的效应指标统计量的标准误为：

$$SE\{\hat{\theta}_{IV}\} = \frac{1}{\sqrt{\sum w_i}} \tag{18-3}$$

二、Mantel-Haenszel法（M-H法）

对于结果是二分类变量的研究，当研究事件的发生率低或者研究的样本量较小，利用倒方差法得到的效应指标估计的标准误偏大或者不稳定，这种情况下应该选用Mantel-Haenszel法（M-H法），比倒方差法有更好的稳健性。在其他情况下，M-H法也可以得到与倒方差法相似的结果。

设第i个研究的效应指标统计量为θ_i（θ_i可以是RR_i、OR_i或者$RD_i=p_{1i}-p_{2i}$），由M-H法得到的加权平均的效应指标统计量为θ_{MH}，其计算公式为：

$$\theta_{MH} = \frac{\sum w_i \theta_i}{\sum w_i} \tag{18-4}$$

（1）对于效应指标统计量$\theta_i=OR$，第i个研究的权重为：

$$w_{MH} = \frac{b_i c_i}{N_i} \tag{18-5}$$

加权平均的优势比为：

$$OR_{MH} = \frac{\sum w_{MH,i} OR_i}{\sum w_{MH,i}} \tag{18-6}$$

取对数后的优势比为：

$$\ln(OR_{MH}) = \ln\left(\frac{\sum w_{MH,i} OR_i}{\sum w_{MH,i}}\right) \tag{18-7}$$

取对数后优势比的标准误为：

$$SE\{\ln(OR_{MH})\} = \sqrt{\frac{1}{2}\left(\frac{E}{R^2} + \frac{F+G}{RS} + \frac{H}{S^2}\right)} \tag{18-8}$$

其中：

$$R = \sum \frac{a_i d_i}{N_i};\quad S = \sum \frac{b_i c_i}{N_i};\quad E = \sum \frac{(a_i + d_i) a_i d_i}{N_i^2};\quad F = \sum \frac{(a_i + d_i) b_i c_i}{N_i^2};$$

$$G = \sum \frac{(b_i + c_i) a_i d_i}{N_i^2};\quad H = \sum \frac{(b_i + c_i) b_i c_i}{N_i^2}$$

（2）对于效应指标统计量θ_i=RR，第i个研究的权重为：

$$w_{MH,i} = \frac{c_i(a_i + b_i)}{N_i} \tag{18-9}$$

加权平均的相对危险度为：

$$RR_{MH} = \frac{\sum w_{MH,i} RR_i}{\sum w_{MH,i}} \tag{18-10}$$

取对数后的相对危险度为：

$$\ln(RR_{MH}) = \ln\left(\frac{\sum w_{MH,i} RR_i}{\sum w_{MH,i}}\right) \tag{18-11}$$

取对数后相对危险度的标准误为：

$$SE\{\ln(RR_{MH})\} = \sqrt{\left(\frac{P}{RS}\right)} \tag{18-12}$$

其中：

$$P = \sum \frac{n_{1i} n_{2i}(a_i + c_i) - a_i c_i N_i}{N_i^2};\quad R = \sum \frac{a_i n_{2i}}{N_i};\quad S = \sum \frac{c_i n_{1i}}{N_i}$$

（3）对于效应指标统计量θ_i=RD，第i个研究的权重为

$$w_{MH,i} = \frac{n_{1i} n_{2i}}{N_i} \tag{18-13}$$

加权平均的率差为：

$$RD_{MH} = \frac{\sum w_{MH,i} RD_i}{\sum w_{MH,i}} \tag{18-14}$$

率差的标准误为：

$$SE\{RD_{MH}\} = \sqrt{\left(\frac{J}{K^2}\right)} \tag{18-15}$$

其中：

$$J = \sum \frac{a_i d_i n_{2i}^3 + c_i d_i n_{2i}^3}{n_{1i} n_{2i} N_i^{\ 2}}; \quad K = \sum \frac{n_{1i} n_{2i}}{N_i}$$

三、Peto法

Peto法是M-H法的改良，解决了M-H法卡方和OR_{MH}有时不一致的问题，适用于效应指标为OR的资料。

Peto法的对数合并优势比为：

$$\ln(OR_{Peto}) = \frac{\sum V_i \ln(OR_{Peto,i})}{\sum V_i} \tag{18-16}$$

合并优势比为：

$$OR_{Peto} = exp\left\{\frac{\sum V_i \ln(OR_{Peto,i})}{\sum V_i}\right\} \tag{18-17}$$

合并优势比的标准误为：

$$SE\{\ln(OR_{Peto})\} = \frac{1}{\sqrt{\sum V_i}} \tag{18-18}$$

其中，V_i为超几何方差（hypergeometric variances），公式为：

$$V_i = \frac{n_{1i} n_{i2}(a_i c_i)(b_i d_i)}{N_i^2(N_i - 1)}$$

四、DerSimonian and Laird法

随机效应模型假设各个研究的效应指标由于一些随机因素的影响而围绕着综合效

应指标的总体均数上下随机波动。因此，随机效应模型与固定效应模型相比，固定效应模型的随机误差仅含有各个研究自身的抽样误差，而随机效应模型除了各个研究之间的抽样误差外，还有各个研究之间的随机误差。DerSimonian and Laird法是随机效应模型的代表性方法。

在DerSimonian and Laird法中，k个研究的自由度为（$k-1$），研究间的随机误差的方差τ^2为：

$$\tau^2 = max\left\{\frac{Q-(k-1)}{\sum w_i - (\sum w_i^2)/\sum w_i}, 0\right\} \tag{18-19}$$

其中：w_i为倒方差法中的权重，公式为：

$$w_i = \frac{1}{SE\{\hat{\theta}_i\}^2}$$

DerSimonian and Laird法的权重为：

$$w'_i = \frac{1}{SE\{\hat{\theta}_i\}^2 + \tau^2} \tag{18-20}$$

DerSimonian and Laird法效应指标为：

$$\hat{\theta}_{DL} = \frac{\sum w'_i \hat{\theta}_i}{\sum w'_i} \tag{18-21}$$

DerSimonian and Laird法效应指标的标准误为：

$$SE\{\hat{\theta}_{DL}\} = \frac{1}{\sqrt{\sum w'_i}} \tag{18-22}$$

其中：Q为齐性检验统计量，通用方法中的Q等于Q_{IV}。对于二分类变量，Q可以是Q_{IV}或者Q_{MH}。

此外，当$Q \leqslant (k-1)$时，研究间随机误差的方差τ^2等于0，此时DerSimonian and Laird法的权重等于倒方差法的权重。

第四节　Review Manager软件的基础知识

Review Manager简称为RevMan，由北欧Cochrane中心编制用于制作和保存

Cochrane系统评价的一种软件程序，为目前最常用的循证医学软件。国际Cochrane协作网的系统评价人员均使用RevMan软件进行系统评价。RevMan可用来制作和保存Cochrane系统评价的计划书或全文，对录入的数据进行Meta分析，并且将分析结果以森林图等形式较为直观地进行展示，以及对系统评价结果进行及时更新。

一、RevMan软件的准备

（一）RevMan软件的下载

RevMan为一款免费软件，可从Cochrane网站的训练教程里下载，地址为https://training.cochrane.org/online-learning/core-software-cochrane-reviews/revman/revman-5-download/download-and-installation，RevMan有web版本和安装版，当前安装版本为RevMan5.4.1。

（二）RevMan软件的运行

当安装完成后，可通过两种方式运行RevMan：①双击桌面上的RevMan5.4的图标；②通过点击开始→程序→Review Manager→Review Manager 5.4。安装以后，第一次启动软件，双击桌面RevMan快捷方式，会出现一个“Usage mode”界面（图18-2），表示选择何种使用方式，通常选择的是“Standard mode”标准模型。

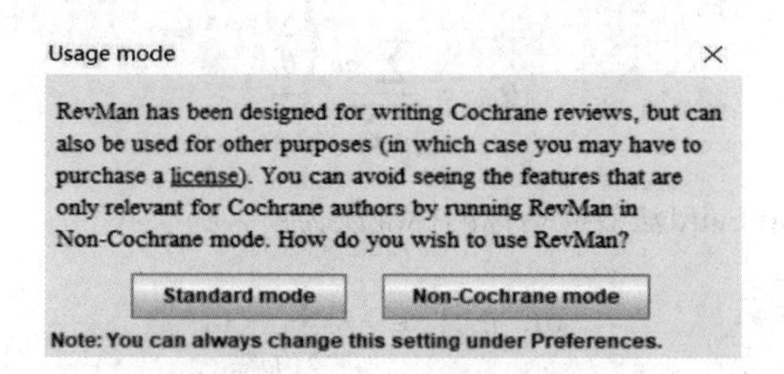

图18-2 Usage mode界面

二、RevMan软件的基本内容与主要功能

（一）系统评价树界面

1. 系统评价树界面 主界面顶部为菜单栏，包括文件（File）、编辑（Edit）、格式（Format）、浏览（View）、工具（Tools）、表格（Table）、窗口（Window）和帮助（Help）。菜单栏下一行是主工具栏，每个系统评价均以单独的窗口展开，该窗口由左侧的大纲栏和右侧的内容栏组成。

2. 建立一个新的系统评价 RevMan运行后，首先进入到一个“Welcome to Review Manager 5.4”的欢迎界面（图18-3），关闭欢迎窗口，点击“File”→“New”

菜单或者直接点击新建文件图标（图18-4）。弹出“Welcome to the New Review Wizard”界面（图18-5），点击“Next”，出现一个对话框“Which type of review do you want to create”（图18-6），有5种类型可选：“Intervention review”（干预实验）、“Diagnostic test accuracy review”（诊断实验）、“Methodology review”（方法学评价）、“Overview of reviews”（评价概述）和“Flexible review”（系统评价再评价）。选择其中一种，点击“Next”，进行命名（图18-7），一般按照研究题目填写即可或者默认，比如命名为“Prostacyclin in acute stroke”，然后再次点击“Next”，出现的“Title only”“Protocol”和“Full review”分别表示标题阶段（此阶段不可选）、计划书阶段和全文阶段（一般选择）（图18-8）。选择“Full review”→“Finish”，进入RevMan主界面（图18-9），完成系统评价创建。

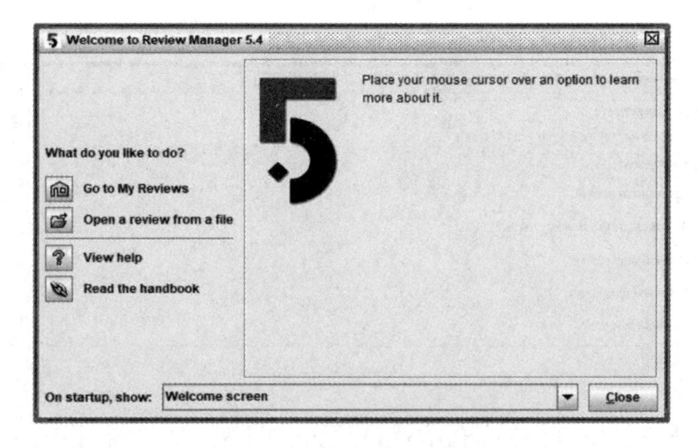

图18-3　Welcome to Review Manager界面

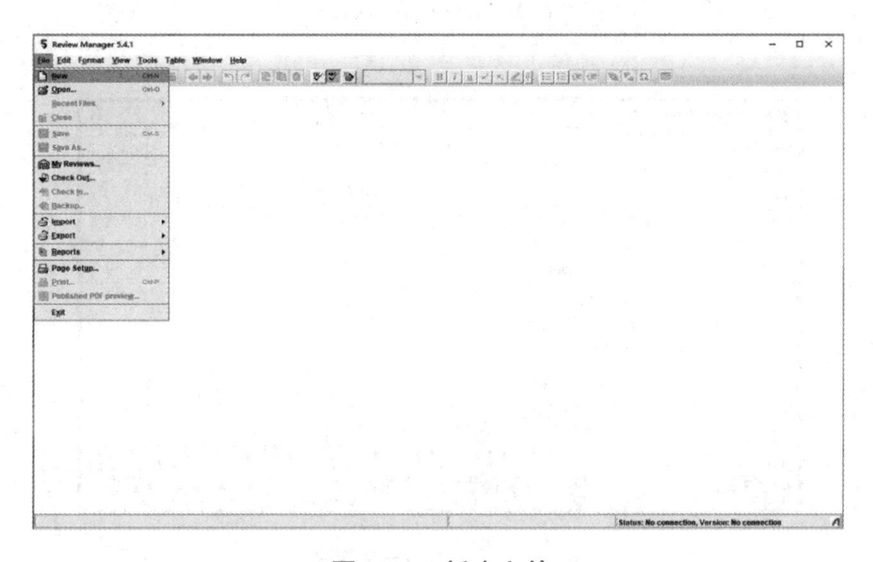

图18-4　新建文件

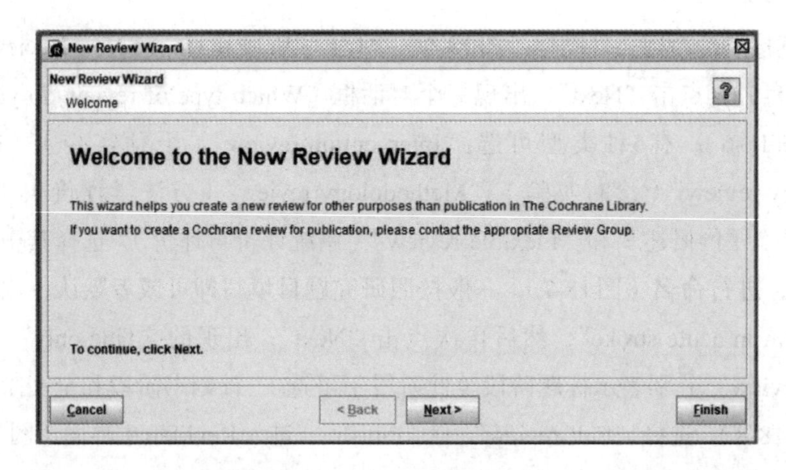

图18-5 Welcome to the New Review Wizard界面

New Review Wizard
New Review Wizard
Which type of review do you want to create?
Type of Review:
Intervention review
Diagnostic test accuracy review
Methodology review
Overview of reviews
Flexible review
Sub Type: Prognosis
Cancel
< Back
Next >
Finish

图18-6 Which type of review do you want to create界面

New Review Wizard
New Review Wizard
What is the title of the review?
Title:
[intervention] for [health problem]
[intervention A] versus [intervention B] for [health problem]
[intervention] for [health problem] in [participant group/location]
Prostacyclin in acute stroke
Cancel
< Back
Next >
Finish

图18-7 Title命名界面

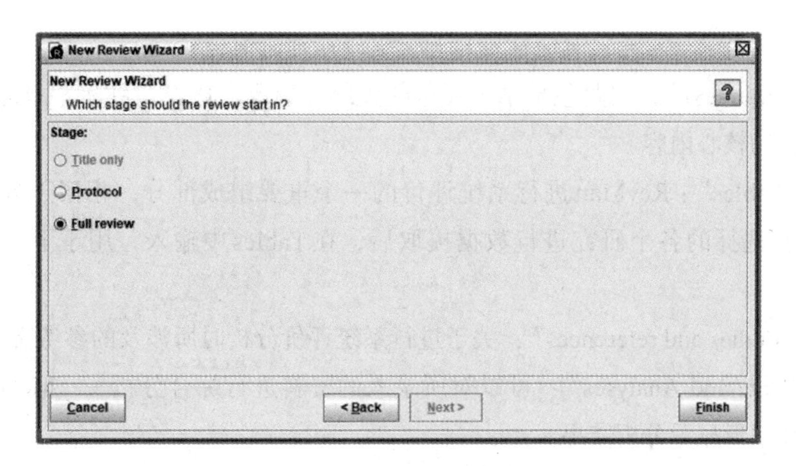

图18-8　Stage选择界面

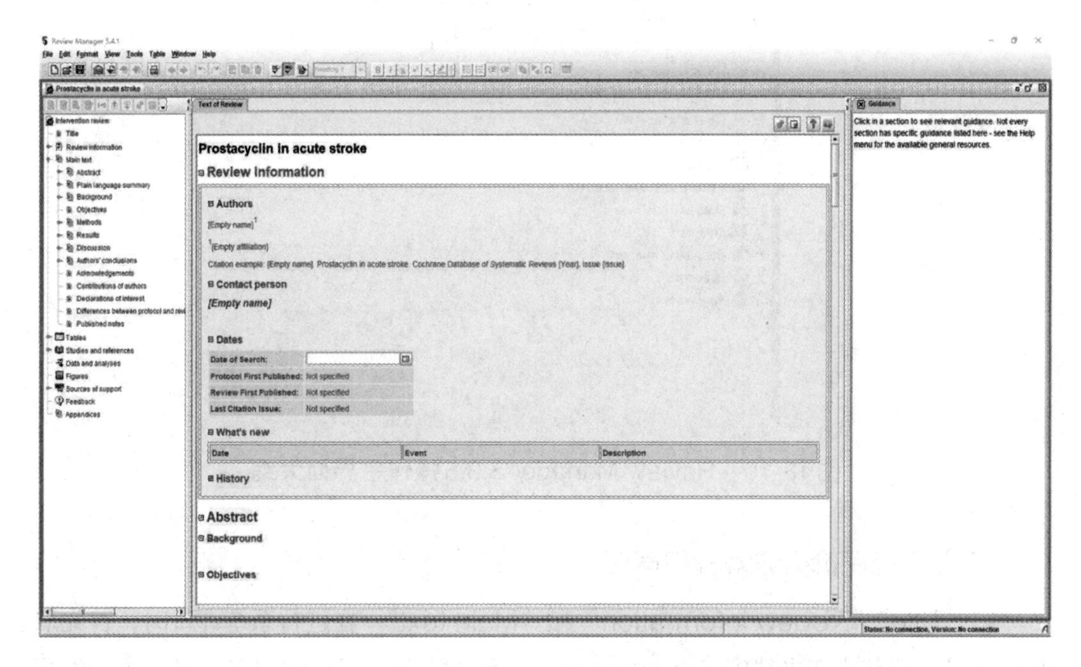

图18-9　Review Manager 5.3.5操作主界面

图18-10的大纲栏以树形结构显示系统评价框架，当点击大纲栏时，内容栏字体会变成蓝色，其中大纲栏包括：①“Title”（题目）；②“Review information”（系统评价信息）；③“Main text”（正文）；④“Tables”（表）；⑤“Studies and references”（研究和参考文献）；⑥“Data and analyses”（数据与分析）；⑦“Figures”（图）；⑧“Sources of support”（资助来源）；⑨“Feedback”（反馈）；⑩“Appendices”（附件）。其中，以下6个部分为主要组成部分。

（1）“Review information”：此部分介绍系统评价的作者、文件更新、检索日期等方面内容。

（2）“Main text”：主要包括系统评价的大纲、摘要、背景、目标、结论等，是整个系统评价的核心内容。

（3）“Tables”：RevMan进行系统评价的一个重要组成部分，相当于数据录入的功能，将所选择的各个研究进行数据提取后，在Tables中输入，用于下一步的统计分析。

（4）“Studies and references”：关于进行系统评价分析时所涉及的参考文献。

（5）“Data and Analyses”：可以对所录入的资料进行综合分析——Meta分析，并且以表格和图形显示分析结果。

（6）“Figures”：显示系统评价结果的森林图和描述发表偏倚的倒漏斗图等。

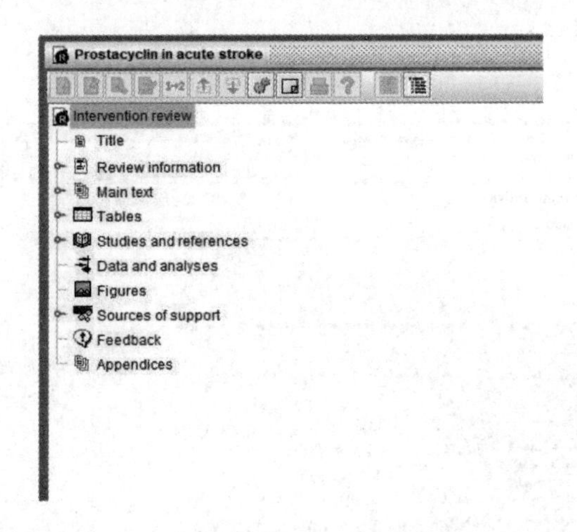

图18-10　Review Manager 5.3.5操作主界面大纲

（二）系统评价树的编辑和管理

1. “Title”“Review information”和“Main text”　在进行系统评价时，首先双击“Title”，再依次双击“Review information”和“Main text”，可对各个部分进行编写和删除（图18-11）。

此部分输入完毕后，点击菜单栏中的“Tools”，选择“Check Spelling as You Type”，打开对话框，对输入的内容进行检查。检查完毕后，系统提示是否保存这些更正，点击“确定关闭对话框。这样就完成了系统评价的“Title”“Review information”和“Main text”部分。

2. “Studies and references”　RevMan将参考文献以一种结构化的形式保存，可以方便文献的输入和输出。通常情况下，文献主要存放在“References to studies”和“Other references”两个主标题下面（图18-12）。

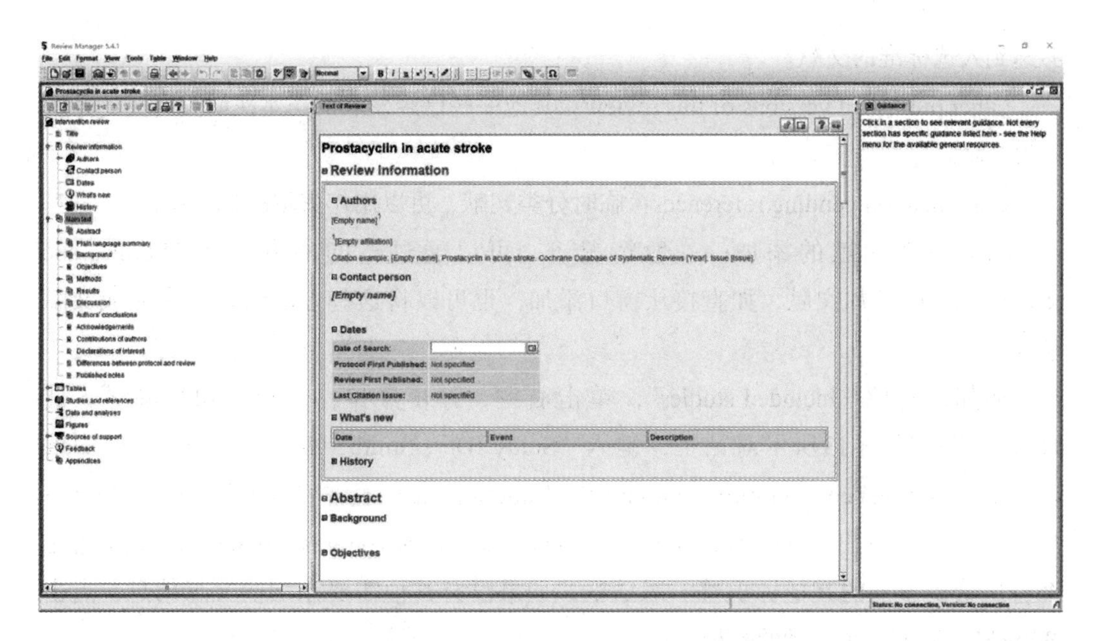

图18-11　Review information窗口

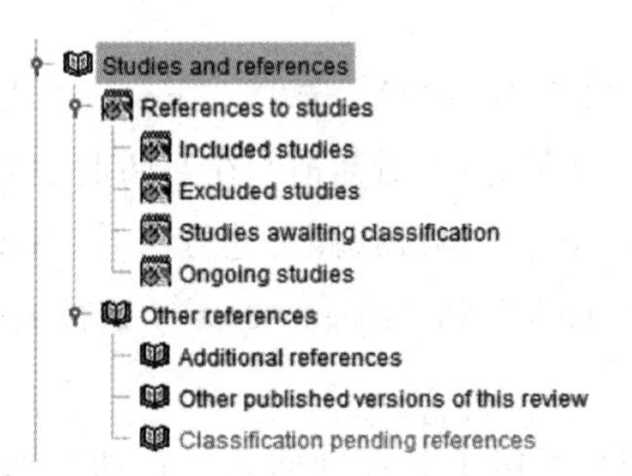

图18-12　References树状结构清单

（1）参考文献的种类：包括“References to studies”和“Other references”两类。

1）在“References to studies”标题下，又包括下列4种类型的文献。

Included studies：指文献已达到了本次系统评价的基本入选标准。

Excluded studies：文献已经过评价，没有达到本次系统评价的入选标准。

Ongoing studies：有些研究可能会达到本研究的入选标准，但研究工作尚在进行中。

Studies awaiting assessment：有一些研究需要进一步确认是否可以入选本次系统评价，为一种临时状态，此时所列的文献应当尽快从此处转移到相关类别。

2）在Other references标题下，包括下列3种类型的文献：

Additional references：指在做系统评价的时候可能会用到一些相关背景，但又不能够达到入选标准的文献。

Other published versions of this review：其他一些已经发表的与本次研究有关的系统评价文献。

Classification pending references：临时分类文献，可以用作文献的临时输入。

（2）参考文献的添加：一般情况下，可以通过不同的方法在“Studies and references”中添加文献，如直接从窗口添加，也可以将这些方法组合起来完成文献录入。

例如，选中“Included studies”，单击右键，弹出菜单，选择“Add study”，此时会出现如图18-13所示对话框，键入“Study ID”：Smith 1990→“Next”→“Data source”：“Published data only（unpublished not sought）” →“Next” →“Year”：1990→Next，弹出“Does the study have other identifiers you wish to add”（该研究是否有您希望添加的其他标识符）对话框，如果没有其他需要添加的文献信息，点击“Finish”，完成单个文献的添加。

此时，可以在“Included studies”子目录下面，找到一个名为“Smith 1990”的文献，但文献标识为空白。

（3）文献的编辑 双击“Smith 1990”，选中“Empty”（或者单击鼠标右键，点击工具栏中“Edit Reference”项），弹出对话框，在对话框中可依次输入引用文献的作者、题目、期刊名，发表年份等。继续按照上述方法对“Smith 1990”其他子目录（“Characteristics”“Risk of bias table”和“Results data”）进行填写，最终完成录入（图18-14）。

（4）文献的移动 RevMan提供了非常好的文献移动功能，如要将一篇文献在“Included studies”“Excluded studies”“Studies awaiting assessment”“Ongoing studies”之间进行转换时，可以在选中该文献后，右击鼠标，通过弹出菜单可以自由实现文献编辑、删除，同时也可以利用Move to这一功能，将文献移动到所属类别（图18-15）。

在“Other references”中的文献，可以通过菜单（或者使用鼠标右键）进行复制和剪切，实现文献在“Other references”不同类型之间进行转移，也可实现文献从“Other references”向“Reference to studies”的转移。

（5）参考文献的输出 点击主菜单的“File”→“Export”→“References”后出现对话框，选择要输出的文献，点击OK后，选择输出文献的保存路径（图18-16）。

3.“Tables” “Tables”是RevMan程序的重要组成部分，是系统统计分析的基础。单击前面的⊶，可以展开表格的各级菜单，主要包括3个内容：“Characteristics of studies”“Summary of findings studies”“Additional tables”。“Characteristics of studies”又包含4个子项：“Characteristics of included studies”“Characteristics of excluded studies”

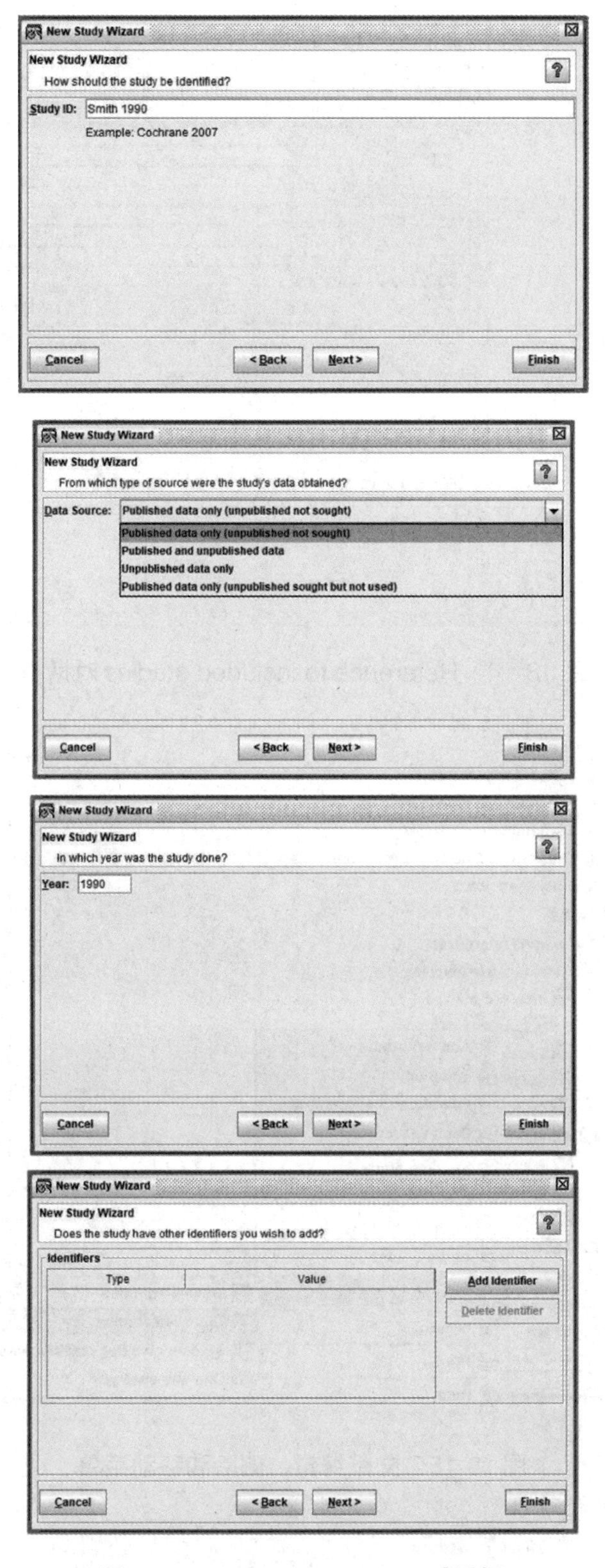

图18-13　Included studies对话框

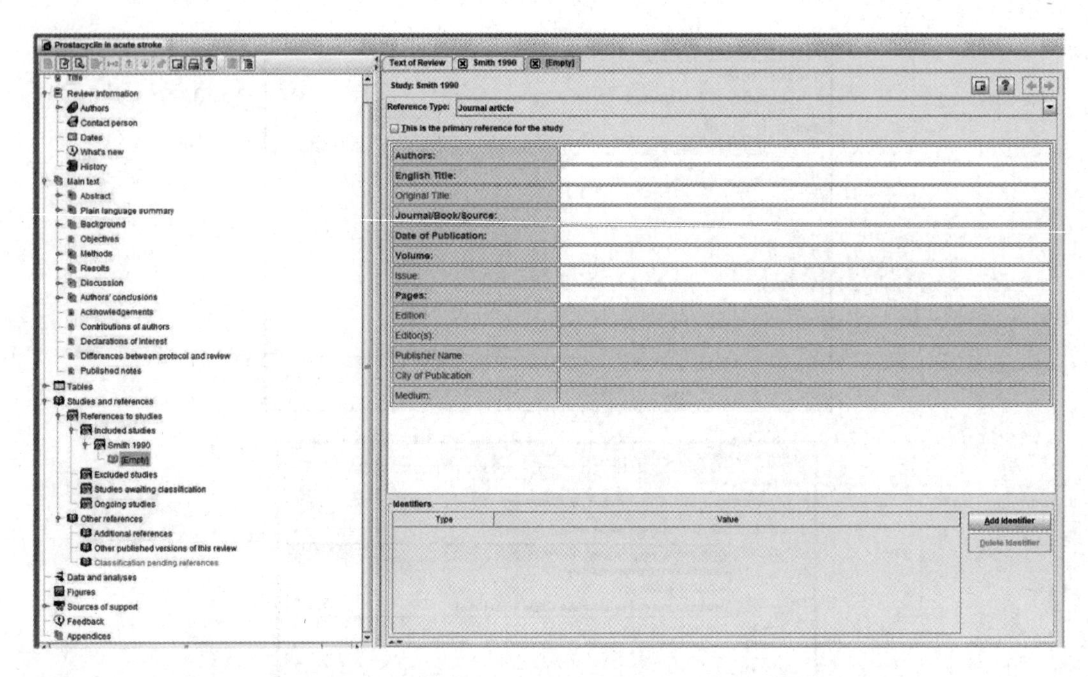

图18-14　Reference to included studies对话框

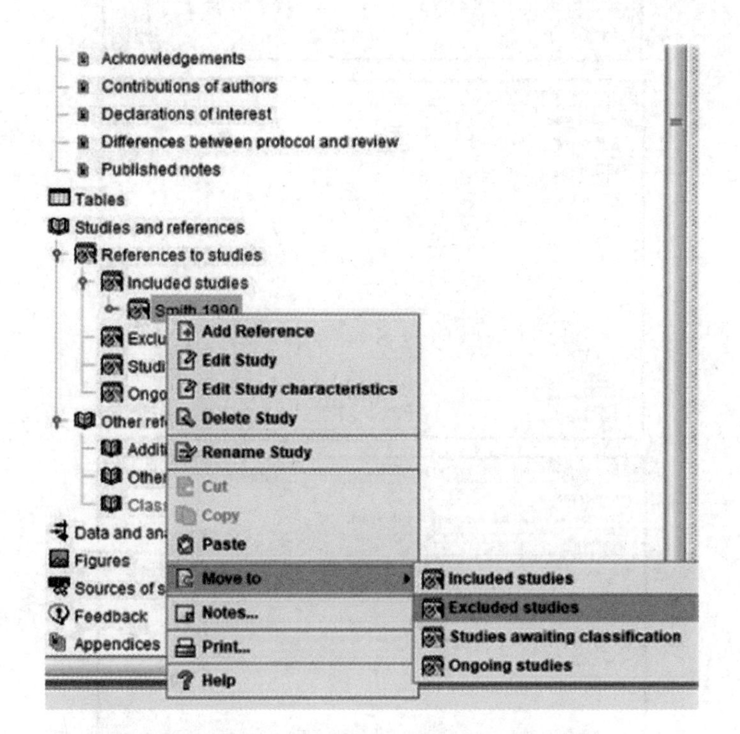

图18-15　文献编辑、删除和移动菜单

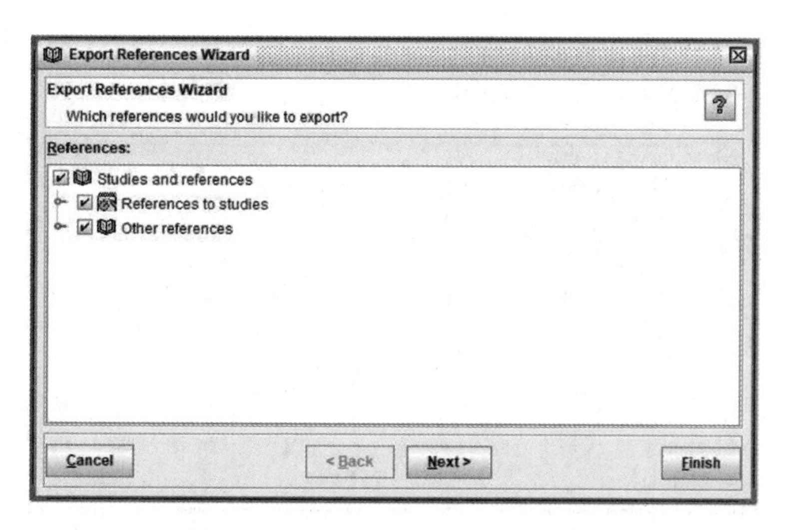

图18-16　Export references对话框

“Characteristics of studies awaiting classification”和“Characteristics of ongoing studies”。值得注意的是，通常只有在“Characteristics of included studies”或者“Characteristics of ongoing studies”中描述研究的特点之后，才能在“Characteristics of studies awaiting classification”中录入数据，进而进行Meta分析（图18-17）。

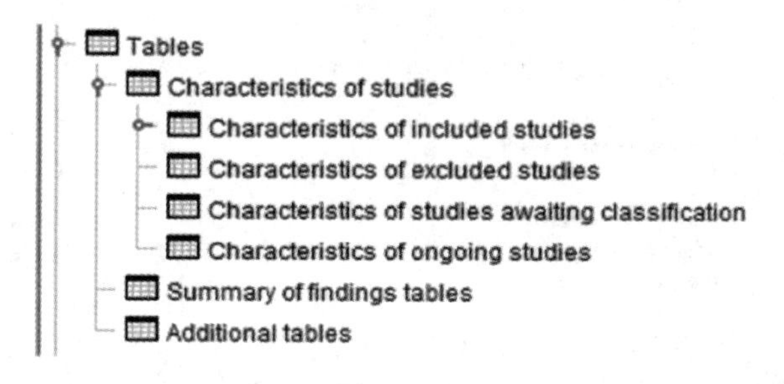

图18-17　Tables树状结构清单

（1）“Characteristics of included studies”：主要是描述本次系统评价中所入选研究的特点。可通过两种方法打开对话框：右键单击“Characteristics of included studies”，在菜单中选择“Add study”；选中“Characteristics of included studies”，再从内容栏中选择“Add study”。打开之后（图18-18），可以向其中输入所纳入研究的信息。

（2）“Characteristics of excluded studies”：描述本次系统评价中所排除文献的特点，打开方式同上。单击“Add study”，可依次向其中输入所排除研究的“Study ID”“Year”，最后点击“Finish”完成对话。并要求在“Reason for exclusion”中注明排除的原因（图18-19）。

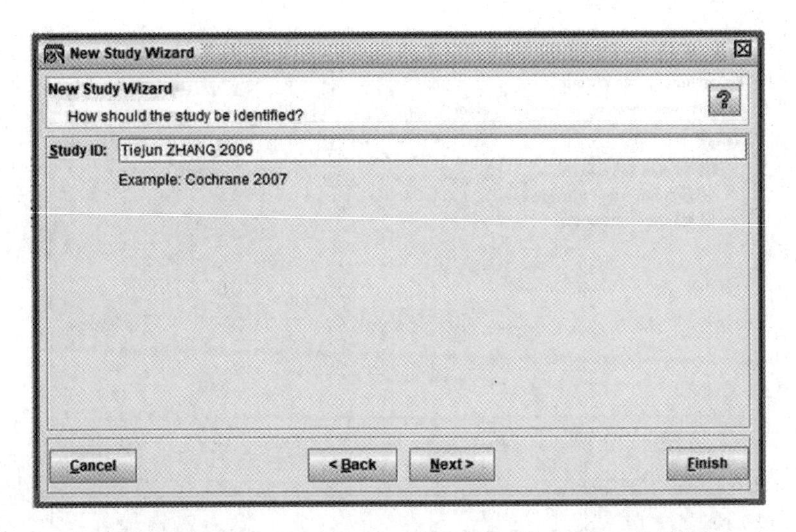

图 18-18　Characteristics of included studies 对话框

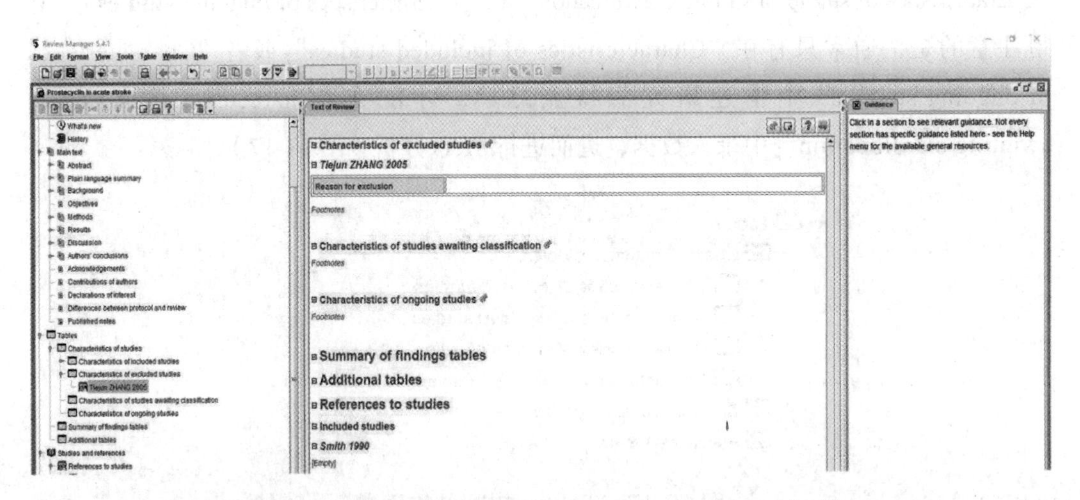

图 18-19　Characteristics of excluded studies 对话框

（3）“Characteristics of studies awaiting classification”：用于描述研究的特点，如研究方法、总人数、干预措施和结局变量等。可通过两种方法打开对话框：选中“Characteristics of studies awaiting classification”的工具栏里点击“Add Study”；右键单击“Characteristics of studies awaiting classification”，在弹出菜单中选择“Add Study”。

（4）“Characteristics of ongoing studies”：有一些研究有可能入选到系统评价，但是其尚处于研究阶段的主要归在此类。双击打开对话框，单击右下角的“Add study”，可以向其中输入此研究的“Study ID”“Year”，点击“Finish”后，“Study ID”一栏中会出现“Tiejun ZHANG 2007”，可在之后的各个项目中输入研究的相关内容（图 18-20）。

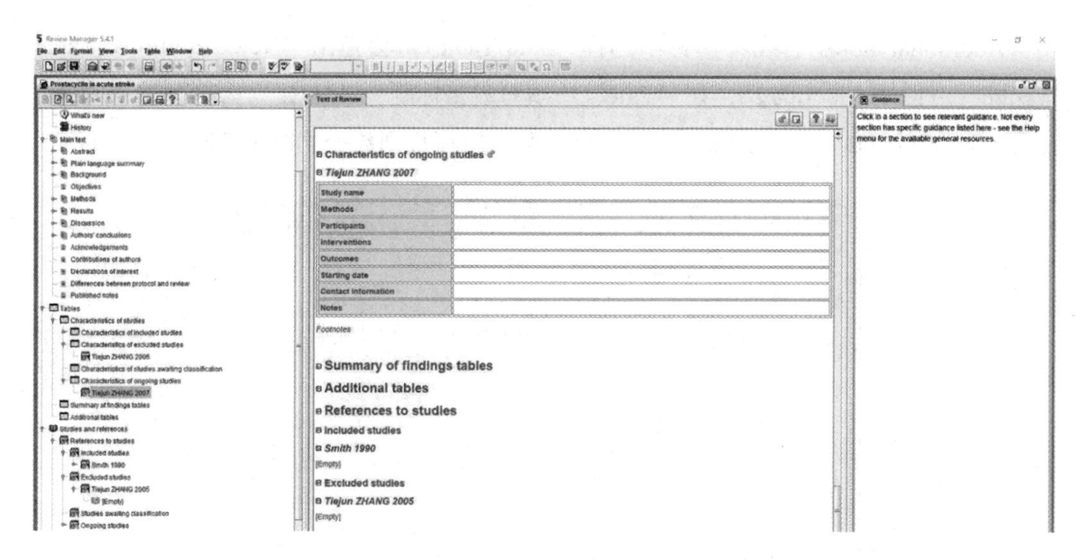

图18-20　Characteristics of ongoing studies对话框

（5）“Summary of findings tables”：主要是描述研究的特点。可通过两种方法打开对话框：右键单击“Summary of findings tables”，在菜单中选择“Add summary of findings tables”；选中“Summary of findings tables”，再从内容栏中选择“Add summary of findings tables”。打开之后，选择“Import the table from a file created in GRADEprofiler”或“Create the table using RevMan’s table editor”（图18-21），点击“Next”，填写表格标题，选择结局变量，再选择列表内容，最后点击“Finish”，完成表格。

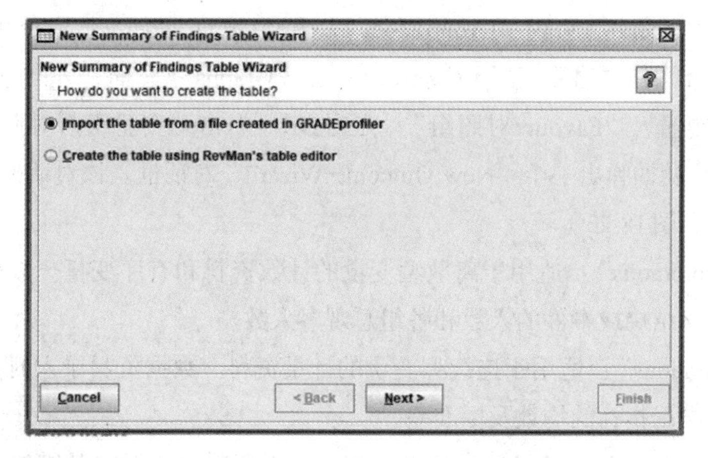

图18-21　New Summary of Findings Table Wizard对话框

（6）“Additional tables”：与所做系统评价中的数据表格一样，也可以新建其他的一些表格来显示相关信息，但表格数要求不多于99个，通过这些表格可以在不同的系统评价中进行互相复制和剪切。此部分添加表格的具体操作方法如下：点击“Additional tables”，在菜单栏中选择“Add Table”，会弹出“New Additional Table Wizard”对话框（图18-22），在“Title”中填写表格标题→“Next”→选择“Create the table using RevMan’s table editor”→“Next”→填写行列数→“Finish”。

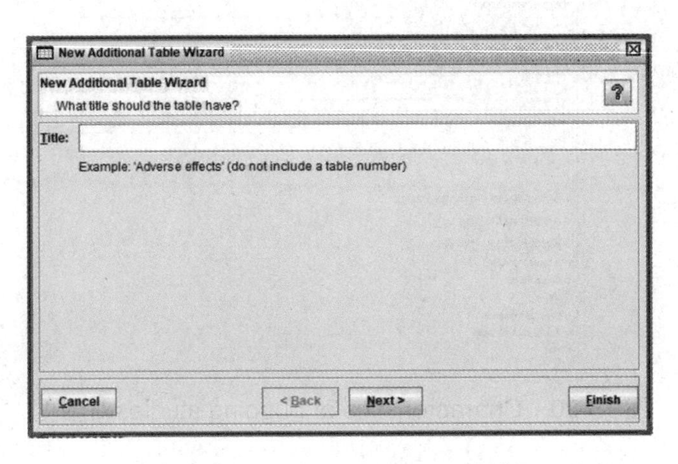

图18-22 Additional table对话框

4.“Data and Analyses” 通过Data and Analyses可以对所录入的资料进行综合分析——Meta分析，并且以表格和图形显示分析结果。

（1）建立数据名称：打开“Data and Analyses”部分→鼠标右键点击“Add Comparison”→弹出对话框中“Name”项，输入“实验组与对照组”→“Finish”，建立一个新的比较内容。双击“Data and Analyses”，再双击“实验组与对照组”，在弹出对话框“General”页面“Group label 1”和“Group label 2”项分别输入“实验组”（Treatment）和“对照组”（Control）；在“Graphs”页面，左侧输入“Favours实验组”，右侧输入“Favours对照组”；点击OK。右击“实验组与对照组”→“Add Outcome”则会随即弹出一个“New Outcome Wizard”对话框。该对话框提供了5种数据类型的选择（图18-23）。

1）“Dichotomous”：适用于离散型变量的计数资料和有序变量。数据资料录入时需要各组发生该结局或事件的人数和各组总观察人数。

2）“Continuous”：适用于连续型变量的计量资料。数据资料录入时为研究中各组的观察例数、结局指标的均数及标准差。

3）“O-E and Variance”：单个患者数据。数据资料录入时也是需要各组发生该结局或事件的人数和各组总观察人数。数据输入参照“Dichotomous”。

4）“Generic Inverse Variance”：未经计算提取的数据。需要治疗效应的估计值、标准误和各组总人数。该类数据一般情况较少涉及。

5）“Other Data”：其他形式的数据。数据通过纯文本格式输入。

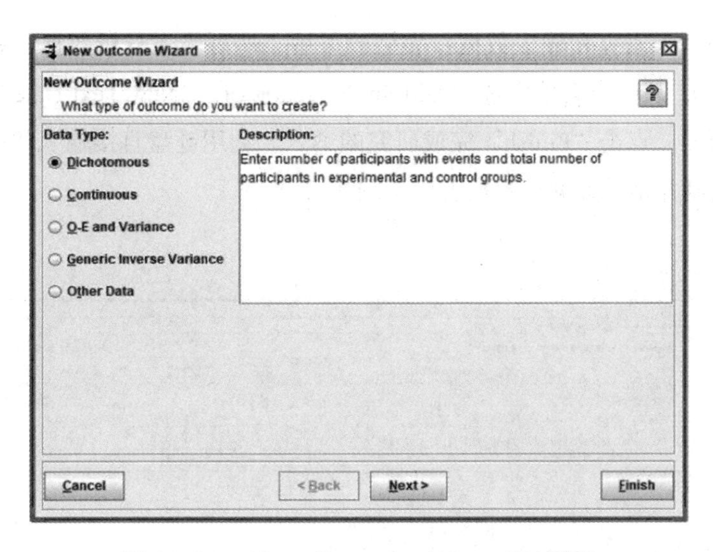

图18-23　New Outcome Wizard对话框

其中“Dichotomous”和“Continuous”是系统评价中最常用的数据形式，而其他几种形式较少应用。

假设选择了数据类“Dichotomous”→点击“Next”→在弹出对话框“Name”项输入“生存情况”→单击“Next”，随机弹出的对话框中可以看到大致包含了“Statistical Method”“Analysis Model”和“Effect Measure”3个部分（图18-24）。分别代表本次系统评价所用的统计方法、分析所用模型以及效应检验，除了一些必须改动的地方以外，通常可以选择默认选项。上述各种选项还可以根据不同情况在最终的“Analyses”（结果分析）或“Figures”（图形显示）中做出一定的调整。

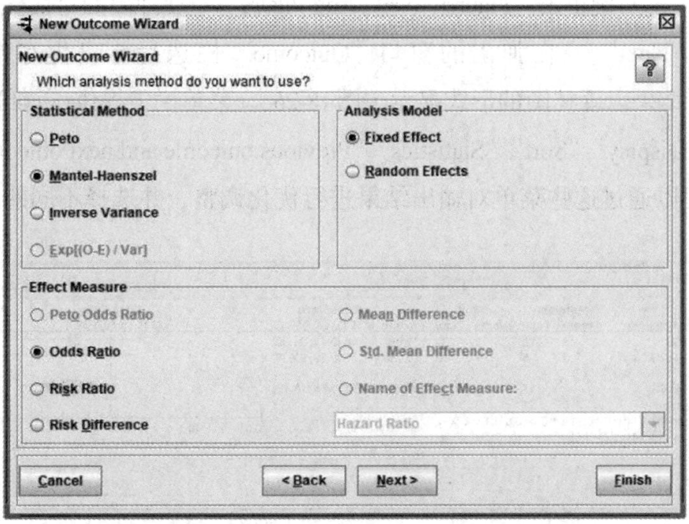

图18-24　New Outcome Wizard对话框

（2）添加纳入研究和输入数据：表格建立后，即可输入分析数据。右击第一个结果（生存情况），从弹出菜单中选“Add Study Data”，在“New Text Date Wizard”窗口选择纳入的研究，点击“Finish”完成研究的纳入。利用键盘直接输入数据：或者从资料提取表中复制并粘贴数据至数据表中（图18-25）。

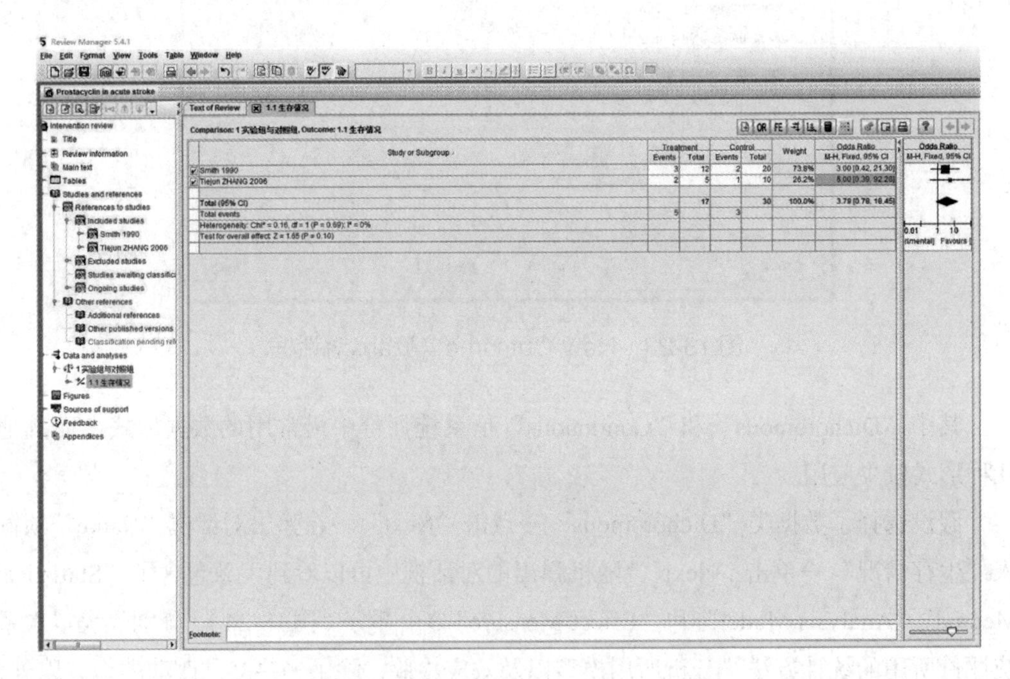

图18-25　添加纳入研究和输入数据

（3）数据分析：在上述“Data and analyses”分析结果的内容栏中点击图标，或者在大纲栏下，右键单击“Figures”→“Add Figure”→在弹出的对话框中选择“Forest plot”→点击“Next”→在弹出的窗口“Outcome”栏选择“1.1生存情况”→点击“Finish”，分析结果以森林图的形式显示（图18-26）。菜单栏中提供了详细的选项，包括“File”“Edit”“Display”“Sort”“Statistics”“Previous outcome and next outcome”“Window”和“Help”，可以通过这些菜单对输出结果进行优化调整，并选择不同的效应模型。

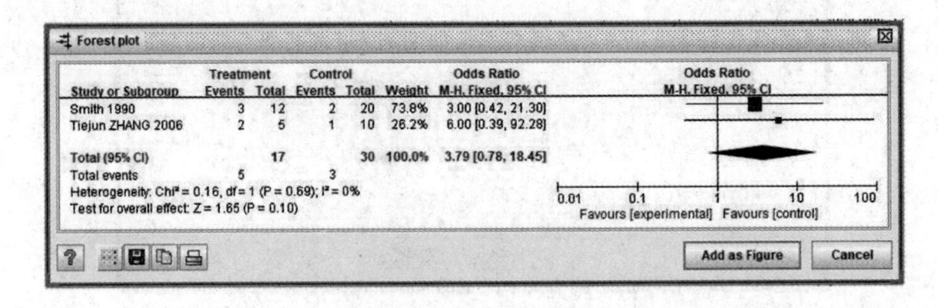

图18-26　森林图

三、Review Manager软件Meta分析实例

应用RevMan软件进行一个完整的系统评价通常包括6个步骤，接下来以干扰素治疗慢性乙型肝炎患者的数据为例来进一步阐述RevMan软件的应用。

例18.1　比较干扰素治疗后A、B两种基因型慢性乙型肝炎患者HBV DNA阴转率的差异，其中total_A表示A基因型慢性乙型肝炎患者的总人数，total_B表示B基因型慢性乙型肝炎患者的总人数，event_A表示干扰素治疗后A基因型慢性乙型肝炎患者中HBV DNA阴转人数，event_B表示干扰素治疗后B基因型慢性乙型肝炎患者中HBV DNA阴转人数。

（一）建立一个新的系统评价

双击桌面RevMan 5.4图标，打开软件，点击“File”→“New”菜单或者直接点击新建文件图标。弹出“Welcome to the new review wizard”界面，点击“Next”，出现一个对话框“Which type of review do you want to create”，选择所要进行的系统评价，点击“Next”，在“Title”中填写本次系统评价的题目“Hepatitis B Virus”和在“Stage”中选择“Full review”，最后点击“Finish”，完成系统评价创建（图18-27）。大纲界面就会出现一个“R”形的图标，表明已在RevMan中建立一个名为“Hepatitis B Virus”的系统评价。

在建立了系统评价以后，可以在“Review information”中对所作系统评价进行整体介绍，通过单击“Review information”菜单中的各个标题，在弹出对话框中简要介绍所作系统评价的相关内容。

在“Main text”中，录入系统评价的摘要、背景、目标、研究的纳入标准、文献搜索的原则、结果、讨论等，或者通过其他文本编辑软件将上述内容录入后，以“*.txt”或者“*.rtf”的形式保存，通过“File”→“Import”→“Text of Review”导入，检查拼写正误后保存（图18-28）。

（二）添加参考文献

建立了一个系统评价以后，即可将本次系统评价所涉及的参考文献添加到RevMan软件中。具体方法为：依次双击打开“Studies and references”“References to studies”菜单后，鼠标右击“Included studies”，从弹出菜单中选择“Add Study”，再从打开的对话框中分别输入文献的“Study ID”“Data Source”和“Year”，最后点击“Finish”，完成研究的添加。重复上述步骤为系统评价添加参考文献。此时，可在“Included studies”中看到14篇文献的名称，但其内容是“Empty”，双击“Empty”，在对话框中

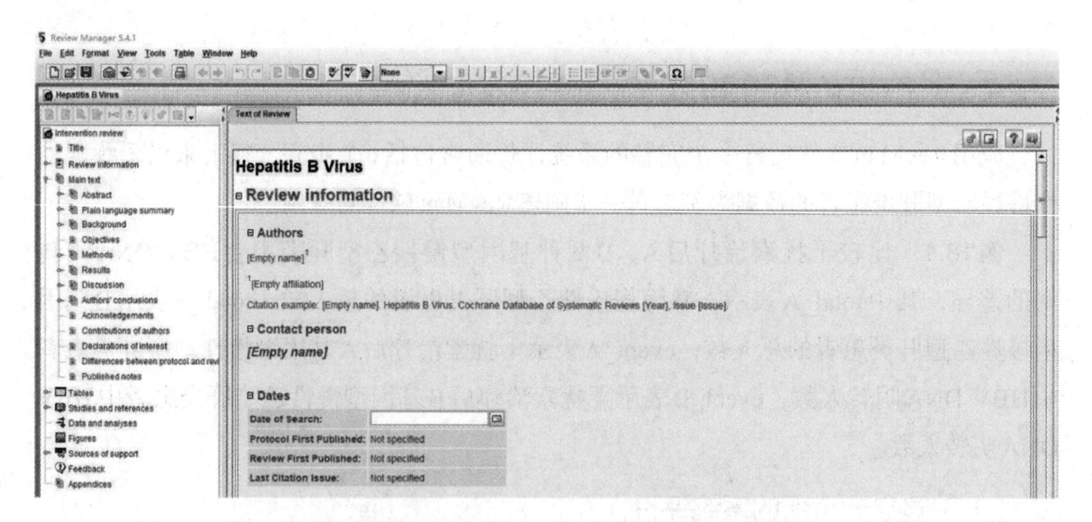

图18-27　建立名为Hepatitis B Virus的系统评价

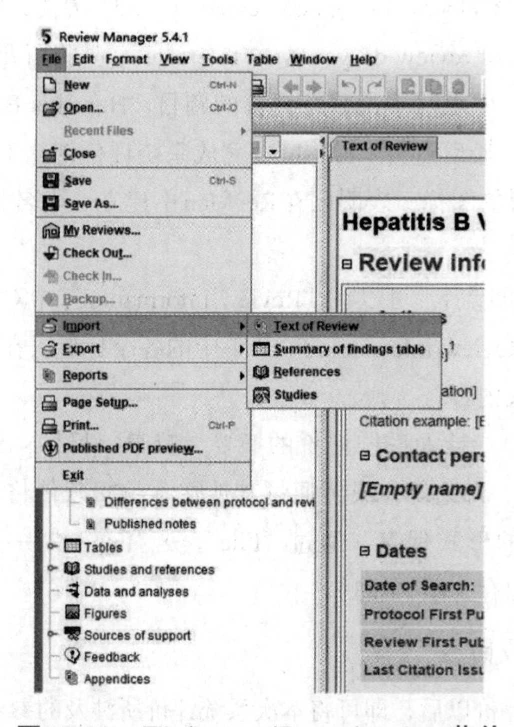

图18-28　File/Import/Text of review菜单

添加文献的相关作者、篇名、期刊、发表年份、卷期页等信息。在“References”中的其他各类文献的纳入可以参照此方法，同时也可用前文所述方法实现文献在不同种类间的转移（图18-29）。

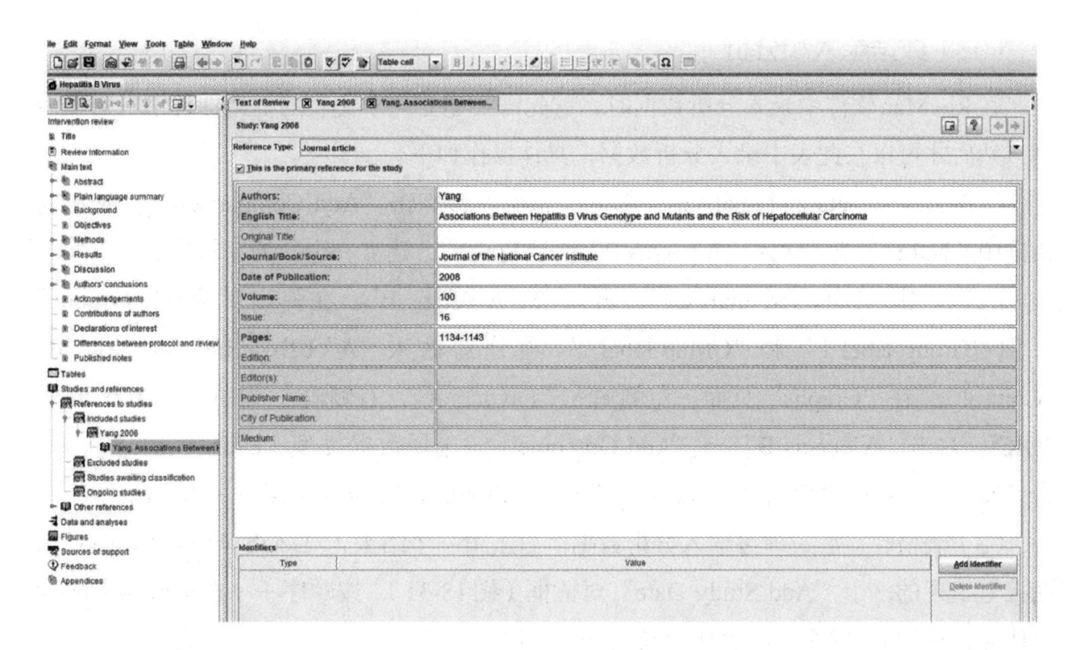

图18-29　Reference to included study窗口编辑参考文献信息

在完成了系统评价文献标题的编辑后，单击“Tables”前面的⊶，打开菜单后，单击“Characteristic of included studies”前面的⊶，单击需要编辑的研究，在“Table of Review”页面内录入文献研究方法、研究人数、干预方式、结果变量等信息（图18-30）。

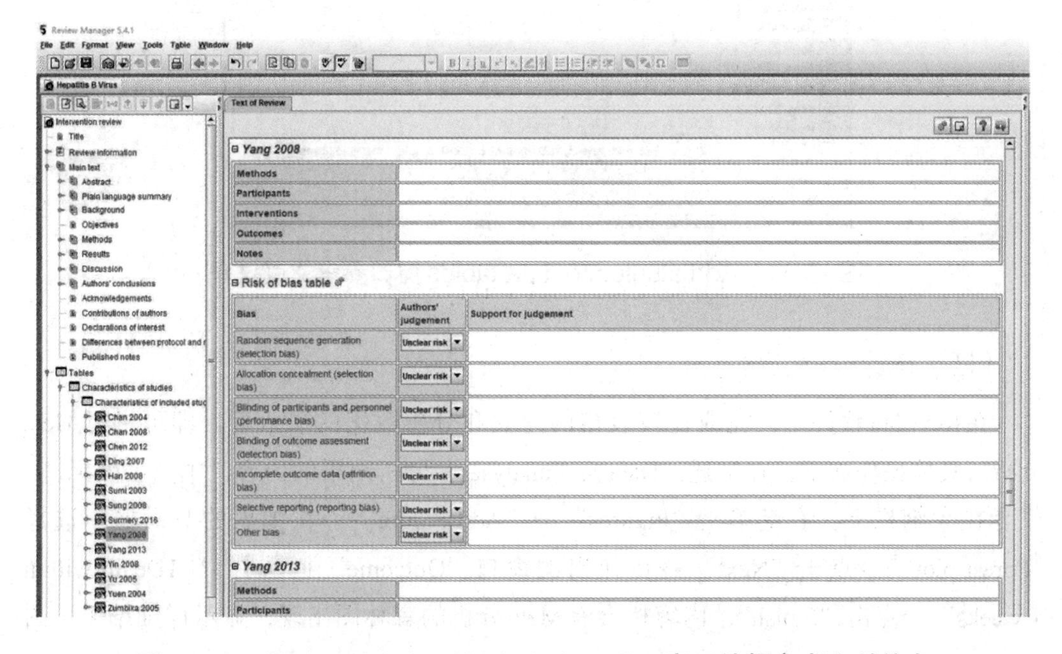

图18-30　Characteristic of included studies窗口编辑参考文献信息

（三）数据录入和分析

在RevMan软件中录入分析数据时，首先需要建立一个比较的框架即称谓的对照表格，然后才可以在此表中录入分析数据，具体操作如下。

（1）打开“Data and analyses”部分→鼠标右键点击“Add Comparison”→弹出对话框中“Name”项，输入“A versus B”→“Finish”，建立一个新的比较内容。

（2）双击“Data and analyses”，再双击“A versus B”，在弹出对话框“General”页面“Group label 1”和“Group label 2”项分别输入“A”（Experimental）和“B”（Control）；在“Graphs”页面，左侧输入“Favours A”，右侧输入“Favours B”；点击“OK”。右击“A versus B”→“Add Outcome”→选择数据类型“Dichotomous”→点击“Next”→在弹出对话框“Name”项输入“Death within 4 weeks”→“Finish”。

（3）表格建立后，即可输入分析数据。右击第一个结果（“Death within 4 weeks”），在接着出现的一个“Add Study Date”对话框（图18-31），按顺序一一选中已纳入的14个研究，在图18-32所示的表格中录入分析数据。

按照类似步骤也可为系统评价的表格中添加连续性变量数据。

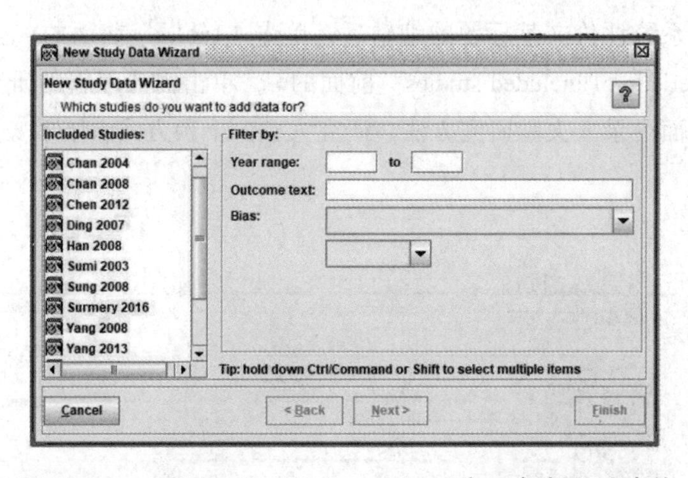

图18-31　Add studies to data tables窗口参考文献清单

（四）统计分析过程

在RevMan软件中，完成比较表格的建立和分析数据的录入后，即可进行Meta分析。具体操作如下：在上述“Data and analyses”分析结果的内容栏中点击图标，或者在大纲栏下，右键单击“Figures”→“Add Figure”→在弹出的对话框中选择“Forest plot”→点击“Next”→在弹出的窗口“Outcome”栏选择“1.1Death within 4 weeks”→点击“Finish”，内容栏会有Meta分析的森林图出现，显示详细结果（图18-33）。

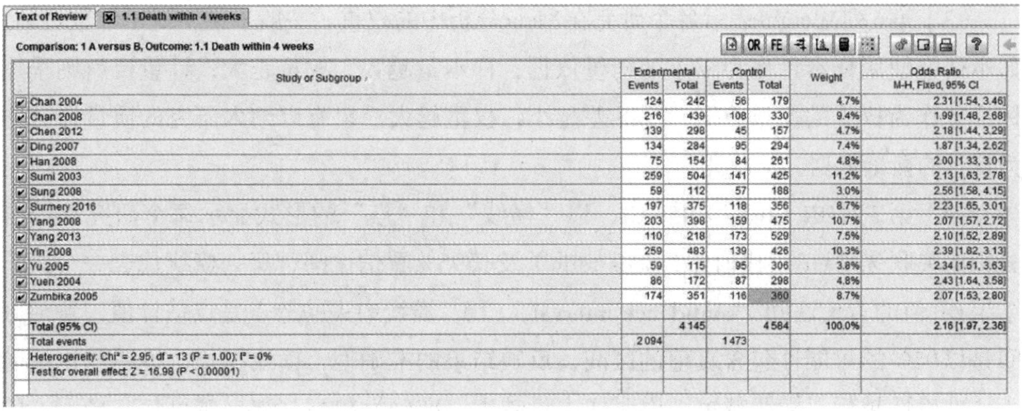

Text of Review | 1.1 Death within 4 weeks

Comparison: 1 A versus B, Outcome: 1.1 Death within 4 weeks

Study or Subgroup	Experimental		Control		Weight	Odds Ratio
	Events	Total	Events	Total		M-H, Fixed, 95% CI
Chan 2004	124	242	56	179	4.7%	2.31 [1.54, 3.46]
Chan 2008	216	439	108	330	9.4%	1.99 [1.48, 2.68]
Chen 2012	139	298	45	157	4.7%	2.18 [1.44, 3.29]
Ding 2007	134	284	95	294	7.4%	1.87 [1.34, 2.62]
Han 2008	75	154	84	261	4.8%	2.00 [1.33, 3.01]
Sumi 2003	259	504	141	425	11.2%	2.13 [1.63, 2.78]
Sung 2008	59	112	57	188	3.0%	2.56 [1.58, 4.15]
Surmery 2016	197	375	118	356	8.7%	2.23 [1.65, 3.01]
Yang 2008	203	398	159	475	10.7%	2.07 [1.57, 2.72]
Yang 2013	110	218	173	529	7.5%	2.10 [1.52, 2.89]
Yin 2008	259	483	139	426	10.3%	2.39 [1.82, 3.13]
Yu 2005	59	115	95	306	3.8%	2.34 [1.51, 3.63]
Yuen 2004	86	172	87	298	4.8%	2.43 [1.64, 3.58]
Zumbika 2005	174	351	116	360	8.7%	2.07 [1.53, 2.80]
Total (95% CI)		4 145		4 584	100.0%	2.16 [1.97, 2.36]
Total events	2 094		1 473			
Heterogeneity: $Chi^2 = 2.95$, df = 13 (P = 1.00); $I^2 = 0\%$						
Test for overall effect: Z = 16.98 (P < 0.00001)						

图18-32 Dichotomous data窗口

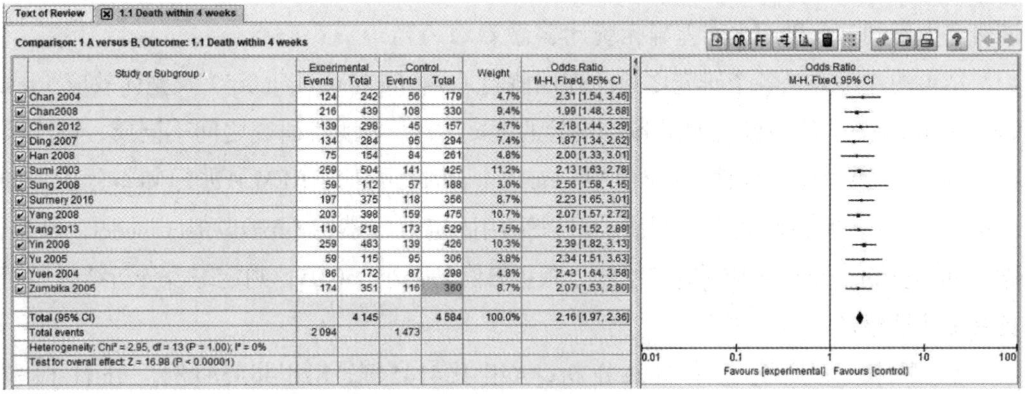

Text of Review | 1.1 Death within 4 weeks

Comparison: 1 A versus B, Outcome: 1.1 Death within 4 weeks

Study or Subgroup	Experimental		Control		Weight	Odds Ratio
	Events	Total	Events	Total		M-H, Fixed, 95% CI
Chan 2004	124	242	56	179	4.7%	2.31 [1.54, 3.46]
Chan2008	216	439	108	330	9.4%	1.99 [1.48, 2.68]
Chen 2012	139	298	45	157	4.7%	2.18 [1.44, 3.29]
Ding 2007	134	284	95	294	7.4%	1.87 [1.34, 2.62]
Han 2008	75	154	84	261	4.8%	2.00 [1.33, 3.01]
Sumi 2003	259	504	141	425	11.2%	2.13 [1.63, 2.78]
Sung 2008	59	112	57	188	3.0%	2.56 [1.58, 4.15]
Surmery 2016	197	375	118	356	8.7%	2.23 [1.65, 3.01]
Yang 2008	203	398	159	475	10.7%	2.07 [1.57, 2.72]
Yang 2013	110	218	173	529	7.5%	2.10 [1.52, 2.89]
Yin 2008	259	483	139	426	10.3%	2.39 [1.82, 3.13]
Yu 2005	59	115	95	306	3.8%	2.34 [1.51, 3.63]
Yuen 2004	86	172	87	298	4.8%	2.43 [1.64, 3.58]
Zumbika 2005	174	351	116	360	8.7%	2.07 [1.53, 2.80]
Total (95% CI)		4 145		4 584	100.0%	2.16 [1.97, 2.36]
Total events	2 094		1 473			
Heterogeneity: $Chi^2 = 2.95$, df = 13 (P = 1.00); $I^2 = 0\%$						
Test for overall effect: Z = 16.98 (P < 0.00001)						

Odds Ratio
M-H, Fixed, 95% CI
0.01 0.1 1 10 100
Favours [experimental] Favours [control]

图18-33 森林图

Meta分析的结果有森林图（forest plot）、漏斗图（funnel plot）和敏感性分析（sensitivity analyses）。现以“Death within 4 weeks”结果为例，说明两种图中各指标的含义。

1. 森林图 森林图以单独窗口出现，最后一行是所做系统评价的名称（review）、比较（comparison）、结果（outcome）后所作分析的标示，本例是“Death within 4 weeks”。结果以行列表显示。

（1）第1列是研究标号，由数据录入时定义。

（2）第2列和第3列为每个纳入的研究中比较组（Experimental）的具体数据，本例为14个研究中干扰素治疗后A基因型慢性乙型肝炎患者HBV DNA阴转人数和干扰素治疗的A基因型慢性乙型肝炎患者总人数。第4列和第5列为每个纳入的研究中比较组（Control）的具体数据，本例为14个研究中干扰素治疗后B基因型慢性乙型肝炎患者HBV DNA阴转人数和干扰素治疗的B基因型慢性乙型肝炎患者总人数。

（3）第6列Weight表示各个研究在Meta分析中的权重。一般来说，对于计数资料，如本研究使用样本量作为权重的衡量依据，样本量越大，权重越大；计量资料则采用标准差作为权重的衡量依据，标准差越小，权重越大。也有以纳入研究的质量评分作为权重的衡量依据。

（4）第7列OR（fixed）95%CI，以“横线”和“点”的形式显示每个研究和综合分析的关联强度OR（比值比，odds ratio）及其95%置信区间，每一横线代表一个试验结果OR值的置信区间（confidence interval，CI），横线中央的蓝点是点估计值，置信区间是以95%的可能性包含真值的区间，反映结果的准确性，横线越长，说明样本量越小，准确性越低；横线越短，说明样本量越大，准确性越高，结果越可信。最下方的黑色菱形代表3个研究的Meta分析综合结果。垂直线（代表OR=1、RR=1或RD=0）将图分为左右两半，用于判断结果差异有无统计学意义：横线/菱形与垂直线相交则表明该研究中不同治疗措施之间差异无统计学意义。

结果的左下方是各个研究之间的齐性检验（test for heterogeneity）及整体效应（test for overall effect）的检验。如果齐性检验的$P<0.05$，表明各研究之间不同质，则需要在Statistics菜单中选择随机效应模型（random effect model，REM）进行Meta分析，如$P>0.05$，则表明各研究之间同质，可以采用固定效应模型（fixed effect model，FEM）进行Meta分析。整体效应采用Z检验，根据P值是否小于0.05，判定综合分析结果是否具有统计学意义。

本例对14个研究进行Meta分析，A组共4145例，B组共4584例，齐性检验$\chi^2=2.95$，自由度（df）=13，$P=1.00$，表明14个研究之间同质，采用固定效应模型分析；综合分析的结果OR为2.16，95%CI为1.97~2.36，结果不包含1.0，与整体效应检验结果不一致（$Z=16.98$，$P<0.05$），认为两组间的差别有显著性。

2. 漏斗图 漏斗图是一个倒置的漏斗状图形（图18-34），通常用来了解文献潜在的发表偏倚（publication bias），“倒漏斗图”显示不对称，提示存在发表偏倚。漏斗图是指用单个研究估计得来的治疗效果（x轴）与每项研究的样本结果（y轴）所作出的散点图。因为效应估计值的准确性随着研究样本量的增加而增加，所以小样本研究的效应值可能会散在、宽广地分布在图形底部，而大样本研究的效应值相对集中地分布在图形中部或顶部。由于大样本研究的效应值分布随着样本量的增加而逐渐集中变窄，图形形状会类似于一个倒置的漏斗。在没有偏倚的情况下，呈现对称的倒漏斗状；如果存在偏倚，如阴性结果的研究未能发表，就会出现图形缺角，随着能够达到入选标准的研究纳入增多，漏斗会呈现会变窄，结果会更加可靠。值得注意的是，漏斗图在Cochrane图书馆电子刊物发表时需要从“Additional figures”中添加。

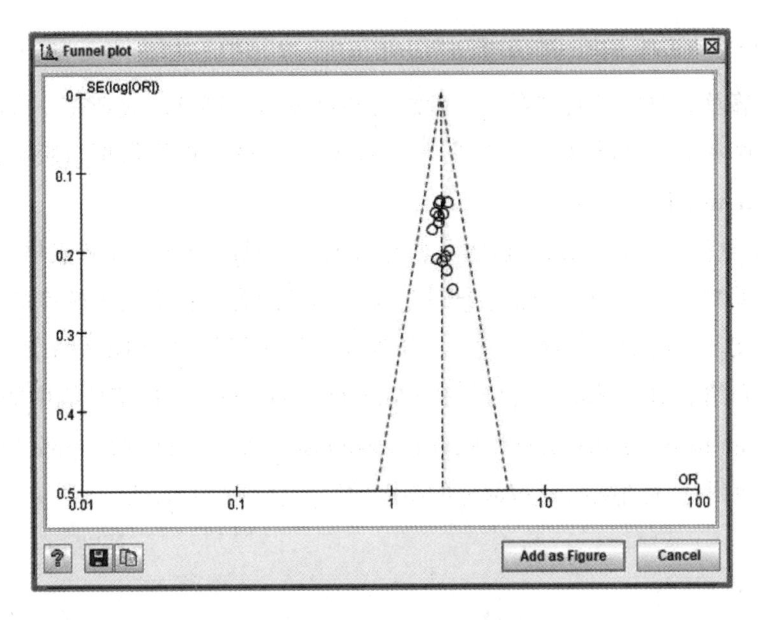

图18-34　漏斗图

3. 敏感性分析　RevMan软件允许将所纳入的文献有选择性地排除后，再进行分析，以分析研究结果对不同因素的敏感性。例如，可以将一些随机分组方案级别不清楚的研究或者一些质量级别较低的研究排除后，再进行Meta分析，观察排除后的综合效应，以评价此文献对结果的影响。例如，在本例中研究“Sumi 2003”的级别为D，可在分析时将其排除。具体操作如下："Tables" → "Comparisons and data" → "Prostacyclin versus placebo" → "Death within 4 weeks" → 点击"Sumi 2003"，从"Action"菜单中选择"Deselect"项，则"Sumi 2003"前的图标会加上一个红色叉，表示已排除。然后再进行"Analyses"，结果显示该研究排除后对结果并未有明显影响，综合结果仍然是治疗效果不显著。

（五）完成系统评价

通过上述RevMan软件中的分析，即可根据上述材料和Meta分析结果，撰写一篇系统评价。全文主要包括：大纲、摘要、背景、目的、入选标准、检索策略、研究方法、结果、讨论、研究结论。当然，也有一些其他内容需要进一步阐述，如研究特征描述、入选研究质量评估、致谢和潜在的利益冲突等；有时，也需要在Cover sheet中补充协作者、支持者等情况。最后，可以将全文传递给本次系统评价组的协调人，由协作组负责对文章进行修改，直至最终送交到Cochrane图书馆电子刊物公开发表，同时也可以提交至相关期刊发表。

（六）系统评价的维护和完善

为了能够及时对所发表文章的读者意见和批评进行答复，或者在一些新的研究结果报道后，作者应该能够修改系统评价，向Cochrane图书馆提供更新版本，还需要及时在What’s new中进行更新。

RevMan软件是进行Meta分析的一种有力工具，只需要建立比较表格、录入数据，即可轻松实现Meta分析所需的复杂统计过程。本章内容旨在介绍该软件的基本使用方法，避免涉及一些有深度的统计理论。如需要获得详尽的关于RevMan及Meta分析统计学知识的介绍，请参考软件自带的RevMan User Guide、Help菜单栏中的Handbook、FAQ、RevMan help、StyleGuide和RevMan exercise。如果在进行某一部分操作时出现问题，可以使用F1键直接打开该部分的帮助内容，获得相关信息。

第五节　其他Meta分析统计软件的实现

一、Stata软件Meta分析

Stata是StataCorp公司开发的用于数据操作、可视化、统计和自动化报告的通用统计软件包，在经济学、社会学、政治学、医学等多个领域有着广泛的使用。Stata最初由加利福尼亚计算资源中心（Computing Resource Center in California）开发，第一个版本发布于1985年。1993年，公司迁至得克萨斯州大学城（College Station，TX），并更名为Stata Corporation，现称为StataCorp。Stata最初的版本是基于DOS操作系统，从4.0版本开始支持Windows系统。Stata每两年发布一次新版本，当前最新版本是2021年4月发布的Stata17，支持Linux、Windows和MacOS操作系统。

Stata针对不同的使用人群和使用需求提供3种可选择的版本，分别是Stata/BE（基本版）、Stata/SE（特殊版）和Stata/MP（多处理品版），不同的版本在变量数量上限、观察值上限、指令运行速度等方面有所区别。

Stata的下载和安装都较为方便，在官网（www.stata.com/order）购买Stata软件后即可收到附有软件下载链接和软件激活方法的邮件，下载安装并激活即可使用。

Stata支持命令和窗口两种操作方式，其中命令操作具有很高的灵活性，因为Stata允许用户自行修改、添加和发布程序文件（ado文件），并可以使用命令直接调用其他用户贡献在Stata社区的程序。最新版本的Stata17还允许用户使用命令调用Python和R

脚本，以及允许Python IDEs（如Jupyter Notebooks）导入Stata命令。

Stata启动后，除了菜单栏、工具栏、状态栏等以外，不同视窗版本的Stata界面基本相同，主要是由默认的数个窗口构成，但主要窗口位置可能有所变动。Stata从15.0版本开始支持中文界面，如果用户电脑的操作系统是中文，Stata会自动识别安装中文版本，用户也可以在软件界面修改语言设置，步骤为“Edit”—“Preferences”—“User-interface language”—“Chinese（China）”，设置完成后重新启动软件即可显示中文界面。

因此，我们以Stata15.0中文版本的主要窗口界面作为示例进行说明，如图18-35所示。

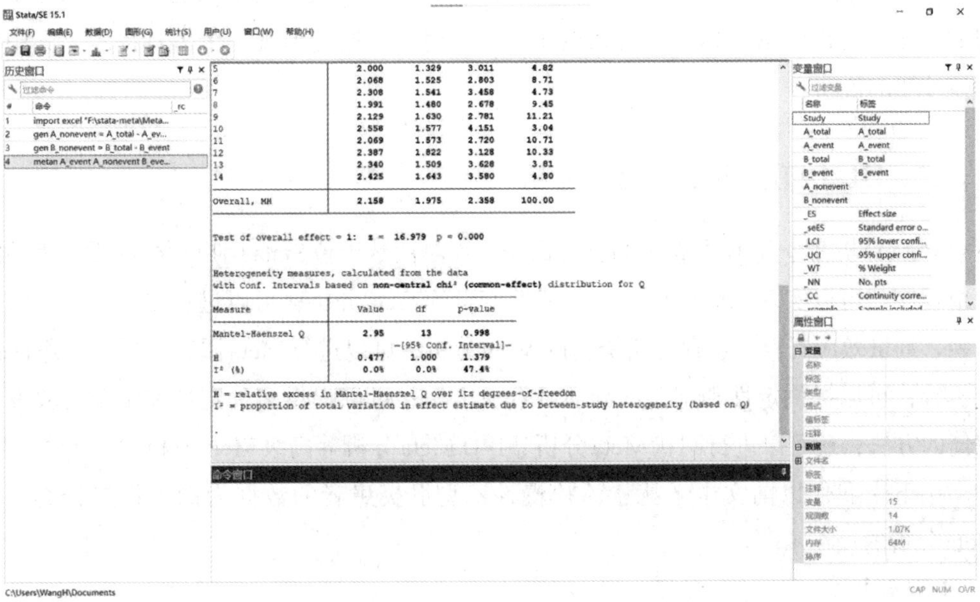

图18-35　Stata15.0中文版本主要窗口界面

Stata有5个主要窗口，分别是“历史窗口”“结果窗口”“命令窗口”“变量窗口”和“属性窗口”。除了结果窗口外，每个窗口的标题栏中都有其名称。

“历史窗口”位于界面的左上方，显示之前提交的命令，单击命令可以将命令发送到命令窗口，双击命令可重复执行该命令。

“结果窗口”位于界面的中上方，显示用户在Stata会话期间输入的所有命令及其文本结果。窗口中使用不同的字体颜色对文本进行区分，默认黑色字体表示命令和结果输出，红色字体表示错误信息。

“命令窗口”位于结果窗口的正下方，通过命令窗口可提交并执行命令，支持基本的文本编辑、复制和粘贴等。

“变量窗口”位于界面的左上方，显示数据集中的变量列表以及变量的属性。默认情况下会显示所有变量及其变量标签。通过将鼠标悬停在变量窗口最左侧的单击粘贴列上并单击出现的箭头，可以将变量发送到命令窗口。

“属性窗口”位于变量窗口的正下方，显示变量和数据集属性。如果在变量窗口中选择了单个变量，则属性窗口会显示其属性。如果在变量窗口中选择了多个变量，则属性窗口将显示所有选定变量的通用属性。默认情况下，属性窗口不允许更改。属性窗口解锁后，可以根据需要对变量或数据集属性进行任何更改，且每一次更改都将创建一个命令，并出现在“结果窗口”和“命令窗口”以及任何命令日志中。使用“属性窗口”是管理注释、更改变量和变量标签以及更改显示格式的最简单方法之一。

Stata的工具栏包含一系列按钮，可以快速访问Stata更常用的功能。如果忘记了按钮的作用，可以将鼠标指针停留在按钮上一段时间，便会出现一个工具提示，其中包含该按钮的说明。

二、Stata软件进行Meta分析

Meta分析命令并不是Stata的官方命令，而是由数十位Stata用户、统计学家编写的一组程序，可以实现二分类变量、连续性变量的Meta分析；可以进行干预实验、诊断实验、剂量效应资料、生存分析资料的Meta分析；可以进行Meta回归分析、累积Meta分析等；可以提供定性和定量的异质性评价方法；可以提供多种定性和定量检验发表偏倚的方法；还可以进行网状Meta分析、IPD Meta分析等高级Meta分析。

接下来我们以前文中干扰素治疗慢性乙型肝炎患者的数据为例进行二分类变量Meta分析的操作示范。

【示例】

比较干扰素治疗后A、B两种基因型慢性乙型肝炎患者HBV DNA阴转率的差异，其中total_A表示A基因型慢性乙型肝炎患者的总人数，total_B表示B基因型慢性乙型肝炎患者的总人数，event_A表示干扰素治疗后A基因型慢性乙型肝炎患者中HBV DNA阴转人数，event_B表示干扰素治疗后B基因型慢性乙型肝炎患者中HBV DNA阴转人数。

1. 数据导入与数据处理 Stata支持多种类型的数据导入，如Excel数据文件、美国信息交换标准代码（American Standard Code for Information Interchange，ASCII）格式数据文件以及SPSS、SAS等其他统计软件的数据等。

对于Excel数据文件（*.xls或*.xlsx文件）的导入，可以直接通过窗口操作的方式，点击菜单栏“文件”→“导入”→“Excel电子表格（*.xls；*.xlsx文件）”进行导入，也可以通过命令窗口，输入“import excel “c：\users\table4.xls”，sheet（“Sheet1”） firstrow”进行导入，其中“firstrow”的含义是告知Stata导入的Excel数据文件的第一行是变量名，并在Stata中将其处理为变量名。

数据导入后，可以通过窗口操作的方式，点击工具栏的“数据编辑器”（浏览）按钮进行数据浏览，也可以通过命令窗口，输入“browse”进行数据浏览。

“metan”命令是Stata中最主要的Meta分析命令，可以对二分类变量和连续变量进行分析，能进行异质性检验同时计算Q统计量和I^2统计量。在进行二分类变量Meta分析之前，需要在Stata中先加载“metan”命令组软件包，具体操作为，在保证Stata软件联机的情况下，在命令窗口输入：

- ssc install metan

由于本例中的数据只包括使用两种药物的总人数和治愈人数，而不包括未治愈人数，因此需要先对数据进行处理才能开展后续的分析工作，具体操作命令如下：

- gen A_nonevent = A_total - A_event
- gen B_nonevent = B_total - B_event

命令含义为：新建变量A_nonevent，代表干扰素治疗后A基因型慢性乙型肝炎患者HBV DNA未转阴人数，变量值干扰素治疗的A基因型慢性乙型肝炎患者总人数A_total减去干扰素治疗后A基因型慢性乙型肝炎患者HBV DNA转阴人数A_event；新建变量B_nonevent，代表使用B干扰素治疗后B基因型慢性乙型肝炎患者HBV DNA未转阴人数，变量值为使用干扰素治疗的B基因型慢性乙型肝炎患者总人数B_total减去干扰素治疗后B基因型慢性乙型肝炎患者HBV DNA转阴人数B_event。

2. 异质性检验　进行齐性检验，任意选用固定或随机效应模型，然后根据得到Q统计量和I^2统计量，判断是否存在异质性，再选择合适的效应模型。具体操作如下：

- metan A_event A_nonevent B_event B_nonevent，fixed or

其中，“fixed”表示使用固定效应模型，“or”表示效应量为OR值。

结果如下：

图18-36为齐性检验的结果，分为3个部分，第一部分为此次Meta分析所使用的方法，Mantel–Haenszel法；第二部分为各个研究的和总的OR值及其95%置信区间、各个研究在固定效应模型下的权重以及总效应的Z值和P值；第三部分为齐性检验的Q统计量值与P值以及I^2统计量与其95%置信区间。

结果显示，齐性检验Q统计量=2.95，P=0.998＞0.1，I^2统计量=0.0%，表明研究间异质性差异无统计学意义，可以使用固定效应模型进行Meta分析。

3. 绘制森林图　在本例中，采用固定效应模型，分析方法为Mantel-Haenszel法，效应量为OR值，产生森林图的命令如下：

- metan A_event A_nonevent B_event B_nonevent，fixed or

```
Meta-analysis pooling of Odds Ratios
using the Mantel-Haenszel method
```

Study	Odds Ratio	[95% Conf.	Interval]	% Weight
Surmery 2016	2.232	1.654	3.012	8.67
Ding 2007	1.871	1.335	2.623	7.44
Yang 2013	2.096	1.519	2.891	7.54
Chen 2012	2.176	1.438	3.292	4.74
Han 2008	2.000	1.329	3.011	4.82
Zumbika 2005	2.068	1.525	2.803	8.71
Chan 2004	2.308	1.541	3.458	4.73
Chan2008	1.991	1.480	2.678	9.45
Sumi 2003	2.129	1.630	2.781	11.21
Sung 2008	2.558	1.577	4.151	3.04
Yang 2008	2.069	1.573	2.720	10.71
Yin 2008	2.387	1.822	3.128	10.33
Yu 2005	2.340	1.509	3.628	3.81
Yuen 2004	2.425	1.643	3.580	4.80
Overall, MH	2.158	1.975	2.358	100.00

```
Test of overall effect = 1:  z =  16.979  p = 0.000

Heterogeneity measures, calculated from the data
with Conf. Intervals based on non-central chi² (common-effect) distribution for Q
```

Measure	Value	df	p-value
Mantel-Haenszel Q	2.95	13	0.998
		-[95% Conf.	Interval]-
H	0.477	1.000	1.379
I² (%)	0.0%	0.0%	47.4%

```
H = relative excess in Mantel-Haenszel Q over its degrees-of-freedom
I² = proportion of total variation in effect estimate due to between-study heterogeneity (based on Q)
```

图18-36 异质性检验结果

可得到森林图如图18-37所示。

森林图中以数字和图形两种形式给出了每一项研究的效应量的点估计值和95%置信区间。其中森林图中的方框表示单个研究效应量的点估计值，横线表示其95%置信区间的范围，还给出了合并效应的点估计值和95%置信区间，其中棱形框表示合并效应的点估计值。在本例中，合并*OR*值为2.16，95%置信区间为1.97~2.36，表明干扰素治疗后A基因型慢性乙型肝炎患者阴转率是B基因型慢性乙型肝炎患者的2.16倍。

此外，Stata允许用户对森林图进行修改和美化，在Stata输出的森林图菜单栏点击“文件”→“启动图形编辑器”，即可进入图片修改模式，可以对图形的字体大小、位置等进行编辑，编辑完成后点击“保存”并再次点击菜单栏“文件”→“退出图形编辑器”即可完成修改。如图18-38所示。

4．敏感性分析 本例采用逐个剔除单项研究的方法进行敏感性分析，Stata中的命令为“metaninf”，在使用之前同样需要进行安装，具体命令如下：

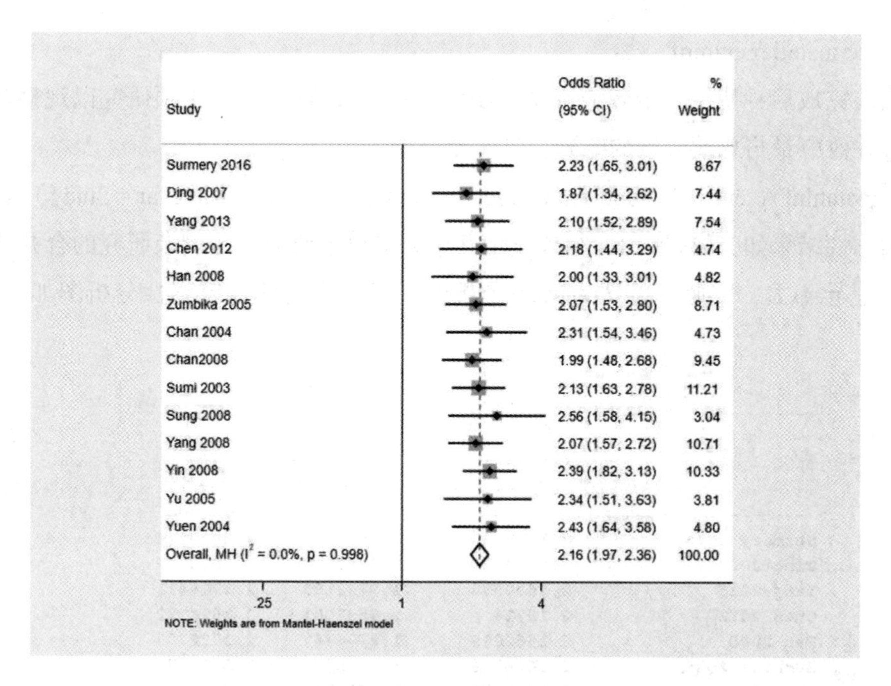

图18-37　森林图

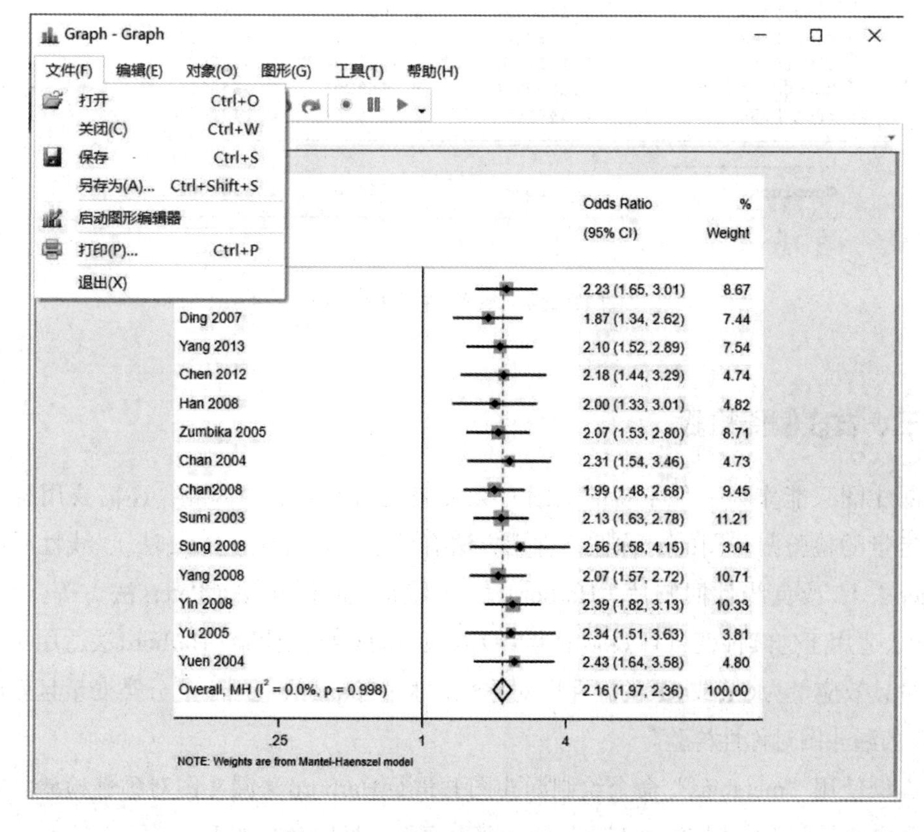

图18-38　Stata图片编辑与保存

- ssc install metaninf

安装完成后，使用固定效应模型，OR为效应量，逐个剔除单项研究以观察剩余研究的合并效应量与总效应量的差异，具体命令如下：

- metaninf A_event A_nonevent B_event B_nonevent，label（namevar = Study）fixed or

敏感性结果如18-39所示，结果显示逐个剔除单项研究后，剩余研究的合并效应与总效应差异不大，因此，可认为Meta分析的结果较为稳健。敏感性分析图如图18-40所示。

```
----------------------------------------------------------------
> ---------------
 Study omitted     |   Estimate       [95%  Conf.  Interval]
-------------------+--------------------------------------------
> ---------------
 Surmery 2016      |   2.1509848      1.960029     2.3605444
 Ding 2007         |   2.181057       1.9892818    2.3913205
 Yang 2013         |   2.1630938      1.9722193    2.3724411
 Chen 2012         |   2.15714        1.9697001    2.3624172
 Han 2008          |   2.1660099      1.9776767    2.3722777
 Zumbika 2005      |   2.1666336      1.9745628    2.3773878
 Chan 2004         |   2.1505685      1.9634746    2.3554902
 Chan2008          |   2.1754439      1.9821355    2.3876047
 Sumi 2003         |   2.1616569      1.9674292    2.3750589
 Sung 2008         |   2.1454854      1.9601947    2.3482912
 Yang 2008         |   2.1687105      1.9744035    2.3821397
 Yin 2008          |   2.1316061      1.9403194    2.3417506
 Yu 2005           |   2.1508148      1.9643991    2.3549209
 Yuen 2004         |   2.1445479      1.9576451    2.3492951
-------------------+--------------------------------------------
> ---------------
 Combined          |   2.158026       1.974676     2.3584002
----------------------------------------------------------------
> ---------------
```

图18-39 敏感性分析结果

三、发表偏倚检验

漏斗图只能作为一种主观的判断有无发表偏倚的方法，因此，还需要用统计学方法定量的检验漏斗图的对称性，常用方法有秩相关检验法（Begg法）、线性回归法（Egger法）、改良线性回归法（Harbord法）、修正Macaskill法（Peters法）等。其中，Egger法适用于连续性变量且效应量为MD的漏斗图对称性检验；Harbord法适用于二分类变量且效应量为OR或RR的漏斗图对称性检验；Peters法适用于二分类变量且效应量为OR的漏斗图对称性检验。

本例使用“metabias”命令绘制漏斗图并进行Harbord法漏斗图对称性检验。在执行命令之前需要先安装“metabias”命令组程序包，具体命令如下：

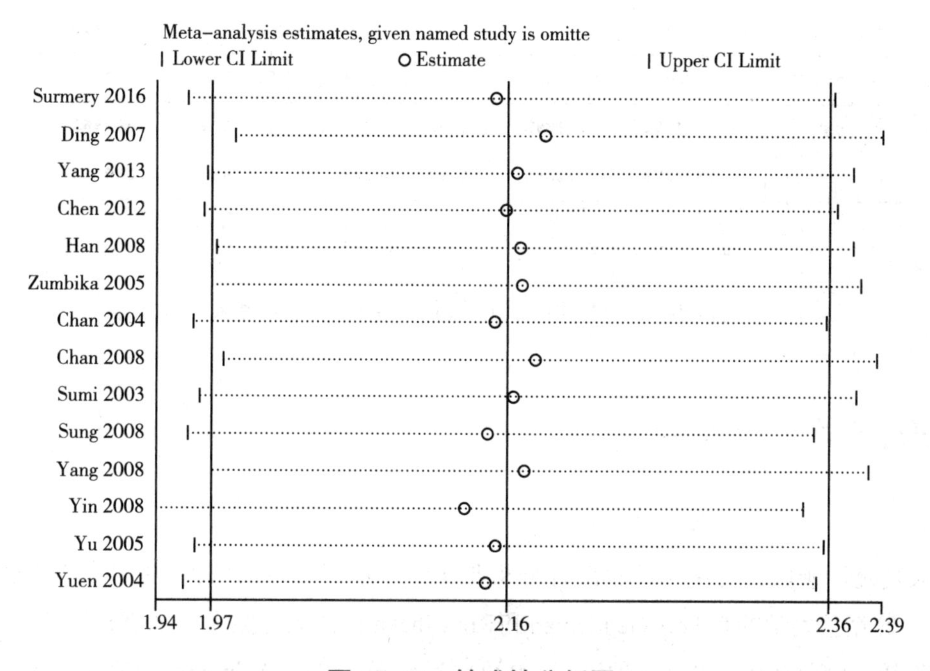

图 18-40 敏感性分析图

• ssc install metabias

安装完成后进行漏斗图绘制和对称性检验，具体命令如下：

• metabias A_event A_nonevent B_event B_nonevent，or harbord graph

Harbord漏斗图如图18-41所示。Harbord法检验漏斗图对称性的结果如图18-42所示，结果显示P=0.223，表明漏斗图较为对称，可以认为无明显发表偏倚。

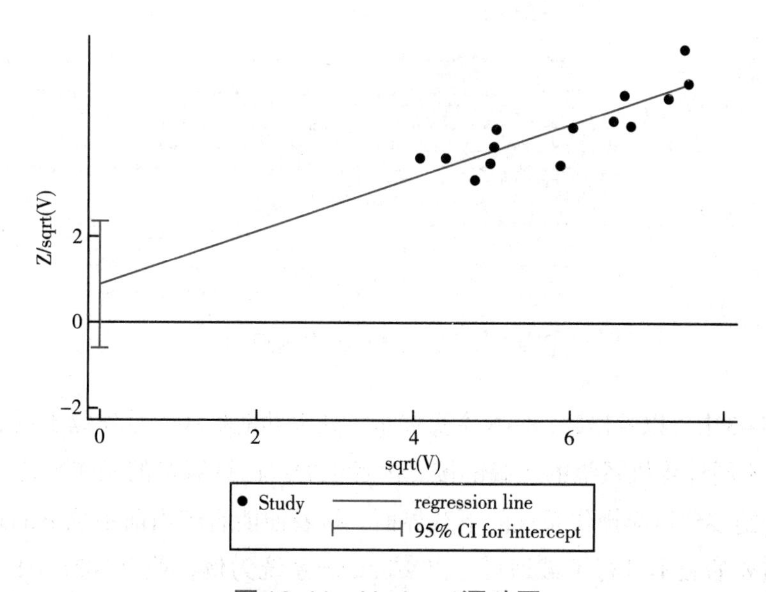

图 18-41 Harbord漏斗图

Number of studies = 14　　　　Root MSE = .4756

Z/sqrt(V)	Coef.	Std. Err.	t	P>|t|	[95% Conf.	Interval]
sqrt(V)	.6194631	.1124893	5.51	0.000	.3743699	.8645563
bias	.8669175	.6751856	1.28	0.223	-.6041857	2.338021

Test of H0: no small-study effects　　　P = 0.223

图18-42　Harbord法检验漏斗图对称性结果

四、R软件Meta分析

（一）R软件的介绍及下载

R是统计领域广泛使用的集统计分析与图形显示于一体的软件。R软件是1995年新西兰奥克兰大学的Robert Gentleman和Ross Ihaka及其他志愿人员基于S语言开发的一种系统，因此R软件也是一种语言。R可以运行于UNIX、Windows和Macintosh的操作系统上，而且嵌入一个非常实用的辅助系统。

R拥有自己的官方网站（https：//cran.r-project.org/），界面非常简洁。该网站通常被称为CRAN（The Comprehensive R Archive Network），虽然设计简单，但是包含了很多内容，具体见图18-43。

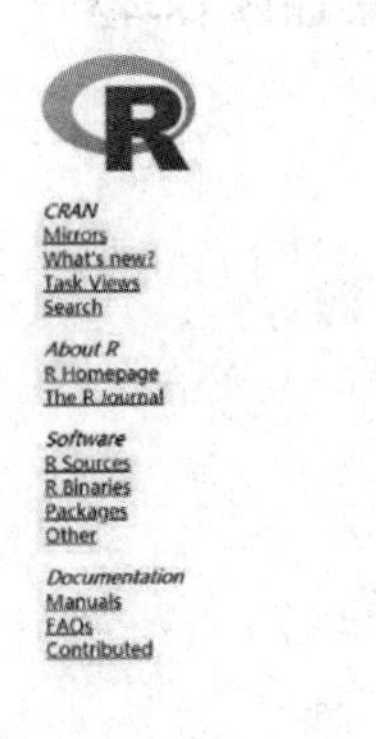

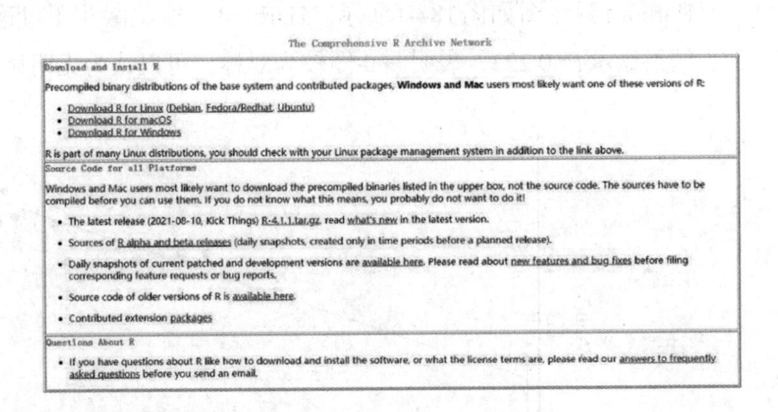

图18-43　R软件的官方网站

从图18-43中可以看出，CRAN主页展示了几大功能板块，首先位于页面正上方的就是R针对不同计算机系统的下载链接。读者根据自己计算机的操作系统，点击相应的字符即可链接到对应操作系统的下载界面，接着便能看到当前系统下的R语言版本号，选择需要的版本进行下载即可。以Windows系统为例，截至2021年8月20日，R

软件最新的版本为4.1.1。当读者下载好R软件的安装包后，在Windows系统中，双击相应的运行文件（R-4.1.1-win.exe）即可进行软件安装。在Mac系统中，同样只需要双击下载好的pkg文件，就可以轻松的将R语言安装到计算机上。在Windows系统中，R软件对安装目录没有特别的要求，因此无须安装在系统盘中。

继续介绍CRAN主页，在图18-43中，左侧展示了几个非常有用的链接，第一个是“Mirrors”即镜像。点击进入具体的界面后，读者能够看到根据国家英文名称首字母排序的镜像列表。对于中国用户，列表中列了7个不同的镜像，如https：//mirrors.tuna.tsinghua.edu.cn/CRAN/，这就是位于清华大学的镜像。选择一个就近的镜像下载R软件，下载速度会更快。第二个常用的链接是“Task Views”，即任务清单，点击进入后，可以看到任务清单列表，比如“Bayesian”，该链接对应的是R软件中可以进行贝叶斯统计的R语言程序包（package），而且每个包都附有详细的功能介绍。因此读者可以根据自己需要的统计分析方法，从任务清单中找到可以进行该统计分析的包，下载以进行数据分析。第三个链接是“The R Journal”，该链接对应的是一本专门讲解R软件的杂志，里面的文章通常是介绍一个新的R包或者一种新的算法。最后一个链接是“Packages”，读者点击进入后会看到R语言CRAN上现有的所有R包（截至2021年8月20日，CRAN上总共发布了18053个R包）。

（二）Rstudio软件的介绍及下载

Rstudio是由Rstudio公司开发的一款针对于R软件的集成开发环境，其目的就是为了使R软件的用户界面更加友好，使代码编写更加方便，结果展示更加灵活。在使用Rstudio之前，必须确保计算机已经安装了R软件。Rstudio的下载地址为https：//www.rstudio.com/。读者可以选择免费的Rstudio Desktop进行下载安装。Rstudio的下载安装过程同样简单，而且并不要求Rstudio和R软件安装在统一路径下，这里也不做演示。安装工作完成后，大家可以分别双击打开R软件和Rstudio，比较一下两者的工作界面有何不同（图18-44，图18-45）。

图18-44展示的是Windows系统下的R软件图形用户界面（R GUI），Mac系统下的界面也十分相似。R GUI的布局相对简单，读者可以看到控制台中一个红色的大于号，以及大于号后面闪动的光标，红色大于号出现表示当前R语言中已经没有代码在运行，可以输入新的代码进行运算。初学者对于R GUI难以适应，因此，在这里推荐使用Rstudio。图18-45展示了Rstudio的工作界面。

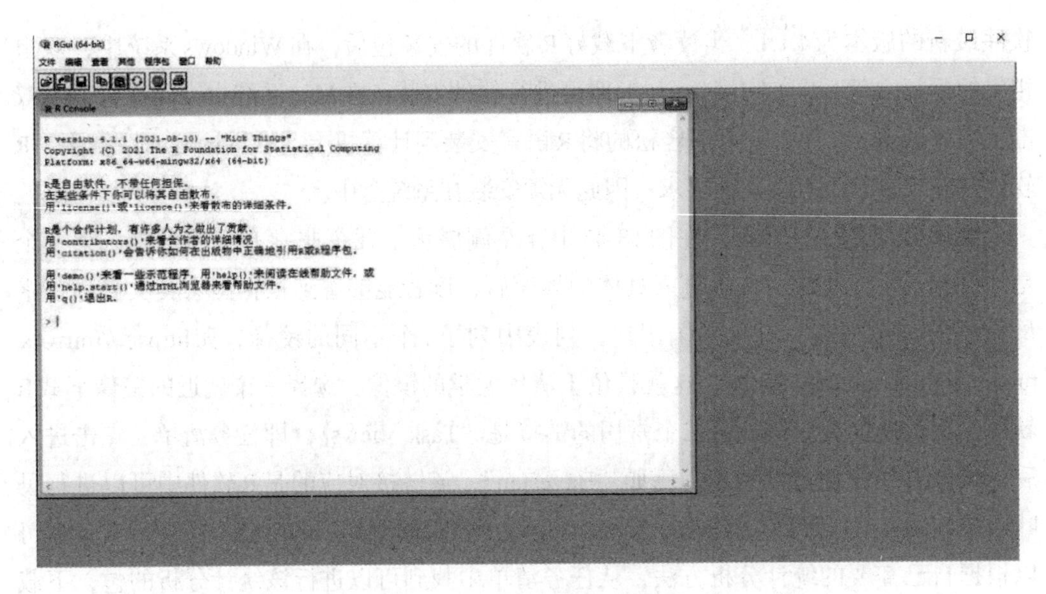

图18-44　R软件用户界面

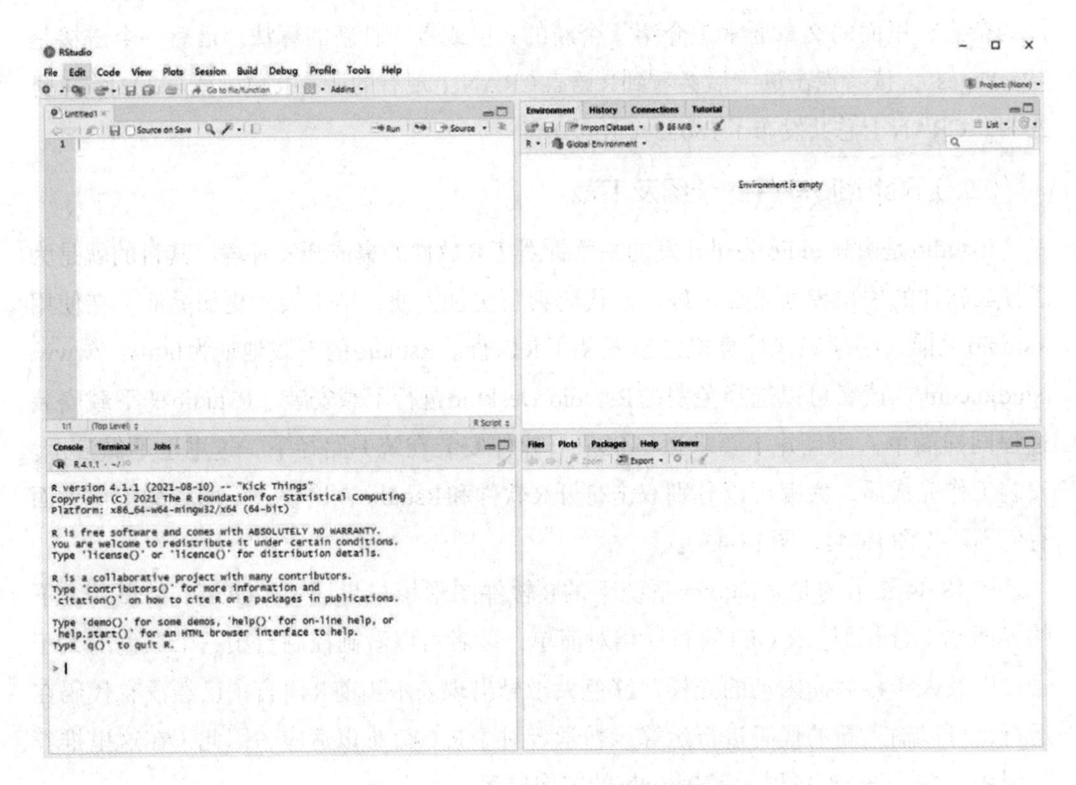

图18-45　Rstudio软件用户界面

（三）Rstudio软件的运行

在Rstudio中，用户界面主要有4个板块：文本编辑框、控制台、环境变量框及应用框，其中文本编辑框主要用于代码编写，此处代码不会自动运行，需要选中相应的代码，然后点击文本编辑框右上角的绿色“RUN”按钮，或者使用“Ctrl+Enter”的键盘组合运行代码。控制台是代码输入和结果输出的地方，在此处输入代码，按下“Enter”键即可即时得到相应的结果。从文本编辑框中运行的代码，其代码和结果也会在控制台显示出来。右上角的环境变量框展示的是在不同操作环境中的变量和数据（默认是全局环境）。右下角是Rstudio特有的应用框，从左至右依次是“Files”（文件展示窗口），“Plots”（图形展示窗口），“Packages”（包展示窗口），“Help”（帮助文档窗口），“Viewer”（视图窗口）。

Rstudio极大地便利了R软件的使用，丰富的R软件的功能。除了上述的基本功能，初次使用Rstudio需要进行如下设置：由工具栏“Tools”菜单进入全局设置界面（“Global Option”）（图18-46）。

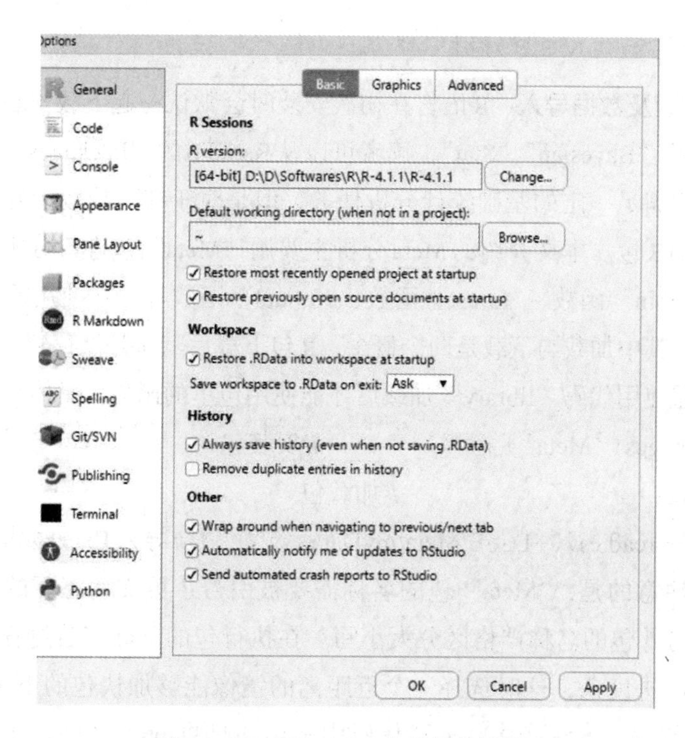

图18-46　Rstudio全局设置界面

全局设置框中主要包含了10个小的工具栏，需要设置的主要有：“General”，该栏目主要用来选择默认的R软件版本，以及默认的R软件工作路径。如果不做任何改变，则默认R软件的版本为当前计算机安装的版本（可以多下载几个版本，根据需要进行切换），默认工作路径为系统盘中的文档。除了窗口操作方式以外，也可以使用以下代码查看和改变当前的工作路径。

```
getwd( )            #查看工作路径
[1] "C: /Users/admin/Documents"  #目前工作路径
setwd('D: /book draft/R语言') #将工作路径设置到D盘相应文件夹
```

第2个需要进行改变的默认设置在“Code”栏目中，点击“Code”可以看到5个子栏目，点击第3个“Saving”，可以看到默认的字符编码格式（default text encoding），点击“Change…”，会出现一个下拉菜单，选择UTF-8，并保存设置。这一步的目的是为了使R语言处理中文字符不出现乱码。第3个可以改变的设置在“Appearance”栏目中，该栏目用来设置代码的字体大小以及Rstudio的编程风格，大家可以根据自己喜好进行设置。在“Packages”栏目中，我们需要改变的是默认的CRAN镜像，点击“Change…”在下拉菜单中选择位于中国的镜像，根据自己所在位置选择一个距离较近的镜像，可以加快包的下载速度。其余栏目保持默认设置即可。

（四）R语言进行Meta分析

1. 包的安装及数据导入 R语言在初次安装时会默认一起下载安装一些基本的系统包，如“boot”“Bayesian”“Stat”，读者可以从Rstudio的“Packages”窗口查看。这些自带的R包能满足一定的基础统计分析任务，但是对于特定或较为复杂的分析则需要下载针对性的R包。本文介绍的Meta分析主要用“Meta”包进行分析，我们主要用到其中的“metabin”函数、“forest”函数、“funnel”函数等。在使用前我们要先安装及加载这个包，其中加载与下载是两个概念，R包下载后默认是储存到一个固定的文件夹中，下载后需使用代码“library”加载后才能使用包里的函数，具体代码如下。

```
install. packages('Meta')              #安装包
library(Meta)                          #加载包
myData < - read.csv("D: /E/Meta/myData.csv")    #导入Excel数据
```

其中需要注意的是，“Meta”包的名称需要被引号（英文状态下的单引号或者双引号）包括，另外包的名称严格区分大小写。在执行包的下载安装过程中，计算机界面会弹出相应的进度条，这时选择一个近距离的镜像能够加快包的下载和安装速度。而R导入excel数据的方法较多，上述代码中采用的是将excel文件转化为逗号分隔符“.csv”文件，然后用“read.csv“进行数据导入。同时还有其他方法，如使用专门针对“.xlsx”文件的“openxlsx”包，具体代码如下，当然还有其他很多方法，这里就不一一介绍，读者可以根据自己需要进行选择。

```
install.packages('openxlsx')
library(openxlsx)
myData < - read.xlsx("D: /E/Meta/myData.xlsx")
```

接下来以干扰素治疗慢性乙型肝炎患者的数据为例对R软件进行Meta分析的过程进行阐述。

【示例】

比较干扰素治疗后A、B两种基因型慢性乙型肝炎患者HBV DNA阴转率的差异，其中total_A表示A基因型慢性乙型肝炎患者的总人数，total_B表示B基因型慢性乙型肝炎患者的总人数，event_A表示干扰素治疗后A基因型慢性乙型肝炎患者中HBV DNA阴转人数，event_B表示干扰素治疗后B基因型慢性乙型肝炎患者中HBV DNA阴转人数，如图18-47。

Filter

	Study	A_total	A_event	B_total	B_event
1	Surmery 2016	375	197	356	118
2	Ding 2007	284	134	294	95
3	Yang 2013	218	110	529	173
4	Chen 2012	298	139	157	45
5	Han 2008	154	75	261	84
6	Zumbika 2005	351	174	360	116
7	Chan 2004	242	124	179	56
8	Chan2008	439	216	330	108
9	Sumi 2003	504	259	425	141
10	Sung 2008	112	59	188	57
11	Yang 2008	398	203	475	159
12	Yin 2008	483	259	426	139
13	Yu 2005	115	59	306	95
14	Yuen 2004	172	86	298	87

Showing 1 to 14 of 14 entries, 5 total columns

图18-47　示例数据信息

2. 齐性检验　Meta分析前通常先进行齐性检验，这里我们使用“Meta”包中的“metabin”函数进行分析，结果如图18–48所示。函数中使用多种齐性检验方法进行检

```
> metabin(A_event,A_total,B_event,B_total,data = myData,sm='OR')
       OR            95%-CI %W(fixed) %W(random)
1  2.2322 [1.6543; 3.0121]       8.7        8.8
2  1.8713 [1.3350; 2.6229]       7.4        6.9
3  2.0959 [1.5194; 2.8912]       7.5        7.6
4  2.1758 [1.4381; 3.2920]       4.7        4.6
5  2.0005 [1.3289; 3.0113]       4.8        4.7
6  2.0678 [1.5252; 2.8035]       8.7        8.5
7  2.3081 [1.5407; 3.4577]       4.7        4.8
8  1.9910 [1.4802; 2.6781]       9.4        9.0
9  2.1293 [1.6304; 2.7809]      11.2       11.1
10 2.5584 [1.5767; 4.1514]       3.0        3.4
11 2.0690 [1.5735; 2.7204]      10.7       10.5
12 2.3874 [1.8221; 3.1280]      10.3       10.8
13 2.3400 [1.5092; 3.6282]       3.8        4.1
14 2.4253 [1.6429; 3.5803]       4.8        5.2

Number of studies combined: k = 14
Number of observations: o = 8729
Number of events: e = 3567

                         OR            95%-CI     z  p-value
Fixed effect model   2.1580 [1.9747; 2.3584] 16.98 < 0.0001
Random effects model 2.1584 [1.9750; 2.3589] 16.98 < 0.0001

Quantifying heterogeneity:
 tau^2 = 0; tau = 0; I^2 = 0.0% [0.0%; 55.0%]; H = 1.00 [1.00; 1.49]

Test of heterogeneity:
    Q d.f. p-value
 2.95   13  0.9981

Details on meta-analytical method:
- Mantel-Haenszel method
- DerSimonian-Laird estimator for tau^2
- Mantel-Haenszel estimator used in calculation of Q and tau^2 (like RevMan 5)
> 
```

图18-48　异质性检验结果

验，我们通常根据Q值检验结果进行检验。经Q值统计检验，*P*=0.998，可以认为该研究中不存在统计学上的异质性。

如上图所示，结果的第一部分为各个研究的*OR*值及其95%置信区间，以及分别在固定效应模型和随机效应模型下的权重。第二部分则是合并的结果，分别列出了固定效应模型和随机效应模型合并的*OR*值及其95%置信区间，最后还有异质性检验。上述结果展示的是A基因型患者HBV DNA的阴转率是B基因型的几倍，如果想展示B基因型HBV DNA阴转率是A基因型的几倍，只需将A与B的位置进行互换，代码如下：

```
metabin（B_event，B_total，A_event，A_total，data = data，sm =‘OR’）
```

3. 绘制森林图 由于齐性检验，未发现统计学差异，因此，采用固定效应模型绘制森林图。代码如下：

```
result<-metabin（A_event，A_total，B_event，B_total，studlab = Study，
        data = myData，sm =‘OR’，comb.random = FALSE）
forest（result，col.square =‘black’，col.diamond =“black”，lab.e =“Treatment A”，
  lab.c=‘Treatment B’）
```

上述代码中，“studlab”为“Meta”分析中各个研究的标签，“com.random = FALSE”代表本例不用随机效应模型进行效应量合并，而采用固定效应模型。如果异质性检验结果显示研究在统计学上存在异质性，则需要使用随机效应模型，只要将上述代码的“com.random = FALSE”改为“com.fixed = FALSE”即可。在本例中结果是“OR”，如果需要的是“RR”值则只需要将“sm =‘OR’”改成“sm =‘RR’”即可。在这里我们将Meta分析的结果赋予“result“这个列表，然后用”forest“函数进行画图。代码中”col.squar”表示图中方块的颜色（方块大小反映研究的所占权重），“col.diamond”表示图中菱形的颜色（菱形代表模型的最终结果），“lab.e”表示标题中实验组的标签，“lab.c”表示标题中控制组的标签，读者也可以根据自己需要对图中的颜色及标签进行修改。

如图18-49所示，森林图最左侧是各研究的信息，本文中是使用研究作者及时间，读者可以根据研究需要自行修改。接着是研究组与对照组的事件人数比较，中间就是森林图，图的右侧是OR值及其95%置信区间及各研究所占权重。同时图形左下角还有异质性检验的结果。

然而有的时候我们可能不全需要这些信息，那么我们就可以选择性地删掉图左边或者右边的信息，那么我们只需要在代码语句中添加“rightcols = FALSE”或者“leftcols = FALSE”即可删掉图的右边或者左边，如图18-50所示。

```
forest（result，col.square =‘black’，col.diamond =‘black’，lab.e =‘Treatment A’，
```

lab.c = 'Treatment B', rightcols = FALSE) #---不要右半边

forest (result, col.square = 'black', col.diamond = 'black', lab.e = 'Treatment A',

lab.c = 'Treatment B', leftcols = FALSE) #-----不要左半边

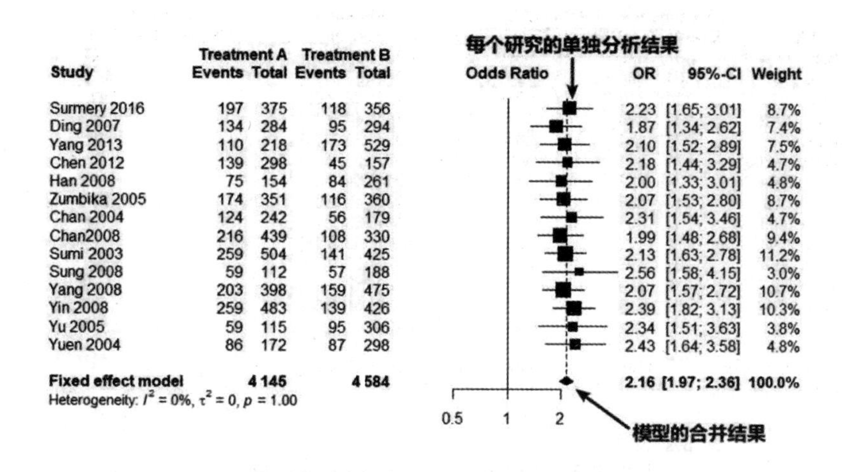

图18-49　森林图（默认格式）

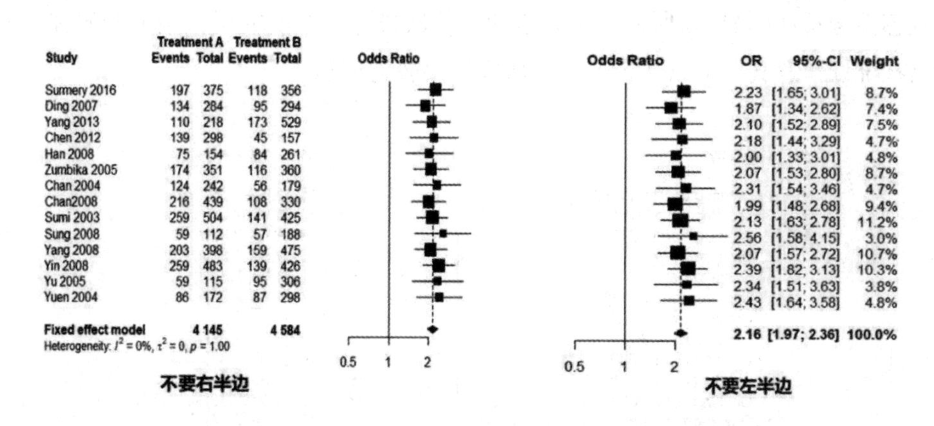

图18-50　森林图（自定义模式）

有人会觉得森林图在中间不利于观察图形两边的数据，对于这个问题R也提供了解决方法，我们可以在绘制森林图语句的最后添加个代码layout= "RevMan5" 就可以改变森林图的整体布局，如下图18-51所示。"Layout" 布局除了 "RevMan5" 这一选项外，函数中还自带了 "Meta"，"JAMA" 和 "subgroup"，共4个选项，系统默认的是 "Meta" 选项，读者可以根据自己的需要自行选择，具体代码如下。

forest (result, col.square = 'black', col.diamond = 'black', lab.e = 'Treatment A',

lab.c = 'Treatment B', layout = "RevMan5")

4. 敏感性分析　本例采取依次排除文献的方法进行敏感性分析，用 "Meta" 包中

的“metainf”函数实现，代码如下：

```
metainf(result, pooled = 'fixed')
forest(metainf(result), comb.fixed = TRUE)
```

Study	Treatment A Events	Treatment A Total	Treatment B Events	Treatment B Total	Weight	Odds Ratio MH, Fixed, 95% CI
Surmery 2016	197	375	118	356	8.7%	2.23 [1.65; 3.01]
Ding 2007	134	284	95	294	7.4%	1.87 [1.34; 2.62]
Yang 2013	110	218	173	529	7.5%	2.10 [1.52; 2.89]
Chen 2012	139	298	45	157	4.7%	2.18 [1.44; 3.29]
Han 2008	75	154	84	261	4.8%	2.00 [1.33; 3.01]
Zumbika 2005	174	351	116	360	8.7%	2.07 [1.53; 2.80]
Chan 2004	124	242	56	179	4.7%	2.31 [1.54; 3.46]
Chan2008	216	439	108	330	9.4%	1.99 [1.48; 2.68]
Sumi 2003	259	504	141	425	11.2%	2.13 [1.63; 2.78]
Sung 2008	59	112	57	188	3.0%	2.56 [1.58; 4.15]
Yang 2008	203	398	159	475	10.7%	2.07 [1.57; 2.72]
Yin 2008	259	483	139	426	10.3%	2.39 [1.82; 3.13]
Yu 2005	59	115	95	306	3.8%	2.34 [1.51; 3.63]
Yuen 2004	86	172	87	298	4.8%	2.43 [1.64; 3.58]
Total (95% CI)		**4145**		**4584**	**100.0%**	**2.16 [1.97; 2.36]**

Heterogeneity: $Tau^2 = 0$; $Chi^2 = 2.95$, df = 13 (P = 1.00); $I^2 = 0\%$

Odds Ratio MH, Fixed, 95% CI: 0.5 1 2

图18-51　森林图（RevMan5格式）

敏感性分析如图18-52所示。结果表明，依次排除每个研究后，余下的研究合并效应值仍有统计学意义，可以认为上文的研究结果较为可靠。

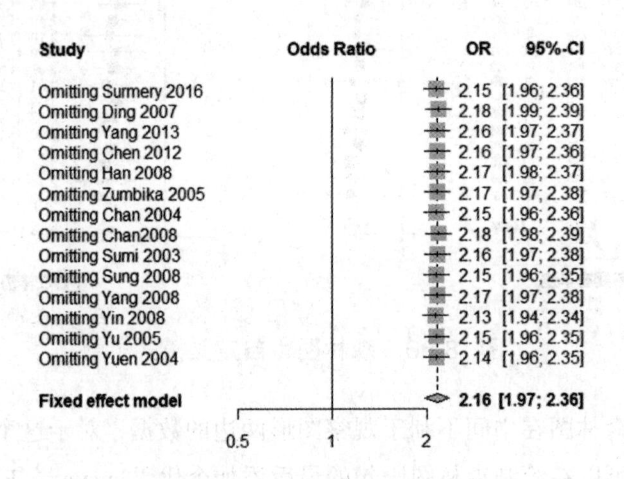

图18-52　敏感性分析图

5. 发表偏倚检验　根据cochrane手册中建议，Meta分析中纳入的研究少于10个不建议做发表偏倚，只要求做一个漏斗图即可。当研究数量≥10个的时候，对于本文中示例中的四格表数据不建议使用Egger检验或Begg检验，可以使用Peters检验，其检验效能较高。本文的研究数量超过10个，这里做一个发表偏倚检验及一个漏斗图，具体代码如下：

```
funnel(result)
```

metabias (result, method.bias = 'Peter')

如图18-53和图18-54所示，检验结果显示$P>0.05$，且漏斗图也较为对称，可以认为本研究无明显发表偏倚。如果检验结果提示存在发表偏倚，则需要针对结果进行适当讨论。

```
> funnel(result)
> metabias(result,method.bias = 'Peter')
Linear regression test of funnel plot asymmetry

Test result: t = 1.25, df = 12, p-value = 0.2345

Sample estimates:
    bias se.bias intercept se.intercept
 46.3748 37.0491    0.6963       0.0628

Details:
- multiplicative residual heterogeneity variance (tau^2 = 0.9302)
- predictor: inverse of total sample size
- weight:    inverse variance of average event probability
- reference: Peters et al. (2006), JAMA
> |
```

图18-53　发表偏倚检验结果

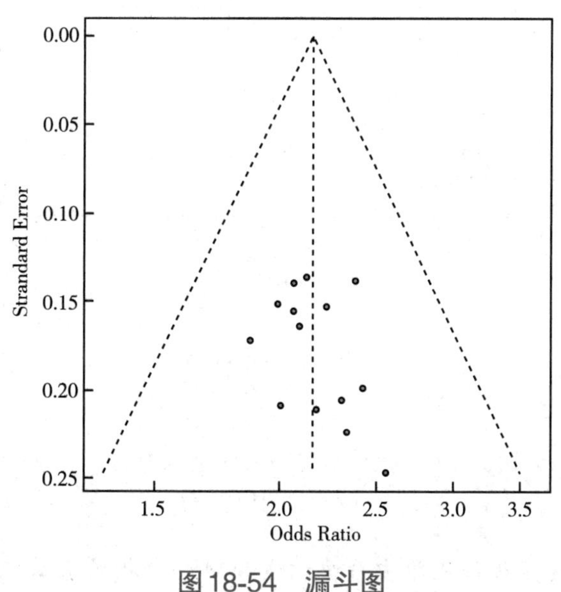

图18-54　漏斗图

6. 图片的导出与保存　对于Meta分析来说，我们不仅需要分析，往往还需要结果中的图片，而Rstudio导出图片的操作也非常简单。在图形展示窗口的左上方有个“Export”选项，点击后会弹出导出选项，可以保存为“Image”“PDF”或者“复制到剪切板”，如下图18-55所示。且导出选项“Image”中包含了图片的主流格式如PNG、JPEG、TIFF、SVG、EPS等，导出PDF也有多种尺寸可供选择，这里读者可以根据自己需要进行相应保存。

R软件拥有完整有效的数据处理、统计分析与保存机制，可以对数据直接进行分析和显示，命令代码也较为简单好学，结果可读性强。读者在用R软件进行Meta分析时只需要提前将整理好的数据通过Excel等格式导入R软件中，就可以进行多项精确而复杂的分析。当然，如果要想进行其他更为复杂的数据分析，则需要进一步学习R软件的使用方法。

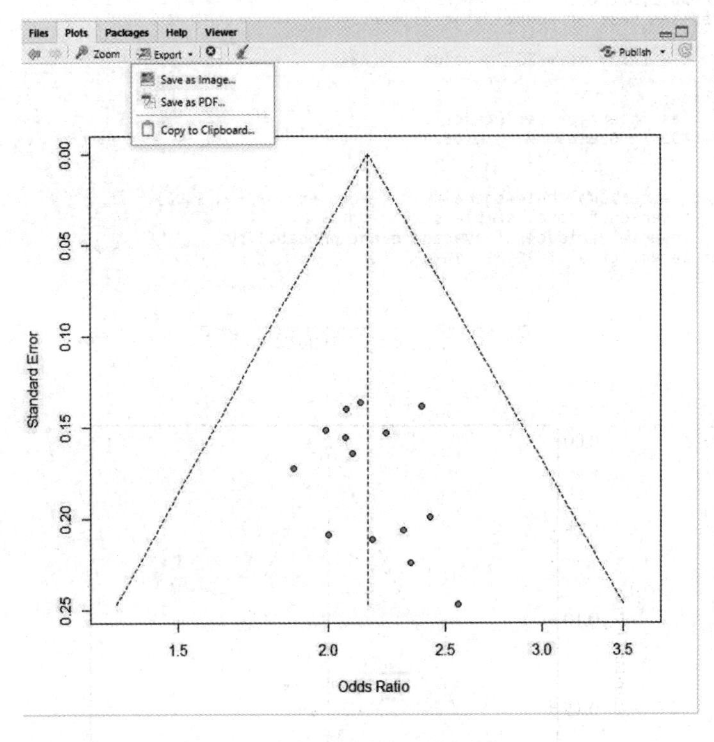

图18-55　R软件图片导出

本章小结

本章系统讲述了循证医学中系统综述和Meta分析的基本概念，介绍Meta原理、基本思路、基本方法和步骤，以及Meta分析中常用的统计学指标与方法；并结合具体案例数据，利用RevMan、Stata和R软件分别进行数据分析。本章的读者可以深入了解循证医学与Meta分析的异同，掌握Meta分析的理论基础，学会利用统计学软件完成研究数据的Meta分析工作。

（张铁军）

References
参考文献

[1] 姜晶梅.医学统计学基础[M].北京：科学出版社，2018.

[2] 李兰娟.传染病学[M].9版.北京：人民卫生出版社，2018

[3] 李立明.流行病学进展（第10卷）[M].北京：北京医科大学出版社，2002.

[4] 李晓松.卫生统计学[M].8版.北京：人民卫生出版社，2017.

[5] 王家良.临床流行病学[M].北京：人民卫生出版社，2001.

[6] 王陇德.现场流行病学理论与实践[M].北京：人民卫生出版社，2004.

[7] 王素萍.流行病学[M].3版.北京：中国协和医科大学出版社，2017.

[8] 喻荣彬，邱洪斌.医学研究的数据管理与分析[M].3版.北京：人民卫生出版社，2021.

[9] 詹思延.流行病学[M].8版.北京：人民卫生出版社，2017.

[10] 张天嵩，钟文昭，李博.实用循证医学方法学[M].2版.湖南：中南大学出版社，2014.

[11] GIOCCHINO LEANDRO. Meta-analysis in medical research: The handbook for the understanding and practice of Meta-analysis [M]. 1st ed. Oxford: Blackwell Publishing Ltd, 2005.

[12] HE H, PAN L, PA L, et al. Data Resource Profile: The China National Health Survey (CNHS) [J]. Int J Epidemiol. 2018; 47(6): 1734-1735.

[13] HE J, ZHANG Y, XU T, et al. Effects of immediate blood pressure reduction on death and major disability in patients with acute ischemic stroke: the CATIS randomized clinical trial [J]. JAMA. 2014, 311(5): 479-489.

[14] LEON GORDIS. Epidemiology [M]. 5th ed. philadelphia: Saunders，2014.

[15] MOYSES SZKLO, F. Javier Nieto. Epidemiology: beyond the basics [M]. 4th ed Burlington, Massachusetts: Jones & Bartlett Learning，2019.

[16] SAS Institute Inc. 2015. SAS/STAT 祖 Guide. Cary，NC: SAS Institute Inc.

Appendix

附表

附表1　χ^2分布界值表

自由度ν	$1-\alpha$												
	0.005	0.010	0.025	0.050	0.100	0.250	0.500	0.750	0.900	0.950	0.975	0.990	0.995
1					0.02	0.10	0.45	1.32	2.71	3.84	5.02	6.63	7.88
2	0.01	0.02	0.05	0.10	0.21	0.58	1.39	2.77	4.61	5.99	7.38	9.21	10.60
3	0.07	0.11	0.22	0.35	0.58	1.21	2.37	4.11	6.25	7.81	9.35	11.34	12.84
4	0.21	0.30	0.48	0.71	1.06	1.92	3.36	5.39	7.78	9.49	11.14	13.28	14.86
5	0.41	0.55	0.83	1.15	1.61	2.67	4.35	6.63	9.24	11.07	12.83	15.09	16.75
6	0.68	0.87	1.24	1.64	2.20	3.45	5.35	7.84	10.64	12.59	14.45	16.81	18.55
7	0.99	1.24	1.69	2.17	2.83	4.25	6.35	9.04	12.02	14.07	16.01	18.48	20.28
8	1.34	1.65	2.18	2.73	3.49	5.07	7.34	10.22	13.36	15.51	17.53	20.09	21.95
9	1.73	2.09	2.70	3.33	4.17	5.90	8.34	11.39	14.68	16.92	19.02	21.67	23.59
10	2.16	2.56	3.25	3.94	4.87	6.74	9.34	12.55	15.99	18.31	20.48	23.21	25.19
11	2.60	3.05	3.82	4.57	5.58	7.58	10.34	13.70	17.28	19.68	21.92	24.72	26.76
12	3.07	3.57	4.40	5.23	6.30	8.44	11.34	14.85	18.55	21.03	23.34	26.22	28.30
13	3.57	4.11	5.01	5.89	7.04	9.30	12.34	15.98	19.81	22.36	24.74	27.69	29.82
14	4.07	4.66	5.63	6.57	7.79	10.17	13.34	17.12	21.06	23.68	26.12	29.14	31.32
15	4.60	5.23	6.26	7.26	8.55	11.04	14.34	18.25	22.31	25.00	27.49	30.58	32.80
16	5.14	5.81	6.91	7.96	9.31	11.91	15.34	19.37	23.54	26.30	28.85	32.00	34.27
17	5.70	6.41	7.56	8.67	10.09	12.79	16.34	20.49	24.77	27.59	30.19	33.41	35.72
18	6.26	7.01	8.23	9.39	10.86	13.68	17.34	21.60	25.99	28.87	31.53	34.81	37.16
19	6.84	7.63	8.91	10.12	11.65	14.56	18.34	22.72	27.20	30.14	32.85	36.19	38.58
20	7.43	8.26	9.59	10.85	12.44	15.45	19.34	23.83	28.41	31.41	34.17	37.57	40.00
21	8.03	8.90	10.28	11.59	13.24	16.34	20.34	24.93	29.62	32.67	35.48	38.93	41.40

续 表

自由度 v	$1-\alpha$												
	0.005	0.010	0.025	0.050	0.100	0.250	0.500	0.750	0.900	0.950	0.975	0.990	0.995
22	8.64	9.54	10.98	12.34	14.04	17.24	21.34	26.04	30.81	33.92	36.78	40.29	42.80
23	9.26	10.20	11.69	13.09	14.85	18.14	22.34	27.14	32.01	35.17	38.08	41.64	44.18
24	9.89	10.86	12.40	13.85	15.66	19.04	23.34	28.24	33.20	36.42	39.36	42.98	45.56
25	10.52	11.52	13.12	14.61	16.47	19.94	24.34	29.34	34.38	37.65	40.65	44.31	46.93
26	11.16	12.20	13.84	15.38	17.29	20.84	25.34	30.43	35.56	38.89	41.92	45.64	48.29
27	11.81	12.88	14.57	16.15	18.11	21.75	26.34	31.53	36.74	40.11	43.19	46.96	49.64
28	12.46	13.56	15.31	16.93	18.94	22.66	27.34	32.62	37.92	41.34	44.46	48.28	50.99
29	13.12	14.26	16.05	17.71	19.77	23.57	28.34	33.71	39.09	42.56	45.72	49.59	52.34
30	13.79	14.95	16.79	18.49	20.60	24.48	29.34	34.80	40.26	43.77	46.98	50.89	53.67
40	20.71	22.16	24.43	26.51	29.05	33.66	39.34	45.62	51.81	55.76	59.34	63.69	66.77
50	27.99	29.71	32.36	34.76	37.69	42.94	49.33	56.33	63.17	67.50	71.42	76.15	79.49
60	35.53	37.48	40.48	43.19	46.46	52.29	59.33	66.98	74.40	79.08	83.30	88.38	91.95
70	43.28	45.44	48.76	51.74	55.33	61.70	69.33	77.58	85.53	90.53	95.02	100.43	104.21
80	51.17	53.54	57.15	60.39	64.28	71.14	79.33	88.13	96.58	101.88	106.63	112.33	116.32
90	59.20	61.75	65.65	69.13	73.29	80.62	89.33	98.65	107.57	113.15	118.14	124.12	128.30
100	67.33	70.06	74.22	77.93	82.36	90.13	99.33	109.14	118.50	124.34	129.56	135.81	140.17

附表2 t分布单侧与双侧界值表

自由度 v											
	单侧	0.25	0.2	0.1	0.05	0.025	0.01	0.005	0.0025	0.001	0.0005
	双侧	0.50	0.40	0.20	0.10	0.05	0.02	0.01	0.005	0.002	0.001
1		1.000	1.376	3.078	6.314	12.706	31.821	63.657	127.321	318.309	636.619
2		0.816	1.061	1.886	2.920	4.303	6.965	9.925	14.089	22.327	31.599
3		0.765	0.978	1.638	2.353	3.182	4.541	5.841	7.453	10.215	12.924
4		0.741	0.941	1.533	2.132	2.776	3.747	4.604	5.598	7.173	8.610
5		0.727	0.920	1.476	2.015	2.571	3.365	4.032	4.773	5.893	6.869
6		0.718	0.906	1.440	1.943	2.447	3.143	3.707	4.317	5.208	5.959
7		0.711	0.896	1.415	1.895	2.365	2.998	3.499	4.029	4.785	5.408
8		0.706	0.889	1.397	1.860	2.306	2.896	3.355	3.833	4.501	5.041
9		0.703	0.883	1.383	1.833	2.262	2.821	3.250	3.690	4.297	4.781
10		0.700	0.879	1.372	1.812	2.228	2.764	3.169	3.581	4.144	4.587
11		0.697	0.876	1.363	1.796	2.201	2.718	3.106	3.497	4.025	4.437
12		0.695	0.873	1.356	1.782	2.179	2.681	3.055	3.428	3.930	4.318
13		0.694	0.870	1.350	1.771	2.160	2.650	3.012	3.372	3.852	4.221
14		0.692	0.868	1.345	1.761	2.145	2.624	2.977	3.326	3.787	4.140
15		0.691	0.866	1.341	1.753	2.131	2.602	2.947	3.286	3.733	4.073
16		0.690	0.865	1.337	1.746	2.120	2.583	2.921	3.252	3.686	4.015
17		0.689	0.863	1.333	1.740	2.110	2.567	2.898	3.222	3.646	3.965
18		0.688	0.862	1.330	1.734	2.101	2.552	2.878	3.197	3.610	3.922
19		0.688	0.861	1.328	1.729	2.093	2.539	2.861	3.174	3.579	3.883
20		0.687	0.860	1.325	1.725	2.086	2.528	2.845	3.153	3.552	3.850
21		0.686	0.859	1.323	1.721	2.080	2.518	2.831	3.135	3.527	3.819
22		0.686	0.858	1.321	1.717	2.074	2.508	2.819	3.119	3.505	3.792
23		0.685	0.858	1.319	1.714	2.069	2.500	2.807	3.104	3.485	3.768
24		0.685	0.857	1.318	1.711	2.064	2.492	2.797	3.091	3.467	3.745
25		0.684	0.856	1.316	1.708	2.060	2.485	2.787	3.078	3.450	3.725
26		0.684	0.856	1.315	1.706	2.056	2.479	2.779	3.067	3.435	3.707
27		0.684	0.855	1.314	1.703	2.052	2.473	2.771	3.057	3.421	3.690
28		0.683	0.855	1.313	1.701	2.048	2.467	2.763	3.047	3.408	3.674

续 表

自由度 v	单侧	0.25	0.2	0.1	0.05	0.025	0.01	0.005	0.0025	0.001	0.0005
	双侧	0.50	0.40	0.20	0.10	0.05	0.02	0.01	0.005	0.002	0.001
29		0.683	0.854	1.311	1.699	2.045	2.462	2.756	3.038	3.396	3.659
30		0.683	0.854	1.310	1.697	2.042	2.457	2.750	3.030	3.385	3.646
31		0.682	0.853	1.309	1.696	2.040	2.453	2.744	3.022	3.375	3.633
32		0.682	0.853	1.309	1.694	2.037	2.449	2.738	3.015	3.365	3.622
33		0.682	0.853	1.308	1.692	2.035	2.445	2.733	3.008	3.356	3.611
34		0.682	0.852	1.307	1.691	2.032	2.441	2.728	3.002	3.348	3.601
35		0.682	0.852	1.306	1.690	2.030	2.438	2.724	2.996	3.340	3.591
36		0.681	0.852	1.306	1.688	2.028	2.434	2.719	2.990	3.333	3.582
37		0.681	0.851	1.305	1.687	2.026	2.431	2.715	2.985	3.326	3.574
38		0.681	0.851	1.304	1.686	2.024	2.429	2.712	2.980	3.319	3.566
39		0.681	0.851	1.304	1.685	2.023	2.426	2.708	2.976	3.313	3.558
40		0.681	0.851	1.303	1.684	2.021	2.423	2.704	2.971	3.307	3.551
50		0.679	0.849	1.299	1.676	2.009	2.403	2.678	2.937	3.261	3.496
60		0.679	0.848	1.296	1.671	2.000	2.390	2.660	2.915	3.232	3.460
70		0.678	0.847	1.294	1.667	1.994	2.381	2.648	2.899	3.211	3.435
80		0.678	0.846	1.292	1.664	1.990	2.374	2.639	2.887	3.195	3.416
90		0.677	0.846	1.291	1.662	1.987	2.368	2.632	2.878	3.183	3.402
100		0.677	0.845	1.290	1.660	1.984	2.364	2.626	2.871	3.174	3.390
200		0.676	0.843	1.286	1.653	1.972	2.345	2.601	2.839	3.131	3.340
500		0.675	0.842	1.283	1.648	1.965	2.334	2.586	2.820	3.107	3.310
1000		0.675	0.842	1.282	1.646	1.962	2.330	2.581	2.813	3.098	3.300
∞		0.6745	0.8416	1.2816	1.6449	1.9600	2.3263	2.5758	2.8070	3.0902	3.2905

附表3 F分布界值表

α=0.10

v_2	v_1								
	1	2	3	4	5	6	7	8	9
1	39.86	49.50	53.59	55.83	57.24	58.20	58.91	59.44	59.86
2	8.53	9.00	9.16	9.24	9.29	9.33	9.35	9.37	9.38
3	5.54	5.46	5.39	5.34	5.31	5.28	5.27	5.25	5.24
4	4.54	4.32	4.19	4.11	4.05	4.01	3.98	3.95	3.94
5	4.06	3.78	3.62	3.52	3.45	3.40	3.37	3.34	3.32
6	3.78	3.46	3.29	3.18	3.11	3.05	3.01	2.98	2.96
7	3.59	3.26	3.07	2.96	2.88	2.83	2.78	2.75	2.72
8	3.46	3.11	2.92	2.81	2.73	2.67	2.62	2.59	2.56
9	3.36	3.01	2.81	2.69	2.61	2.55	2.51	2.47	2.44
10	3.29	2.92	2.73	2.61	2.52	2.46	2.41	2.38	2.35
11	3.23	2.86	2.66	2.54	2.45	2.39	2.34	2.30	2.27
12	3.18	2.81	2.61	2.48	2.39	2.33	2.28	2.24	2.21
13	3.14	2.76	2.56	2.43	2.35	2.28	2.23	2.20	2.16
14	3.10	2.73	2.52	2.39	2.31	2.24	2.19	2.15	2.12
15	3.07	2.70	2.49	2.36	2.27	2.21	2.16	2.12	2.09
16	3.05	2.67	2.46	2.33	2.24	2.18	2.13	2.09	2.06
17	3.03	2.64	2.44	2.31	2.22	2.15	2.10	2.06	2.03
18	3.01	2.62	2.42	2.29	2.20	2.13	2.08	2.04	2.00
19	2.99	2.61	2.40	2.27	2.18	2.11	2.06	2.02	1.98
20	2.97	2.59	2.38	2.25	2.16	2.09	2.04	2.00	1.96
21	2.96	2.57	2.36	2.23	2.14	2.08	2.02	1.98	1.95
22	2.95	2.56	2.35	2.22	2.13	2.06	2.01	1.97	1.93
23	2.94	2.55	2.34	2.21	2.11	2.05	1.99	1.95	1.92
24	2.93	2.54	2.33	2.19	2.10	2.04	1.98	1.94	1.91
25	2.92	2.53	2.32	2.18	2.09	2.02	1.97	1.93	1.89
26	2.91	2.52	2.31	2.17	2.08	2.01	1.96	1.92	1.88
27	2.90	2.51	2.30	2.17	2.07	2.00	1.95	1.91	1.87
28	2.89	2.50	2.29	2.16	2.06	2.00	1.94	1.90	1.87
29	2.89	2.50	2.28	2.15	2.06	1.99	1.93	1.89	1.86
30	2.88	2.49	2.28	2.14	2.05	1.98	1.93	1.88	1.85
40	2.84	2.44	2.23	2.09	2.00	1.93	1.87	1.83	1.79
50	2.81	2.41	2.20	2.06	1.97	1.90	1.84	1.80	1.76
60	2.79	2.39	2.18	2.04	1.95	1.87	1.82	1.77	1.74
70	2.78	2.38	2.16	2.03	1.93	1.86	1.80	1.76	1.72
80	2.77	2.37	2.15	2.02	1.92	1.85	1.79	1.75	1.71
100	2.76	2.36	2.14	2.00	1.91	1.83	1.78	1.73	1.69
200	2.73	2.33	2.11	1.97	1.88	1.80	1.75	1.70	1.66
500	2.72	2.31	2.09	1.96	1.86	1.79	1.73	1.68	1.64
∞	2.71	2.30	2.08	1.94	1.85	1.77	1.72	1.67	1.63

续 表

v_2	v_1								
	10	15	20	30	50	100	200	500	∞
1	60.19	61.22	61.74	62.26	62.69	63.01	63.17	63.26	63.33
2	9.39	9.42	9.44	9.46	9.47	9.48	9.49	9.49	9.49
3	5.23	5.20	5.18	5.17	5.15	5.14	5.14	5.14	5.13
4	3.92	3.87	3.84	3.82	3.80	3.78	3.77	3.76	3.76
5	3.30	3.24	3.21	3.17	3.15	3.13	3.12	3.11	3.10
6	2.94	2.87	2.84	2.80	2.77	2.75	2.73	2.73	2.72
7	2.70	2.63	2.59	2.56	2.52	2.50	2.48	2.48	2.47
8	2.54	2.46	2.42	2.38	2.35	2.32	2.31	2.30	2.29
9	2.42	2.34	2.30	2.25	2.22	2.19	2.17	2.17	2.16
10	2.32	2.24	2.20	2.16	2.12	2.09	2.07	2.06	2.06
11	2.25	2.17	2.12	2.08	2.04	2.01	1.99	1.98	1.97
12	2.19	2.10	2.06	2.01	1.97	1.94	1.92	1.91	1.90
13	2.14	2.05	2.01	1.96	1.92	1.88	1.86	1.85	1.85
14	2.10	2.01	1.96	1.91	1.87	1.83	1.82	1.80	1.80
15	2.06	1.97	1.92	1.87	1.83	1.79	1.77	1.76	1.76
16	2.03	1.94	1.89	1.84	1.79	1.76	1.74	1.73	1.72
17	2.00	1.91	1.86	1.81	1.76	1.73	1.71	1.69	1.69
18	1.98	1.89	1.84	1.78	1.74	1.70	1.68	1.67	1.66
19	1.96	1.86	1.81	1.76	1.71	1.67	1.65	1.64	1.63
20	1.94	1.84	1.79	1.74	1.69	1.65	1.63	1.62	1.61
21	1.92	1.83	1.78	1.72	1.67	1.63	1.61	1.60	1.59
22	1.90	1.81	1.76	1.70	1.65	1.61	1.59	1.58	1.57
23	1.89	1.80	1.74	1.69	1.64	1.59	1.57	1.56	1.55
24	1.88	1.78	1.73	1.67	1.62	1.58	1.56	1.54	1.53
25	1.87	1.77	1.72	1.66	1.61	1.56	1.54	1.53	1.52
26	1.86	1.76	1.71	1.65	1.59	1.55	1.53	1.51	1.50
27	1.85	1.75	1.70	1.64	1.58	1.54	1.52	1.50	1.49
28	1.84	1.74	1.69	1.63	1.57	1.53	1.50	1.49	1.48
29	1.83	1.73	1.68	1.62	1.56	1.52	1.49	1.48	1.47
30	1.82	1.72	1.67	1.61	1.55	1.51	1.48	1.47	1.46
40	1.76	1.66	1.61	1.54	1.48	1.43	1.41	1.39	1.38
50	1.73	1.63	1.57	1.50	1.44	1.39	1.36	1.34	1.33
60	1.71	1.60	1.54	1.48	1.41	1.36	1.33	1.31	1.29
70	1.69	1.59	1.53	1.46	1.39	1.34	1.30	1.28	1.27
80	1.68	1.57	1.51	1.44	1.38	1.32	1.28	1.26	1.24
100	1.66	1.56	1.49	1.42	1.35	1.29	1.26	1.23	1.21
200	1.63	1.52	1.46	1.38	1.31	1.24	1.20	1.17	1.14
500	1.61	1.50	1.44	1.36	1.28	1.21	1.16	1.12	1.09
∞	1.60	1.49	1.42	1.34	1.26	1.18	1.13	1.08	1.00

附表4 F分布界值表

$\alpha=0.05$

ν_2	ν_1													
	1	2	3	4	5	6	7	8	9	10	11	12	13	14
1	161.45	199.50	215.71	224.58	230.16	233.99	236.77	238.88	240.54	241.88	242.98	243.91	244.69	245.36
2	18.51	19.00	19.16	19.25	19.30	19.33	19.35	19.37	19.38	19.40	19.40	19.41	19.42	19.42
3	10.13	9.55	9.28	9.12	9.01	8.94	8.89	8.85	8.81	8.79	8.76	8.74	8.73	8.71
4	7.71	6.94	6.59	6.39	6.26	6.16	6.09	6.04	6.00	5.96	5.94	5.91	5.89	5.87
5	6.61	5.79	5.41	5.19	5.05	4.95	4.88	4.82	4.77	4.74	4.70	4.68	4.66	4.64
6	5.99	5.14	4.76	4.53	4.39	4.28	4.21	4.15	4.10	4.06	4.03	4.00	3.98	3.96
7	5.59	4.74	4.35	4.12	3.97	3.87	3.79	3.73	3.68	3.64	3.60	3.57	3.55	3.53
8	5.32	4.46	4.07	3.84	3.69	3.58	3.50	3.44	3.39	3.35	3.31	3.28	3.26	3.24
9	5.12	4.26	3.86	3.63	3.48	3.37	3.29	3.23	3.18	3.14	3.10	3.07	3.05	3.03
10	4.96	4.10	3.71	3.48	3.33	3.22	3.14	3.07	3.02	2.98	2.94	2.91	2.89	2.86
11	4.84	3.98	3.59	3.36	3.20	3.09	3.01	2.95	2.90	2.85	2.82	2.79	2.76	2.74
12	4.75	3.89	3.49	3.26	3.11	3.00	2.91	2.85	2.80	2.75	2.72	2.69	2.66	2.64
13	4.67	3.81	3.41	3.18	3.03	2.92	2.83	2.77	2.71	2.67	2.63	2.60	2.58	2.55
14	4.60	3.74	3.34	3.11	2.96	2.85	2.76	2.70	2.65	2.60	2.57	2.53	2.51	2.48
15	4.54	3.68	3.29	3.06	2.90	2.79	2.71	2.64	2.59	2.54	2.51	2.48	2.45	2.42
16	4.49	3.63	3.24	3.01	2.85	2.74	2.66	2.59	2.54	2.49	2.46	2.42	2.40	2.37
17	4.45	3.59	3.20	2.96	2.81	2.70	2.61	2.55	2.49	2.45	2.41	2.38	2.35	2.33
18	4.41	3.55	3.16	2.93	2.77	2.66	2.58	2.51	2.46	2.41	2.37	2.34	2.31	2.29
19	4.38	3.52	3.13	2.90	2.74	2.63	2.54	2.48	2.42	2.38	2.34	2.31	2.28	2.26
20	4.35	3.49	3.10	2.87	2.71	2.60	2.51	2.45	2.39	2.35	2.31	2.28	2.25	2.22
21	4.32	3.47	3.07	2.84	2.68	2.57	2.49	2.42	2.37	2.32	2.28	2.25	2.22	2.20
22	4.30	3.44	3.05	2.82	2.66	2.55	2.46	2.40	2.34	2.30	2.26	2.23	2.20	2.17
23	4.28	3.42	3.03	2.80	2.64	2.53	2.44	2.37	2.32	2.27	2.24	2.20	2.18	2.15
24	4.26	3.40	3.01	2.78	2.62	2.51	2.42	2.36	2.30	2.25	2.22	2.18	2.15	2.13
25	4.24	3.39	2.99	2.76	2.60	2.49	2.40	2.34	2.28	2.24	2.20	2.16	2.14	2.11
26	4.23	3.37	2.98	2.74	2.59	2.47	2.39	2.32	2.27	2.22	2.18	2.15	2.12	2.09
27	4.21	3.35	2.96	2.73	2.57	2.46	2.37	2.31	2.25	2.20	2.17	2.13	2.10	2.08
28	4.20	3.34	2.95	2.71	2.56	2.45	2.36	2.29	2.24	2.19	2.15	2.12	2.09	2.06
29	4.18	3.33	2.93	2.70	2.55	2.43	2.35	2.28	2.22	2.18	2.14	2.10	2.08	2.05
30	4.17	3.32	2.92	2.69	2.53	2.42	2.33	2.27	2.21	2.16	2.13	2.09	2.06	2.04
32	4.15	3.29	2.90	2.67	2.51	2.40	2.31	2.24	2.19	2.14	2.10	2.07	2.04	2.01
34	4.13	3.28	2.88	2.65	2.49	2.38	2.29	2.23	2.17	2.12	2.08	2.05	2.02	1.99
36	4.11	3.26	2.87	2.63	2.48	2.36	2.28	2.21	2.15	2.11	2.07	2.03	2.00	1.98
38	4.10	3.24	2.85	2.62	2.46	2.35	2.26	2.19	2.14	2.09	2.05	2.02	1.99	1.96
40	4.08	3.23	2.84	2.61	2.45	2.34	2.25	2.18	2.12	2.08	2.04	2.00	1.97	1.95
42	4.07	3.22	2.83	2.59	2.44	2.32	2.24	2.17	2.11	2.06	2.03	1.99	1.96	1.94
44	4.06	3.21	2.82	2.58	2.43	2.31	2.23	2.16	2.10	2.05	2.01	1.98	1.95	1.92
46	4.05	3.20	2.81	2.57	2.42	2.30	2.22	2.15	2.09	2.04	2.00	1.97	1.94	1.91
48	4.04	3.19	2.80	2.57	2.41	2.29	2.21	2.14	2.08	2.03	1.99	1.96	1.93	1.90
50	4.03	3.18	2.79	2.56	2.40	2.29	2.20	2.13	2.07	2.03	1.99	1.95	1.92	1.89
100	3.94	3.09	2.70	2.46	2.31	2.19	2.10	2.03	1.97	1.93	1.89	1.85	1.82	1.79
125	3.92	3.07	2.68	2.44	2.29	2.17	2.08	2.01	1.96	1.91	1.87	1.83	1.80	1.77
150	3.90	3.06	2.66	2.43	2.27	2.16	2.07	2.00	1.94	1.89	1.85	1.82	1.79	1.76
200	3.89	3.04	2.65	2.42	2.26	2.14	2.06	1.98	1.93	1.88	1.84	1.80	1.77	1.74
300	3.87	3.03	2.63	2.40	2.24	2.13	2.04	1.97	1.91	1.86	1.82	1.78	1.75	1.72
500	3.86	3.01	2.62	2.39	2.23	2.12	2.03	1.96	1.90	1.85	1.81	1.77	1.74	1.71
1000	3.85	3.00	2.61	2.38	2.22	2.11	2.02	1.95	1.89	1.84	1.80	1.76	1.73	1.70
∞	3.84	3.00	2.60	2.37	2.21	2.10	2.01	1.94	1.88	1.83	1.79	1.75	1.72	1.69

续 表

v_2	v_1															
	15	16	18	20	25	30	35	40	45	50	100	200	300	400	500	∞
1	245.95	246.46	247.32	248.01	249.26	250.10	250.69	251.14	251.49	251.77	253.04	253.68	253.89	254.00	254.06	254.31
2	19.43	19.43	19.44	19.45	19.46	19.46	19.47	19.47	19.47	19.48	19.49	19.49	19.49	19.49	19.49	19.50
3	8.70	8.69	8.67	8.66	8.63	8.62	8.60	8.59	8.59	8.58	8.55	8.54	8.54	8.53	8.53	8.53
4	5.86	5.84	5.82	5.80	5.77	5.75	5.73	5.72	5.71	5.70	5.66	5.65	5.64	5.64	5.64	5.63
5	4.62	4.60	4.58	4.56	4.52	4.50	4.48	4.46	4.45	4.44	4.41	4.39	4.38	4.38	4.37	4.36
6	3.94	3.92	3.90	3.87	3.83	3.81	3.79	3.77	3.76	3.75	3.71	3.69	3.68	3.68	3.68	3.67
7	3.51	3.49	3.47	3.44	3.40	3.38	3.36	3.34	3.33	3.32	3.27	3.25	3.24	3.24	3.24	3.23
8	3.22	3.20	3.17	3.15	3.11	3.08	3.06	3.04	3.03	3.02	2.97	2.95	2.94	2.94	2.94	2.93
9	3.01	2.99	2.96	2.94	2.89	2.86	2.84	2.83	2.81	2.80	2.76	2.73	2.72	2.72	2.72	2.71
10	2.85	2.83	2.80	2.77	2.73	2.70	2.68	2.66	2.65	2.64	2.59	2.56	2.55	2.55	2.55	2.54
11	2.72	2.70	2.67	2.65	2.60	2.57	2.55	2.53	2.52	2.51	2.46	2.43	2.42	2.42	2.42	2.40
12	2.62	2.60	2.57	2.54	2.50	2.47	2.44	2.43	2.41	2.40	2.35	2.32	2.31	2.31	2.31	2.30
13	2.53	2.51	2.48	2.46	2.41	2.38	2.36	2.34	2.33	2.31	2.26	2.23	2.23	2.22	2.22	2.21
14	2.46	2.44	2.41	2.39	2.34	2.31	2.28	2.27	2.25	2.24	2.19	2.16	2.15	2.15	2.14	2.13
15	2.40	2.38	2.35	2.33	2.28	2.25	2.22	2.20	2.19	2.18	2.12	2.10	2.09	2.08	2.08	2.07
16	2.35	2.33	2.30	2.28	2.23	2.19	2.17	2.15	2.14	2.12	2.07	2.04	2.03	2.02	2.02	2.01
17	2.31	2.29	2.26	2.23	2.18	2.15	2.12	2.10	2.09	2.08	2.02	1.99	1.98	1.98	1.97	1.96
18	2.27	2.25	2.22	2.19	2.14	2.11	2.08	2.06	2.05	2.04	1.98	1.95	1.94	1.93	1.93	1.92
19	2.23	2.21	2.18	2.16	2.11	2.07	2.05	2.03	2.01	2.00	1.94	1.91	1.90	1.89	1.89	1.88
20	2.20	2.18	2.15	2.12	2.07	2.04	2.01	1.99	1.98	1.97	1.91	1.88	1.86	1.86	1.86	1.84
21	2.18	2.16	2.12	2.10	2.05	2.01	1.98	1.96	1.95	1.94	1.88	1.84	1.83	1.83	1.83	1.81
22	2.15	2.13	2.10	2.07	2.02	1.98	1.96	1.94	1.92	1.91	1.85	1.82	1.81	1.80	1.80	1.78
23	2.13	2.11	2.08	2.05	2.00	1.96	1.93	1.91	1.90	1.88	1.82	1.79	1.78	1.77	1.77	1.76
24	2.11	2.09	2.05	2.03	1.97	1.94	1.91	1.89	1.88	1.86	1.80	1.77	1.76	1.75	1.75	1.73
25	2.09	2.07	2.04	2.01	1.96	1.92	1.89	1.87	1.86	1.84	1.78	1.75	1.73	1.73	1.73	1.71
26	2.07	2.05	2.02	1.99	1.94	1.90	1.87	1.85	1.84	1.82	1.76	1.73	1.71	1.71	1.71	1.69
27	2.06	2.04	2.00	1.97	1.92	1.88	1.86	1.84	1.82	1.81	1.74	1.71	1.70	1.69	1.69	1.67
28	2.04	2.02	1.99	1.96	1.91	1.87	1.84	1.82	1.80	1.79	1.73	1.69	1.68	1.67	1.67	1.65
29	2.03	2.01	1.97	1.94	1.89	1.85	1.83	1.81	1.79	1.77	1.71	1.67	1.66	1.66	1.65	1.64
30	2.01	1.99	1.96	1.93	1.88	1.84	1.81	1.79	1.77	1.76	1.70	1.66	1.65	1.64	1.64	1.62
32	1.99	1.97	1.94	1.91	1.85	1.82	1.79	1.77	1.75	1.74	1.67	1.63	1.62	1.61	1.61	1.59
34	1.97	1.95	1.92	1.89	1.83	1.80	1.77	1.75	1.73	1.71	1.65	1.61	1.60	1.59	1.59	1.57
36	1.95	1.93	1.90	1.87	1.81	1.78	1.75	1.73	1.71	1.69	1.62	1.59	1.57	1.57	1.56	1.55
38	1.94	1.92	1.88	1.85	1.80	1.76	1.73	1.71	1.69	1.68	1.61	1.57	1.55	1.55	1.54	1.53
40	1.92	1.90	1.87	1.84	1.78	1.74	1.72	1.69	1.67	1.66	1.59	1.55	1.54	1.53	1.53	1.51
42	1.91	1.89	1.86	1.83	1.77	1.73	1.70	1.68	1.66	1.65	1.57	1.53	1.52	1.51	1.51	1.49
44	1.90	1.88	1.84	1.81	1.76	1.72	1.69	1.67	1.65	1.63	1.56	1.52	1.51	1.50	1.49	1.48
46	1.89	1.87	1.83	1.80	1.75	1.71	1.68	1.65	1.64	1.62	1.55	1.51	1.49	1.49	1.48	1.46
48	1.88	1.86	1.82	1.79	1.74	1.70	1.67	1.64	1.62	1.61	1.54	1.49	1.48	1.47	1.47	1.45
50	1.87	1.85	1.81	1.78	1.73	1.69	1.66	1.63	1.61	1.60	1.52	1.48	1.47	1.46	1.46	1.44
100	1.77	1.75	1.71	1.68	1.62	1.57	1.54	1.52	1.49	1.48	1.39	1.34	1.32	1.31	1.31	1.28
125	1.75	1.73	1.69	1.66	1.59	1.55	1.52	1.49	1.47	1.45	1.36	1.31	1.29	1.28	1.27	1.25
150	1.73	1.71	1.67	1.64	1.58	1.54	1.50	1.48	1.45	1.44	1.34	1.29	1.27	1.26	1.25	1.22
200	1.72	1.69	1.66	1.62	1.56	1.52	1.48	1.46	1.43	1.41	1.32	1.26	1.24	1.23	1.22	1.19
300	1.70	1.68	1.64	1.61	1.54	1.50	1.46	1.43	1.41	1.39	1.30	1.23	1.21	1.20	1.19	1.15
500	1.69	1.66	1.62	1.59	1.53	1.48	1.45	1.42	1.40	1.38	1.28	1.21	1.18	1.17	1.16	1.11
1000	1.68	1.65	1.61	1.58	1.52	1.47	1.43	1.41	1.38	1.36	1.26	1.19	1.16	1.14	1.13	1.08
∞	1.67	1.64	1.60	1.57	1.51	1.46	1.42	1.39	1.37	1.35	1.24	1.17	1.14	1.12	1.11	1.00

附表5 *F*分布界值表

α=0.01

ν_2	ν_1													
	1	2	3	4	5	6	7	8	9	10	12	14	16	18
1	4052.18	4999.50	5403.35	5624.58	5763.65	5858.99	5928.36	5981.07	6022.47	6055.85	6106.32	6142.67	6170.10	6191.53
2	98.50	99.00	99.17	99.25	99.30	99.33	99.36	99.37	99.39	99.40	99.42	99.43	99.44	99.44
3	34.12	30.82	29.46	28.71	28.24	27.91	27.67	27.49	27.35	27.23	27.05	26.92	26.83	26.75
4	21.20	18.00	16.69	15.98	15.52	15.21	14.98	14.80	14.66	14.55	14.37	14.25	14.15	14.08
5	16.26	13.27	12.06	11.39	10.97	10.67	10.46	10.29	10.16	10.05	9.89	9.77	9.68	9.61
6	13.75	10.92	9.78	9.15	8.75	8.47	8.26	8.10	7.98	7.87	7.72	7.60	7.52	7.45
7	12.25	9.55	8.45	7.85	7.46	7.19	6.99	6.84	6.72	6.62	6.47	6.36	6.28	6.21
8	11.26	8.65	7.59	7.01	6.63	6.37	6.18	6.03	5.91	5.81	5.67	5.56	5.48	5.41
9	10.56	8.02	6.99	6.42	6.06	5.80	5.61	5.47	5.35	5.26	5.11	5.01	4.92	4.86
10	10.04	7.56	6.55	5.99	5.64	5.39	5.20	5.06	4.94	4.85	4.71	4.60	4.52	4.46
11	9.65	7.21	6.22	5.67	5.32	5.07	4.89	4.74	4.63	4.54	4.40	4.29	4.21	4.15
12	9.33	6.93	5.95	5.41	5.06	4.82	4.64	4.50	4.39	4.30	4.16	4.05	3.97	3.91
13	9.07	6.70	5.74	5.21	4.86	4.62	4.44	4.30	4.19	4.10	3.96	3.86	3.78	3.72
14	8.86	6.51	5.56	5.04	4.69	4.46	4.28	4.14	4.03	3.94	3.80	3.70	3.62	3.56
15	8.68	6.36	5.42	4.89	4.56	4.32	4.14	4.00	3.89	3.80	3.67	3.56	3.49	3.42
16	8.53	6.23	5.29	4.77	4.44	4.20	4.03	3.89	3.78	3.69	3.55	3.45	3.37	3.31
17	8.40	6.11	5.18	4.67	4.34	4.10	3.93	3.79	3.68	3.59	3.46	3.35	3.27	3.21
18	8.29	6.01	5.09	4.58	4.25	4.01	3.84	3.71	3.60	3.51	3.37	3.27	3.19	3.13
19	8.18	5.93	5.01	4.50	4.17	3.94	3.77	3.63	3.52	3.43	3.30	3.19	3.12	3.05
20	8.10	5.85	4.94	4.43	4.10	3.87	3.70	3.56	3.46	3.37	3.23	3.13	3.05	2.99
21	8.02	5.78	4.87	4.37	4.04	3.81	3.64	3.51	3.40	3.31	3.17	3.07	2.99	2.93
22	7.95	5.72	4.82	4.31	3.99	3.76	3.59	3.45	3.35	3.26	3.12	3.02	2.94	2.88
23	7.88	5.66	4.76	4.26	3.94	3.71	3.54	3.41	3.30	3.21	3.07	2.97	2.89	2.83
24	7.82	5.61	4.72	4.22	3.90	3.67	3.50	3.36	3.26	3.17	3.03	2.93	2.85	2.79
25	7.77	5.57	4.68	4.18	3.85	3.63	3.46	3.32	3.22	3.13	2.99	2.89	2.81	2.75
26	7.72	5.53	4.64	4.14	3.82	3.59	3.42	3.29	3.18	3.09	2.96	2.86	2.78	2.72
27	7.68	5.49	4.60	4.11	3.78	3.56	3.39	3.26	3.15	3.06	2.93	2.82	2.75	2.68
28	7.64	5.45	4.57	4.07	3.75	3.53	3.36	3.23	3.12	3.03	2.90	2.79	2.72	2.65
29	7.60	5.42	4.54	4.04	3.73	3.50	3.33	3.20	3.09	3.00	2.87	2.77	2.69	2.63
30	7.56	5.39	4.51	4.02	3.70	3.47	3.30	3.17	3.07	2.98	2.84	2.74	2.66	2.60
32	7.50	5.34	4.46	3.97	3.65	3.43	3.26	3.13	3.02	2.93	2.80	2.70	2.62	2.55
34	7.44	5.29	4.42	3.93	3.61	3.39	3.22	3.09	2.98	2.89	2.76	2.66	2.58	2.51
36	7.40	5.25	4.38	3.89	3.57	3.35	3.18	3.05	2.95	2.86	2.72	2.62	2.54	2.48
38	7.35	5.21	4.34	3.86	3.54	3.32	3.15	3.02	2.92	2.83	2.69	2.59	2.51	2.45
40	7.31	5.18	4.31	3.83	3.51	3.29	3.12	2.99	2.89	2.80	2.66	2.56	2.48	2.42
42	7.28	5.15	4.29	3.80	3.49	3.27	3.10	2.97	2.86	2.78	2.64	2.54	2.46	2.40
44	7.25	5.12	4.26	3.78	3.47	3.24	3.08	2.95	2.84	2.75	2.62	2.52	2.44	2.37
46	7.22	5.10	4.24	3.76	3.44	3.22	3.06	2.93	2.82	2.73	2.60	2.50	2.42	2.35
48	7.19	5.08	4.22	3.74	3.43	3.20	3.04	2.91	2.80	2.71	2.58	2.48	2.40	2.33
50	7.17	5.06	4.20	3.72	3.41	3.19	3.02	2.89	2.78	2.70	2.56	2.46	2.38	2.32
60	7.08	4.98	4.13	3.65	3.34	3.12	2.95	2.82	2.72	2.63	2.50	2.39	2.31	2.25
80	6.96	4.88	4.04	3.56	3.26	3.04	2.87	2.74	2.64	2.55	2.42	2.31	2.23	2.17
100	6.90	4.82	3.98	3.51	3.21	2.99	2.82	2.69	2.59	2.50	2.37	2.27	2.19	2.12
125	6.84	4.78	3.94	3.47	3.17	2.95	2.79	2.66	2.55	2.47	2.33	2.23	2.15	2.08
150	6.81	4.75	3.91	3.45	3.14	2.92	2.76	2.63	2.53	2.44	2.31	2.20	2.12	2.06
200	6.76	4.71	3.88	3.41	3.11	2.89	2.73	2.60	2.50	2.41	2.27	2.17	2.09	2.03
300	6.72	4.68	3.85	3.38	3.08	2.86	2.70	2.57	2.47	2.38	2.24	2.14	2.06	1.99
500	6.69	4.65	3.82	3.36	3.05	2.84	2.68	2.55	2.44	2.36	2.22	2.12	2.04	1.97
1000	6.66	4.63	3.80	3.34	3.04	2.82	2.66	2.53	2.43	2.34	2.20	2.10	2.02	1.95
∞	6.63	4.61	3.78	3.32	3.02	2.80	2.64	2.51	2.41	2.32	2.18	2.08	2.00	1.93

续 表

v_2	v_1															
	20	22	24	26	28	30	35	40	45	50	60	80	100	200	500	∞
1	6208.73	6222.84	6234.63	6244.62	6253.20	6260.65	6275.57	6286.78	6295.52	6302.52	6313.03	6326.20	6334.11	6349.97	6359.50	6365.86
2	99.45	99.45	99.46	99.46	99.46	99.47	99.47	99.47	99.48	99.48	99.48	99.49	99.49	99.49	99.50	99.50
3	26.69	26.64	26.60	26.56	26.53	26.50	26.45	26.41	26.38	26.35	26.32	26.27	26.24	26.18	26.15	26.13
4	14.02	13.97	13.93	13.89	13.86	13.84	13.79	13.75	13.71	13.69	13.65	13.61	13.58	13.52	13.49	13.46
5	9.55	9.51	9.47	9.43	9.40	9.38	9.33	9.29	9.26	9.24	9.20	9.16	9.13	9.08	9.04	9.02
6	7.40	7.35	7.31	7.28	7.25	7.23	7.18	7.14	7.11	7.09	7.06	7.01	6.99	6.93	6.90	6.88
7	6.16	6.11	6.07	6.04	6.02	5.99	5.94	5.91	5.88	5.86	5.82	5.78	5.75	5.70	5.67	5.65
8	5.36	5.32	5.28	5.25	5.22	5.20	5.15	5.12	5.09	5.07	5.03	4.99	4.96	4.91	4.88	4.86
9	4.81	4.77	4.73	4.70	4.67	4.65	4.60	4.57	4.54	4.52	4.48	4.44	4.41	4.36	4.33	4.31
10	4.41	4.36	4.33	4.30	4.27	4.25	4.20	4.17	4.14	4.12	4.08	4.04	4.01	3.96	3.93	3.91
11	4.10	4.06	4.02	3.99	3.96	3.94	3.89	3.86	3.83	3.81	3.78	3.73	3.71	3.66	3.62	3.60
12	3.86	3.82	3.78	3.75	3.72	3.70	3.65	3.62	3.59	3.57	3.54	3.49	3.47	3.41	3.38	3.36
13	3.66	3.62	3.59	3.56	3.53	3.51	3.46	3.43	3.40	3.38	3.34	3.30	3.27	3.22	3.19	3.17
14	3.51	3.46	3.43	3.40	3.37	3.35	3.30	3.27	3.24	3.22	3.18	3.14	3.11	3.06	3.03	3.00
15	3.37	3.33	3.29	3.26	3.24	3.21	3.17	3.13	3.10	3.08	3.05	3.00	2.98	2.92	2.89	2.87
16	3.26	3.22	3.18	3.15	3.12	3.10	3.05	3.02	2.99	2.97	2.93	2.89	2.86	2.81	2.78	2.75
17	3.16	3.12	3.08	3.05	3.03	3.00	2.96	2.92	2.89	2.87	2.83	2.79	2.76	2.71	2.68	2.65
18	3.08	3.03	3.00	2.97	2.94	2.92	2.87	2.84	2.81	2.78	2.75	2.70	2.68	2.62	2.59	2.57
19	3.00	2.96	2.92	2.89	2.87	2.84	2.80	2.76	2.73	2.71	2.67	2.63	2.60	2.55	2.51	2.49
20	2.94	2.90	2.86	2.83	2.80	2.78	2.73	2.69	2.67	2.64	2.61	2.56	2.54	2.48	2.44	2.42
21	2.88	2.84	2.80	2.77	2.74	2.72	2.67	2.64	2.61	2.58	2.55	2.50	2.48	2.42	2.38	2.36
22	2.83	2.78	2.75	2.72	2.69	2.67	2.62	2.58	2.55	2.53	2.50	2.45	2.42	2.36	2.33	2.31
23	2.78	2.74	2.70	2.67	2.64	2.62	2.57	2.54	2.51	2.48	2.45	2.40	2.37	2.32	2.28	2.26
24	2.74	2.70	2.66	2.63	2.60	2.58	2.53	2.49	2.46	2.44	2.40	2.36	2.33	2.27	2.24	2.21
25	2.70	2.66	2.62	2.59	2.56	2.54	2.49	2.45	2.42	2.40	2.36	2.32	2.29	2.23	2.19	2.17
26	2.66	2.62	2.58	2.55	2.53	2.50	2.45	2.42	2.39	2.36	2.33	2.28	2.25	2.19	2.16	2.13
27	2.63	2.59	2.55	2.52	2.49	2.47	2.42	2.38	2.35	2.33	2.29	2.25	2.22	2.16	2.12	2.10
28	2.60	2.56	2.52	2.49	2.46	2.44	2.39	2.35	2.32	2.30	2.26	2.22	2.19	2.13	2.09	2.06
29	2.57	2.53	2.49	2.46	2.44	2.41	2.36	2.33	2.30	2.27	2.23	2.19	2.16	2.10	2.06	2.03
30	2.55	2.51	2.47	2.44	2.41	2.39	2.34	2.30	2.27	2.25	2.21	2.16	2.13	2.07	2.03	2.01
32	2.50	2.46	2.42	2.39	2.36	2.34	2.29	2.25	2.22	2.20	2.16	2.11	2.08	2.02	1.98	1.96
34	2.46	2.42	2.38	2.35	2.32	2.30	2.25	2.21	2.18	2.16	2.12	2.07	2.04	1.98	1.94	1.91
36	2.43	2.38	2.35	2.32	2.29	2.26	2.21	2.18	2.14	2.12	2.08	2.03	2.00	1.94	1.90	1.87
38	2.40	2.35	2.32	2.28	2.26	2.23	2.18	2.14	2.11	2.09	2.05	2.00	1.97	1.90	1.86	1.84
40	2.37	2.33	2.29	2.26	2.23	2.20	2.15	2.11	2.08	2.06	2.02	1.97	1.94	1.87	1.83	1.80
42	2.34	2.30	2.26	2.23	2.20	2.18	2.13	2.09	2.06	2.03	1.99	1.94	1.91	1.85	1.80	1.78
44	2.32	2.28	2.24	2.21	2.18	2.15	2.10	2.07	2.03	2.01	1.97	1.92	1.89	1.82	1.78	1.75
46	2.30	2.26	2.22	2.19	2.16	2.13	2.08	2.04	2.01	1.99	1.95	1.90	1.86	1.80	1.76	1.73
48	2.28	2.24	2.20	2.17	2.14	2.12	2.06	2.02	1.99	1.97	1.93	1.88	1.84	1.78	1.73	1.70
50	2.27	2.22	2.18	2.15	2.12	2.10	2.05	2.01	1.97	1.95	1.91	1.86	1.82	1.76	1.71	1.68
60	2.20	2.15	2.12	2.08	2.05	2.03	1.98	1.94	1.90	1.88	1.84	1.78	1.75	1.68	1.63	1.60
80	2.12	2.07	2.03	2.00	1.97	1.94	1.89	1.85	1.82	1.79	1.75	1.69	1.65	1.58	1.53	1.49
100	2.07	2.02	1.98	1.95	1.92	1.89	1.84	1.80	1.76	1.74	1.69	1.63	1.60	1.52	1.47	1.43
125	2.03	1.98	1.94	1.91	1.88	1.85	1.80	1.76	1.72	1.69	1.65	1.59	1.55	1.47	1.41	1.37
150	2.00	1.96	1.92	1.88	1.85	1.83	1.77	1.73	1.69	1.66	1.62	1.56	1.52	1.43	1.38	1.33
200	1.97	1.93	1.89	1.85	1.82	1.79	1.74	1.69	1.66	1.63	1.58	1.52	1.48	1.39	1.33	1.28
300	1.94	1.89	1.85	1.82	1.79	1.76	1.70	1.66	1.62	1.59	1.55	1.48	1.44	1.35	1.28	1.22
500	1.92	1.87	1.83	1.79	1.76	1.74	1.68	1.63	1.60	1.57	1.52	1.45	1.41	1.31	1.23	1.16
1000	1.90	1.85	1.81	1.77	1.74	1.72	1.66	1.61	1.58	1.54	1.50	1.43	1.38	1.28	1.19	1.11
∞	1.88	1.83	1.79	1.76	1.72	1.70	1.64	1.59	1.55	1.52	1.47	1.40	1.36	1.25	1.15	1.00